实用MR诊断手册

主　编　纪建松

副主编　卢陈英　王祖飞　夏水伟　雷丽燕

编　者　（以姓氏汉语拼音为序）

陈　涛	陈　潇	陈春妙	陈家骏	陈鹏军	程　雪
程淑芳	费京乐	冯　洁	高　杨	高瑞杰	胡祥华
胡玉敏	惠俊国	纪建松	蓝传强	雷　宏	雷丽燕
李　霞	李炳荣	林桂涵	刘纯方	刘伟文	刘心悦
卢陈英	罗项超	毛晨辰	沈少博	舒恩芬	苏燕萍
王海林	王海永	王祖飞	巫　超	夏海红	夏水伟
肖扬锐	谢良钧	徐　民	徐浩侃	杨宏远	杨上文
杨伟斌	叶妙清	叶勇军	应海峰	张文伟	章若梦
钟　屹	周宝鹤	周利民	周永进	周樟伟	

科学出版社

北京

内 容 简 介

本书共9章，第1章主要介绍了磁共振成像原理、成像序列与技术及成像技术的临床应用。第2～9章分别阐述了中枢神经系统、五官与颈部、心血管系统、乳腺、腹部、盆腔、脊柱脊髓、骨关节及软组织等常用的扫描序列及应用，正常MRI表现，常见疾病的MRI诊断与鉴别诊断。

本书注重实用，内容系统全面，以解剖部位为顺序，以常见疾病诊断为主体，图片清晰，注释详细，层次清晰，条理分明，可读性强，便于查阅，是一本具有先进性、实用性的参考书。可供广大医学生、放射科青年医师、技师及相关学科医师参考学习。

图书在版编目 (CIP) 数据

实用 MR 诊断手册 / 纪建松主编 . —北京：科学出版社，2022.8
ISBN 978-7-03-072880-7

Ⅰ . ①实… Ⅱ . ①纪… Ⅲ . ①磁共振成像－诊断－手册 Ⅳ .
① R445.2-62

中国版本图书馆 CIP 数据核字（2022）第 150745 号

责任编辑：高玉婷 / 责任校对：郭瑞芝
责任印制：赵 博 / 封面设计：龙 岩

科学出版社 出版
北京东黄城根北街16号
邮政编码：100717
http://www.sciencep.com

北京九天鸿程印刷有限责任公司 印刷
科学出版社发行 各地新华书店经销
*

2022年8月第 一 版 开本：880×1230 1/32
2024年1月第二次印刷 印张：17
字数：500 000
定价：108.00 元
（如有印装质量问题，我社负责调换）

前　　言

自20世纪80年代MRI问世以来，其成像技术飞速发展，各种检查序列不断涌现，在疾病的诊治方面提供了巨大帮助，成为现代医学的重要支柱。MRI检查以其多参数、多序列、多方位成像的特点，软组织分辨率高、无辐射损伤等特性，以及其对病变检出的敏感度高、功能成像等优势，被广泛应用于人体各系统和各部位疾病的检查和诊断。得益于国内经济、卫生事业的健康、快速发展，MRI在临床上的应用普及已惠及各基层医院。对于放射科技师、放射科诊断医师及其相关科室的青年医师而言，实践经验的积累及疾病综合诊断思维的培养尤为重要。随着MRI设备软硬件的不断发展、成像序列和成像方法的不断优化及疾病影像学认识的逐步提升，MRI在疾病的临床诊治中的作用及临床需求越来越大。而目前，对于量大面广的MRI技师、诊断医师、临床各专科医师而言，缺乏一本便携式且能反映当前MRI检查技术、诊断水平和特色的参考书。

鉴于以上需求，我们团队在编写《实用CT诊断手册》《实用X线诊断手册》系列之后，《实用MR诊断手册》顺势而出。我们在编写中力求体现如下特点：①延续性及便携性，本书延续之前的设计，采用小开本，便于读者在临床工作中随身携带、随时查阅。②系统性及全面性：本书共9章，以解剖部位为顺序，以常见疾病为主体，详细介绍了MRI基本原理、成像技术与临床应用及各系统、部位常用的检查序列，正常MRI表现，常见疾病的MRI诊断与鉴别诊断。③实用性及可读性：章节层次分明，分别介绍了常用检查序列的临床应用，正常组织结构的MRI表现，常见疾病的病因病理与临床表现、诊断要点、鉴别诊断、特别提示及疾病的鉴别诊断思路。

随着医学不断发展，人们对疾病的认识不断提高，尽管我们力求完美，但本书中仍可能存在疏漏之处，敬请各位专家、同道批评指正。

浙江大学丽水医院、温州医科大学附属第五医院、

丽水市中心医院党委书记

纪建松

目　　录

第1章

MRI基本原理与临床应用

第一节　MRI物理学原理

一、MRI的物质基础

（一）原子的结构

原子由原子核及位于其周围轨道中的电子构成。

电子带有负电荷且具有一定的质量，在原子核外做快速运动（轨道运动和自旋运动），在电子显微镜下显示电子的运动如云状，称为电子云。轨道运动产生轨道角动量和轨道磁矩，自旋运动产生自旋角动量和自旋磁矩，一般情况下轨道磁矩相对自旋磁矩可以忽略。

原子核由中子和质子构成，中子不带电荷，质子带有正电荷，质子与原子核外的电子数相等，质子和中子决定原子的质量，原子核主要决定该原子的物理特性。质子和中子如不成对，将使质子在旋转中产生角动量，一个质子的角动量约为 1.41×10^{-26} T。核磁共振就是利用这个角动量的物理特性来进行激发和采集信号的。

（二）自旋和核磁的概念

任何原子核总以一定的频率绕自身轴高速旋转，将原子核的这一特性称为自旋（spin），类似于地球的自转，由于原子核带有正电荷，原子核的自旋好似电流通过环形线圈，形成电流环路，根据法拉第电磁原理，会产生具有一定大小和方向的微小磁场，称为角动量。这种由带有正电荷的原子核自旋产生的磁场称为核磁。核磁共振成像（nuclear magnetic resonance imaging，NMRI）也称为磁共振成像（magnetic resonance imaging，MRI）。核磁共振信号是原子核产生的，不是分子、原子或电子。原子在没有外加磁场的环境中，自旋原子核的磁矩排列杂乱无章，宏观磁化矢量为零。

（三）磁性和非磁性原子核

自然界中并非所有原子核的自旋都能产生核磁，根据原子核内中子和质子的数目不同，不同的原子核产生不同的核磁效应。如果原子核内的质子数和中子数均为偶数，则这种原子核的自旋并不产生核磁，称这种原子核为非磁性原子核。反之，自旋运动能够产生核磁的原子核称为磁性原子核。磁性原子核需要符合以下条件：①中子和质子均为奇数；②中子为奇数，质子为偶数；③中子为偶数，质子为奇数。

（四）用于人体MRI的原子

人体内具有磁性的原子核比较多，人体内常见的磁性原子核见表1-1。

表1-1　人体内常见的磁性原子核

磁性原子核	平均摩尔浓度	相对磁化率（与质子磁化率的比率）
$_{1}^{1}H$	99.0	1.0
$_{7}^{14}N$	1.6	0.083
$_{15}^{31}P$	0.35	0.066
$_{6}^{13}C$	0.1	0.016
$_{11}^{23}Na$	0.078	0.093
$_{19}^{39}K$	0.045	0.000 5
$_{8}^{17}O$	0.031	0.029
$_{1}^{2}H$	0.015	0.096
$_{9}^{19}F$	0.006 6	0.83

用于人体MRI的原子核通常为氢质子（$_{1}^{1}H$）。主要原因：$_{1}^{1}H$是人体中含量最多的原子核，约占人体中总原子核数的2/3以上；$_{1}^{1}H$的磁化率在人体磁性原子核中是最高的。氢原子核（$_{1}^{1}H$）在人体中的摩尔浓度最高，达到99，而处于第二位的是$_{7}^{14}N$，摩尔浓度为1.6，约为$_{1}^{1}H$的1/62，且$_{7}^{14}N$的相对磁化率仅为0.083。另外，$_{1}^{1}H$的磁化率是最高的，以$_{1}^{1}H$的

相对磁化率为1，相对磁化率处于第二位的是${}^{19}_{9}F$，为0.83，但${}^{19}_{9}F$的摩尔浓度仅为0.006 6，仅为${}^{1}_{1}H$的1/15 000。

${}^{1}_{1}H$原子核，仅有一个质子而没有中子，人体MRI一般采用${}^{1}_{1}H$作为成像对象，除非有特殊说明，否则一般所指的MR图像即为${}^{1}_{1}H$的MR图像。

二、MRI基本原理

（一）磁感应强度

磁感应强度是指描述磁场强弱和方向的物理量，是矢量，常用符号B表示，国际通用单位为特斯拉（T），与高斯（Gs）单位的换算关系为1T = 10 000Gs。地球磁场的大小为0.5 ～ 0.6Gs。

（二）质子自旋和角动量

如果将含有磁性原子核的物质置于均匀的外加磁场B_0中，这些杂乱无章的微观角动量会在自旋-晶格弛豫时间发生改变，角动量趋于与磁场B_0方向平行。处于低能级状态的角动量与磁场B_0方向趋于相同，而处于高能级状态的质子角动量与磁场B_0方向趋于相反。

（三）磁矩

磁矩是所有质子角动量的矢量总和，具有大小和方向。磁矩的方向与磁场方向一致，但有一半多的质子的角动量与磁场B_0方向相同，约不足一半的质子的角动量与磁场B_0方向相反，所有质子的角动量矢量总和称为磁矩，它的方向总是与外加磁场B_0方向一致。磁矩是动态变化的，${}^{1}_{1}H$被置于外加磁场中，经过一定的时间才能达到一个动态平衡，而如果磁场发生变化，磁矩也会发生改变，在一定的时间后重新达到一个动态平衡。

（四）进动和进动频率

处于主磁场中的高能级和低能级的质子，角动量总是与主磁场方向有一定的角度。质子除了围绕自己的轴进行自旋外，还绕着主磁场轴进行旋转摆动，氢质子的这种摆动称为进动，其摆动频率称为进动频率，也称为拉莫尔（Larmor）频率。进动频率比自旋频率慢，但在MRI过程中进动频率起着关键的作用。

Larmor方程（公式1-1）：

$$\omega = \gamma \cdot B_0$$

式中，ω 为Larmor频率（Hz），γ 为旋磁比（Hz/T），B_0 为主磁场场强（T）。

原子在1.0T的磁场中的进动频率称为该原子的旋磁比（γ），是一常数。氢原子的旋磁比为42.58 MHz/T。

$_1^1H$ 在1.5T的磁场强度中的进动频率为63.87 MHz，在3.0T的磁场强度中的进动频率为127.74 MHz。

（五）纵向磁化分矢量和横向磁化分矢量

1.坐标系　如在主磁场中，头部先进，仰卧于检查床上，那么人体长轴指向头侧的方向定义为Z轴的正方向；左手向左侧伸直与人体长轴垂直，那么左手所指的方向定义为X轴的正方向；右手向正前方伸直与人体长轴垂直，那么右手所指的方向定义为Y轴的正方向。

2.磁化分矢量　根据三角原理，质子自旋产生的小磁场可以分解为纵向磁化分矢量（M_z）和横向磁化分矢量（M_{xy}）。

纵向磁化分矢量：处于高能级质子的纵向磁化分矢量方向与主磁场方向相反，处于低能级质子的纵向磁化分矢量方向与主磁场方向相同，因处于低能级的质子数略多于高能级质子数，故宏观纵向磁化矢量方向与主磁场方向相同。

横向磁化分矢量：每个质子的进动都有一个横向磁化分矢量，在XY平面做旋转运动，故方向处于不断的变化中。但每个质子的横向磁化分矢量处在XY平面360°圆周中的不同位置而相互抵消，故没有宏观横向磁化矢量。

人体组织在进入主磁场一定的时间后，产生宏观纵向磁化矢量。组织（体素）中的质子含量越多，则产生的宏观纵向磁化矢量越大。组织（体素）中的质子含量越少，则产生的宏观纵向磁化矢量越小。

宏观纵向磁化矢量在主磁场中的方向没有发生变化，没有做切割接收线圈，不会产生感应电流，因此接收线圈探测不到组织中的宏观纵向磁化矢量。旋转的横向磁化矢量切割接收线圈而产生感应电流，即接收线圈可以接收到旋转的横向磁化矢量。

（六）磁共振现象

1. 共振现象　共振是自然界中普遍存在的一种物理学现象，是能量从一个振动着的物体传递到另一个物体，两者以相同的频率振动。当具有固定频率的外力作用于另外一个物体，且与该物体的固有频率一致时，就会发生共振现象，如音叉试验，当用锤子敲击一下左侧的音叉，该音叉会以一定的频率振动并发出声音，同时右侧与左侧具有相同固有频率的中号音叉也会以相同的频率振动并发出声音。而右侧的大号和小号音叉因固有频率不同而不能发生振动。共振的条件是具有相同的频率，实质是能量的传递。

2. 磁共振现象　质子在主磁场环境中，其磁矩以Larmor频率做进动，当施加一个频率与该质子进动频率相同的射频脉冲时，低能级的质子获得能量跃迁到高能级，宏观纵向磁化矢量（M_z）发生偏转，这种现象称为磁共振现象。

射频脉冲在MRI过程中发挥着非常重要的作用，其本质是具有一定频率的电磁波，具有两个作用：一是使低能级的氢质子吸收射频脉冲的能量跃迁到高能级；二是射频脉冲磁场的磁化作用，能够将氢质子进动方向与射频磁场的方向逐渐趋向一致，变为同步、同速运动。在射频脉冲的作用下，宏观纵向磁化矢量偏离原始状态与主磁场场强B_0的角度称为偏转角度（flip angle，FA）。偏转角度的大小与射频脉冲的能量有关，射频能量越大，偏转角度越大。而射频脉冲的能量又与其强度和持续时间有关，同样角度的射频脉冲，如果强度越大，所需要的持续时间就越短。射频脉冲使宏观磁化矢量偏转小于$90°$，称为小角度脉冲，若偏转$90°$到XY平面，产生最大的宏观横向磁化矢量（M_{xy}）称为$90°$脉冲，若偏转$180°$，产生一个与主磁场方向相反的宏观纵向磁化矢量，称为$180°$反转脉冲。另外常见的射频脉冲还有$-90°$射频脉冲、$180°$聚焦脉冲等。

3. $90°$射频脉冲激发的微观和宏观效应　$90°$射频脉冲激发使低能级比高能级多出的一半的质子获得能量跃迁到高能级，从而高能级质子与低能级质子数目相同，两个方向的宏观纵向磁化分矢量相互抵消为零，即没有宏观纵向磁化矢量。同时在90°射频脉冲射频磁场的磁化作用下，氢质子进动方向逐渐与射频磁场方向一致，导致氢质子"同相"运动，进而在XY平面上形成了一个最大的宏观横向磁化矢量，即宏观横向磁化矢量。特别指出，宏观纵向磁化矢量的大小与组织中质子含量（质子密度）成正比，即组织中质子密度越高，其产生的宏观纵向磁化矢量越大，90°射频脉冲激发后产生的宏观横向磁化矢量越大，切割接收线圈产生的电信号越强，MR信号越强。反之则相反。

4.核磁弛豫　原子核在外加90°射频脉冲激发后的瞬间，宏观纵向磁化矢量M_z=0，宏观横向磁化矢量M_{xy}最大。当关闭90°射频脉冲后，吸收能量跃迁到高能级的氢质子逐渐释放能量，恢复到低能级状态，M_z从零逐渐恢复到最大的平衡状态，而M_{xy}从最大逐渐缩小直至完全衰减，这个过程称为核磁弛豫。核磁弛豫可以分解为两个相对独立而又同时发生的过程，即纵向弛豫和横向弛豫。

5.自由感应衰减和横向弛豫、横向弛豫时间　90°射频脉冲关闭后，由于同相位进动的质子群逐渐失去相位的一致性，宏观横向磁化矢量发生衰减，M_{xy}由最大值逐渐减小直至完全衰减。

质子群失相位是由于质子周围磁环境的随机波动和主磁场的恒定不均匀性。每个质子都是一个小磁场，都是暴露在周围无数个其他原子核和电子的磁环境中，而这些带电粒子一直处于热运动中，出现随机波动，导致质子的进动频率出现差异，使得质子群失去相位的一致性。主磁场均匀是相对的，不均匀性是绝对的，从而使得质子群失去相位的一致性。

由于受到上述两方面的影响，90°射频脉冲关闭后，宏观横向磁化矢量M_{xy}呈指数式快速衰减，称为自由感应衰减（free induction decay，FID），也称T_2*弛豫。质子周围磁环境的随机波动造成的宏观横向磁化矢量的衰减是真正的横向弛豫，即T_2弛豫，其能量是质子群内部的质子与质子之间的传递，因此也称为自旋-自旋弛豫（spin-spin弛豫）。横向弛豫所需要的时间称为横向弛豫时间，由于使横向弛豫恢复至90°射频脉冲激发前的状态时间很长，因此人为地把横向磁化矢量减少至最大值时的37%所需要的时间定义为一个单位的T_2时间（T_2值）。一般认为经过5个T_2值的时间，组织的T_2弛豫全部完成。不同组织的结构不同，T_2弛豫速度也不同，T_2值也存在差别，T_2加权成像（T_2WI）即可以区分不同组织。

6.纵向弛豫 当90°射频脉冲关闭后，在主磁场的作用下，组织中的宏观纵向磁化矢量逐渐恢复至激发前的平衡状态，这个过程称为纵向弛豫，即T_1弛豫，也称为自旋-晶格弛豫，所需要的时间称为纵向弛豫时间。一般人为地把宏观纵向磁化矢量恢复至原来的63%所需要的时间定义为一个T_1时间（T_1值）。T_1值是反映组织纵向磁化矢量恢复快慢的物理指标，人体不同的组织的T_1值不同。

（七）磁共振信号

射频脉冲关闭后，组织发生横向弛豫，计算机记录接收线圈接收到的电磁波，称为MR信号，也称回波，具有一定的相位、频率和强度。更具电磁感应定律，MR接收线圈只能采集到旋转的横向磁化矢量，而不能采集到纵向磁化矢量。

1.自由感应衰减信号 90°射频脉冲关闭后，MR信号以指数形式衰减，是一种自由感应衰减信号，其幅度随着时间指数衰减的速度就是横向弛豫速率（$1/T_2$）。

自由感应衰减信号是指信号的瞬间幅度和时间的对应关系，但各质子群的自由感应衰减过程不同，需要通过傅里叶变换将时间函数转换为频率函数。自由感应衰减信号提供幅值、频率及幅值和频率相关的相位信息。

2.自旋回波信号 90°射频脉冲激发后，质子的横向磁化分矢量发生聚相位，关闭射频脉冲后，横向磁化分矢量逐渐失相位，进动快的质子在前，而进动慢的质子落在最后，当施加180°聚焦脉冲后，所有质子的相位反转了180°，从而进动快的质子落在最后，进动慢的质子在最前面，而把90°脉冲与180°脉冲的时间间隔称为反转时间TI，而经过2倍的TI时间，因主磁场恒定不均匀造成的相位离散彻底抵消，质子群得到最大程度的重聚，形成一个最大的宏观横向磁化矢量。从2倍的TI时刻开始，因主磁场恒定不均匀性依然存在，自由感应衰减再次发生，宏观横向磁化矢量又逐渐衰减。利用接收线圈记录180°聚焦脉冲后，组织的宏观横向磁化矢量逐渐增大至最大值，然后又逐渐衰减的过程，得到的回波称为自旋回波（spin echo，SE）。

3.梯度回波信号 梯度回波（gradient recalled echo，GRE）与自旋

回波不同，是利用读出梯度场切换产生的回波。按照时间顺序分别施加离相位梯度场、聚相位梯度场和离相位梯度场，使组织的宏观横向磁化矢量经历了从零至最大又从最大至零的过程，利用接收线圈记录宏观横向磁化矢量的变化过程，得到的回波信号称为梯度回波。梯度回波没有剔除主磁场恒定不均匀造成的宏观横向磁化矢量的衰减，因此相对于自旋回波而言，梯度回波信噪比相对较低。

（八）MR加权成像（T_1加权、PD加权、T_2加权和T_2^*加权）

加权成像是通过成像脉冲序列的选择和成像参数的调整，重点突出组织某一特性（如质子密度、T_1值、T_2值等）。

质子密度加权成像（proton density weighted imaging，PDWI）主要反映不同组织间质子含量的差别。假设两种组织质子含量不同，那么进入主磁场后产生的宏观纵向磁化矢量大小不同，经90°射频脉冲激发后产生的旋转宏观横向磁化矢量大小也不同，如果这时候立即采集MR信号，两种组织的信号就存在差异，质子密度大的组织信号强度大，质子密度小的组织信号强度小。

T_1加权成像（T_1 weighted imaging，T_1WI）是指图像中组织信号强度高低，主要反映组织的纵向弛豫差别。假设两种组织的质子密度相同，纵向弛豫速度不同。进入主磁场后，产生的纵向磁化矢量大小相同，在90°射频脉冲后，产生的旋转宏观横向磁化矢量大小也相同，关闭射频脉冲后，两种组织发生纵向弛豫，但因弛豫的速度不同，经过一定的时间之后，两种组织已恢复的宏观纵向磁化矢量大小不同。然后再施加第二个90°射频脉冲，具有不同大小的纵向磁化矢量再次发生偏转，两种组织就存在不同大小的旋转宏观横向磁化矢量，此时立即采集MR信号，这就是T_1加权成像。

T_2加权成像（T_2 weighted imaging，T_2WI）主要反映不同组织横向弛豫的差别。假设两种组织的质子密度相同，横向弛豫速度不同。进入主磁场后，产生的纵向磁化矢量大小相同，在90°射频脉冲后，产生的旋转宏观横向磁化矢量大小也相同，关闭射频脉冲后，两种组织发生横向弛豫，但因弛豫的速度不同，经过一定的时间之后，两种组织残留的旋转横向磁化矢量大小不同（如果此时采集MR信号，获得的是T_2^*WI），在此刻施加一个180°的聚焦脉冲，剔除主磁场的恒定不均匀性的影响，经过一定的时间后采MR信号，获得T_2WI。T_2^*WI的信噪比低于T_2WI。

另外应用于临床工作的加权成像还有弥散加权成像（diffusion-weighted imaging，DWI）、灌注加权成像（perfusion-weighted imaging，PWI）、磁敏感加权成像（susceptibility-weighted imaging，SWI）等。

（九）MRI的空间定位

MRI的三维空间定位不同于CT，是利用三套互相垂直梯度线圈产生的梯度磁场使三维空间上的点具有不同的拉莫尔频率，根据MRI原理采集MR信号，通过数学转化解码，实现空间定位。包括层面选择和层厚、频率编码、相位编码。

1.层面选择和层厚　　在实际的MRI中，主磁场不是绝对均匀的，且射频脉冲也具有一定的频率范围。以横断面成像为例，假设在Z轴方向施加一个足侧高头侧低的梯度场，且梯度场造成质子进动频率的差别为a MHz/cm，射频脉冲的频率范围为$m \sim n$ MHz（$n > m$），那么激发层面的中心位置为$\dfrac{m+n}{2}$ MHz，层厚为$\dfrac{n-m}{a}$ cm。由此可以看出，如果梯度场不变，射频脉冲的频率增加，层中心向梯度场强高的一侧移动；梯度场不变，射频脉冲带宽加宽，层厚增厚；射频脉冲的带宽不变，梯度场的场强增加，则层厚变薄。

2.频率编码和相位编码　　以上仅对不同层面进行分辨，采集的信号仅仅是一个层面的总和。层面内可以采用两个互相垂直的相位和频率编码梯度场实现空间定位。

在相位编码方向施加一个相位编码梯度场，使得在层面内相位编码方向不同位置的磁场强度不同，导致不同位置氢质子的进动频率不同，经过一定时间之后，左右方向上不同位置的氢质子的相位存在差别，此时关闭相位编码梯度场，左右方向的氢质子进动频率也恢复一致，而保留了相位差。这时采集到的MR信号包含相位信息，通过傅里叶变换区分不同相位的MR信号。虽然傅里叶变换区分不同频率MR信号的能力很强，但只能区分相位相差180°的MR信号，所以相位编码只能多次重复施加，即有几条相位编码线就需要施加几次相位梯度场。

在频率编码方向上施加频率编码梯度场，使得在频率编码方向上出现磁场强度差异，氢质子的进动频率也不同，采集的MR信号就包含了不同频率的空间信息，可通过傅里叶变换区分出来。

特别指出，相位编码是在信号采集前施加，采集过程中必须关闭，频率编码梯度场是在采集过程中同时施加。同一幅图像上MR信号的相位编码方向相同或相反，频率编码梯度场的方向和大小相同。

3. 三维采集的空间编码　三维MRI的空间定位区别于二维MRI，层面方向也是采用相位编码，总的相位编码步级数是层数与层面内的相位编码数的乘积。

4. k空间的基本知识　k空间也称傅里叶空间，是带有空间定位编码信息的MRI信号原始数据的填充空间。对采集到的k空间数据进行傅里叶转换，分解出频率、相位、幅度的MR信号，再填充到相应的像素中，重建出MR图像。

k空间中心的MR信号强度最大，主要决定图像的对比，而不能提供相位编码方向上的空间信息，这一条k空间线称为零傅里叶线。k空间最周边的MR信号中各体素的相位差别最大，带有相位编码方向的空间信息，但MR信号的幅度小，主要反映图像的解剖细节，对图像的对比贡献较小。

k空间具有如下特征：①k空间中的点阵与图像的点阵是不同的，k空间中每一点包含扫描层面的全层信息；②k空间在Kx和Ky方向上都呈现镜像对称的特性；③填充k空间中央区域的MR信号主要决定图像的对比，周边区域的MR信号主要决定图像的解剖细节。

5. k空间的填充方式　常规MRI序列中，k空间最常采用的填充方式为循序对称填充，即从空间相位编码方向一侧开始，逐渐向另一侧填充。也可以采用k空间中央优先采集技术，即扫描一开始先编码和采集填充k空间中心附近的一部分相位编码线，决定图像的对比，然后再采集k空间周边的相位编码线。这一技术在利用透视实时触发技术进行的动态增强扫描和对比增强磁共振血管成像（CE-MRA）时有较多的应用。除了循序对称填充的方式外，k空间还可以采用迂回轨迹、放射状轨迹和螺旋状轨迹等其他多种填充方式。

第二节　MRI 序列及技术

一、MRI 经典序列

（一）自旋回波序列

自旋回波（spin echo，SE）序列是 MRI 最经典的成像序列。SE 序列采用 $90° \sim 180°$ 的脉冲组合。即首先 $90°$ 激发射频脉冲，将 Z 轴上的纵向磁化矢量 M_0 翻转到 XY 平面上；在第一个 $90°$ 射频脉冲后，于 1/2 TE 时间发射 $180°$ 复相脉冲，使 XY 平面上的磁矩翻转 $180°$，产生相位重聚，此后再经过 1/2 TE 时间间隔采集回波信号。从 $90°$ 脉冲到接收回波信号的时间称回波时间，即 TE 时间，两个 $90°$ 射频脉冲之间的时间称重复时间，即 TR 时间。

SE 序列具有以下优点：①序列结构比较简单，信号变化容易解释；②图像具有良好的信噪比；③图像的组织对比良好；④对磁场的不均匀敏感性低，因而磁化率伪影很轻微。

SE 序列的缺点：① $90°$ 射频脉冲能量较大，纵向弛豫需要的时间较长，需采用较长的 TR（特别是 T_2WI），且一次激发仅采集一个回波，因而序列采集时间较长，T_2WI 常需要十几分钟以上；②由于采集时间长，容易造成运动伪影；③时间分辨率低，不能进行动态增强成像。

因此，临床上很少利用 SE 序列进行 T_2WI 和质子密度成像。SE 序列目前多用于获取 T_1WI，是颅脑、骨关节、软组织、脊柱脊髓等部位的常规 T_1WI 序列。

（二）快速自旋回波序列

快速自旋回波序列通常被称为 FSE（fast spin echo，FSE）或 TSE（turbo spin echo）序列。FSE 序列与 SE 序列的不同之处：FSE 序列在一次 $90°$ 射频脉冲激发后利用多个（2 个以上）$180°$ 复相脉冲产生多个自旋回波，每个回波的相位编码不同，填充在 k 空间的不同位置上。因此，FSE 序列产生的不是单个回波，而是回波链。回波链长度（echo train length，ETL）取决于一次 $90°$ 射频脉冲后利用了多少个 $180°$ 复相脉冲。在其他成像参数不变的情况下，ETL越长，90°射频脉冲所需要的重复次数越少（即TR次数越少），采集时间将成比例缩短，如果ETL $=$ n，则该FSE序列的采集时间为相应SE序列的$1/n$，所以ETL也称为时间因子。

FSE序列优点：①成像速度快；②对磁场均匀性不敏感；③磁敏感伪影和运动伪影减少。

FSE序列缺点：①T_2WI下脂肪信号高于SE序列。回波链越长，脂肪信号强度增加越明显；②图像模糊效应。回波链越长，模糊效应越明显；③SAR值增加；④图像对比低于SE序列。

FSE序列在临床中应用广泛，本书根据文献及在临床上的应用体会，借鉴部分学者把FSE序列分为FSE T_1WI序列、短ETL FSE T_2WI序列（ETL为2～10）、中等ETL FSE T_2WI序列（ETL为10～20）、长ETL FSE T_2WI序列（ETL大于20）4种。

FSE T_1WI通常采用短ETL以减少扫描时间。FSE T_1WI序列的主要用途：①脊柱、大关节、骨与软组织等对T_1对比要求相对较低的部位；②需要加快扫描速度时；③体部屏气扫描。

短ETL的FSE T_2WI序列主要用于：对T_2对比要求较高的部位，如头颅常规T_2WI序列，腹部常规呼吸触发T_2WI序列。

中等ETL的FSE T_2WI序列主要用于：①对T_2对比要求相对较低，主要显示解剖结构的部位，如脊柱、骨关节等；②脏器内在的T_2对比好，并要求T_2权重较重的部位，如前列腺等。

长ETL的FSE T_2WI序列主要用于：①体部屏气T_2WI；②MR水成像，如MR胰胆管成像（MRCP）、MR尿路成像（MRU）等。

为了兼顾扫描速度和T_2对比，在FSE的基础上，采用部分傅里叶相位编码和更短的回波间隙而衍生了多个序列。常用的有单次激发FSE（SS-FSE）序列、快速恢复TSE（FRFSE）序列、半傅里叶单次激发FSE（HASTE）序列，其应用多限于超快速T_2WI、腹部检查屏气快速T_2WI、屏气或呼吸触发水成像等。

（三）反转恢复序列

1.反转恢复序列 反转恢复（inversion recovery，IR）序列是T_1WI序列，该序列采用180°—90°—180°的脉冲组合，相当于在SE序列前施加一个180°反转预脉冲。IR序列中，把180°反转脉冲终点到90°脉冲终点的时间间隔定义为反转时间（TI），把90°脉冲终点到回波终点的时间间隔定义为TE，把相邻的两个180°反转预脉冲终点的时间间隔定义为TR。为了保证每次180°反转脉冲前各组织的纵向磁化矢量都能基本回到平衡状态，要求有足够长的TR。因此IR序列中TI决定T_1对比和权重，而不是TR。

IR序列特点：①T_1对比最佳，其T_1对比相当于SE序列T_1WI的2倍；②一次反转仅采集一个回波，且TR很长，因此扫描时间很长，相当于SE序列T_2WI序列。

因此，IR序列一般作为T_1WI序列，在临床上应用并不广泛，主要用于增加脑灰白质之间的T_1对比。IR序列也可用作脂肪抑制（STIR）或水抑制（FLAIR）。由于扫描时间太长，现在STIR或FLAIR一般采用快速反转恢复序列来完成。

2.快速反转恢复序列　快速反转恢复（fast inversion recovery，FIR）序列是由一个180°反转预脉冲后随一个FSE序列构成，由于有回波链的存在，成像速度明显提升。

FIR序列特点：①与IR序列相比，显著提高了成像速度；②由于回波链的存在，FIR T_1WI序列的T_1对比因受T_2的污染而降低，不如IR序列；③可出现与FSE序列相同模糊效应；④FIR T_1WI序列与FSE T_1WI序列相比，T_1对比提高；⑤选择不同的TI可选择性抑制不同T_1值组织的信号，抑制某种组织信号的TI等于该组织T_1值的69%。

FIR序列的临床主要应用如下所述。

FIR T_1WI：也称T_1-FLAIR，主要用于脑实质的T_1WI，灰白质的T_1对比优于SE T_1WI序列或FSE T_1WI序列。

短反转时间的反转恢复（short TI inversion recovery，STIR）序列：STIR序列最初采用的是IR序列，目前一般采用FIR序列来完成。STIR序列主要用于T_2WI的脂肪抑制。STIR序列的优点在于对磁场均匀性和主磁场强度不敏感，适用于低场强MRI仪。

液体抑制反转恢复（fliud attenuated inversion recovery，FLAIR）序列：即黑水序列，可以有效地抑制脑脊液的信号。在实际应用中，1.5T设备上一般TI选为2100～2500毫秒，TR常需要大于TI的3～4倍以上，ETL及有效TE与FSE T_2WI相仿。

反转恢复单次激发FSE：利用180°脉冲反转预脉冲与单次激发FSE相结合可得到反转恢复单次激发FSE（IR-SS-FSE）序列。IR-SS-FSE序列也可采用STIR技术进行脂肪抑制或采用FLAIR技术抑制脑脊液信号。

（四）梯度回波序列

梯度回波（gradient recalled echo，GRE）序列可在保证图像的信噪比和空间分辨率的同时大幅度缩短扫描时间，是目前MR快速扫描中最成熟的方法。GRE序列采用小角度脉冲激发，缩短TR时间；采用梯度场正反向切换代替180°复相脉冲。扫描速度较SE序列大幅提升。

梯度回波序列特点：①与自旋回波类序列不同，GRE序列图像的T_1成分受TR和激发角度双重调节。②GRE序列可选用较短的TR，因为由于采用小角度激发，组织纵向弛豫所需的时间缩短。③由于GRE序列采集的回波未剔除主磁场不均匀造成的质子失相位，仅能反映组织T_2^*弛豫信息，因此利用GRE序列得到的是T_2^*WI，而不是T_2WI。

由于采用小角度激发，组织纵向弛豫所需时间明显缩短。GRE T_2^*WI序列一般激发角度为10°～30°，TR常为200～500毫秒。由于GRE序列反映的是组织的T_2^*弛豫信息，组织的T_2^*弛豫明显快于T_2弛豫，因此为了得到适当的T_2^*权重，TE相对较短，一般为15～40ms。

使用GRE序列亦能得到T_1WI的图像。GRE序列的T_1权重受TR和激发角度共同影响：TR不变，激发角度越大，图像的T_1权重越重；激发角度不变，TR越短，图像的T_1权重越重。因此，在临床应用中可通过调整TR和激发角度来得到适当的T_1权重。

扰相GRE序列和稳态GRE序列

（1）扰相GRE序列：扰相序列（又称FLASH或SPGR）是临床上应用最广泛的GRE序列。由于常规GRE序列的TR值较短，当TR值小于组织的T_2值时，上一次射频激发产生的横向磁化残余将对下一周期的回波信号产生干扰，导致图像出现带状伪影。扰相GRE序列的原理是在下一个射频脉冲来临前施加扰相梯度场以剔除残余的横向磁化矢量，达到去除干扰的目的。

扰相GRE序列在腹部屏气的T_1WI上的优点：①具有良好的T_1对比；②成像速度快，可以进行动态增强扫描。其缺点在于对运动敏感，患者屏气不佳时，容易受呼吸运动的影响。

扰相GRE序列可以用于三维容积成像，常用于腹部平扫T_1WI，也可作为T_1动态增强序列。

扰相GRE序列亦可运用于CE-MRA，或流动相关的MRA（如TOF MRA和PC MRA）。配合心电门控和呼吸门控（或屏气），扰相GRE T_1WI序列可以进行心脏的亮血成像，可以良好地显示心脏的结构，也可进行心脏功能的分析。临床上也有利用扰相GRE T_1WI序列进行脑、垂体、骨与软组织的快速T_1WI或动态增强扫描。

目前扰相GRE T_2*WI序列主要用于：①大关节病变的检查，特别是膝关节半月板损伤的检查；②脊柱病变特别是退行性病变的检查；③出血病变的检查，如脑出血、关节出血等，对出血病变的检查比FSE T_2WI序列更为敏感。

（2）稳态GRE序列：与扰相GRE序列的不同点：扰相GRE序列由于施加了扰相位梯度场，实际上仅存在纵向稳态。如果序列中不施加扰相梯度场，且利用与空间编码梯度场反向的聚相位梯度场，那么该序列将在纵向和横向都达到稳态，将这一类序列称为稳态进动成像序列。

如果聚相位梯度场仅施加在相位编码方向，我们把这种序列称为稳态进动快速成像（fast imaging with stead-state precession，FISP）序列。如果在层面选择、相位编码及频率编码方向上均施加了聚相位梯度场，那么这种序列称为真稳态进动快速成像（True FISP）序列。

目前临床上应用最广泛的是True FISP序列（又称FIESTA或B-FFE）。该序列采用很短的TR、很短的TE和较大的激发角，在新型1.5T的扫描机中，TR常小于5毫秒，TE常小于2毫秒，采用40°～70°的射频脉冲激发。在这种参数下，组织的信号强度取决于其T_2*/T_1值，因此T_2*值较长的成分如脑脊液、胆汁、胃肠液、血液等均呈很高信号。

True FISP序列特点：①成像速度快，单层图像采集时间常在1s以内，因此也没有明显运动伪影；②由于采用极短的TR和TE，血液流动造成的失相位程度较轻，同时由于3个方向聚相位梯度的流动补偿效应，流动的血液包括心腔和血管内的血液均呈现高信号；③长T_2*的液体包括血液、脑脊液、胆汁等呈现明显高信号，液体与软组织间形成良好的对比；④软组织之间对比很差，常不能检出实质性脏器内部的实性病变，如肝细胞癌等；⑤对磁场不均匀比较敏感，容易出现磁化率伪影。

鉴于上述特点，该序列常用于制造液体和软组织之间的对比，而不适用于实质性脏器内部实性病变的检查。

True FISP目前在临床上的主要应用：①配用心电门控或心电触发技术进行心脏成像，可清晰显示心腔结构，并可进行心脏功能分析；②配用心电触发技术进行冠状动脉成像，无须使用对比剂；③大血管病变如动脉瘤、主动脉夹层等病变的检查；④利用3D True FISP序列进行水成像，主要用于内耳水成像及MR脊髓造影（MRM）；⑤在肝胆胰脾病变的检查中，有助于胆道梗阻、门静脉血栓等病变的检出，但不适用于肝脏实性病变的检出；⑥可用于胃肠道占位病变的检查。

（3）三维容积内插快速扰相GRE T_1WI序列：属于扰相GRE序列，是一种在临床上运用非常广泛的新型序列，目前临床上主要用于体部动态增强。三维容积内插快速扰相GRE T_1WI序列在不同的厂家有不同的商业名称，如西门子称之为"容积内插体部检查"（volume interpolated body examination，VIBE），飞利浦公司称之为"T_1高分辨率各向同性容积激发"（T_1 high resolution isotropic volume examination，THRIVE），GE公司称之为"肝脏容积加速采集成像"（liver acquisition with volume acceleration，LAVA）。

三维容积内插快速扰相GRE T_1WI序列的特点：①采用超短TR、TE和小角度激发，在3.0T MRI仪上一般为TR3～8毫秒，TE 1～3毫秒，射频脉冲激发角度为10°～15°。②选用薄层扫描，容积内插技术。层厚一般为2～5mm，层面有重叠，可以三维重建。③同时采用多种快速采集技术，扫描速度很快。根据成像方式不同，整合三维容积的采集时间需要数秒到数十秒，如应用于肝脏动态增强扫描，可以在一次屏气下采集数个时相，实现双动脉期甚至多动脉期扫描。④对场强、磁场均匀性要求较高，对运动敏感，因此对患者屏气等配合要求高。目前主要在1.0T以上高端MRI仪上应用。

在临床上，三维容积内插快速扰相GRE T_1WI序列可以应用于全身软组织器官的动态增强扫描，根据所采集速度的差别，可以分为以下两类。

无须屏气的体部软组织动态增强扫描：主要用于没有明显宏观生理运动且对动态增强扫描时间分辨率要求不太高的部位，如乳腺、体部四肢软组织等。其特点是信噪比、空间分辨率比屏气序列更高，扫描时间更长，一般为30～60秒。

体部脏器屏气动态增强扫描：主要用于存在呼吸运动或对动态增强时间分辨率较高的部位，如胸部、肝脏、胆囊、脾脏、胰、小肠等部位的动态增强扫描。其特点是TR和TE都很短，扫描时间只需要数秒至20秒，图像的信噪比、对比度、空间分辨率都会降低，但完全能满足诊断需求。

此类序列目前在临床上发展迅速，各厂家对此类序列的开发都有很大的投入，如西门子公司最新研发的"TWIST VIBLE"技术，可以在一次屏气下进行8～10个动态扫描，可以实现肝多动脉期高时间分辨率成像；"STAR VIBLE"技术，采用放射状k空间填充，可以有效抑制呼吸等生理运动伪影，实现可以自由呼吸的肝T_1动态增强扫描。

（五）平面回波序列

平面回波成像（echo planar imaging，EPI）技术是目前最快的MR信号采集方式，利用单次激发EPI序列可在数十毫秒内完成一幅图像的采集。EPI可以理解成"一次射频脉冲激发采集多个梯度回波"，即一次射频脉冲激发后，利用读出梯度场的连续正反向切换产生多个梯度回波，因此产生的信号在k空间内填充是一种迂回轨迹。

EPI序列的分类方法主要两种，一种按照一幅图像需要进行射频脉冲激发的次数进行分类；另一种则根据其准备脉冲进行分类。

按一幅图像需要进行射频脉冲激发的次数，EPI序列可分为多次激发EPI和单次激发EPI。

1.按激发次数分类

（1）多次激发EPI（multishot EPI，MS-EPI）：多次激发序列是指一次射频脉冲激发后利用读出梯度场连续切换采集多个梯度回波，填充k空间的多条相位编码线，需要多次射频脉冲激发和相应次数的EPI采集及数据迂回填充才能完成整个k空间的填充。

（2）单次激发EPI（single shot EPI，SS-EPI）：而单次激发EPI序列是将填充k空间的所有数据在一次射频脉冲后全部采集。该序列是目前采集速度最快的MR成像序列，单层图像的TA可短于100毫秒。

SS-EPI与MS-EPI的优缺点：①SS-EPI的成像速度明显快于MS-EPI，因此更适用于对速度要求很高的功能成像；②由于ETL相对较短，

MS-EPI的图像质量一般优于SS-EPI，SNR（信噪比）更高，EPI常见的伪影更少。

2.按EPI准备脉冲分类　EPI本身只能算是MR信号的一种采集方式，并不是真正的序列，EPI技术需要结合一定的准备脉冲才能成为真正的成像序列，而且EPI序列的加权方式、权重和用途都与其准备脉冲密切相关。按准备脉冲分类，EPI序列可分为梯度回波EPI序列（GRE-EPI）、自旋回波EPI序列（SE-EPI）、反转恢复EPI序列（IR-EPI）。

近年来EPI序列在临床上应用日益广泛，其用途与其预脉冲和序列结构密切相关，以下几种是在实际临床应用中较多的序列结构。

（1）单次激发GRE-EPI T_2^*WI序列主要应用于：①MR对比剂首次通过灌注加权成像（详见灌注加权成像一节）；②基于血氧水平依赖（blood oxygenation level dependent，BOLD）效应的脑功能成像。

（2）多次激发SE-EPI T_2WI序列一般在临床应用较少，激发次数常为4～16次，一般用于腹部屏气T_2WI。

（3）单次激发SE-EPI T_2WI序列在临床上应用较多，主要用于：①脑部超快速T_2WI，该序列图像质量不及FSE T_2WI，因此一般用于临床病情较重、较差或不能配合检查的患者；②腹部屏气T_2WI，该序列用于腹部的优点是成像速度快，数秒可完成数十幅图像的采集，即便不能屏气也没有明显的呼吸运动伪影；缺点在于磁化率伪影较明显；③在该序列基础上施加扩散敏感梯度场即可进行水分子DWI，主要用于超急性期脑梗死的诊断和鉴别诊断。

（4）分段读出平面回波序列（read out segmented echo-planar imaging，RS-EPI）：是西门子公司近年来新型平面回波序列，属于多次激发平面回波序列。RS-EPI序列的特点是在读出方向上分段采集k空间数据，从而缩短回波间隙，k空间采集速度更快，减轻磁敏感伪影。

RS-EPI序列在临床上主要用于头部、前列腺、乳腺等没有明显宏观生理运动的部位的高清DWI。与普通SS-EPI-DWI相比，此序列可以降低图像畸变、减小运动伪影、提高图像分辨率、使解剖细节更加清楚，对病变的发现和诊断具有较大价值。

二、MRI常用技术

（一）脂肪抑制技术

脂肪抑制技术是MRI检查中非常重要的检查技术，由于脂肪组织不仅质子密度高，而且T_1值很短，T_2值较长，因此会在T_1WI上呈现很高的信号，在T_2WI上呈现较高信号。这一特性在一方面能为病变的检出提供很好的天然对比，另一方面，这种高信号也可能降低MR图像质量。

脂肪抑制的主要意义：①减少运动伪影、化学位移或其他相关伪影。②抑制脂肪信号，增加图像的组织对比。③判断病灶内是否含有脂肪。

常用的脂肪抑制技术有以下几种。

1. 频率选择饱和法　频率选择饱和法是最常用的脂肪抑制技术之一，该技术利用的是脂肪与水的化学位移效应。其原理是在成像序列的激发脉冲施加前，先连续施加一个或数个与脂肪中质子进动频率一致的饱和脉冲，将脂肪信号饱和。而后在真正的激发脉冲施加时脂肪组织因为饱和不能接受能量，因而达到抑制脂肪信号的目的。

该方法的特点是可运用于多种序列、抑脂效果好。但也有其局限性：①对磁场强要求较高。②对磁场均匀度要求高。③大FOV扫描时，视野周边的脂肪抑制效果差。④增加SAR值。

频率选择饱和技术在不同厂家均有大规模应用，如西门子公司的"Fat Sat"、GE公司的"Fat Classic"就是基于频率选择饱和法而开发的脂肪抑制技术。

2. 反转恢复序列　短反转时间的反转恢复（short TI inversion recovery，STIR）序列。

技术的优点：①场强依赖性低，在低场MRI仪也能达到较好的抑脂效果。②与频率选择饱和法相比，对磁场的均匀性要求较低，大FOV扫描也能达到较好的抑脂效果。

STIR技术的缺点：①信号抑制的选择性较低，如果某种组织（如血肿等）的T_1值接近脂肪，其信号也被抑制。②由于TR延长，扫描时间较长。③一般不能应用于增强扫描，因为被增强组织的T_1值有可能缩短到与脂肪组织相近，信号被抑制，从而有可能影响对增强程度的判断。

3.频率选择反转脉冲脂肪抑制技术　频率选择反转脉冲脂肪抑制技术是上述两种抑脂技术的组合。其原理是在真正成像脉冲施加前，先施加一个偏转角大于90°而小于等于180°的、窄带宽的、中心频率与脂肪中质子相等的预脉冲，仅将脂肪组织激发。预脉冲结束后，脂肪组织发生纵向弛豫，其M_z将发生反向到零，然后到正向并逐渐增大，直至平衡状态。根据所采用的预脉冲偏转角不同，选择合适的TI，在M_z经过零点时施加真正的成像脉冲，脂肪组织信号即被抑制。

这种频率选择与反转恢复相结合的技术具有很好的抑脂效果，在临床上应用广泛。例如，飞利浦公司的"SPIR"和"SPAIR"技术，就是基于此技术开发的。

4.化学位移成像和水脂分离技术

（1）化学位移成像：是利用水分子的中氢质子和脂肪分子中的氢质子进动频率之差（3.5ppm），从而得到同相位、反相位图像。

目前化学位移成像技术在临床上得以较为广泛的应用，同相位图像即普通的T_1WI。反相位图像主要有以下特点：①水脂混合组织信号明显衰减，原因是来自水分子的中氢质子和脂肪分子中的氢质子信号互相抵消。②勾边效应。反相位图像上，周围富有脂肪组织的脏器边缘会出现一条黑线，把脏器勾画出来。

化学位移成像技术多用于腹部脏器中，主要用途：①肾上腺病变的鉴别诊断；②脂肪肝的诊断与鉴别诊断；③判断肝局灶病灶内是否存在脂肪变性；④有助于肾或肝血管平滑肌脂肪瘤等其他病变的诊断和鉴别诊断。

（2）水脂分离技术：利用同相位像和反相位像，还可以计算出单独的"水相"和"脂相"。这种单独的水或脂肪成像就是水脂分离（Dixon）成像。Dixon方法不但可以用于扰相GRE T_1WI序列，也可以用于SE或FSE序列。

水脂分离技术的特点是一次采集即可获得四组图像，可以增加图像的信息量，有利于诊断。水脂分离技术也可以运用于脂肪抑制（水相），如腹部动态增强序列。其特点是对磁场均匀性要求不高，可以大范围成像。但由于是通过计算得出，偶尔会发生计算错误，出现水相、脂相顺序倒置或同一幅图片中部分为水相、部分为脂相的情况。

（二）生理门控及导航回波技术

在MR检查的过程中，人体的一些生理运动伪影，如呼吸和心脏搏动常会造成严重的运动伪影，影响图像质量。所以在检查中需要对这些运动伪影进行一些技术处理，这些技术包括心电门控、脉搏门控、呼吸门控及导航回波技术等。

1. 心电门控技术　心电门控技术是利用心电图的R波触发MR信号采集，选择适当的触发延迟时间，使每一次数据采集与心脏的每一次运动周期同步。心电门控采用阈值法。根据心电图与心动周期的关系，设置上下阈值，即"门"，数据采集只能在阈值之内进行，阈值的宽度和位置可由操作者选择。

临床上采用心电门控技术主要有两个目的：①去除心脏大血管的搏动伪影。②利用门控技术与快速成像技术相配合，可以获得心脏大血管生理功能等信息。

用于MRI心电门控的心电图一般从3个电极到4个电极获得，一般电极敷贴于前胸壁，不同厂商和设备的操作方法有所不同。

2. 脉搏门控技术　脉搏门控技术与心电门控技术相似，利用脉搏幅度触发扫描，使心脏运动与数据采集同步。脉搏触发比心电触发简单、粗糙、无准确的时相对应，心脏检查一般不使用。如果行心电门控有困难，可采用脉搏门控。

脉搏门控技术常用于大血管、脑脊液检查，胸部及纵隔扫描等。

3. 呼吸门控技术　呼吸门控技术是利用呼吸波的波峰固定触发扫描达到同步采集数据。此技术与心电门控技术相似，可以在呼吸波一定阈值的上下限内采集数据。阈值可以由操作者设置，一般是在呼吸周期的呼气相采集数据。由于呼吸周期的不规律性，采集数据要过多地耗费时间，才能获得呼吸门控的控制效果。使用呼吸门控技术时应向患者说明，让其尽可能保持有规律的呼吸，才能达到每一次采集的同步，缩短扫描时间。

目前呼吸门控技术主要用于腹部MRI，以剔除呼吸运动造成的伪影。

4. 导航回波技术　导航回波（navigator echo）技术通过采集回波信号来动态检测脏器界面的运动轨迹，从而达到消除和纠正运动伪影的目的。目前最常用的是膈肌导航和相位导航技术。

导航回波技术的临床应用目前有以下两种：①进行自由呼吸的心脏成像，利用心电触发技术来控制心脏运动对图像的影响，利用导航回波技术来控制呼吸运动对图像的影响。②自由呼吸的上腹部成像，其作用比呼吸触发技术更加准确。导航回波技术在飞利浦和GE设备上被称为Navigator技术，在西门子设备上被称为PACE技术。

（三）血管成像技术

磁共振血管成像（magnetic resonance angiography，MRA）已经成为MR检查的常规技术之一，与数字减影血管造影（DSA）相比具有无创、简便、费用低、一般无须对比剂等优点。而且MRA技术还能提供血流方向、流速、流量等定量信息。本部分将介绍几种常用的MRA技术。

1.时间飞跃法MRA　时间飞跃法（time of flight，TOF）MRA基于血流的流入增强效应，该技术一般采用TR较短的快速扰相GRE T_1WI序列，其基本原理是将成像容积或层面的静止组织反复激发使其处于饱和状态，从而抑制了静止的背景组织；成像容积之外的血流由于没有受到射频脉冲的饱和，因此当流入成像容积或层面时就具有较高的信号，形成较好的对比。

TOF MRA技术可以分为2D TOF MRA和3D TOF MRA。

2D TOF MRA是指利用TOF技术进行连续的薄层采集，并进行图像重建，获得整个被扫描区域的血管影像。

与2D TOF MRA的不同之处在于，3D TOF MRA不是针对单个层面进行射频激发和信号采集，而是针对整个容积块进行激发和采集。

TOF MRA的临床应用：目前主要用于脑部血管、颈部血管、下肢血管等病变的检查。3D TOF MRA适用于走行较纤曲、血流速度较快的血管，如头颈动脉；2D TOF MRA适用于走行方向比较直、血流速度相对较慢及长度较大的血管，如颈部动脉、下肢血管等。

采用TOF技术可以同时显示动脉和静脉，但有时会造成重建图像上动静脉血管相互重叠，不利于观察。采用预饱和带技术可以选择性地显示动脉或静脉。一般在成像区域血管血流方向的上游施加一个预饱和带，则当MRA射频脉冲激发时流入成像区域层面的血液已经饱和而不再产生信号，如颈部血管，颈动脉的血流从下往上，颈静脉的血流从上往下，如果在成像区域的下方施加预饱和带，则动脉血被饱和，显示的是静脉；如果在成像区域的上方施加预饱和带，则静脉血被饱和，显示的是动脉。

分析 TOF MRA 图像时，应注意：①TOF MRA 可能会出现血管狭窄的假象，这是由于湍流等原因造成的信号丢失，常见的部位是血管转弯处和血管分叉处，如颈内动脉虹吸段，颈内外动脉分叉处。②TOF MRA 血管狭窄的程度常被夸大，因为血管狭窄处容易造成湍流，导致信号丢失，从而夸大了狭窄的程度。③动脉瘤可能被遗漏。因为动脉瘤腔内一般都有湍流，造成信号丢失，严重者在重建的 MRA 图像上可导致整个瘤腔不显示，从而造成漏诊。

因此，在分析 TOF MRA 图像时，应重视原始图像的观察，当考虑有假象时，应考虑与 3D 对比增强 MRA 加以验证。

2. 相位对比法 MRA　相位对比法 MRA（phase contrast MRA，PC MRA）是以流速为编码，以相位变化作为图像对比的特殊成像技术。该技术有以下特点：①图像可分为速度图像和流动图像。②速度图像的信号强度仅与流速有关，不具有血流方向信息，血流越快，信号越高。③流动图像也称相位图像，血流信号不仅与流速有关，同时还具有血流方向信息，正向血流表现为高信号，流速越快信号越强；反向血流表现为低信号，流速越快信号越低；静止组织表现为中等信号。④可以采用减影技术将背景组织的信号剔除。⑤由于血流的相位变化只能反映在流速编码方向的梯度场方向上，为了反映血管内血流的真实情况，需要在前后、左右、上下方向施加流速编码梯度场。常规的 PC MRA 为速度图像，可以显示血流信号，从而显示血管结构。流动图像主要用作血流方向、流速和流量的定量分析。

与 TOF MRA 法相比，PC MRA 在临床上的应用相对较少。临床上 PC MRA 主要用于：①脑动脉瘤的显示；②心脏血流分析；③静脉病变的检查；④门静脉血流分析；⑤肾动脉病变的检查。

在临床应用中，应该注意 TOF MRA 与 PC MRA 各自的优缺点，两者联合应用可取长补短，获得更多的有用信息。TOF MRA 更多用于动脉病变的检查，PC MRA 多用于静脉病变的检查及心血管的血流分析。

3. 对比增强法 MRA　对比增强法 MRA（contrast enhancement MRA，

CE MRA）的原理是引入对比剂使血液的T_1值明显缩短，利用超快速重T_1WI序列记录这种弛豫差别，使血管与周围组织对比强烈，产生明亮的血管影像。当对比剂随血液循环首次通过靶血管区，并在峰值浓度的一段时间内，快速采集感兴趣区的图像数据资料，并通过各种后处理技术，产生多角度投影或容积重现的3D CE MRA。目前用于CE MRA的序列多为三维扰相GRE T_1WI序列。

CE MRA技术在临床上的应用日益广泛，与其他MRA技术相比，CE MRA具有成像速度快、假象少、动脉瘤不易遗漏等优点，但无法提供血液流动的信息。CE MRA在临床上几乎可以用于任何部位的动脉成像，如脑和颈部血管、主动脉、肺动脉、肠系膜血管、四肢血管等。

4.黑血法MRA　黑血法MRA主要基于流空效应，血流呈现低信号（黑色），也可通过采用空间预饱和带、反转脉冲或失相位梯度等方法使血流呈现低信号，同时选择适当的参数使背景组织呈现高信号。黑血法MRA的主要目的并非显示血管腔，而是用于血管壁的显示。其临床应用主要是评价动脉斑块，如颈动脉壁、颅内动脉壁、冠状动脉壁的评价等。

5.平衡式稳态自由进动法MRA　平衡式稳态自由进动（Balance-SSFP）法MRA主要用于冠状动脉MRA。采用极短的TR和TE，因此，流动对血流信号影响较小。组织的信号强度取决于该组织的T_2/T_1值。一般采用3D模式，使用多种快速采集技术如部分k空间、半回波、并行采集技术等，并施加脂肪抑制技术。此技术在1.5T设备上能取得良好的效果，无须注射对比剂即能较清晰地显示冠状动脉。

（四）MR水成像技术

MR水成像利用人体组织中水的成分（如脑脊液、淋巴液、胆汁、胰液、尿液等）的T_2值远大于其他组织的特点，采用重T_2WI序列（TE≥500毫秒），使其他的组织的横向磁化矢量几乎完全衰减，呈现很低的信号甚至几乎没有信号，而含水组织结构仍保持较大的横向磁化矢量，在MR图像上呈现高信号。在水成像的图像中，流速慢或停滞的液体如脑脊液、胆汁等呈现明显高信号，而实质性组织和流速快的血液则呈现低信号或无信号，从而达到显示人体内含水管腔形态的目的。

目前临床上采用的序列有FSE T_2WI、单次激发FSE T_2WI、Banlance-SSFP等。

以下是目前临床上较为常使用的水成像检查技术。

1.磁共振胆胰管成像　磁共振胆胰管成像（MR cholangiopancreatography，MRCP）是目前临床上最常用的水成像技术。主要适应证有胆道结石、胆道炎症、胆道肿瘤、胰腺肿瘤、胰腺炎、胰胆管变异或畸形等。目前常用的MRCP方式有下述三种。

（1）三维容积采集：采用3D FSE T_2WI序列，呼吸触发、膈肌导航或相位导航技术。获得连续的薄层图像，并进行MIP重建。其优点在于可获得薄层的原始图像，可进行各种后处理，可显示管腔内细小病变。缺点在于扫描时间长，对患者呼吸配合要求高。

（2）二维连续薄层扫描：采用SS-FSE T_2WI序列或HSATE序列，扫描层厚4mm，无层间距。其优点在于可获得薄层的原始图像，有助于管腔内小病变的显示，扫描时间较短。缺点在于需要患者屏气，如配合不佳，会造成图像错层和呼吸运动伪影。

（3）二维厚层块投射扫描：采用SS-FSE T_2WI序列或HSATE序列，采集一幅10mm左右的厚层块投射图像。其优点在于扫描速度快，一副图像仅需1～3秒；管道结构连续性较好。缺点在于不能获得薄层图像，容易遗漏小病变。

以上三种方法各有优缺点，在临床上一般两种以上方法相结合使用，并与常规序列结合，以达到较好的诊断效果。

2.磁共振尿路成像　磁共振尿路成像（magnetic resonance urography，MRU）技术方法与MRCP相似，目前多采用3D FSE T_2WI序列或SS-FSE/HASTE序列，采用呼吸触发或屏气扫描。

MRU对于尿路梗阻性病变的梗阻部位、程度的判断具有很高的敏感度和特异度，并且无创、无电离辐射，对于因肾功能较差造成静脉肾盂造影中尿路不能显影者，或碘过敏患者有较高的临床应用价值。

在实际检查中，MRU需结合常规MRI。对于输尿管膀胱入口处梗阻，通常需要行多方位成像才能更清晰地显示梗阻端形态，以避免梗阻部位被充盈的膀胱所掩盖。

3.磁共振内耳水成像　内耳膜迷路由膜半规管、蜗半规管、椭圆囊和球囊组成，其内含有淋巴液，外有骨迷路包绕，内耳道充满脑脊液。采用MR水成像技术，能使膜迷路内淋巴液和内耳道内脑脊液呈现高信号，而骨性结构如螺旋板、蜗轴则呈现低信号。经MIP三维重组后可以多方向、多角度地观察这些细小复杂的结构。

内耳水成像多采用3D FSE T$_2$WI序列或双激发Banlance-SSFP序列，行薄层、高空间分辨率扫描。

内耳水成像能清晰显示内耳膜迷路与内听道的精细结构和解剖位置关系，临床上可用于显示先天性的发育异常，了解内耳发育不良的程度和部位；可直接显示内淋巴囊，对迷路炎、迷路积水及梅尼埃病的诊断有帮助；可作为术前检查，为外科手术提供可靠的解剖信息等。

三、磁共振功能成像

磁共振功能成像（functional magnetic resonance imaging，fMRI）是通过刺激特定感官，引起大脑皮质相应部位的神经活动（功能区激活），并通过MR图像来反映器官功能的一种成像技术。fMRI包括弥散加权成像、弥散张量成像、灌注加权成像、血氧水平依赖成像、磁共振波谱及磁敏感加权成像等。

（一）弥散加权成像及弥散张量成像

1. 弥散加权成像　弥散加权成像（diffusion weighted imaging，DWI）是目前唯一能够无创检测活体组织内水分子扩散运动的fMRI方法。与传统的MRI技术不同，它主要依赖于水分子的运动，利用扩散运动敏感的脉冲序列检测人体组织内水分子扩散运动状态，由于人体组织水分子受周围介质的约束，扩散运动受到一定程度的限制，DWI技术就是检测这种水分子微观扩散运动受限制的方向和程度，并利用MR图像的方式显示出来，间接反映组织的微观变化。

在DWI技术中，将施加的扩散敏感梯度场参数称为b值，或称扩散敏感系数。目前常用的MRI设备上，脑组织DWI的b值一般选择在$800 \sim 1500s/mm^2$。b值的选择对DWI非常重要，实际运用中要根据设备、序列、临床目的等因素的不同，应适当调整b值。利用DWI上组织信号强度变化检测到的不是真正的扩散系数，而将会受到其他形式水分子运动的影响。因此，在DWI中通常以表观扩散系数（apparent diffusion coefficient，ADC）反映水分子扩散运动高低的指标。根据ADC的大小可形成ADC图，将每一像素的ADC值进行自然对数运算后即可得到DWI图，同一组织在DWI图与ADC图上的灰度正好相反。在脑脊液中，其水分子几乎为自由扩散，其ADC值很高，故在ADC图上呈高信号，反之在DWI图上因失相位的质子不能被第二个梯度脉冲重聚，故呈低信号。但是DWI的信号强度除反映ADC值的大小以外，还受组织的T_2弛豫时间和质子密度的影响，这种现象称为透过效应。

DWI在临床上主要应用于超急性脑梗死的诊断和鉴别诊断，在DWI上，超急性和急性梗死的脑组织表现为高信号，与常规T_1WI和T_2WI相比，DWI可更早、更准确地发现梗死灶的异常信号，其敏感度和特异度高。根据实性组织与体液的扩散特性之间的差异，DWI还用于脑脓肿与肿瘤、表皮样囊肿与蛛网膜囊肿等肿瘤与囊性病变的鉴别诊断。还可根据ADC值和信号强度的变化来鉴别各种肿瘤成分，有助于判断肿瘤囊实性。此外，脑淋巴瘤因高细胞密度，瘤体在DWI上呈显著高信号，具有一定特征，在体部如前列腺疾病、乳腺疾病、卵巢疾病、肾病等的诊断及鉴别诊断中都有一定的应用和研究。

2. 弥散张量成像　弥散张量成像（diffusion tensor imaging，DTI）是显示组织微观物理特性真正的定量方法；DTI是目前唯一能无创地跟踪和观察脑内白质纤维并反映其解剖连通性的有效方法。它有两个概念：①均质介质中水分子的运动是无序随机运动，即各个方向运动的概率是相同，即具有各向同性（isotropy）。②在人体组织中，水分子的运动由于受到组织细胞结构的影响，在各个方向扩散程度是不同的，具有方向依赖性，即具有各向异性（anisotropy）。水分子扩散的各向异性可以用来追踪纤维走行，评估组织结构完整性和连通性。如果要评估扩散的各向异性，首先要确定整体弥散张量，这就要求至少在6个非共性方向上连续应用扩散梯度，来获得一组扩散加权图像。

定量分析各向异性程度的参数是各向异性分数（fractional anisotropy，FA）。FA值的范围为$0 \sim 1$，0代表最大各向同性的扩散，1代表假想状况下最大各向异性的扩散。扩散张量的示踪要联合ADC图和FA图进行评价，在ADC图中，信号强度与ADC值成正比，因此脑脊液为高信号而脑实质为低信号；在FA图中，脑白质各向异性最大，表现为高信号。相反，各向异性最低的脑脊液则表现为低信号。

DTI是研究脑组织结构的一种无创的工具，主要用于脑部尤其对白质束的观察、追踪、脑发育和脑成熟，以及脑认知功能的研究、脑疾病的病理变化及脑部手术的术前计划和术后评估。同时，随着技术的更新和后处理分析的优化，DTI的应用将更加广泛、可靠，在心脏、肾、骨骼肌等疾病中也有相应的临床应用和科研探索。

（二）灌注加权成像

MR灌注加权成像（perfusion weighted imaging，PWI）属于fMRI的其中一种技术，是可以反映组织微血管分布和血流灌注情况的fMRI技术，包括对比剂首次通过法灌注成像和动脉自旋标记灌注成像两种成像技术。PWI是建立在流动效应基础上的成像方法，这样可以测得一些血流动力学参数，就可以无创地评价组织的血流灌注情况。目前在脑部应用最早、最成熟，常用的参数为血容量（CBV）、血流量（CBF）和平均通过时间（MTT）等。

根据成像原理，PWI技术主要分为下列两种方法。

1.对比剂首次通过法灌注成像　对比剂首次通过法灌注成像需要注射外源性对比剂，使局部毛细血管内磁敏感性增加致局部磁场不均匀，质子自旋去相位，引起T_2、T_2^*或T_1值的明显缩短，引起周围组织局部磁场的短暂变化，这样就可以通过MR图像上信号强度的变化测得。T_2^*加权动态磁敏感对比增强（dynamic susceptibility contrast enhanced，DSC）和T_1加权动态对比增强（dynamic contrast enhancement，DCE）广泛应用于临床，但对于不能配合和难以静脉注射对比剂的患者有一定的局限性。

2.动脉自旋标记灌注成像　动脉自旋标记（arterial spin labeling，ASL）灌注成像技术无须引入外源性对比剂，是一种利用血液作为内源性示踪剂的MR PWI方法。是以动脉血内氢质子为内源性示踪剂并对其进行标记的无创性灌注成像方法，通过检测受标记的质子流经受检组织时引起组织的信号强度变化来反映组织的血流动力学信息，适用于儿童及无法配合的患者。

PWI技术在临床上应用最多的是脑部病变和一些其他疾病的诊断和治疗，主要用于脑缺血性病变（脑卒中）、脑胶质瘤术前分级研究、脑肿瘤治疗后疗效评估及早期复发诊断等。PWI方法还用于肝、肾的血流灌注，心肌灌注成像（主要用于心肌缺血的研究）和评价癫痫等。

（三）血氧水平依赖成像

血氧水平依赖成像（blood oxygen level dependent，BOLD）是利用区域脑活动的变化，引起局部灌注和代谢的改变，导致血液中氧合血红蛋白与脱氧血红蛋白比例的变化所引起的局部组织T_2的改变，从而在T_2加权像上可以反映出脑组织局部活动功能的一种MRI技术。脱氧血红蛋白是顺磁性的物质，在血管和其周边产生局部梯度磁场使质子快速失相位，因而具有缩短T_2的作用，使T_2加权像信号减低。脑区活动增加时，由于脱氧血红蛋白减少，缩短T_2的作用也减弱，同静息状态相比，血流量增加时脱氧血红蛋白减少导致局部脑区的T_2或T_2^*相对延长，因而在T_2加权或者T_2^*加权的fMRI图上表现为信号相对增强。

脑功能成像包含很多技术，主要是基于BOLD效应的脑fMRI技术，BOLD是fMRI中最重要的技术，目前已成为研究脑功能的强有力的技术手段。相对于传统的正电子发射断层成像（PET）等脑成像方法，BOLD-fMRI利用人体自身内部血氧浓度变化作为天然对比剂成像，能提供足够高的空间和时间分辨率，目前主要应用于神经认知功能和大脑的皮质活动的研究。

（四）磁共振波谱

磁共振波谱（magnetic resonance spectroscopy，MRS）成像是利用质子在化合物中共振频率的化学位移现象，测定化合物组成成分及其含量的检测技术。MRS是目前能够无创地检测某一特定组织区域化学成分和反映代谢信息的唯一方法，是在MRI的基础上又一新型的功能分析诊断方法。

^1H、^{31}P、^{13}C、^{19}F、^{23}Na等均可以产生MRS信号，由于$_1^1H$的磁旋比最大，因此产生的MRS信号最强，应用最广泛。化学位移是MRS成像的基础，不同化合物的相同原子核，以及相同的化合物不同原子核之间，由于所处的化学环境不同，所产生的化学位移在MRS上就有差异，共振频率会有差别，其周围磁场强度会有轻微的改变。自旋耦合现象是原子核之间存在共价键的自旋磁矩相互作用形成的耦合，自旋耦合与化学位移不同，它的大小与外加磁场强度无关，化学位移和自旋耦合两种现象形成了波谱的精细结构。MRS是经过射频脉冲、原子核激励、弛豫、信号呈指数衰减（自由感应衰减）、傅里叶变换后以振幅与频率显示的

函数曲线。

MRS在活体的应用非常广泛，目前以脑部应用最普及，在许多疾病过程中，代谢改变先于病理形态改变，而MRS对这种代谢改变的潜在敏感性很高，故能提供早期病变检测信息。MRS还能对脑肿瘤的诊断和鉴别诊断、脑缺血疾病、脑肿瘤治疗后复发和术后反应的鉴别，以及对脑代谢性疾病的诊断与鉴别诊断等有重要的作用，同时在乳腺疾病和前列腺疾病的诊断中也有重要的作用，在其他系统器官的病变的诊断还在研究和探索中。

脑部主要化合物谱峰及含义如下：

（1）N-乙酰天冬氨酸（NAA）：神经元活动的标志，正常脑组织 ^{1}H MRS中的第一大峰，位于2.02ppm。

（2）肌酸（creatine，Cr）：脑组织能量代谢的提示物，峰度相对稳定，常作为波谱分析时的参照物，位于3.05ppm。

（3）胆碱（choline，Cho）：细胞膜合成的标志，位于3.20ppm。

（4）脂质（lipid）：细胞坏死提示物，位于0.9～1.3ppm。

（5）乳酸（lactate）：无氧代谢的标志，位于1.33～1.35ppm。

（6）谷氨酰氨（glutamme，Gln）和谷氨酸（glutamate，Glu）：脑组织缺血缺氧及肝性脑病时增加，位于2.1～2.4ppm。

（7）肌醇（mI）：代表细胞膜稳定性，判断肿瘤级别，位于3.8ppm。

（五）磁敏感加权成像

磁敏感加权成像（SWI），与传统的梯度回波采集技术不同，SWI以 T_2^* 加权梯度回波序列为基础，根据不同组织间的磁敏感性差异形成对比，分别采集磁矩数据和相位数据，在此基础上进行一系列复杂的后处理，将相位图与磁矩图融合，加强组织间的磁敏感性差异，形成独特的图像对比，最终形成SWI图像。

SWI是采用三维采集，完全流动补偿、高分辨率、薄层重建的梯度回波序列。它所形成的图像对比有别于传统的 T_1WI、T_2WI及PDWI，因为选择薄层采集，空间分辨率明显提高，降低了背景场 T_2^* 噪声的影响，可充分显示组织之间的内在磁敏感特性的差别，如显示静脉血、出血（红细胞不同时期的降解成分）、铁离子等的沉积。由于SWI为场强依赖性技术，外加磁场越高，理论上SWI的信噪比和分辨率越好，实际上由于外磁场强度不同，在1.5T与3.0T MR上SWI选用的成像参数有所不同，需要根据不同的目的调整参数和后处理软件。

临床应用上，目前主要应用于中枢神经系统，包括脑创伤的检查、血管畸形尤其是小血管及静脉畸形的检查、脑血管病、脑肿瘤等的血管评价，在腹部及人体其他部位的应用还处于研究阶段。由于SWI对脱氧血红蛋白等顺磁性成分敏感，因此在小静脉的显示上有独到的优势。随着高场强磁共振设备的引入，回波平面成像技术及多回波SWI的应用，以及SWI的图像分辨率和图像处理软件的进一步升级优化，SWI将成为MRI常规序列的重要补充，更好地服务于临床、教学及科研。

第三节　MRI 的临床应用

一、MR检查的优缺点及禁忌证

（一）MRI的优点

1.无辐射。

2.多参数、多序列、多方位成像。

3.软组织分辨率高，图像层次丰富。

4.无骨伪影的干扰。

5.功能成像，无须对比剂即可显示心腔和大血管影像。

（二）MRI的缺点

1.成像速度比CT慢。

2.骨骼和钙化病变的显像不如CT有效。

3.体内有铁磁性物品的人员及幽闭恐惧症者不宜行此项检查。

（三）MR检查绝对禁忌证，不宜进行检查

1.体内装有非MR兼容的心脏起搏器或心脏除颤器者。

2.眼内金属异物、内耳植入、金属假体、金属假肢、金属关节、动脉瘤夹等体内铁磁性异物者。

3.重度高热患者。

（四）MR检查相对禁忌证，经适当处置可进行检查

1.癫痫患者。

2.幽闭恐惧症。

3.危重患者需要使用生命支持系统。

4.无法配合患者（如小儿、精神异常者等）。

5.妊娠3个月内的早期妊娠者。

二、正常组织和病变组织特性

（一）人体正常组织的MR信号特点

MR的信号强度是多种组织特征参数的可变函数，它所反映的病理、生理基础较CT更广泛。MRI信号强度与组织的弛豫时间、氢质子密度、血液（或脑脊液）流动、化学位移及磁化率有关。其中弛豫时间，即T_1和T_2弛豫时间对图像对比起重要作用。它是区分不同正常组织、正常与异常组织的MRI主要诊断基础。

1.水　形成MRI的氢原子大部分存在于生物组织的水和脂肪中，其氢原子占人体组织原子数量的2/3。正常人体组织中MR信号80%来自细胞内，20%来源于细胞外间隙。组织中水对MR信号的形成贡献最大。纯水的T_1和T_2弛豫时间均很长，质子密度较低，局部组织的含水量稍有增加，不论是自由水，还是结合水都会使MR信号发生变化。水分子很小，具有较高的自然运动频率，这部分水称为自由水。如果水分子依附在运动缓慢的较大分子，如在蛋白质周围时，它的自然运动频率就会显著降低，这部分水称为结合水。T_1反映了水分子运动频率与拉莫尔（Larmor）共振频率的关系，当两者较近时，T_1弛豫快；两者不同时，T_1弛豫时间缓慢。自由水运动频率明显高于Larmor共振频率。因此，T_1弛豫缓慢，T_1时间长。较大分子的运动频率明显低于Larmor共振频率。所以，T_1弛豫也慢，T_1时间长。结合水运动频率介于自然水和大分子水之间。因此，T_1弛豫时间明显缩短。

2.脂肪与骨髓　脂肪与骨髓组织具有较高的质子密度和非常短的T_1值，信号强度大。其T_1WI表现为高信号，呈白色，T_2WI也表现为较高信号，脂肪抑制序列上呈低信号。

3.肌肉 肌肉组织所含质子密度明显少于脂肪组织，它具有较长T_1值和较短T_2值。因此，根据信号强度公式，T_1的增加和T_2的减少，均使MR信号减弱。所以，T_1WI呈较低信号，T_2呈中等灰黑信号。韧带和肌腱的质子密度低于肌肉组织，也具有长T_1短T_2弛豫特点，其T_1WI和T_2WI均呈中低信号。

4.骨骼 骨皮质所含质子密度很低，MR信号强度非常低，无论短TR的T_1加权，还是长TR的T_2加权，均表现为低信号（黑色），钙化软骨的质子密度特点与骨骼相同。骨松质为中等信号，如椎体，T_1WI和T_2WI均呈中等偏高信号。致密骨呈长T_1短T_2低信号。纤维软骨组织内的质子密度明显高于骨皮质，T_1WI、T_2WI呈中低信号。透明软骨内所含水分较多，具有较大质子密度，并且有较长T_1和长T_2弛豫特征，T_1加权呈低信号，T_2加权信号强度明显增加。

5.淋巴 淋巴组织质子密度高，且具有较长的T_1值和较短的T_2值，根据长T_1弛豫特点，组织T_1WI呈中等信号，而T_2WI因T_2不长也呈中等信号。

6.气体 因气体的质子密度趋于零，故表现为黑色无信号区。因此，在任何脉冲序列，改变TR、TE值都不会改变信号。

（二）人体病理组织的MR信号特点

病理过程随病程及治疗情况不同，病理组织内部的细微结构表现各异。它们的病理及病变组织具有不同的质子密度、T_1和T_2弛豫时间，液体流速，对病变定性关键在于分析病变的MR信号，掌握这些变化特征。

1.水肿 脑水肿分为三种类型：血管源性水肿、细胞毒素水肿和间质性水肿。

（1）血管源性水肿：是由于血脑屏障破坏，血浆由血管内漏出进入细胞外间隙所致，常见于肿瘤和炎症，典型者呈手指状分布于脑白质中。它以结合水增多为主，自由水增加为辅，最初仅在T_2WI显示。这种水肿的早期显示，通常提示存在一个较早期或局限的脑部病变，如脑肿瘤。肿瘤实质和水肿的鉴别需长TE长TR序列，随着回波时间延长水肿信号逐渐增高，而肿瘤本身信号增强幅度不大。Gd-DTPA增强扫描，水肿无异常对比增强。

（2）细胞毒素水肿：由于缺氧，钠与水进入细胞内，造成细胞肿胀，细胞外间隙减少，常见于急性期脑梗死，脑白质、灰质同时受累，

在 T_2WI 的边缘信号较高。

（3）间质性水肿：是由于脑室内压力增高脑脊液经室管膜迁移至脑室周围白质中所致。例如，急性脑积水或交通性脑积水时，于脑室周围出现边缘光滑的稍长 T_1 长 T_2 信号带，由于间质性脑水肿所含结合水增加，信号强度明显高于脑室内脑脊液。T_2 加权能见到此征象，质子密度加权像更明显。因为脑脊液为自由水，间质性水肿为结合水。

2.出血　出血的MR表现取决于出血时间，血肿的信号强度随时间的变化主要与血红蛋白含氧量和红细胞的完整性有关。MR信号强度实际上反映了血红蛋白内铁的演变。依据其所处的不同时期MR表现分为4期：超急性期、急性期、亚急性期和慢性期（表1-2）。

（1）超急性期：出血发生在24小时以内。红细胞内为氧合血红蛋白，由于未能形成去氧血红蛋白，MRI信号不变。氧合血红蛋白内电子成对，不具有顺磁性。

（2）急性期：出血发生后 $1 \sim 3$ 天。MR信号开始发生变化。由于氧合血红蛋白变为去氧血红蛋白，后者具有4个不成对的电子，有显著顺磁性，T_2 弛豫时间缩短，呈低信号。

（3）亚急性期：出血发生后 $4 \sim 7$ 天时。由于出血从周边开始形成正铁血红蛋白，有很强的顺磁性，T_1WI 血肿周围呈高信号，限于红细胞内的正铁血红蛋白有短 T_1 作用，对 T_2 时间不产生作用。

表1-2　出血不同时期MR表现

分期	血肿成分	T_1WI	T_2WI	DWI	FLAIR
超急性期（<24小时）	氧合血红蛋白（细胞内）	黑（低信号）	白（高信号）	白（高信号）	白（高信号）
急性期（1~3天）	脱氧血红蛋白（细胞内）	黑（低信号）	黑（低信号）	黑（低信号）	黑（低信号）
亚急性早期（4~7天）	正铁血红蛋白（细胞内）	白（高信号）	黑（低信号）	黑（低信号）	黑（低信号）
亚急性晚期（7~14天）	正铁血红蛋白（细胞外）	白（高信号）	白（高信号）	白（高信号）	白（高信号）
慢性期（>14天）	含铁血黄素（细胞外）	黑（低信号）	黑（低信号）	黑（低信号）	黑（低信号）

（4）慢性期：出血发生后8～14天。血肿中心部也产生正铁血红蛋白，而且均位于红细胞外，红细胞的破裂使得血肿内较均匀地分布正铁血红蛋白及少量去氧血红蛋白。这种正铁血红蛋白具有短T_1长T_2作用，T_1WI和T_2WI均呈高信号。慢性血肿在14天以上，其中心部和外周部呈不同的MRI信号。中心部T_1WI呈等－低信号，T_2WI呈等－高信号；而外周部红细胞内有含铁血黄素，无论T_1WI，还是T_2WI均呈低信号，并可持续几个月，甚至更长时间。

3. 梗死　由各种原因导致血供中断，组织表现为缺血、水肿、变性、坏死等。依据梗死发生时间不同分为急性期、亚急性期和慢性期。

急性期：由于细胞毒素性水肿，使T_1和T_2均延长，Gd-DTPA增强扫描，梗死区有异常对比增强。T_2 FLAIR序列在显示脑室周围、脑沟旁皮质等紧邻脑脊液的脑实质区梗死灶的敏感度远高于常规T_2WI。DWI对于超急性期和隐匿性脑梗死有高度敏感性。对6小时以内的急性脑梗死，可在DWI序列显示出来，表现为高信号。

亚急性期：由于水肿加重，T_1WI渐渐呈低信号，T_2WI呈高信号。脑梗死的典型表现为供血范围内脑组织T_1WI呈低信号，T_2WI呈高信号。Gd-DTPA增强扫描，脑梗死呈异常对比增强；脑回增强是亚急性期的特征性表现。

慢性期：脑梗死发生几个月后，MR呈两种表现，一种表现为局部脑萎缩，另一种表现为脑萎缩并形成囊性脑软化。

4. 坏死　坏死组织的MR信号强度随组织类型不同、坏死的内容物不同而异。一般坏死组织的自由水和结合水都有增加，T_1和T_2弛豫时间均较长，但不显著。因此，T_1WI信号较低，T_2WI信号有增高，但信号强度不均匀。当机体组织修复呈纤维结缔组织时，质子密度明显减少，T_2缩短，故T_1WI和T_2WI均呈低信号。

5. 钙化　钙化组织缺乏氢质子，以往认为，其T_1WI和T_2WI均为低信号；现在认为，钙化主要取决于钙盐的成分，若含有锰盐，也可有信号，其T_1WI表现为高信号。

6. 囊变　囊变内容物有两种，一种为自由水，另一种为蛋白结合水。由于自由水明显增多，造成T_1和T_2延长，T_1WI为低信号，T_2WI为高信号。蛋白结合水的T_1WI为中等信号，T_2WI为高信号，信号强度均匀。T_2WI FLAIR和DWI对于鉴别囊肿内水的性质有价值，自由水在液体反转恢复时被抑制和弥散不受限制而呈低信号，反之结合水均呈高信号。

三、MR对比剂的临床应用

MR的组织信号取决于组织的质子密度和T_1值、T_2值，而对比剂的作用是通过影响组织的质子弛豫时间以增强或降低组织的信号强度，从而获得组织信号不同的MRI图像。使用MRI对比剂的目的：提高病变与正常组织之间的对比度，有利于病灶的检出；了解病变的血供、强化方式等，有利于病变的定性，如肝动态增强扫描；通过特定的扫描技术和软件，达到定量和半定量的目的，如MR灌注成像等。

MR对比剂的主要作用是改变组织的MR特性参数，缩短T_1和（或）T_2弛豫时间。根据对比剂的磁敏感特性不同可分为抗磁性对比剂、顺磁性对比剂、超顺磁性对比剂、铁磁性对比剂。

目前临床上运用最多的顺磁性对比剂是轧螯合物，根据在体内分布的不同可分为非特异性对比剂和特异性对比剂。前者作用于细胞外间隙，经肾排泄，如Gd-DTPA、Gd-DOTA等；后者选择性分布于某些器官或组织，不经肾排泄或部分经肾排泄，如肝胆特异性对比剂Gd-BOP-DTPA、Gd-EOB-DTPA等。

本部分将着重介绍Gd-DTPA和Gd-EOB-DTPA。

1. Gd-DTPA　Gd-DTPA的商品名为马根维显，是目前临床上最为广泛应用的非特异性MRI对比剂，该对比剂为顺磁性对比剂，经肾排泄，不透过细胞膜，分布在细胞外液，不易透过血－脑脊液屏障，安全性很高，极少发生过敏反应。

Gd-DTPA在临床上可应用于全身各部位的T_1增强成像和对比剂首过灌注成像（PWI）。

Gd-DTPA常规使用剂量0.1mmol/kg。Gd-DTPA在增强扫描时，能同时缩短组织T_1值、T_2值或T_2^*值。行T_1增强扫描时，反映的是阳性对比剂效应，推荐按照常规剂量/速率注射（0.1mmol/kg，2.0ml/s）；行PWI时，主要以缩短周围组织T_2或T_2^*弛豫时间为主，反映的是阴性对比剂效应（如头颅的神经灌注），推荐双倍剂量和更高速率注射（0.2mmol/kg，4.0ml/s）。

2. 肝胆特异性对比剂　钆塞酸二钠（Gd-EOB-DTPA）。

Gd-EOB-DTPA，商品名为普美显，是目前临床应用最多的肝胆特异性对比剂，也是一种顺磁性对比剂，轧含量为0.025mol/ml，是Gd-DTPA对比剂含量的1/2，且持续强化时间也缩短。约50%能被正常肝细胞摄取，再排泄入胆系，其余50%经肾排泄。其排泄受肝、肾功能影响，在轻度肝、肾功能不全时两者的排泄比例可互相代偿。

Gd-EOB-DTPA的临床成人推荐剂量为0.025mmol/kg（0.1ml/kg），注射流率1ml/s。静脉团注后早期肝动态增强扫描具有肝细胞外间隙对比剂的作用，可以获得动脉期、门静脉期图像。而在肝胆特异期中具有肝细胞特异性的检测能力。肝功能正常者在延迟10～20分钟后达到最佳观测时期。

目前常用的肝Gd-EOB-DTPA增强扫描方法是使用3D脂肪抑制快速梯度回波序列（如3D T_1-VIBE序列），在增强早期行常规肝动态增强扫描，了解病灶血供特点；注射延迟15～20分钟后开始扫描肝胆特异期，以划分病灶为肝细胞性或非肝细胞性。对于肝功能正常患者可从10分钟开始扫描，对于慢性肝病和肝硬化等肝功能损伤患者可根据具体情况增加延迟时间。

Gd-EOB-DTPA的临床应用有以下几个方面。

（1）应用于超声、CT或Gd-DTPA增强MRI表现不典型的肝细胞癌（HCC）患者，同时包括肝硬化相关结节的鉴别诊断。

（2）经CT或Gd-DTPA多期动态增强MRI诊断的典型HCC患者根治性治疗术前评估。

（3）HCC局部治疗后评估。

（4）肝转移瘤患者治疗方案制订的优选影像检查。

（5）非肝硬化相关局灶性良性病变的鉴别诊断。

（6）胆系术后并发症的评估。

参 考 文 献

饶圣祥，胡道予，宦怡，等，2016. 肝胆特异性MRI对比剂轧塞酸二钠临床应用专家共识［J］. 临床肝胆病杂志，32（12）：2236-2241.

杨正汉，冯逢，王霄英，2007. 磁共振成像技术指南 检查规范、临床策略及新技术应用［M］. 北京：人民军医出版社.

中华医学会影像技术分会国际交流学组，2020. 肝胆特异性对比剂轧塞酸二钠增强MRI扫描方案专家共识［J］. 临床肝胆病杂志，36（3）：41-43.

第2章

中枢神经系统

第一节　常用扫描序列及参数

一、颅脑扫描序列及应用

（一）检查前准备

1. 去除金属异物，排除禁忌证。
2. 检查时嘱患者保持头部不活动（包括吞咽动作、眼球转动等）。

（二）常规扫描序列及参数

1. 横轴位 T_1 FLAIR（或 T_1 SE）　建议首选 T_1 FLAIR 序列，该序列信噪比优，脑灰白质对比度佳。对解剖结构的显示比 SE T_1WI 序列好。目前常规扫描 T_1 FLAIR 序列已基本替代 SE T_1WI 序列。建议层厚 5～6 mm，层间距≤层厚×20%。

2. 横轴位 T_2 FLAIR　T_2 水抑制序列在常规 SE 或 FSE T_2WI 像上表现为高信号的脑脊液，以防邻近脑室及蛛网膜下腔内的病灶被高信号的脑脊液所掩盖。具有 T_1WI 像脑脊液呈低信号的特点，又具有 T_2WI 像病灶多为高信号的特点。T_2 FLAIR 频率编码方向为前后。建议层厚 5～6 mm，层间距≤层厚×20%。

3. 横轴位 DWI　DWI 频率编码方向为左右。头颅 B 值一般采用 1000 及以上，适当增加激励次数提高信噪比。采用 Propeller DWI（螺旋桨、刀锋、风车）序列，可以消除运动及部分金属伪影。建议层厚 5～6 mm，层间距≤层厚×20%。

4. 横轴位、矢状位 T_2 FSE　T_2 加权序列为最基本的扫描序列，横轴位建议 T_2 FSE 频率编码方向为前后。采用 Propeller T_2（螺旋桨，刀锋）序列，可以消除运动及部分金属伪影。采用 Propeller T_2 时无频率编码方向。建议层厚5～6 mm，层间距≤层厚×20%。

5. T_1增强扫描序列　按常规T_1 TRA＋C、T_1 SAG＋C、T_1 COR＋C扫描。分别复制平扫的TRA、SAG、COR定位线即可。对比剂：0.2mmol/kg或者0.1mmol/kg。特殊病例可加扫3D T_1增强序列及灌注PWI序列。建议层厚5～6 mm，层间距≤层厚×20%。3D序列层厚/层间距1mm/0mm。

（三）注意事项

1.颅脑扫描以轴面为主，矢状面或冠状面为辅，T_1WI有异常高信号时，加扫脂肪抑制FS-T_1WI序列。

2.脑fMRI、DWI、磁敏感加权成像（SWI）、MRS等根据病变选择性使用。急性脑卒中患者必须扫描DWI序列。

3.增强扫描序列采用轴面、冠状面和矢状面T_1WI序列，当病变紧邻颅底或颅盖骨时，增强扫描应使用脂肪抑制T_1WI。

4.如观察颅内转移及血管病变时，增强扫描应采用3D序列扫描，同时对于转移性病变的患者需延迟几分钟后再扫描。

5.对于小脑区病变，增强扫描采用SE序列血管搏动伪影较大时，可采用GRE序列扫描或更改相位编码方向。

二、脑血管成像序列及应用

（一）检查前准备

1.去除金属异物，排除禁忌证。

2.检查时嘱患者保持头部不活动（包括吞咽动作、眼球转动等）。

（二）常规扫描序列及参数

1.横轴位3D TOF-MRA　两模块之间需重叠20%～30%，如扫描范围不够，可增加模块数，一般3～4个。为了更好地抑制背景，需加脂肪抑制技术，如果有金属伪影（如义齿），不建议使用脂肪抑制。使用上饱和带，可抑制静脉血管信号。频率编码方向为前后。建议层厚1～1.5mm，无间距。

2.冠状面2D TOF-MRV　冠状面TOF静脉血管成像序列以矢状位和

横断位作为参考定位。通常认为静脉血从前向后流动，所以在横断位上和矢状位上从后向前逆向定位；扫描范围从窦汇至上额窦。添加下饱和带，抑制动脉信号。频率编码方向为上下。层厚 1 ～ 2.0mm，无间距。

3.颅内静脉黑血成像　T_1-VISTA。

4.管壁成像　T_1-VISTA、SNAP。

（三）注意事项

1. 3D TOF-MRA 使用斜坡脉冲或延长 TR 值可增加模块之间的均匀度，对支持 ASSET 的线圈的可使用 PURE（Filter 选择 E），以增加图像的均匀性，使用 MT 技术可以抑制背景信号。

2. 2D TOF MRV 可使用部分 Phase FOV 缩短扫描时间，使用 FC、MT 及脂肪抑制技术。翻转角大于 70° 可增加血管亮度。

三、鞍区、垂体扫描序列及应用

（一）检查前准备

1.去除金属异物，排除禁忌证。

2.检查时嘱患者保持头部不活动（包括吞咽动作、眼球转动等）。

（二）常规扫描序列及参数

1.横轴位 T_2 FLAIR/T_2 FSE TRA（全脑）　横轴位 T_2 水抑制 /T_2 加权序列以冠状位和矢状位作为参考定位。扫描范围由颅后窝底到颅顶，需包括整个病变范围。建议层厚 5 ～ 6 mm，层间距≤层厚 ×20%。

2.矢状位 T_1 FSE　以冠状位和横轴位作为参考定位。在横轴位上与大脑矢状裂平行；在冠状位上与大脑纵裂平行，双侧对称扫描。扫描范围包括整个垂体，根据病变大小调整范围，需包括整个病变。建议层厚 2 ～ 3 mm，层间距≤层厚 ×10%。

3.冠状位 T_1 FSE　以矢状位和横轴位作为参考定位。在矢状位上定位线垂直于鞍底（或平行于垂体柄），在横轴位上与大脑纵裂垂直，双侧对称扫描，扫描范围包括整个垂体，根据病变大小调整范围，需包括整个病变。建议层厚 2 ～ 3 mm，层间距≤层厚 ×10%。

4.冠状位 T_2 FSE　定位及扫描范围同冠状位 T_1 FSE，建议层厚 2 ～ 3 mm，层间距≤层厚×10%。

不需观察垂体微腺瘤增强按常规增强序列：①横轴位T_1＋C：以矢状位和冠状位作为参考定位。扫描范围包括整个垂体，根据病变大小调整范围，需包括整个病变。建议层厚2～3 mm，层间距≤层厚×10%。②矢状位FS T_1＋C：复制平扫的SAG定位线即可，建议层厚2～3 mm，层间距≤层厚×10%。③冠状位FS T_1＋C：复制平扫的COR定位线即可，建议层厚2～3 mm，层间距≤层厚×10%。

如需观察垂体微腺瘤，行动态增强扫描序列：冠状位Dynamic T_1 FSE：以矢状位和横轴位作为参考定位。在矢状位上定位线平行于垂体柄，在横轴位上与大脑纵裂垂直，双侧对称扫描，为了保证时间分辨率，扫描层数不宜过多，4～5层。注射对比剂后开始扫描，连续扫描8期，每期10～20秒。建议层厚2mm，层间距≤层厚×10%。

（三）注意事项

1. 鞍区、垂体扫描以矢状位及冠状位为主，横轴位为辅，通常在行鞍区小范围扫描之前，先行全脑轴位扫描，观察颅内有无其他病变。

2. 如不需观察垂体微腺瘤，则按常规T_1 TRA＋C，FS T_1 SAG＋C，FS T_1 COR＋C分别扫描即可，建议SAG、COR使用脂肪抑制技术。

3. 如需观察垂体微腺瘤则应用半剂量对比剂行多期动态增强扫描，为了保证时间分辨率，扫描层数不宜过多（4～5层）。在多期动态增强扫描完成后可加扫FS T_1 SAG＋C及FS T_1 COR＋C序列。

四、面神经、听神经、三叉神经扫描序列及应用

（一）检查前准备

1. 去除金属异物，排除禁忌证。

2. 检查时嘱患者保持头部不活动（包括吞咽动作、眼球转动等）。

（二）常规扫描序列及参数

1. 横轴位T_2 FSE　在冠状位及矢状位上定位，在冠状位上调整角度，使两侧面听神经、三叉神经对称，中心置于左右面听神经、三叉神经中心，范围包括整个面听、三叉神经结构，需包括整个病变范围。建

议层厚2 ～ 3mm，间距≤10%层厚。

2.冠状位T_2 FS-FSE　在矢状位和横轴位上定位。扫描范围包括脑桥，需包括整个病变范围。建议层厚/层间距2mm/0.5mm。

3.横轴位3D TRUE FISP　横轴位双激发稳态自由进动序列，在矢状位和冠状位上定位，在矢状位调整角度，使定位线平行于视神经的走行，在冠状位上调整角度，使两侧面听、三叉神经对称，中心置于面听、三叉神经中心，需包括整个病变范围。建议层厚0.8mm，无间距。

4.横轴位3D TOF-MRA　TOF血管成像序列复制3D TRUE FISP定位线，但建议适当增加范围及FOV。建议层厚0.8 ～ 1.0mm，无间距。

（三）注意事项

1.横轴位3D TRUE FISP观察动静脉与神经间的关系不添加上下饱和带，激励次数使用偶数次，频率编码为前后。

2.如需观察血管与神经间的关系，可进行后处理冠状位及矢状位重建。

3.冠状位T_2 FS-FSE使用脂肪抑制以突出显示病灶。

4.部分序列采用螺旋桨成像技术，可改善图像质量。

第二节　正常头颅的MRI表现

一、脑实质

新生儿脑含水量明显高于成年人，且白质髓鞘尚未形成，因此脑白质在T_1WI上信号强度低于脑灰质，在T_2WI上脑白质信号高于脑灰质。随着含水量的下降及白质髓鞘的逐步形成，脑白质与脑灰质信号基本相等。2 ～ 3岁白质与脑灰质信号接近成人。

成人脑灰质在T_1WI上信号低于脑白质，在T_2WI上信号强度高于脑白质。脑内一些铁质沉积比较多的结构，如苍白球、红核、黑质和齿状核在高场强T_2WI上呈低信号，在低场强T_2WI上除红核与白质的信号强度相似外，苍白球、黑质和齿状核的信号强度与灰质一致。脑垂体的信号强度一般高于脑白质，神经垂体（垂体后叶）因含脂类物质，T_1WI呈特征性高信号。

二、脑室、脑池、脑沟

脑室、脑池及脑沟内主要成分为脑脊液，在 T_1WI 和 T_2WI 分别呈低信号和高信号，较易分辨。

三、脑血管

脑部血管血流速度较快，可造成流空效应，在 T_1WI 和 T_2WI 上均显示为无信号。在血流较慢的静脉内，T_2WI 常显示为高信号。通常使用 MRA 检查序列来显示脑部血管。

四、脑膜结构

颅骨内部衬有硬脑膜，脑表面覆盖软脑膜，两者之间是蛛网膜。这三层膜一起构成了大脑的脑膜。蛛网膜与软脑膜之间有许多细小的丝状突起，这两层膜结合在一起，与大脑紧密相连。硬脑膜在颅内折叠形成大脑镰、小脑幕、鞍膈等，在 T_1WI 及 T_2WI 上呈低信号。

第三节　基本病变的 MRI 表现

1.颅内 T_1WI 高信号

（1）顺磁性物质：亚急性出血、亚急性血栓、黑色素瘤。

（2）蛋白增多：颅颊裂囊肿、表皮样囊肿、颅咽管瘤、胶样囊肿、少数转移瘤、神经垂体。

（3）脂肪成分：脂肪瘤、皮样囊肿、畸胎瘤。

（4）矿物质沉积：钙化、铜沉积（肝豆状核变性）、锰沉积（肝性脑病）。

（5）其他原因：血流、伪影等。

2.颅内 T_2WI 低信号

（1）顺磁性物质：急性期、亚急性期血肿、亚急性晚期及慢性期血肿的周边、蛛网膜下腔出血后含铁血黄色沉积、黑色素瘤、其他顺磁金属沉积。

（2）蛋白过多：胶样囊肿、颅颊裂囊肿。

（3）脂肪组织抑制后：脂肪瘤、皮样囊肿、畸胎瘤。

（4）质子密度太低：密实钙化、骨质结构或骨化、气体、密实纤维组织（韧带、肌腱等）。

（5）其他原因：血流、伪影等。

3.颅内 T_2WI 高信号　大部分颅内病变都可以导致 T_2 弛豫时间延长，在MR图像上与邻近正常组织相比为 T_2 信号升高。

（1）局部组织含水量增多：水肿、脑软化、囊肿、大部分肿瘤、缺血性病变、梗死、感染等。

（2）血液成分：正铁血红蛋白（亚急性期血肿）。

4.增强扫描特征

（1）均匀性强化：见于脑膜瘤、转移瘤、神经鞘瘤、动脉瘤和肉芽肿等。

（2）非均匀性强化：见于胶质瘤、血管畸形等。

（3）环形强化：见于脑脓肿、结核瘤、胶质瘤、转移瘤等。

（4）无强化：见于脑炎、囊肿、水肿等。

5.脑结构改变

（1）占位效应：由颅内占位病变及周围水肿所致，局部脑沟、脑池、脑室受压变窄或闭塞，中线结构移向对侧。

（2）脑萎缩：范围可为局限性或弥漫性，皮质萎缩显示脑沟、裂、池增宽、扩大，髓质萎缩显示脑室扩大。

（3）脑积水：交通性脑积水表现为脑室系统普遍扩大、脑池增宽；梗阻性脑积水梗阻近侧脑室扩大，脑池无增宽。

6.颅骨及脑膜改变

（1）颅骨病变：如骨折、炎症和肿瘤等。

（2）颅内病变：如蝶鞍、内耳道和颈静脉孔扩大，可协助颅内病变的定位和定性诊断。

（3）脑膜病变：脑膜增厚，异常强化。

第四节　常见疾病的MRI诊断

一、先天性畸形

（一）脑灰质异位症

【病因病理和临床表现】　脑灰质异位症（heterotopia）是指在神经

元从侧脑室壁上的胚生发组织沿放射状排列的胶质纤维向外移行而形成大脑皮质过程中发生阻滞，神经元未能及时地移动到皮质（图2-1）。这种发育障碍常发生于妊娠12周左右。小灶性灰质异位一般无症状，也可有顽固性癫痫发作，大灶性者可表现为中度或严重的发育迟缓、偏瘫伴癫痫。可合并其他脑畸形，如胼胝体发育不全、小脑发育不全、导水管狭窄等其他畸形。

【诊断要点】

（1）小灶性灰质异位：为小岛状的灰质团块位于脑室周围，悬在室管膜上或突入脑室，也可位于半卵圆中心的白质内，孤立或散在。

（2）大灶性灰质异位：为板层状灰质团块位于脑深部白质或皮质下白质内，通常与脑灰质相连，可有占位效应。

（3）异位的灰质团块：其T_1WI和T_2WI信号均与正常脑皮质相同，增强扫描不强化，此为诊断脑灰质异位症的重要依据。

【鉴别诊断】 结合临床及MR表现，诊断不难，有时需与脑内肿瘤相鉴别。

【特别提示】 脑白质内出现灰质成分，通常与正常脑灰质相连，可有占位效应。

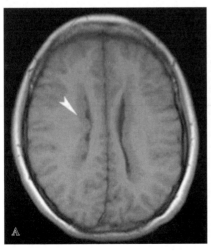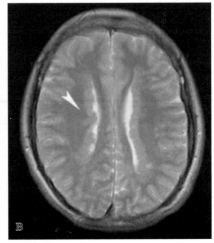

图2-1 灰质异位

女，22岁，反复癫痫发作10余年。A：T_1WI示侧脑室旁多发稍低信号结节（白箭）；B：T_2WI示侧脑室旁见多发稍高信号结节，提示灰质异位（白箭）

（二）胼胝体发育不良

【病因病理和临床表现】　胼胝体发育不良（hypoplasia of corpus callosum）是最常见的颅脑畸形，胼胝体在胎儿期12～20周从头端向尾端发育，出生后4～20个月髓鞘化从尾端向头端进展，在MR矢状面上呈典型的曲线状，嘴、膝、体及压部均清晰可辨。胼胝体发育不全常伴有第三脑室上移，两侧侧脑室分离，也可伴有颅脑其他发育畸形，如胼胝体脂肪瘤、多小脑回畸形、脑膜脑膨出、视隔发育不全、前脑无裂畸形及扁桃体畸形等。许多患者无明显症状。有些仅有轻度视觉障碍和交叉触觉定位障碍而智力正常。严重者有精神发育迟缓和癫痫，可发生脑积水及颅内高压，呈痉挛状态和锥体束受损的表现。

【诊断要点】

（1）在矢状面显示最清晰，胼胝体全部或部分缺如，胼胝体变薄，压部失去正常球茎状轮廓。

（2）双侧侧脑室平行分离，间距扩大，前角小而后角扩大。

（3）第三脑室扩大，上抬，其上部可达侧脑室体部，顶叶、枕叶和距状裂的汇聚点消失。

（4）可合并其他脑畸形，如脂肪瘤、脑裂畸形、灰质异位、纵裂池内蛛网膜囊肿等。

【鉴别诊断】

（1）透明隔囊肿：第三脑室位置正常，胼胝体形态、位置正常。

（2）胼胝体发育不全偶可伴发半球纵裂囊肿，易与前脑无裂畸形混淆，可根据以下表现鉴别：前脑无裂畸形的终板呈增厚状，丘脑呈融合状态，侧脑室融合呈单一腔，无侧脑室前角；而胼胝体发育不全，终板常缺如，丘脑明显分离（图2-2）。

【特别提示】

（1）多在幼儿发现，为胎儿中最常见畸形，可有癫痫、发育延迟等临床表现。

（2）第三脑室扩大，上抬。

（3）胼胝体发育不良常合并脂肪瘤或其他畸形。

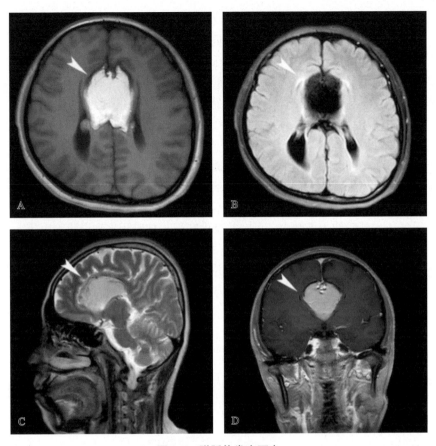

图2-2 胼胝体发育不良

女，31岁，癫痫发作10年。A.T$_1$WI；B.FLAIR；C、D. T$_2$WI矢状位、冠状位，显示中线区脂肪瘤，双侧侧脑室后角分离、上移（白箭）

（三）小脑扁桃体下疝畸形

【病因病理和临床表现】 本病又称Chiari畸形（Chiari malformation），为小脑先天性发育异常，扁桃体延长经枕骨大孔疝入上颈段椎管内，部分延髓和第四脑室同时向下延伸，常伴脊髓空洞症、脊髓纵裂、脑积水和颅颈部畸形等。

一般认为小脑扁桃体低于枕骨大孔3mm为正常，低于3～5mm可疑异常，低于5mm以上可诊断为小脑扁桃体下疝畸形。

根据病变程度不同分为4型，仅有小脑扁桃体下疝进入颈段椎管上部为Ⅰ型，常合并脊髓空洞症。若同时伴有延髓、小脑下蚓部或第四脑室下疝者为Ⅱ型，多数患者合并幕上脑积水及幕上畸形。Ⅲ型伴有枕下部或颈上部的脑膜膨出。Ⅳ型为严重的小脑发育不全。Ⅲ、Ⅳ型罕见。

主要临床表现为锥体束征、深感觉障碍及共济失调，合并脑积水时有颅内压增高症状。

【诊断要点】

（1）Chiari Ⅰ型畸形：主要表现为小脑扁桃体由枕大孔向下疝出，小脑扁桃体呈舌状，合并脊髓空洞症。

（2）Chian Ⅱ型畸形：为发育不良的小脑与第四脑室疝入椎管，脑干延长，延髓伸入椎管内，可合并其他畸形，如脑积水和脊膜膨出等。

【鉴别诊断】　应与颅内压增高所致的小脑扁桃体枕骨大孔疝相鉴别。前者小脑扁桃体呈舌状，常合并多种畸形（图2-3）；后者扁桃体呈圆锥状下移，嵌入枕骨大孔，且伴有颅内占位病变及颅内高压征象。

【特别提示】

（1）婴幼儿时即可发现，临床上可有头痛、头晕，肌张力增高等表现。

（2）矢状位显示最为清晰，可清晰显示疝囊。

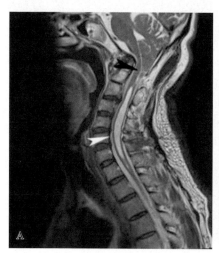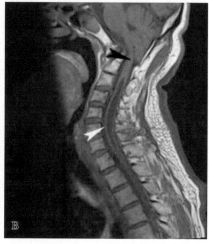

图2-3　小脑扁桃体下疝畸形

男，56岁，躯体化障碍。A.T₂WI矢状位；B.T₁WI矢状位。小脑扁桃体向下疝入椎管（黑箭），同时合并脊髓空洞（白箭）

（四）Dandy-Walker综合征

【病因病理和临床表现】 先天性第四脑室中孔和侧孔闭锁又称Dandy-Walker综合征（图2-4），为先天性脑发育畸形，常见于儿童，多在2岁前发病，发育迟缓，可有头痛、呕吐等颅内高压症状，并有小脑性共济失调，有家族史。它是由于小脑发育畸形和第四脑室中侧孔闭锁，引起第四脑室囊性扩大和继发梗阻性脑积水。

【诊断要点】

（1）颅后窝巨大囊肿与第四脑室相通。

（2）小脑蚓部变小或缺如，小脑半球发育不良、体积缩小。

（3）颅后窝扩大，横窦、窦汇抬高超过人字缝，天幕上抬。

（4）侧脑室与第三脑室扩大积水。

【鉴别诊断】

（1）颅后窝巨大蛛网膜囊肿：可压迫第四脑室，使其变小或移位，幕上脑室对称性扩大积水，且囊肿不与脑室系统相通；小脑镰与小静脉不会横穿蛛网膜囊肿。

（2）巨大枕大池：它是一种发育异常，根据其小脑半球可伴有萎

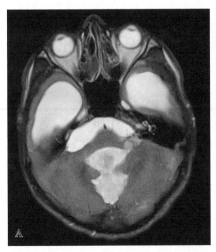
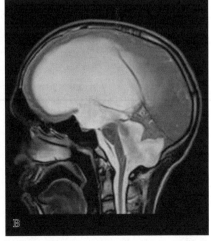

图2-4 Dandy-Walker综合征

男，20岁，四肢肌张力增高，步态不稳数年。A.T$_2$WI横轴位，示小脑蚓部缺如，第四脑室与颅后窝相沟通；B.T$_2$WI矢状位，同时显示幕上脑室重度积水

缩、第四脑室位置正常并不扩大、桥前池和脑桥小脑角池可显示正常等，即可与本病相鉴别。

【特别提示】

（1）约80%的患者1岁前即被诊断，遗传学和影像学表现有显著的异质性。

（2）小脑蚓部分叶是否正常对患者认知发展至关重要。

（五）脑膜膨出及脑膜脑膨出

【病因病理和临床表现】　颅裂一般发生在颅骨中线部位，少数可偏于一侧。颅内结构自该处疝出至颅外。颅裂发生于颅穹窿部者，可自枕、后囟、顶骨间、前囟、额骨间或颞部膨出。颅裂发生于颅底部者，可自鼻根部、鼻腔、鼻咽腔或眼眶部位膨出。根据疝出物的不同分为脑膜膨出和脑膜脑膨出，脑膜膨出的疝出物为脑膜和脑脊液，脑膜脑膨出的疝出物为脑组织、脑膜和脑脊液，脑室亦可疝出（图2-5）。

临床表现：局部症状可见头颅某处囊性膨出包块，大小各异，触之软而有弹性，其基底部蒂状或广基底，有的可触及骨缺损边缘。患儿哭闹时包块增大。透光试验阳性，脑膜脑膨出时有可能见到膨出的脑组织阴影。神经系统症状：轻者无明显症状；重者可出现智力低下、抽搐、不同程度瘫痪，腱反射亢进，病理反射。另外不同发生部位，可出现相应脑神经受累表现，如发生在鼻根部出现颜面畸形、鼻根扁宽、眼距加大、眶腔变小，有时出现"三角眼"。

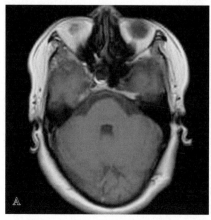
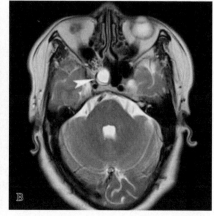

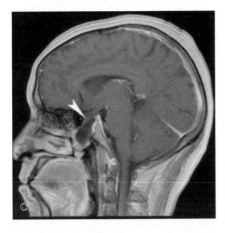

图2-5　脑膜膨出

男，46岁，双侧鼻腔不适伴头晕4个月。A、B鼻咽腔囊性灶，T_1WI呈低信号，T_2WI呈高信号，蝶骨右侧局部骨质缺损（白箭）；C. T_1WI矢状位增强，显示病灶与颅内脑脊液相通（白箭）

【诊断要点】

（1）颅骨局限性缺损，颅内结构自缺损处突至颅外。

（2）脑膜膨出者突出物呈T_1WI低信号、T_2WI高信号，与脑脊液信号一致；脑膜脑膨出者突出物内有脑组织，与颅内脑组织相连。

（3）脑室牵拉延长，指向颅骨缺损处，甚至可随脑组织膨出至颅外。

（4）少数可伴有脑发育异常，包括脑回增宽、皮质增厚、灰质异位等。

【鉴别诊断】　结合临床及MR检查，诊断不难。

二、外伤

（一）脑挫裂伤

【病因病理和临床表现】　脑挫裂伤（contusion and laceration of brain）是指由物理损伤引起的脑组织颅脑损伤，包括脑挫伤、脑裂伤。脑挫伤是外伤引起大脑皮质和深层小出血灶、脑水肿和脑肿胀；脑裂伤是指脑及软脑膜血管破裂。两者多同时存在，故称脑挫裂伤（图2-6）。

临床表现最显著的症状是意识障碍，还有头痛、恶心、呕吐等及损伤部位的神经系统定位体征。

【诊断要点】

（1）有外伤史。

（2）脑实质多发斑片状或点状异常信号，与脑出血信号变化一致，脑水肿时T_1WI为低信号，T_2WI为高信号，FLAIR呈高信号。

（3）SWI：低信号。

（4）轻微或无占位效应，周围脑组织可有不同程度萎缩。

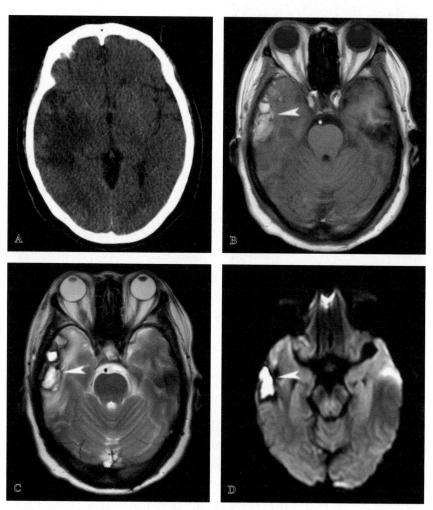

图2-6　右侧颞叶脑挫裂伤

女，57岁，摔伤致头痛头晕19天。A.右侧颞叶斑片状高低混杂密度影；B.T_1WI示右侧颞叶病灶呈高信号（白箭）；C.T_2WI示病灶呈高信号，病灶边缘见低信号环，周围可见水肿（白箭）；D.DWI序列呈高信号（白箭）

【鉴别诊断】　患者一般有明确的外伤史，结合MRI表现不难做出正确诊断。

【特别提示】　脑内血肿MRI信号强度的改变与血肿期的长短有关。

（二）硬膜外血肿

【病因病理和临床表现】　硬膜外血肿（epidural hematoma）是指颅内出血积聚于颅骨与硬脑膜之间，多由头部直接受外力打击所致，损伤局部多有骨折，致使脑膜中动脉或其分支破裂，血液进入硬脑膜与颅骨内板间形成。少数病例属静脉破裂引起。血肿多见于幕上，且为单侧，幕下相对少见。因硬脑膜与颅骨粘连紧密，故血肿多较局限。

典型临床表现为外伤后原发性昏迷—中间清醒期—再昏迷，可有神经系统局灶症状，如中枢性面瘫、轻偏瘫、运动性失语等，严重者出现脑疝。

【诊断要点】

（1）颅骨内板下呈"双凸透镜"或梭形的异常信号影，边界锐利、清楚。

（2）急性期，血肿T_1WI呈等信号或低信号，T_2WI呈低信号；亚急性期，T_1WI和T_2WI均呈高信号；慢性期，T_1WI呈低信号，T_2WI呈高信号。

（3）血肿内缘可见低信号的硬脑膜。

（4）依据血肿体积大小，呈现程度不同的占位效应。

【鉴别诊断】　本病主要须与硬膜下血肿相鉴别，与硬膜下血肿相比，硬膜外血肿较局限，且多伴有颅骨骨折。

【特别提示】

（1）硬膜外血肿可跨越硬脑膜反折如大脑镰和天幕，一般不会跨越硬脑膜附着点，如颅缝。

（2）发生在大脑镰和天幕等特殊部位的硬膜外血肿须与硬膜下血肿相鉴别。

（三）硬膜下血肿

【病因病理和临床表现】　硬膜下血肿（subdural hematoma）发生于硬脑膜与蛛网膜之间（图2-7），大多是由于外伤撕裂了横跨硬膜下的静脉形成，可为单侧或双侧（图2-8），可合并骨折，发生对撞性硬膜下血肿时骨折可位于血肿对侧。根据血肿形成的时间和临床表现可分为急性、亚急性和慢性三型。

常见临床表现有昏迷、脑疝和颅内压升高，其中急性硬膜下血肿病

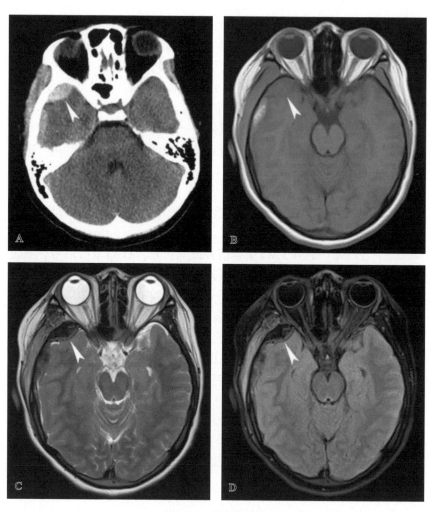

图2-7　硬膜外血肿

患者，女性，14岁，摔伤致头晕呕吐2天。A.CT平扫示右侧颞部颅板下梭形高密度影，边缘光滑锐利（白箭）；B.T₁WI示血肿呈等高信号（白箭）；C.T₂WI示血肿呈低信号（白箭）；D.FLAIR序列血肿呈高低混杂信号（白箭）

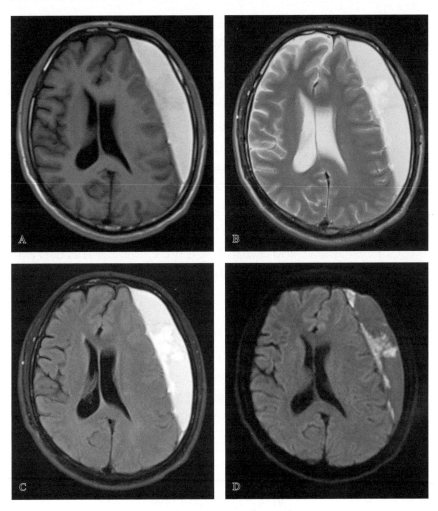

图2-8　左额颞部硬膜下血肿

A.T₁WI示左侧额颞部颅板下见新月形高信号；B、C.T₂WI及FLAIR序列示病灶呈高信号，信号不均匀；D.DWI示血肿呈高低混杂信号

情多较重且发展迅速，而亚急性硬膜下血肿症状常出现较晚。慢性硬膜下血肿多见于老年人，且不少患者仅有轻微的外伤史，常在伤后数周才出现临床症状。

【诊断要点】

（1）颅骨内板下呈新月形或弧形的异常信号影。

（2）急性期T_1WI呈等信号或低信号，T_2WI呈低信号，亚急性期T_1WI和T_2WI均呈高信号，慢性早期的信号强度与亚急性期相仿，晚期信号强度与脑脊液相仿。

（3）血肿可跨越硬脑膜附着点如颅缝，但不跨越硬脑膜反折，如大脑镰和天幕。

（4）增强扫描可见连续或断续的线状强化的血肿包膜（由纤维组织和毛细血管构成）。

【鉴别诊断】 主要与硬膜外血肿相鉴别（鉴别点见前文）。

【特别提示】

（1）由于蛛网膜无张力，与硬脑膜结合不紧密，故血肿范围较广，可跨越颅缝。

（2）一些亚急性和慢性硬膜下血肿在CT上表现为等密度影，而MRI多序列成像可为诊断本病的有力手段。

（四）外伤性硬膜下积液

【病因病理和临床表现】 外伤性硬膜下积液（trauma subdural fluid accumulation），又称为外伤性硬膜下水瘤，是由于头部着力时脑在颅腔内移动，造成蛛网膜撕裂并形成一个活瓣，脑脊液经破口进入硬脑膜下腔而不能回流，形成大量的液体潴留（图2-9）。根据其病程不同，分为急性、亚急性和慢性三种类型，其中慢性硬膜下积液多在外伤后数月甚至数年后形成。

【诊断要点】

（1）单侧或双侧硬脑膜下新月状异常信号影，信号与脑脊液相似，呈明显T_1WI低信号、T_2WI高信号，FLAIR序列呈低信号。

（2）增强扫描硬膜下积液的内膜不强化。

【鉴别诊断】 依据MRI信号特点，易与硬膜下血肿、硬膜下脓肿相鉴别。

【特别提示】 部分硬膜下积液在T_1WI上表现为高信号，可能与积液中蛋白含量高有关。

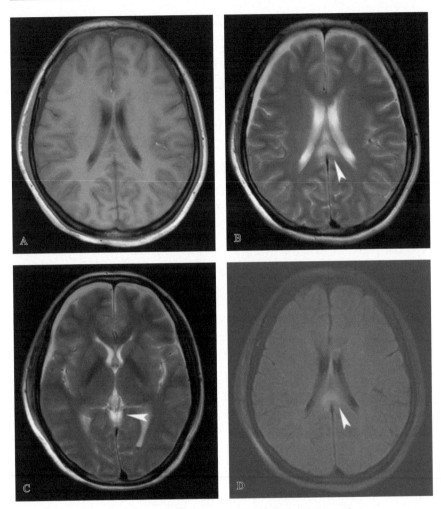

图2-9 车祸致意识不清6小时，右额部硬膜下积液

A.T₁WI右额部颅板下见带状低信号；B、C.T₂WI示右额部颅板下见带状高信号，胼胝体见斑片状高信号（白箭）；D.FLAIR序列右额部颅板下病灶呈低信号，胼胝体见斑片状高信号，提示胼胝体损伤（白箭）

（五）弥漫性轴索损伤

【病因病理和临床表现】 弥漫性轴索损伤（diffuse axonal injury，DAI）又称脑白质剪切伤，是由于头颅受到突然加速（减速）力、旋转力的作用，引起皮质、髓质相对运动而导致相应部位的撕裂及轴索损伤，好发于脑的中央，以大脑半球白质剪切伤为多见（图2-10）。

临床上病情一般较严重，常出现持续性昏迷，同时可有偏瘫、颈项强直等体征。存活者常有严重神经系统后遗症。

【诊断要点】

（1）双侧大脑半球皮质、髓质交界处、胼胝体及脑干内单发或多发点状或片状异常信号影。

（2）没有出血的病灶，T_1WI呈低信号，T_2WI呈高信号，FLAIR序列呈高信号，DWI上呈明显高信号。

（3）有出血的病灶，急性期为T_1WI等或高信号和T_2WI低信号，亚急性期T_1WI、T_2WI和FLAIR序列均为高信号，慢性期为T_1WI低信号、T_2WI高信号，FLAIR呈高信号。

（4）SWI序列对微小病灶检出很敏感，呈斑点状低信号。

【鉴别诊断】　本病须与普通脑挫裂伤相鉴别，DAI病史及病灶的分布、位置特点有助于鉴别。

【特别提示】　DAI临床症状要早于CT、MRI阳性发现，根据严重的脑外伤史，且患者病情危重，MRI有上述表现，提示DAI可能。

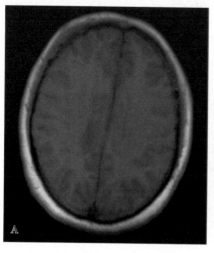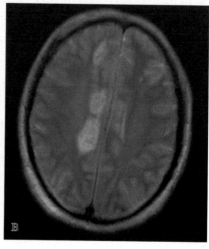

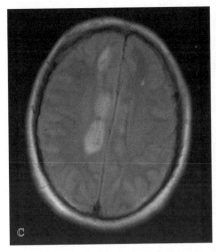
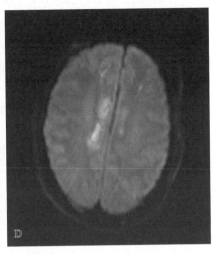

图2-10 弥漫性轴索损伤

53岁患者，车祸伤后昏迷6小时。A.T₁WI示胼胝体、大脑深部白质见多发斑片状低信号；B.T₂WI病灶呈高信号；C.FLAIR序列病灶呈高信号；D.DWI序列胼胝体、大脑深部白质见多发斑片状高信号

三、脑血管性疾病

（一）动静脉畸形

【病因病理和临床表现】 脑动静脉畸形（arteriovenous malformation，AVM）是由毛细血管发育不良引起的动脉和静脉直接相通的先天性血管异常，可发生于脑的任何部位，幕上占85%，颅后窝占15%。病理上供血动脉增粗，引流静脉纡曲扩张，血管巢内无正常脑组织（图2-11）。

AVM发病高峰年龄20～40岁，男性发病率高于女性。常见的临床表现为头痛、痫性发作和局灶性神经系统损伤。

【诊断要点】

（1）T₁WI：因流速、血流方向、是否出血和出血时期的不同，信号各异。

（2）T₂WI：匍匐状、蜂窝状的血管流空影。

（3）FLAIR序列：血管流空影，伴周边脑组织高信号（胶质增生）。

（4）SWI：继发出血时呈极低信号，"开花征"。

（5）T₁WI C＋：血管巢及引流静脉显著强化。

（6）MRA：明确供血动脉的来源及引流静脉的方向。

（7）轻微或无占位效应，周围脑组织可有不同程度萎缩。

【鉴别诊断】

（1）伴动静脉分流的胶质母细胞瘤：肿瘤实质部分强化，有占位效应，血管间有正常脑组织。

（2）硬脑膜动静脉瘘：血管巢与硬脑膜窦密切相关，供血动脉来自硬脑膜。

【特别提示】

（1）DSA是描述内部血管结构的最佳检查，AVM三要素：供血动脉、血管巢及扩张的引流静脉。

（2）仔细查找相关伴发异常，供血动脉的血流相关性动脉瘤（10%～15%）、血管巢内动脉瘤（＞50%）。

（3）出血风险终身存在，以每年2%～4%累加。

（二）发育性静脉异常

【病因病理和临床表现】 发育性静脉异常（developmental venous anomaly，DVA）是指引流正常脑组织的穿髓静脉的先天性发育异常所致。最

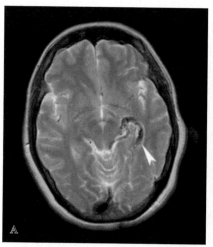
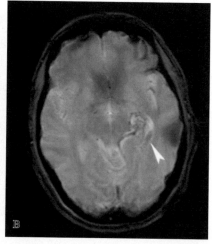

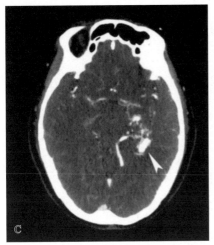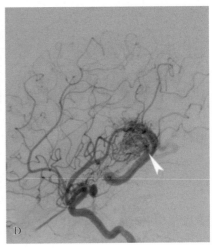

图2-11　左侧颞部动静脉畸形

A.T₂WI示左侧颞部见多发增粗留空血管影（白箭），周围未见水肿；B.T₂ GRE示病灶呈极低信号（白箭）；C.CTA示强化血管团，引流静脉增粗（白箭）；D.DSA示病灶引流静脉明显增粗、早显（白箭）

常见的脑血管畸形，占脑血管畸形的60%，多位于侧脑室旁白质区。通常单发，且小于3cm。目前病因不明确，多数学者认为是胚胎发育时宫内意外因素导致静脉阻塞，由侧支代偿增生所致。病灶由异常扩大的髓静脉构成，呈放射状排列，引入中央静脉干，再回流至脑内的深或浅静脉。

发病高峰年龄20～40岁，无明显性别差异。通常无临床症状，其出现临床症状与发生部位及合并引流区脑白质异常有关。幕上DVA患者可出现头痛、偏瘫和感觉、运动障碍等；幕下DVA者可有共济失调、出血等症状。

【诊断要点】

（1）典型征象为侧脑室角部曲张的髓质静脉呈伞样集合，大的集合静脉引流入硬膜静脉窦或深部室管膜静脉。

（2）MRI序列上因大小、流速不同，信号各异；SWI呈低信号（引流静脉的BOLD效应）。

（3）T₁WI C＋：异常血管常明显强化，数支扩大的髓质静脉汇入较粗的引流静脉构成"水母头"样或"伞状"外观，为本病的特征性表现。

（4）MRA：可显像血流缓慢的DVA。MRV呈现"海蛇头"状外观和引流方式。

【鉴别诊断】

（1）混合性血管畸形：常伴发出血。

（2）血管源性肿瘤：存在占位效应，不同程度强化；髓质静脉可增粗。

【特别提示】

（1）DVA包含在正常脑组织之中。

（2）SWI对显示DVA非常敏感，可清晰显示粗大的辐射状走行的髓静脉和粗大的穿皮质引流静脉。

（3）15%～20%的患者并存海绵状血管畸形和毛细血管畸形。

（三）海绵状血管畸形

【病因病理和临床表现】 海绵状血管畸形（cavernous malformation，CM）是由单层内皮细胞构成的海绵状血管团，血管间隙内无神经组织。可发生于脑内任何部位，70%位于幕上，以额叶和颞叶最常见（图2-12）。可单发，亦可多发，大小各异，大多数在0.5～4.0cm。病理上海绵状血管瘤由丛状、薄壁的血管窦样结构组成，其间有神经纤维分

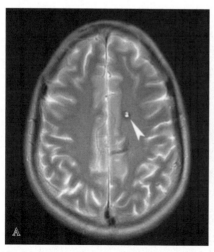
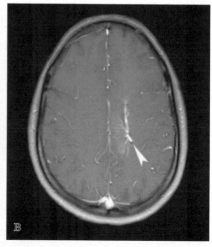

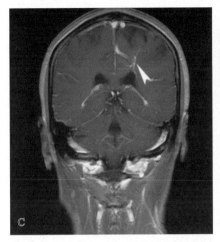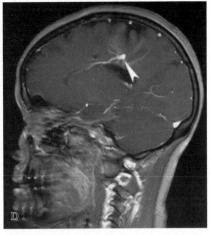

图2-12　左侧半卵圆中心发育性静脉畸形

A.T$_2$WI示左侧半卵圆中心见小血管流空影（白箭）；B、C、D分别为增强扫描轴位、冠状位及矢状位，半卵圆中心见强化血管影，呈典型的"水母头"样表现（白箭）

隔，瘤体内因反复少量出血致正铁血红蛋白残留、含铁血黄素沉着、血栓及钙化形成，反应性胶质增生（图2-13）。

本病可发生于任何年龄，高峰年龄在40～60岁，无明显性别差异。临床表现主要有癫痫和神经功能障碍，部分患者可无临床症状。

【诊断要点】

（1）T$_1$WI：表现各异，取决于出血时期，表现为高低信号混杂的含血液的多腔，呈爆米花样外观。

（2）T$_2$WI：网状的爆米花样病灶最常见，中心为混杂信号，周围为完整的含铁血黄素低信号环。

（3）SWI：呈显著的低信号"开花征"；多发CM，表现为无数的点状低信号。

（4）T$_1$WI C＋：轻微或无强化，有时可显示伴发的静脉畸形。

（5）MRA：常无阳性发现，除非存在混杂性的血管畸形。

【鉴别诊断】

（1）少突胶质细胞瘤：有占位效应，增强扫描后强化。

（2）淀粉样脑血管病：按脑叶分布，常多发。

（3）弥散性轴索损伤：有外伤病史，好发于皮髓质交界区。

【特别提示】

（1）DSA通常表现正常，血管造影显示阴性的血管畸形。

（2）大量的急性期出血可能掩盖CM的典型表现。

（3）巨大的CM可类似肿瘤病变。

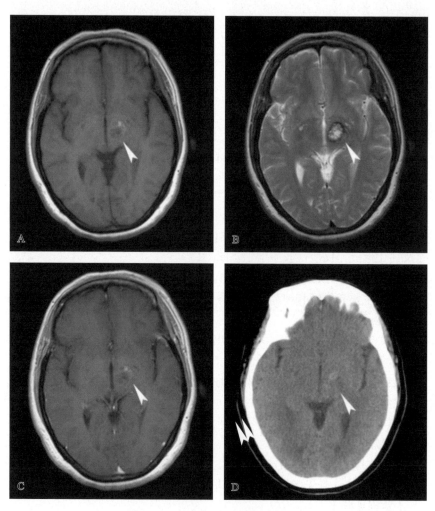

图2-13　左侧丘脑区海绵状血管瘤

A.T₁WI示左侧丘脑见类圆形异常信号，呈高低混杂信号，爆米花样外观（白箭）；B.T₂WI示病灶内呈混杂高信号，周边可见极低信号环（白箭）；C.增强扫描病灶轻微强化（白箭）；D.CT平扫示病灶呈类圆形（白箭），前部见稍高密度灶

（四）硬脑膜窦血栓形成

【病因病理和临床表现】 硬脑膜窦血栓形成（dural sinus thrombosis，DST）是指静脉窦血栓形成所致的脑静脉回流受阻与脑脊液循环障碍所引起的一系列临床综合征，最常见于上矢状窦、横窦和乙状窦，其次为海绵窦和直窦。病理上可见硬脑膜窦闭塞，邻近皮质静脉血栓形成，病变区域出现多发小出血灶和梗死灶，慢性期血栓内形成纤维组织（图2-14）。

病变可以发生在任何年龄，多见于20～35岁，女性发病率高于男性。临床表现常不典型，局灶性神经症状有偏瘫、脑神经麻痹；全身症状有发热、头痛、呕吐、意识障碍等。

【诊断要点】

（1）闭塞的静脉窦内流空效应消失，因血栓时期不同，T_1WI 和 T_2WI 呈等信号或高信号。

（2）SWI：低信号的血栓呈"开花征"。

（3）T_1WI C＋：闭塞的静脉窦断面中心不强化，周围强化形似希腊字母"Δ"，即"Delta征"，此为特征性表现。

（4）MRV：显示相应的静脉窦闭塞。

（5）磁共振黑血血栓成像：能对脑静脉窦血栓进行早期诊断和定量分析，敏感度为97.4%。

【鉴别诊断】

（1）硬脑膜静脉窦发育不良：无"开花征"，无侧支循环及静脉性梗死。

（2）巨大蛛网膜颗粒：呈圆形、卵圆形充盈缺损，脑脊液信号。

【特别提示】

（1）观察MRV原始图像，排除假阳性结果，如横窦发育不良；观察T_1WI排除MRV假阴性。

（2）如果MRV可疑，DSA是诊断金标准。

（3）磁共振黑血血栓成像，有望成为脑静脉血栓诊断的一线诊断手段。

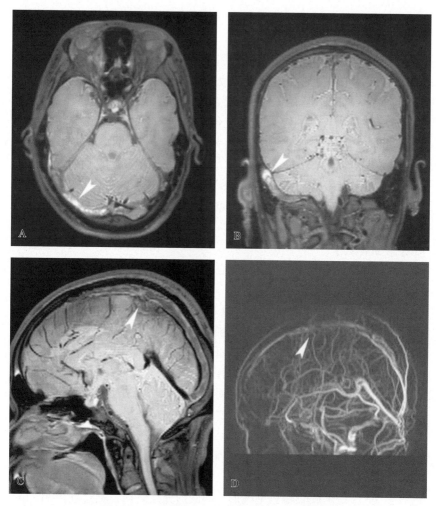

图2-14　双侧横窦、乙状窦及上矢状窦血栓形成

A、B.高分核磁管壁成像轴位示双侧横窦、乙状窦血栓呈等高信号（白箭）；C.高分核磁管壁成像矢状位示上矢状窦血栓呈高低混杂信号（白箭）；D.MRV示上矢状窦多发充盈缺损（白箭）

（五）海绵窦硬脑膜动静脉瘘

【病因病理和临床表现】　海绵窦硬脑膜动静脉瘘（cavernous sinus dural arteriovenous fistula，CS dAVF）是指颈内或颈外动脉的硬脑膜支直接与海绵窦之间形成异常交通（图2-15）。由于动脉血液直接流入静脉窦而导致静脉窦内血液动脉化及静脉窦压力增高，从而使得脑静脉回流障碍甚至逆流，出现脑水肿、颅内压增高、脑代谢障碍、静脉窦血栓、血管破裂出血等病理改变。

本病多见于成年人，无明显性别差异。临床表现为眼部症状，如突眼、结膜水肿、眼肌麻痹、视力下降和眶后疼痛。

【诊断要点】

（1）最佳诊断要点：眼球突出，眼上静脉和海绵窦扩张，眼外肌肥大。

（2）T_2WI：流空增加，眼上静脉和海绵窦扩张，信号不对称。

（3）T_1WI C＋：眼上静脉和海绵窦扩张表现为强化不对称，可见大脑引流的扭曲侧支血管影。

（4）MRA：海绵窦和眼上静脉早期强化。

【鉴别诊断】

（1）创伤性颈内动脉海绵窦：与颅骨骨折有关。

（2）海绵窦血栓：眼上静脉扩张，周围间隙模糊，增强扫描血栓无强化。

【特别提示】

（1）DSA是诊断金标准，可明确供血动脉、瘘口位置及引流静脉。

（2）是否具有侵袭性表现与引流静脉的类型有关。

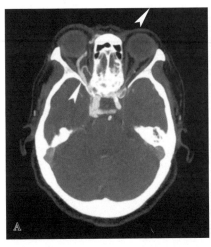
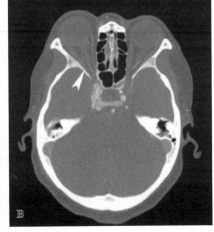

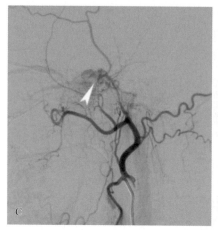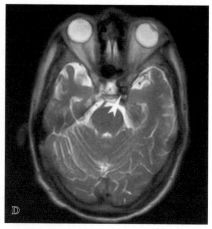

图2-15　海绵窦硬脑膜动静脉瘘

A、B.CTA示右侧海绵窦增粗、右侧眼上静脉扭曲扩张（白箭）；C.DSA示病灶供血动脉主要为颈外动脉，海绵窦早显（白箭）；D.另1例患者，左侧海绵窦扩大，留空血管影增多（白箭）

（六）颅内动脉瘤

【病因病理和临床表现】　颅内动脉瘤（intracranial aneurysm）是颅内动脉内腔的局限性异常扩大造成动脉壁的一种瘤状突起，是蛛网膜下腔出血的首位病因。好发于颅底动脉环的分叉或分支处。病理上动脉瘤壁内弹力层破坏，缺乏中层平滑肌组织，弹性纤维断裂或消失，瘤壁炎性细胞浸润（图2-16）。

颅内动脉瘤可发生于任何年龄，发病率随年龄增长而增加，社区人群发病率为8%，男性发病率高于女性。未破裂动脉瘤一般无临床症状，动脉瘤破裂后引起颅内出血，表现为突发剧烈头痛、恶心、呕吐和精神症状。

【诊断要点】

（1）无血栓形成的动脉瘤因流空效应，瘤体在T_1WI、T_2WI上均表现为明显低信号。

（2）动脉瘤内有血栓形成时，其信号随血栓形成的时间不同而发生变化，血栓内的正铁血红蛋白在所有序列中均呈高信号。

（3）$T_1WI C+$：部分动脉瘤壁及机化血栓可强化。

（4）MRA：动脉瘤≥3mm，敏感度超过90%。

（5）脑动脉瘤破裂时可伴发颅内出血，根据出血的位置和分布可帮助推测动脉瘤所在。

【鉴别诊断】

（1）血管襻：使用多角度检查。

（2）血管漏斗：血管漏斗＜3mm，圆锥形，血管直接从顶点发出，通常位于后交通动脉和脉络膜前动脉起始部。

【特别提示】 动脉瘤内血栓形成时，因瘤腔内信号混杂、容易漏诊，需结合其他影像学检查。

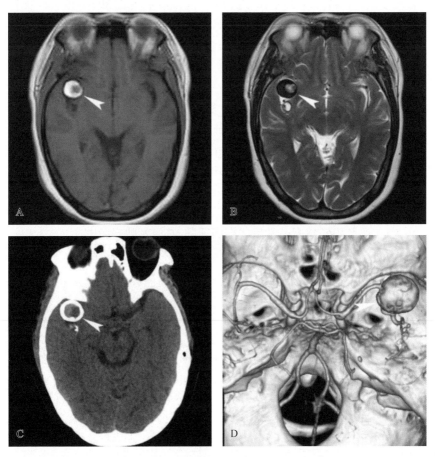

图2-16　右侧大脑中动脉分叉部动脉瘤

A. T_1WI示病灶呈类圆形混杂信号（白箭），以高信号为主；B. T_2WI示病灶呈等低信号（白箭）；C. CT平扫示病灶环形钙化，前外侧部呈稍高密度（白箭）；D. CTA示病灶位于大脑中动脉分叉部（白箭）

（七）烟雾病

【病因病理和临床表现】 烟雾病（moyamoya disease，MMD）是指颈内动脉远端、Willis环近端血管进行性狭窄，继发侧支循环形成。烟雾病是亚洲儿童型卒中的最主要病因。血管内膜增生，内弹力膜过度折叠，囊性动脉瘤发生率增加。早期深穿支增加，晚期萎缩脑组织中侧支循环形增多，形成异常血管网（图2-17）。

儿童发病高峰在5～10岁，成年人发病高峰在30～40岁，女性发病率高于男性。临床表现在儿童和成年人间有显著差异。儿童多表现为短暂性脑缺血发作，成年人则表现为短暂性脑缺血发作、脑梗死及脑出血。

【诊断要点】

（1）Wills环不完整，基底节区多发细小的"血管流空"征象。

（2）FLAIR：脑沟高信号，柔脑膜呈"常春藤征"。

（3）T$_1$WI C＋：基底节区增强的斑点状和脑池内网状薄壁血管。

（4）MRA：颈内动脉远端和Willis环远端血管狭窄，可伴发异常血管病。

【鉴别诊断】

（1）柔脑膜转移瘤：常呈"春藤征"，有原发肿瘤病史。

（2）筛孔状的腔隙状态：基底节区斑点样病灶，中老年人常见，无

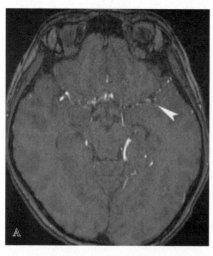
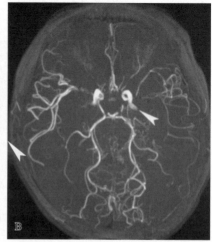

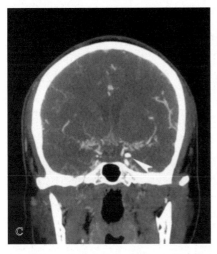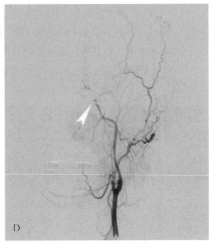

图2-17　烟雾病

A.MRA原始图像示双侧大脑中动脉走行区见多发小血管影（白箭）；B.MRA示双侧颈内动脉远端、Willis环近端血管狭窄、闭塞（白箭）；C.CTA示双侧颈内动脉末端闭塞，周围见多发增生小血管（白箭）；D.DSA示左侧颈内动脉末端狭窄、闭塞（白箭）

强化。

【特别提示】

（1）DSA为诊断的金标准，血管造影可见云雾状的豆状核纹状体和丘脑纹状体侧支循环。

（2）脉络膜前动脉扩张预示成人发生出血性事件。

（八）颈内动脉夹层

【病因病理和临床表现】　颈内动脉夹层（internal carotid artery dissection，ICAD）是指血液积聚在动脉的内膜和中膜之间或中膜和外膜之间，导致管腔狭窄、闭塞。好发部分为颈动脉球部远端2～3cm处。病理表现为动脉内膜撕裂或滋养血管出血。

颈内动脉夹层可发生于任何年龄，高峰年龄25岁，男女比例约1.5∶1。临床表现多样化，典型呈三联征，即患侧头痛、面或颈痛，霍纳综合征，脑缺血症状。

【诊断要点】

（1）特征性表现：内膜瓣或假腔形成。

（2）管壁内血肿呈"靶征"或"新月征"，信号因出血时期不同而各异，亚急性期在T_1WI和T_2WI都呈高信号。

（3）MRA：仅能显示动脉的狭窄及闭塞，原始图像可显示部分假腔。

（4）高分磁共振管壁成像：可直接显示真假腔及内膜瓣（图2-18）。

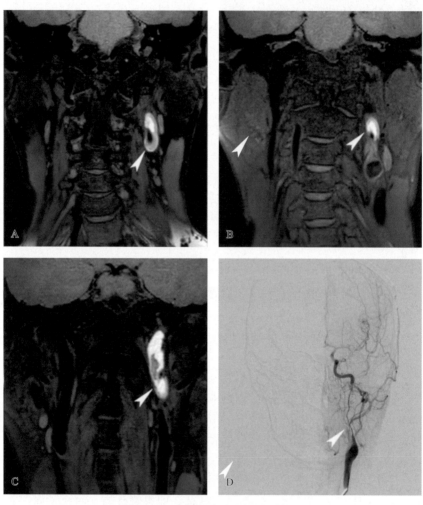

图2-18   左侧颈内动脉颅外段夹层

A、B、C.高分辨率血管型MR成像示左侧颈内动脉颅外段夹层见高信号的壁间血肿（白箭），呈螺旋形，并可见等信号内膜片；D. DSA示左侧颈内动脉夹层呈典型的"鼠尾征"（白箭）

【鉴别诊断】

（1）动脉粥样硬化：好发于颈动脉分叉处，表现偏心性管壁增厚，常见于老年人。

（2）颈动脉蹼：颈内动脉球后方的线状充盈缺损，多见于无血管危险的年轻人。

【特别提示】

（1）DSA为诊断的金标准。

（2）磁共振黑血管壁成像，能早期进行定性、定量分析。

（九）高血压性颅内出血

【病因病理和临床表现】　高血压性颅内出血（hypertension intracranial hemorrhage，hICH）是继发于系统性高血压的急性非创伤性颅内出血，是脑卒中的第二病因。血肿大小不等，好发于基底节区。病理表现为严重动脉粥样硬化伴玻璃样病变，假性动脉瘤形成。

高血压性颅内出血常发生于45～70岁，男性发病率高于女性，冬春季易发。临床表现为突发感觉运动功能障碍及意识水平下降。

【诊断要点】

（1）超急性期（＜6小时）：氧合血红蛋白，T_1WI呈等/低信号，T_2WI呈高信号。

（2）急性期（7小时～3天）：脱氧血红蛋白，T_1WI呈等/高信号，T_2WI呈低信号。

（3）亚急性早期（3～7天）：细胞内正铁血红蛋白，T_1WI呈高信号，T_2WI呈低信号（图2-19）。

（4）亚急性晚期（7天～3周）：细胞外正铁血红蛋白，T_1WI呈高信号，T_2WI呈高信号。

（5）慢性期（3周～数月）：含铁血黄素，T_1WI、T_2WI呈低信号。

（6）远期血肿（数月～数年）：T_1WI呈低信号，T_2WI呈周边低信号含铁血黄素瘢痕，伴中心高信号囊腔。

（7）SWI：多发低信号病变，常见于长期高血压患者。

（8）T_1WI C＋：急性期血肿通常无强化，对比剂外溢提示活动性出血。

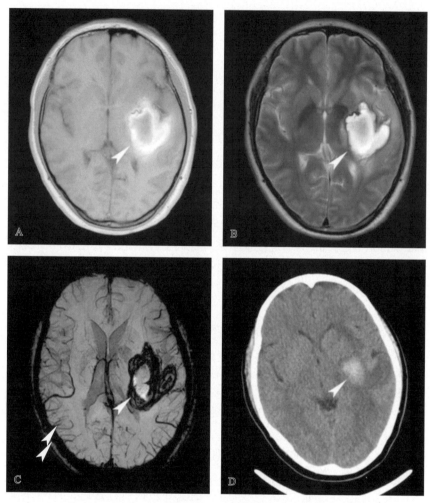

图2-19　左侧基底节区脑出血（亚急性期）

A.T₁WI示左侧基底节区类圆形异常信号，外周部呈高信号，中央部呈等信号（白箭）；B.T₂WI示病灶外周高信号，中央部等信号，周围见高信号水肿带（白箭）；C.SWI示病灶内部高信号，外周极低信号（白箭）；D.NCCT示病灶高密度，周围见片状水肿带（白箭）

【鉴别诊断】

（1）血管畸形：常见于年轻人，血压正常，最常见于海绵状血管瘤。

（2）出血性肿瘤：包括原发性和转移性脑肿瘤，有肿瘤实体成分，常伴水肿，增强扫描有强化。

（3）脑淀粉样血管病：脑叶分布，通常为老年人，血压正常。

【特别提示】

（1）最佳的筛查手段为颅脑平扫CT。

（2）10%～15%的高血压颅内出血患者，存在潜在的动脉瘤或脑动脉畸形。

（3）多田氏法计算血肿体积：出血量（ml）＝0.5×最大面积长轴（cm）×最大面积短轴（cm）×层面数。

（十）脑梗死

【病因病理和临床表现】　脑梗死（cerebral infarction，CI）是指供应局部区域脑组织的血流中断而发生的局灶性脑组织坏死，常见原因包括动脉硬化、栓子栓塞，以及血液病、血管炎等基础病变。脑梗死范围大小取决于缺血程度和侧支循环，从局灶性到整个大脑半球病变。病理上于缺血12～24小时肉眼即可见坏死脑组织肿胀变性，镜下见轴索断裂成碎片，髓鞘崩解，少突胶质细胞和星形细胞缺损（图2-20）。

脑梗死以中老年患者多见，无明显性别差异。临床症状和体征依梗死区部位不同而异，如偏瘫、偏身感觉障碍、偏盲、失语等。

【诊断要点】

（1）超急性期（＜6小时）：T_1WI、T_2WI及FLAIR常呈阴性，DWI呈高信号，PWI呈低灌注。

（2）急性期（6～72小时）：T_1WI呈低信号，T_2WI、FLAIR呈高信号，DWI呈高信号，PWI呈低灌注。

（3）亚急性期（3～10天）：T_1WI呈低信号，T_2WI呈高信号，FLAIR序列呈高信号，而DWI呈信号下降趋势。

（4）慢性期（10天～数月）：T_1WI呈低信号，T_2WI呈高信号，FLAIR呈低信号，DWI呈低信号。

（5）SWI：如果发生脑梗死出血转换，可见"开花征"。

（6）MRA：大面积脑梗死者，可见动脉狭窄、闭塞、中断等征象。

（7）T_1WI C＋："2-2-2"原则，开始强化在第2天，峰值在第2周，消失在第2个月。

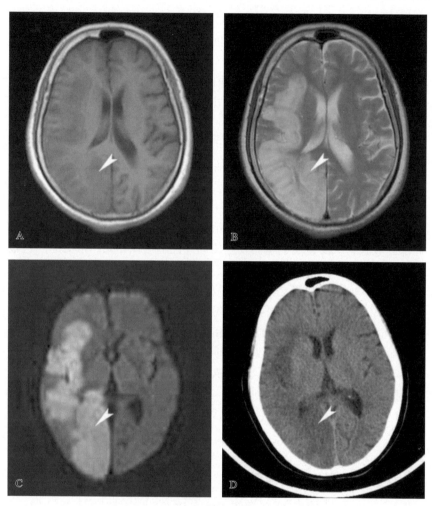

图2-20 右侧大脑半球脑梗死（亚急性期）

A.T₁WI示右侧大脑半球见大片状稍低信号，边界欠清（白箭）；B.T₂WI示病变呈高信号（白箭）；C.DWI示病灶呈明显高信号（白箭）；D.NCCT示病灶呈稍低密度，边界欠清（白箭）

【鉴别诊断】

（1）脑肿瘤：呈血管源性水肿，团块状强化。

（2）静脉性梗死：不符合动脉血管分布区，表现为静脉闭塞而非动脉闭塞。

（3）脑炎：非血管分布区，脑回样强化，临床表现不同。

【特别提示】

（1）DWI序列是诊断早期脑梗死最敏感的序列。

（2）20%～25%大脑中动脉闭塞患者，脑梗死后可发生出血性转换。

（3）模糊效应：在起病后的1～2周，T₂WI显示正常，增强扫描明显强化。

四、肿瘤性病变

（一）星形细胞瘤

【病因病理和临床表现】 星形细胞瘤（astrocytoma）广义上是指源于星形神经胶质细胞的一组肿瘤性病变，是最常见的原发性中枢神经系统肿瘤，占颅内肿瘤的13%～26%，包括局限性和弥漫性两大类。局限性星形细胞瘤主要包括毛细胞型星形细胞瘤、多形性黄色星形细胞瘤和伴有结节增生的室管膜下巨细胞型星形细胞瘤等，其遗传学特征是肿瘤内不含或极少含有p53抑制的基因突变。弥漫性星形细胞瘤包括低度恶性星形细胞瘤、间变性星形细胞瘤和胶质母细胞瘤等，该类肿瘤呈弥漫性、浸润性生长，约有超过30%的瘤体中含有p53肿瘤抑制基因突变。

传统的临床病理学根据细胞分化间变程度分为Ⅰ～Ⅳ级。2016年WHO中枢神经系统肿瘤新分类中，Ⅰ级包含毛细胞型星形细胞瘤、室管膜下巨细胞型星形细胞瘤及纤维性星形细胞瘤；Ⅱ级为低级别组织学上分化好的星形细胞瘤，可为弥漫性星形细胞瘤、多形性黄色星形细胞瘤；Ⅲ级为分化不良的间变性星形细胞瘤和间变性多形性黄色细胞瘤；Ⅳ级为多形性胶质母细胞瘤及弥漫性中线胶质瘤。Ⅰ级的病理学特点为细胞正常至轻度增生，无间变至微量间变；Ⅱ级病理学特点为25%以上细胞增生，约50%细胞有早期间变；Ⅲ级病理学特点为细胞增生达50%以上，中度间变，细胞大量增殖及呈多形性，常见有丝分裂和血管内皮增生；Ⅳ级病理学特点为胶质瘤细胞显著增殖、间变，核异型性明显，内皮细胞显著增生，大量的有丝分裂、坏死和肿瘤新生血管形成。Ⅱ级以上星形细胞瘤通常呈浸润性生长，无包膜，边界不清，手术不能完全切除，易复发和恶变。

星形细胞瘤多位于幕上大脑半球白质内，约占77.8%。儿童和成人均可发病，成人多位于额、颞叶，儿童多见于小脑和脑干。患者年龄与肿瘤的恶性程度密切相关，近于良性的毛细胞型星形细胞瘤多见于儿童和青年，低级别星形细胞瘤多见于40岁左右患者，间变性和胶质母细胞瘤则多见于50～60岁患者。

【诊断要点】

1.毛细胞型星形细胞瘤　毛细胞型星形细胞瘤（pilocytic astrocytoma）多见于儿童和青少年，占星形细胞瘤的5%～10%，好发于小脑，以小脑半球及蚓部多见，其次为下丘脑、视交叉及脑干；约10%病变可位于幕上，多位于颞叶和基底节区。

肿瘤多为囊性或囊实性，囊液在T_1WI呈明显低信号，T_2WI呈明显高信号，有时囊液成分不一，可出现信号不同的液平；囊壁、壁结节及实质部分T_1WI呈等或稍低信号，T_2WI呈高信号或稍高信号。发生于脑中线结构（视交叉、脑干等）的毛细胞型星形细胞瘤多为实性，较少发生囊变，占位效应明显，可引起梗阻性脑积水。肿瘤边界较清，瘤周多无水肿。增强扫描后肿瘤囊壁不强化或轻度强化，壁结节及实性部分呈明显强化，囊性部分不强化（图2-21）。

2.多形性黄色星形细胞瘤　多形性黄色星形细胞瘤（pleomorphic xanthoastrocytoma）好发于少年和青壮年，临床上多有长期癫痫病史，占星形细胞瘤的1%左右。肿瘤多位于幕上，以颞叶表浅多见，常单发。

多形性黄色星形细胞瘤多表现为位于皮质或皮-髓质交界区的囊实

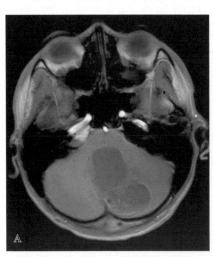
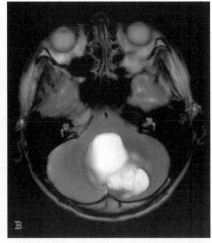

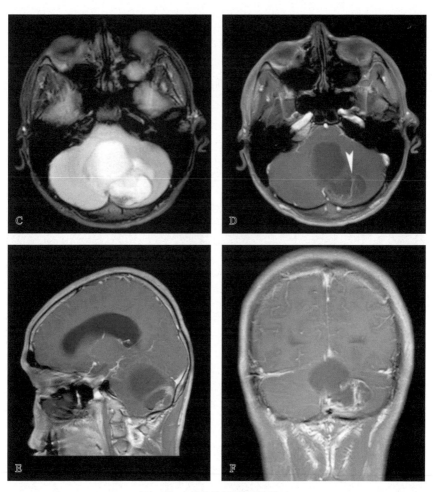

图2-21 毛细胞型星形细胞瘤

男性，18岁，小脑蚓部、左侧小脑半球囊实性肿块。A.囊性部分T_1WI呈低信号，实性部分T_1WI呈等、稍低信号；B、C.T_2WI及FLAIR呈高信号，T_2WI呈稍高信号；D～F.增强扫描实性部分明显强化，囊性部分无强化，内可见强化分隔（白箭）

性病变，可有壁结节，少数病变为信号不均匀的实质性肿块。肿瘤实性部分在T_1WI以等信号为主，在T_2WI呈高信号或混杂信号。肿瘤边界多清晰，水肿较轻。增强扫描后肿瘤呈明显不均匀强化（图2-22）。

3.弥漫性星形细胞瘤 弥漫性星形细胞瘤（diffuse astrocytoma）好发于20～40岁年龄组，占星形细胞瘤的10%～15%。肿瘤多位于大脑半球（85%～95%），以颞叶最常见，少数也可发生于小脑及脑干。病变多局限于一个脑叶（约70%），少数肿瘤可有包膜。

　　肿瘤形态学上既可以表现为边界相对清楚的圆形或类圆形肿块，也可表现为弥漫浸润生长而完全没有明确肿块形成，15%～20%病变合并变性、囊变、钙化，出血少见。有学者将弥漫性星形细胞瘤分为囊型、实质型、囊实型，以囊型和实质型多见；囊型MRI表现为T_1WI呈低信号、T_2WI呈高信号，实质型T_1WI呈等信号或略低信号，T_2WI呈较均质高信号，囊实型少见，呈混杂信号。占位效应及瘤周水肿较轻。增强扫

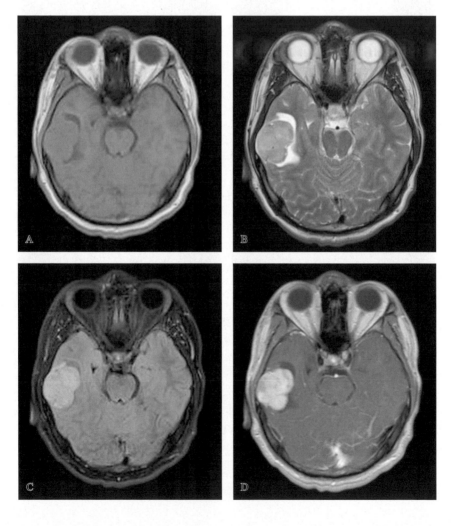

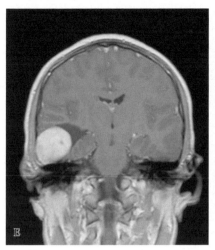
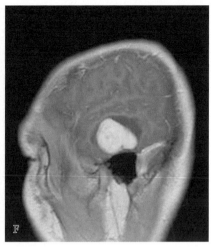

图2-22 多形性黄色星形细胞瘤

右侧颞叶靠近脑表囊实性占位。A.T₁WI呈等信号；B、C.T₂WI及FLAIR呈高信号；D～F. 增强扫描明显强化，囊性成分不强化。病理证实为多形性黄色星形细胞瘤（WHO分级Ⅱ级）

描实性部分无强化或较均匀轻度强化；当肿瘤信号不均且强化明显时，应考虑恶变（图2-23）。

4.间变性星形细胞瘤 间变性星形细胞瘤（anaplastic astrocytoma）是一种弥漫性浸润性纤维型星形细胞瘤，可以混有原浆型或肥胖型星形细胞成分。间变性星形细胞瘤占星形细胞瘤的1/3，发病年龄以35～55

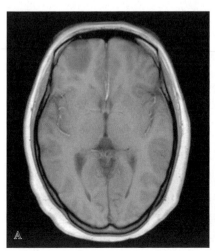
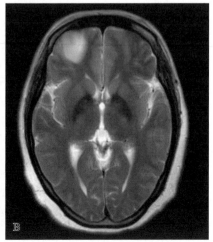

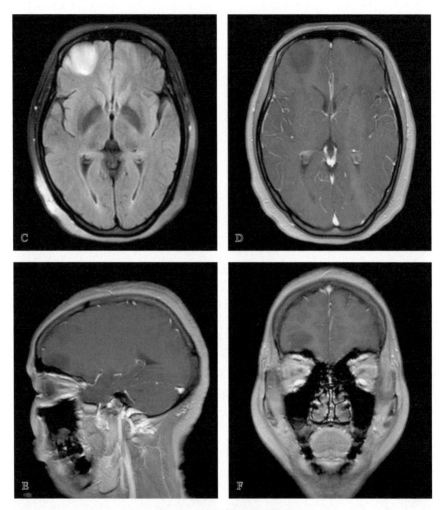

图2-23 弥漫性星形细胞瘤

右侧额叶结节，A.T₁WI呈稍低信号；B、C.T₂WI及FLAIR呈高信号；D～F.增强扫描病灶主体强化不明显，边缘见少许斑点状强化

岁多见，男性略多，病变进展快，一般由星形细胞瘤衍变而来，进一步可发展成胶质母细胞瘤。超过90%的间变性星形细胞瘤发生于大脑半球，其中约30%可累及多个脑叶，极少数肿瘤可呈多灶性分布。

肿瘤形态一般为圆形、类圆形或不规则形，边界不清，部分肿瘤可见完整或不完整的包膜结构。肿瘤多呈不均匀实质性或囊实性改变，实性部分T₁WI呈等信号或稍低信号，T₂WI呈稍高信号。占位效应和瘤周水肿较明显，少见钙化。增强扫描后多呈均匀性或不均匀性明显强化（图2-24）。

5.胶质母细胞瘤 胶质母细胞瘤（glioblstoma）属WHO分级Ⅳ级肿瘤，可为原发性或继发于间变性星形细胞瘤，是最常见的颅内原发肿瘤，占星形细胞瘤的50%以上，好发年龄为45～65岁。约96%的肿瘤位于大脑半球，其中超过40%累及多个脑叶，当肿瘤跨越中线累及对侧半球时呈典型蝴蝶形态。

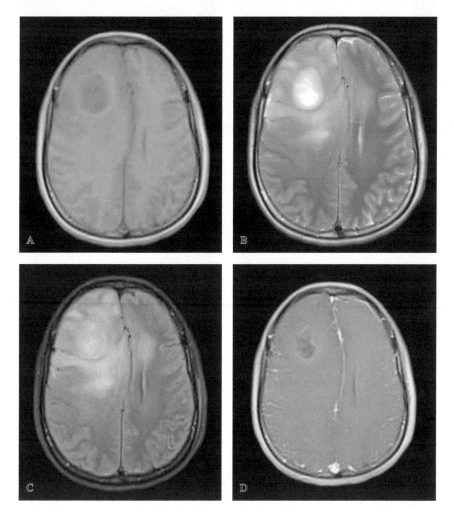

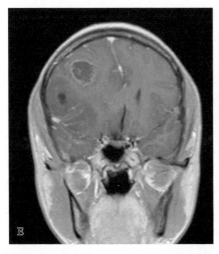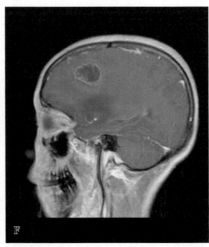

图2-24 间变性星形细胞瘤

右侧额叶占位，A.T₁WI呈低信号；B.T₂WI呈高信号；C.FLAIR呈稍高信号；D～F.增强扫描边缘环状强化。病理证实为间变性星形细胞瘤（WHO Ⅲ级）

MRI显示肿瘤T_1WI呈等、低混杂信号，T_2WI呈不均匀高信号，外形不规则，边缘模糊，常见有出血坏死改变，肿瘤形态不规则，边界模糊不清，周围伴有不强化水肿区。增强扫描多呈明显环状强化，内可见强化的壁结节。肿瘤内部及边缘可见粗大的流空病理血管（图2-25）。

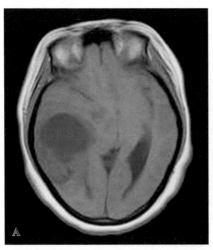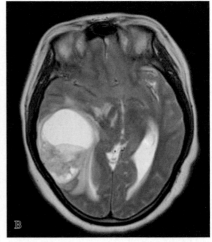

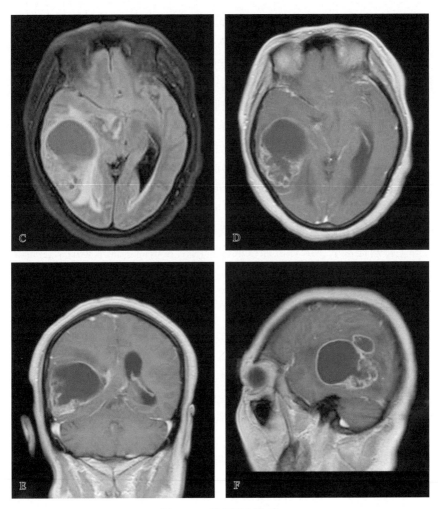

图2-25 胶质母细胞瘤

右侧颞顶枕叶囊实性占位，A.T$_1$WI呈低信号；B、C.T$_2$WI、FLAIR呈高信号；D～F.增强扫描明显环状强化。病理证实为胶质母细胞瘤（WHO分级Ⅳ级）

【鉴别诊断】

（1）毛细胞型星形细胞瘤与血管母细胞瘤鉴别：血管母细胞瘤以成年女性多发，瘤壁结节强化较毛细胞型星形细胞瘤更为显著，形成所谓"壁灯征"，肿瘤周围常可见粗大的供血血管及引流血管。

（2）低级别星形细胞瘤与单纯疱疹病毒性脑炎鉴别：单纯疱疹病毒

性脑炎可以表现为弥漫性病变，但临床症状较为严重，病情进展快，病死率高。病变好发于边缘系统，通常一侧颞叶首先发病，T_1WI呈稍低信号，T_2WI呈稍高信号，边缘模糊，对侧颞叶随后受累，常合并出血，增强扫描无明显强化，发病1周后可呈明显强化。

（3）高级别星形细胞瘤与脑脓肿鉴别：脑脓肿病史较明确，发病急，临床表现和实验室检查结果具有重要参考价值。通常脓肿壁形态规则，厚薄均匀，内壁较光滑，多位于皮-髓质交界区，脓液弥散受限，周围水肿一般较轻。抗炎治疗后随访具有重要鉴别意义。

（4）高级别星形细胞瘤与脑内单发转移瘤鉴别：鉴别困难，一般来说脑内单发转移瘤周边水肿重；瘤周MRS基本正常，高级别星形细胞瘤瘤周因有肿瘤浸润常可见异常增高胆碱峰。

【特别提示】　MR弥散加权成像呈高信号增高常提示星形细胞瘤级别较高。

（二）少突胶质细胞瘤

【病因病理和临床表现】　少突胶质细胞瘤（oligodendroglioma）占颅内肿瘤的2%～10%，是颅内最易发生钙化的肿瘤之一，约有70%的肿瘤内可见钙化灶。成人多见，发病年龄高峰为30～40岁，男女之比为2∶1。根据2016年WHO中枢神经系统肿瘤分级分为少突胶质细胞瘤（WHO分级Ⅱ级）和间变性少突胶质细胞瘤（WHO分级Ⅲ级）。病变多发生于大脑半球脑白质内（约95%），额叶最多见，其次为顶叶和颞叶。肿瘤一般生长缓慢，病程较长。恶性者核分裂现象常见，少数可见肿瘤细胞随脑脊液播散。

【诊断要点】　MRI对于显示肿瘤内钙化较CT差，可显示肿瘤的实际大小、形态及瘤周水肿。肿瘤位置表浅，好发于大脑皮质或皮-髓质交界区，可向外压迫颅骨。

MRI平扫在T_1WI常表现为低、等混杂信号，在T_2WI呈高信号或高、低混杂信号。肿瘤内钙化通常在T_1WI及T_2WI均呈低信号，部分钙化在T_1WI呈等或稍高信号，磁敏感成像对钙化的显示较好。大多数肿瘤边界清晰，占位效应和瘤周水肿较轻，但肿瘤较大时水肿也可以比较明显。增强扫描后瘤体呈斑片状不均匀轻度至中度强化。恶性者水肿及强化均较明显。少突胶质细胞瘤与星形细胞瘤混合较多见。

【鉴别诊断】

（1）星形细胞瘤：①钙化多见于少突胶质细胞瘤，且沿血管壁分布，部分可在肿瘤周围组织内沉积，常呈弯曲条状或脑回状。②少突胶质细胞瘤常位于表浅皮质或向皮质侵犯，邻近脑膜及颅骨可受侵蚀，而星形细胞瘤相对位置较深，很少侵犯皮质表面。③少突胶质细胞瘤细胞密实，未钙化的部分在T_1WI表现为等或稍低信号，T_2WI呈稍高信号，而星形细胞瘤细胞疏松，在T_1WI上信号相对较低，T_2WI呈高信号。

（2）脑膜瘤：典型者钙化为砂粒样，且具有"广基底征""脑膜尾征"和邻近颅骨骨质改变等征象。典型MRI平扫信号与脑灰质样相仿，多数信号较均匀。

【特别提示】　当发现脑皮质表浅位置的肿瘤且伴有颅骨骨质改变，应首先考虑少突胶质细胞瘤。

（三）神经元肿瘤

【病因病理和临床表现】　含有异常神经元成分的中枢神经系统肿瘤称为神经元肿瘤，占脑肿瘤的0.5%～1%。组织学上，神经元肿瘤通常分为单纯神经元肿瘤（神经节细胞瘤、Lhermitte-Duclos病、中枢神经细胞瘤）和神经元－胶质混合性肿瘤（神经节细胞胶质瘤、胚胎发育不良性神经上皮瘤、节神经瘤）。

1.神经节细胞瘤　神经节细胞瘤（gangliocytoma）是一种单纯的神经元肿瘤，缺乏胶质成分，由肿瘤样成熟的神经节细胞及少量非肿瘤性支持细胞组成。通常认为神经节细胞瘤是一种具有错构瘤成分的组织畸形，伴或不伴有肿瘤性改变，WHO分级Ⅰ级。本病多见于青年，好发于大脑半球及颈胸段脊髓，位于小脑的病变常并发于Lhermitte-Duclos病。

肿瘤在MRI图像上T_1WI呈不均质混杂信号，出现T_1WI高信号成分具有一定的特征性，T_2WI一般为高信号。肿瘤常有囊变，可伴有钙化。增强扫描不均匀强化。

2.神经节细胞胶质瘤　神经节细胞胶质瘤（ganglioglioma）是神经元肿瘤中最常见的类型，多数生长缓慢，侵袭性低，WHO分级Ⅰ～Ⅱ级。好发于儿童及青少年，绝大多数发生于30岁以前，约占儿童脑肿瘤的5%。患者常有长期癫痫史，部分可有颅内压增高症状。肿瘤多见于幕上大脑半球，颞叶最常见。

影像学特征性表现为单个大囊加壁结节钙化，T_1WI呈等、低信号，T_2WI呈高信号。瘤周水肿少见。增强扫描表现不一，实性部分可轻度至明显强化，也可呈结节状、环状强化（图2-26）。

【鉴别诊断】 神经节细胞胶质瘤需与以下肿瘤相鉴别。

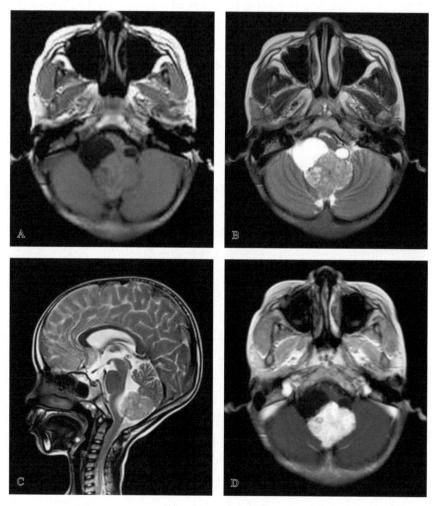

图2-26　髓母细胞瘤

小脑蚓部囊实性肿块。A.实性部分T_1WI呈等、低混杂信号；B、C.T_2WI呈不均匀高信号；D.增强扫描明显强化

（1）少突胶质细胞瘤：常见钙化，较少发生囊变。

（2）毛细胞型星形细胞瘤：好发于小脑及小脑蚓部，钙化较少见。

（3）多形性黄色星形细胞瘤：发病年龄小，颞叶多见，钙化少见，邻近脑膜增强扫描后可有脑膜尾征。

（四）髓母细胞瘤

【病因病理和临床表现】　髓母细胞瘤（medulloblastoma）是一种高度恶性的胚胎性肿瘤，WHO分级Ⅳ级，是一种神经母细胞瘤，常在早期沿脑室系统及蛛网膜下腔播散。

髓母细胞瘤好发于儿童（75%～85%），有5～8岁、15～25岁两个发病高峰，男孩多于女孩。儿童髓母细胞瘤起源于第四脑室顶部髓帆原始神经细胞的残余，多发生于小脑上蚓部和第四脑室，肿瘤常迅速生长，突入、压迫第四脑室，引起梗阻性脑积水。成人发生的髓母细胞瘤可起源于一侧小脑半球的外颗粒层，常位于小脑半球。

【诊断要点】

（1）髓母细胞瘤绝大多数位于小脑蚓部，少数发生在小脑半球。肿瘤最初位于蚓部或后髓帆，向第四脑室生长，引起第四脑室上部及导水管扩张，并可向下生长而填满枕大池，甚至经枕大孔延伸至椎管。多为小脑蚓部圆形或类圆形肿块，亦可呈不规则及分叶状。

（2）肿瘤本身信号缺乏特异性，T_1WI呈稍低或等信号，T_2WI常呈等或稍高信号，肿瘤内钙化及出血少见，约10%的肿瘤内见偏心性小囊变。

（3）肿瘤边缘较清晰，压迫小脑可出现瘤周水肿，瘤体近第四脑室周围常可见新月形脑脊液环绕。

（4）增强扫描肿瘤实性部分为脑回样、条状或结节状均匀至明显强化，极少数可完全不强化。

（5）髓母细胞瘤可沿脑脊液途径播散至脑膜及幕上脑组织，其表现为脑膜增厚、强化，或有增强小结节存在，脑内转移灶则与原发灶表现相仿。

【鉴别诊断】

（1）室管膜瘤：起源于室管膜细胞，多位于第四脑室底部。肿瘤信号混杂，可出现囊变，钙化和出血多见，强化不及髓母细胞瘤明显。肿瘤边缘多呈分叶状但边缘不规则，呈塑形性生长，可充满第四脑室，很少出现瘤周水肿。

（2）小脑毛细胞型星形细胞瘤：多数发生于小脑半球，少数位于小脑蚓部，多为囊性，可见壁结节，形态规整，边界清，占位效应较明显。增强扫描囊壁常环状或结节状增强。

（3）脉络丛乳头状瘤：85%以上发生在5岁左右儿童，好发于侧脑室三角区。成人好发于第四脑室，肿瘤内部信号较均匀，边缘常凹凸不平，增强扫描明显均匀强化，脑积水明显，甚至可在无脑室系统阻塞时，即有脑积水存在。钙化率为25%。

（4）血管母细胞瘤：多见于20～40岁青壮年，好发于小脑半球，是一种良性血管性肿瘤，多为囊实性，伴有壁结节者多为T_1WI、T_2WI等信号，肿瘤周围可见血管流空影，增强扫描示肿瘤的实性部分明显强化，瘤周无水肿。

【特别提示】 儿童髓母细胞瘤常见于小脑蚓部，而成人则小脑半球居多。

（五）淋巴瘤

【病因病理和临床表现】 脑实质内淋巴瘤（lymphoma）较少见，占颅内肿瘤的0.2%～2%，包括原发于中枢神经系统的淋巴瘤和继发性淋巴瘤，后者为系统性淋巴瘤的脑内侵犯。任何年龄均可发病，国内资料显示50岁以下青壮年及儿童多见；免疫系统缺陷者发病年龄为30岁左右。颅内淋巴瘤可发生在中枢神经系统的任何部位，多位于幕上，好发于基底节、胼胝体和脑室旁周边。

淋巴瘤多起自血管周围间隙的单核-吞噬细胞系统，常发生在近中线深部脑组织，其一侧常与脑室室管膜相连，或邻近脑表面。肿瘤可在血管周围向邻近脑实质浸润性生长、多中心灶常见，亦可累及胼胝体而侵犯对侧大脑半球。

【诊断要点】 原发性淋巴瘤可单发也可多发，多数位于脑深部，幕上多于幕下；各病灶边界清晰，信号均质，坏死、囊变、钙化、出血少见；形态可为圆形、卵圆形、不规则形。

MRI平扫T_1WI大多呈等或稍低信号，T_2WI大多呈等或稍高信号，坏死、囊变较少见（图2-27）。肿块边界清晰，占位效应较轻；可见肿瘤周围水肿。注射对比剂后呈明显均匀强化，部分病灶可呈环形强化。弥散加权像（DWI）显示肿瘤弥散受限，部分患者可见沿脑脊液通路、室管膜下转移。

【鉴别诊断】

（1）多发脑原发性淋巴瘤与转移瘤相鉴别：转移瘤多位于皮 - 髓质交界处，多呈 T_1WI 低信号、T_2WI 高信号，中心囊变坏死常见，而且囊变区较大，常表现为小病灶、大水肿。增强扫描病灶较小者呈结节状强化，较大者多环状强化，多数转移瘤可以找到原发肿瘤灶。

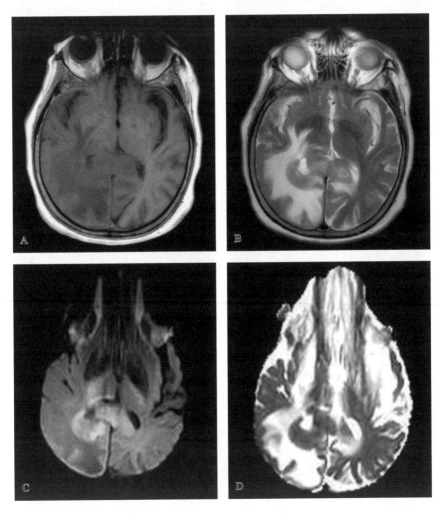

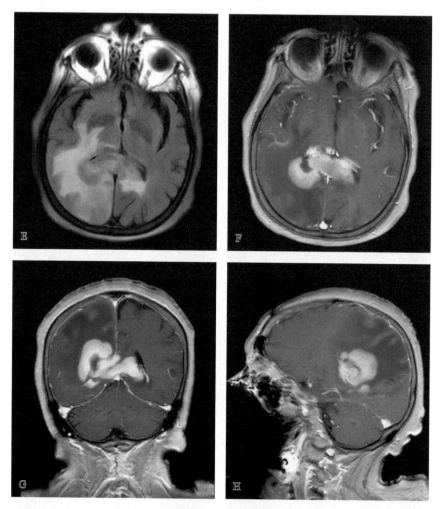

图2-27　淋巴瘤

胼胝体压部、两侧侧脑室后角旁占位。A.T₁WI呈稍低信号；B.T₂WI呈等、稍高信号；C、D.DWI示弥散受限；E.FLAIR呈等稍高信号；F～H.增强扫描明显均匀强化穿刺病例提示淋巴瘤

（2）脑原发性淋巴瘤与高级别胶质瘤相鉴别：胶质瘤多呈T₁WI低信号、T₂WI高信号，边界不清，可有钙化和出血，囊变坏死常见，增强扫描多呈不均质、不规则花环状增强。

（3）发生于硬脑膜的淋巴瘤与脑膜瘤相鉴别：脑膜瘤多位于脑表面

近脑膜处，邻近脑组织受压，增强扫描后可见"脑膜尾征""皮质受压征"；淋巴瘤发生于硬脑膜极其罕见，但由于影像学特征相像，所以诊断时常易误诊，MRS有助于诊断。

（六）血管母细胞瘤

【病因病理和临床表现】 血管母细胞瘤是颅内少见肿瘤，占中枢神经系统肿瘤的1%～2%，WHO分级Ⅰ级，来源于中胚叶细胞或血管内皮细胞，占颅后窝肿瘤的7%～12%。病变好发于青壮年，男性多于女性。肿瘤多位于小脑，常为单发，也可多发。合并视网膜血管瘤、肾上腺嗜铬细胞瘤、肾癌、肾或胰腺囊肿者称von Hippe-Lindau综合征（VHL病）。

【诊断要点】 根据肿瘤的形态特点及MRI表现，可见血管母细胞瘤分为3种类型：囊实型（图2-28）、实质型（图2-29）和单纯囊型。

囊实型又称大囊小结节型，最为常见。肿瘤呈圆形或类圆形，边界清晰，可有分隔，外壁光整，壁结节常较小，向囊内突出，T_1WI多呈稍低信号，T_2WI呈稍高信号，增强扫描结节明显强化，呈极高信号。囊壁无强化或轻度强化。肿瘤周围水肿不明显，当壁结节较大时，瘤周或瘤内可见纤曲的血管流空影（图2-28）。

实质型形态多不规则，信号不均匀，T_1WI呈等、低混杂信号或低信号，T_2WI呈等或稍高信号，增强扫描显著强化，边缘见纤曲供血血管

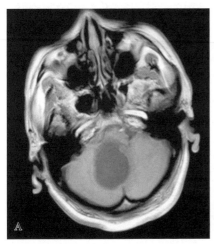
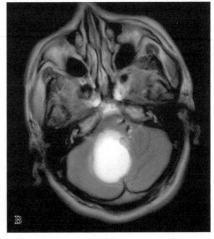

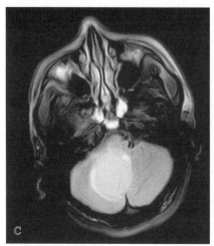 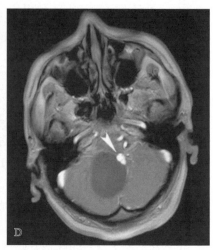

图2-28　血管母细胞瘤（囊实型）

颅后窝占位，囊性为主。A.T$_1$WI呈低信号；B、C.T$_2$WI及FLAIR呈高信号，边缘可见壁结节呈稍高信号；D.增强扫描壁结节明显强化（白箭），其余不强化。病理为血管母细胞瘤

及引流静脉，周围可见水肿。单纯囊型较为罕见，囊液信号与脑脊液相仿，可合并出血，增强扫描部分囊壁可有轻度强化。

【鉴别诊断】

（1）毛细胞型星形细胞瘤：好发于青少年，边界不清，可表现为囊

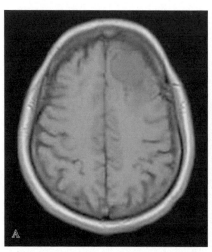 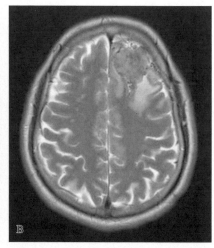

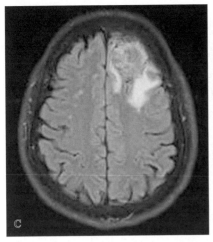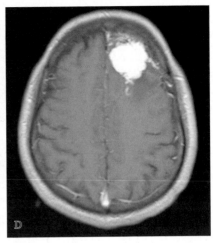

图2-29 血管母细胞瘤（实质型）

左额叶实性肿块。A.T₁WI呈稍低信号；B、C.T₂WI、FLAIR呈等、稍高信号；D.增强扫描明显强化，邻近脑组织内见纤曲强化血管影

壁结节强化，周边及内部一般无血管流空影，常伴钙化，强化程度低于血管母细胞瘤。

（2）囊性转移瘤：常为多发，囊壁厚薄不均，增强扫描囊壁显著强化，肿瘤周围水肿明显，且发病年龄偏大。

（3）动、静脉畸形：多见于20～40岁，可见于任何部位，MRI显示蚯蚓状血管流空影，由周围脑组织缺血而显示不同程度脑萎缩，无占位效应。同时有不同时期的出血信号，可有钙化。

（七）黑色素瘤

【病因病理和临床表现】 颅内黑色素瘤（melanoma）起源于黑色素细胞，恶性程度高、进展快，可分为原发性和转移性两大类。原发性黑色素瘤罕见，起源于脑膜，多发生于软脑膜，以儿童多见。转移性黑色素瘤多为机体其他部位的黑色素瘤经血行播散转移到颅内，多位于皮-髓质交界区，多见于青壮年，平均发病年龄30岁左右，男性好发。肿瘤可沿蛛网膜下隙播散，也可侵蚀脑表面的血管、颅骨和脊椎骨。

【诊断要点】 肿瘤信号表现主要取决于病灶内黑色素含量及出血程

度，分为四型：

（1）黑色素型：T_1WI呈高信号，T_2WI呈低信号。

（2）非色素型：T_1WI呈低或等信号，T_2WI呈高或等信号。

（3）混合型：上述两型的混合。

（4）出血型：只表现为不同时期出血的MRI特征。

瘤内钙化及引起邻近颅骨骨质改变少见，常合并瘤内出血和坏死，有占位效应。

增强扫描后有明显均匀或不均匀强化。

（八）转移瘤

【病因病理和临床表现】 脑转移瘤占颅内肿瘤的20%～40%，多见于40～60岁的中老年人，好发于皮－髓质交界区，肿瘤多位于幕上大脑半球，幕下者常见于小脑。原发灶以肺癌最为常见，其次乳腺癌、胃癌、结肠癌、肾癌等。

脑转移瘤多经血行播散转移，原发肿瘤侵入邻近血管，肿瘤栓子脱落进入血流，或肺部肿瘤直接侵犯血管致瘤栓进入血管，经体循环入颅，引起颅内转移。还可通过淋巴转移和直接侵犯入颅等多种途径。脑膜转移途径有直接接触或经神经纤维周围、血管周围和血管途径转移。神经系统方面的临床症状主要与转移瘤的部位和占位效应有关，常见包括头痛、恶心、呕吐、癫痫发作、共济失调及精神异常等。

【诊断要点】 一般有恶性肿瘤病史。

MRI平扫T_1WI实质性部分表现为稍低信号，囊性为低信号，或不规则高信号，信号均匀或不均匀。T_2WI表现为等高信号或混杂信号。转移瘤无包膜，呈膨胀性生长，常伴有坏死、出血及囊变。肿瘤外缘较光整，而环壁厚薄不一，可见壁结节，部分病变环壁可见脐样凹陷。瘤体边界清晰，肿瘤周围水肿程度与肿瘤大小不成比例，即"小病灶、大水肿"的征象，多呈大片指状水肿，为其特征性表现。增强扫描后实性瘤体多明显均匀强化，坏死囊变的转移瘤显示环形、不规则结节状强化（图2-30）。

【鉴别诊断】

（1）高级别胶质瘤：脑转移瘤多位于皮－髓质交界处，病灶较小，呈结节状或环形强化；多发恶性胶质瘤多位于大脑深部，较大，呈不规

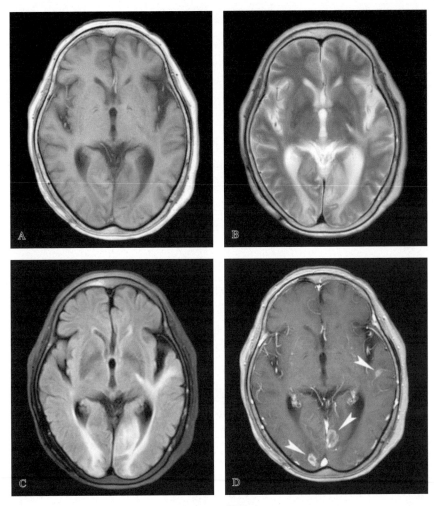

图2-30　转移瘤

左侧颞叶、双侧枕叶多发结节。A.T$_1$WI呈等、稍低信号；B、C.T$_2$WI及FLAIR呈高信号；D.增强扫描环状明显强化，周围可见明显水肿（白箭）

则环形强化，常有壁结节，瘤周水肿更广泛。

（2）脑脓肿及脑囊虫病：脑脓肿表现为单发、多发环状或囊状病灶，有明显强化，较转移瘤更圆，脓肿壁多呈均匀薄壁，脓液一般弥散受限。脑囊虫病壁很薄，增强检查很少强化，若在囊内发现头节或钙化，有利于鉴别诊断。

（3）多发性结核瘤：多发性结核瘤多位于颞叶底部及顶叶区，一般呈环形强化，环壁多较光滑。

五、感染和炎性病变

（一）化脓性脑炎

【病因病理和临床表现】　化脓性脑炎（pyogenic cerebritis）是指由于化脓性细菌进入脑组织内引起的炎性改变。本病常见于儿童和青少年，男性多于女性。致病菌主要来源为脑外感染经血行播散至脑内，也可为中耳乳突、副鼻窦感染或颅骨骨髓炎直接扩散至脑实质。化脓性脑炎可分为早期脑炎期、晚期脑炎期、脓肿形成早期和脓肿形成期。

【诊断要点】

1.化脓性脑炎　在早期脑炎期和晚期脑炎期时，感染区出现明显脑水肿和小血管炎、小血管栓塞，引起局限性脑坏死，但无脓液。

MRI表现呈不规则的T_1WI呈低或稍低信号、T_2WI呈高信号影。常有轻中度周围水肿及占位效应。增强扫描可见斑片状或者脑回状强化（图2-31）。

2.脑脓肿　化脓性脑炎未得到及时有效的治疗，则炎症组织坏死、液化，炎症周围的成纤维细胞围绕炎症组织形成脓肿壁，进一步发展可

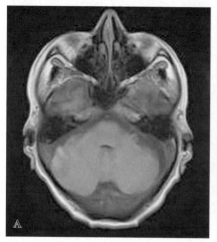
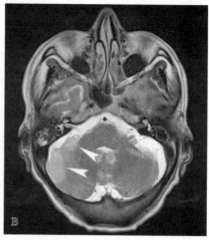

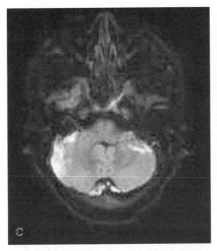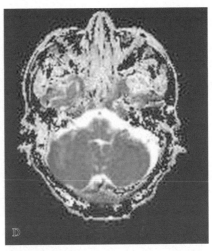

图2-31　化脓性脑炎

右侧乳突炎炎症，邻近右侧小脑半球片状异常信号影。A.T$_1$WI呈高低混杂信号；B.T$_2$WI呈高信号（白箭）；C.DWI呈高信号；D.ADC值减低

形成脑脓肿（brain abscess），常由金黄色葡萄球菌、溶血性链球菌和肺炎球菌等引起。

MRI上脓肿腔表现为T$_1$WI边界清晰的低信号区。T$_2$WI脓肿和水肿均为明显高信号，其间有环形稍低信号影与脓腔相隔，DWI脓液弥散受限。脑脓肿一般伴有片状水肿。增强扫描脓肿壁厚薄较均匀一致的环状强化，边缘光滑清楚，内壁较完整，可有分房状强化（图2-32）。靠近脑室侧脓肿壁有时可破入脑室，引起化脓性脑室炎。

（二）脑结核瘤

【病因病理和临床表现】　脑结核瘤是颅内最常见的肉芽肿性病变，常继发于肺结核。成人多见于幕上，儿童则多见于幕下，常合并结核性脑膜炎。其病理改变主要为结核性肉芽肿，中心为干酪样坏死区，周围为朗汉斯巨细胞和类上皮细胞，再外为上皮样细胞、纤维组织及反应性胶质增生，周围可见脑水肿环绕。

【诊断要点】　病灶可多发，位于皮质下区。

MRI平扫，结核瘤在T$_1$WI上呈等信号或稍低信号，T$_2$WI信号不定，可为高、等或低信号；中心干酪样坏死区信号与其内水、脂肪及蛋白含

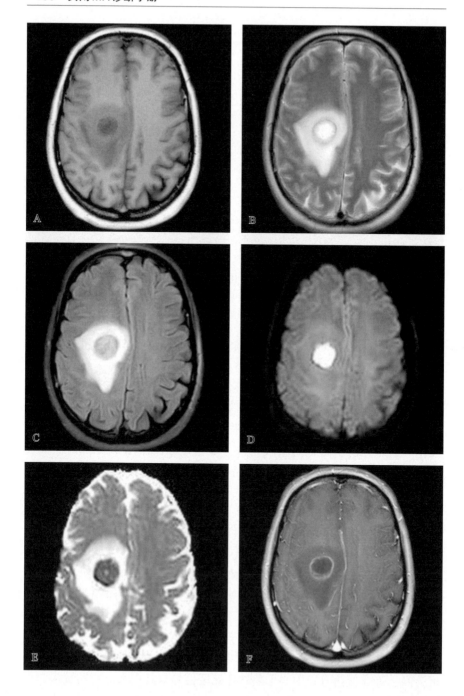

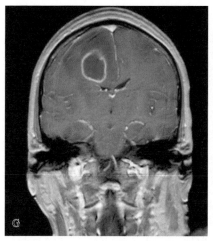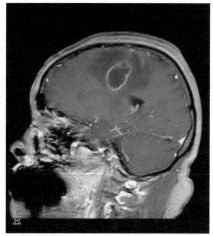

图2-32　右侧半卵圆中心脑脓肿

A.脓液T_1WI呈低信号；B、C.T_2WI及FLAIR呈高信号，边缘见环状稍高信号影；D、E.DWI及ADC图示脓液弥散受限改变，壁不受限；F～H.增强扫描壁明显环状强化，脓液无强化

量相关。增强扫描一般呈环状或者结节状强化，常合并鞍上池脑膜的增厚及强化（图2-33）。

【鉴别诊断】　主要与化脓性脑脓肿相鉴别，较为困难，结核性病变T_1WI呈等信号，化脓性脑脓肿T_1WI呈低信号，且周围水肿明显。

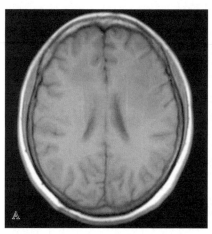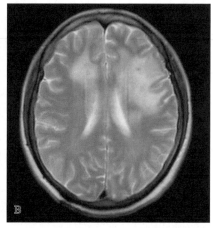

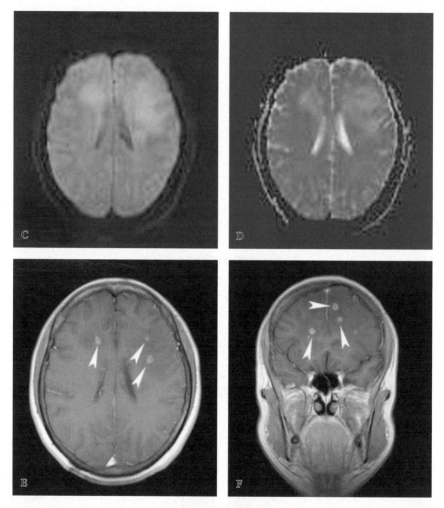

图2-33 结核瘤

两侧额叶多发小结节，A.T$_1$WI呈等、稍低信号；B.T$_2$WI中心呈低信号；C.DWI呈高信号；D.ADC值增高；E、F.增强扫描病灶环状明显强化（白箭）

（三）病毒性脑炎

1.单纯疱疹病毒性脑炎

【病因病理和临床表现】 单纯疱疹病毒性脑炎（herpes simplex virus encephalitis）又称急性坏死性脑炎（图2-34）。儿童和成人多由Ⅰ型疱疹病毒引起，发生于儿童者病变主要沿嗅神经、三叉神经侵入脑内，发生于成人者则一般先引起黏膜、皮肤感染，再侵犯中枢神经系统。Ⅱ型发生于新生儿，脑部病变较弥漫。病变大小不一，典型的病理改变为脑组织出血、坏死和血管周围炎症，细胞核内常有嗜酸性包涵体。

【诊断要点】 单纯疱疹性病毒性脑炎病灶常见于颞叶、岛叶、额叶底部和扣带回，呈单侧性或双侧不对称分布，但较少累及基底节区的神经核团。

MRI表现，T_1WI呈稍低信号，T_2WI呈不规则高信号。增强扫描，病变早期强化多不明显，晚期多呈脑回状或斑片状明显强化。

2.散发性病毒性脑炎

【病因病理和临床表现】 散发性病毒性脑炎是病毒性脑炎无法进行病毒种类分类的一种通称。病理改变主要为病毒对神经组织的直接损害（脑组织的局限性或弥漫性水肿、神经细胞变性坏死、胶质细胞增生、脑膜或脑实质的炎性细胞浸润等）和脑及脊髓的变态反应性急性脱髓鞘病变。影像学的表现多无特征性，可与多种病变相似。

【诊断要点】 一般双侧大脑半球白质对称性、多发性或弥漫性发病，边缘系统多见。

T_1WI多呈低信号，T_2WI多呈高信号。

增强扫描多无强化。

诊断主要通过病毒学和免疫学的检查及结合临床而确定。

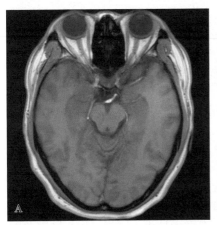
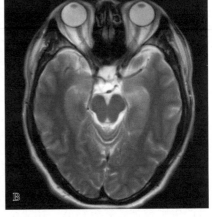

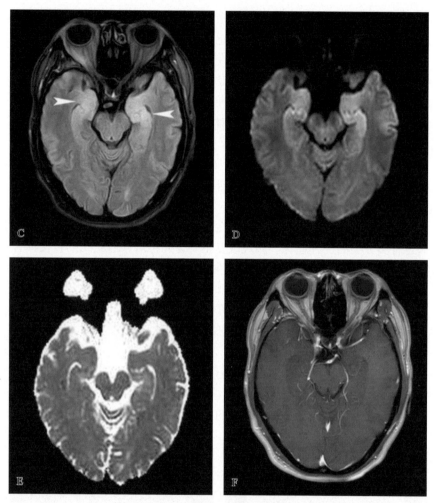

图2-34　单纯疱疹病毒性脑炎

两侧颞叶深部、海马肿胀。A.T$_1$WI呈稍低信号；B、C.T$_2$WI及FLAIR呈高信号（白箭）；D.DWI呈高信号；E.ADC值增高；F.增强扫描强化较脑实质减低

（四）真菌感染

【病因病理和临床表现】　脑内真菌感染较为少见，随着免疫抑制剂和抗生素的广泛使用，近年发病率升高。念珠菌、隐球菌、曲霉菌等均可产生中枢神经系统感染。真菌通过血液循环进入颅内，侵犯脑膜及脑

实质引起炎症，较常见的是慢性脑膜炎，也可破坏脑动脉，引起脑炎及小脓肿形成。部分病例是经副鼻窦、眼眶和耳等直接侵入颅内。

【诊断要点】　急性期MRI可阴性，但此时临床检查脑膜刺激征明显。隐球菌感染后期可在脑实质内形成炎性肉芽肿，称为隐球菌瘤。

（五）脑内寄生虫感染

1.脑囊虫病

【病因病理和临床表现】　脑囊虫病为猪绦虫的囊尾蚴经血行性播散寄生于脑组织内形成。按累及部位不同，可分为脑实质型、脑室型、脑膜型及混合型。脑实质内囊虫演变过程可分为4个阶段：囊泡期、胶样囊泡期、肉芽肿期和钙化期。临床表现主要为意识和精神障碍，癫痫发作与智力减退，锥体束征及锥体外系症状、小脑症状及脑积水、高颅压等。并可见皮下结节，多位于头部及躯干部。

【诊断要点】

（1）脑实质型

1）急性脑炎期：双侧大脑半球白质区呈不规则异常信号影，脑沟裂消失，脑室变小，T_1WI呈低信号，T_2WI呈高信号，增强扫描无强化。

2）囊泡期：平扫皮髓质交界区多发小囊，T_1WI呈低信号，T_2WI呈高信号；其内可见偏心的附壁小点状影，代表囊虫头节；脑囊虫存活，水肿轻；增强扫描囊壁多不强化。

3）胶样囊泡期：囊液的MRI信号高于脑脊液；囊虫死亡，头节缩小，水肿明显。"白靶征"，T_2WI囊液和周围水肿呈高信号，头节为低信号。"黑靶征"，T_1WI头节呈高信号，其余均为低信号。增强扫描囊壁多呈环形强化。

4）肉芽肿期：MRI囊腔T_1WI呈低信号，T_2WI呈等或低信号；仍可见瘤周水肿及强化。

5）钙化期：T_2WI示结节状多发低信号，增强扫描无强化。

（2）脑室型：脑室内囊肿表现为T_1WI呈稍高信号，囊壁为高信号细环，头节为高信号斑点状结节，T_2WI囊肿呈高信号，与脑脊液高信号不能区分，壁及头节不能显示，增强扫描后可见囊壁强化。

（3）脑膜型：MRI显示比CT敏感，增强扫描并能显示肉芽肿性脑膜炎所致的基底池强化。

（4）混合型：同时具备以上两型或以上表现。

【鉴别诊断】

（1）脑炎：急性脑炎期表现类似其他脑炎，呈累及皮层灰质，结合病史及皮肤试验有助于鉴别。

（2）脑转移：常位于皮髓质交界区，周围水肿明显，囊内无头节。

（3）脑脓肿环形强化型：需鉴别，脓肿囊壁T_2WI呈等信号；DWI囊内呈高信号；脑脓肿有发热史，无流行病学史。

（4）脑结核瘤：结核瘤常合并脑膜炎；有基底池强化，以及程度不同脑积水；易发生钙化；常为多发厚壁环形或结节状强化灶；灶周水肿较轻，临床上有脑外结核史与结核中毒症状。

（5）大囊型脑囊虫病还需与蛛网膜囊肿、表皮样囊肿相鉴别，蛛网膜囊肿壁薄、密度/信号与脑脊液一致，无强化，无周围水肿；表皮样囊肿，形态多不规则，有"见缝就钻"的特点，DWI呈高信号可予以鉴别。

（6）脑膜型需与各种感染性脑膜炎相鉴别；化脓性脑膜炎的临床表现主要有急性高热、头痛、脑膜刺激症状，脑脊液检查白细胞及蛋白水平显著增高；结核性脑膜炎，常为颅底脑池异常强化，可伴有小的结核结节，晚期出现钙化，脑脊液以T淋巴细胞升高为主。

【特别提示】 急性脑炎期、囊尾蚴存活的囊肿及晚期囊肿钙化时均无强化，囊尾蚴死亡后可见囊壁环状强化。T_2WI序列"白靶征"，T_1WI序列"黑靶征"为特征性表现，结合实验室检查血清及脑脊液囊虫补体结合试验阳性，可诊断为脑囊虫病。

2.脑包虫病

【病因病理和临床表现】 脑包虫病，是棘球绦虫的幼虫寄生于脑内而引发的疾病，分为细粒棘球蚴和泡状棘球蚴。脑包虫病常见于牧区，犬、狐、猫等为其终宿主，虫卵随这些动物粪便排出，人食入虫卵后作为中间宿主而发病。食入的棘球绦虫卵，在十二指肠中变为幼虫，入门静脉，经血流进入肝、肺和颅内。在颅内，脑细粒棘球蚴发育成囊状，常见于脑实质内，偶见于脑室内或硬膜外；多为单发、单房性，也可为多发或多房性；囊常较大，直径可达数厘米以上。囊内含有头节，可形成子囊。囊虫死后，透明的囊液变浑浊，囊壁可发生钙化。与细粒棘球蚴不同，泡状棘球蚴呈芽生方式向外生长、浸润，形成无数小囊，呈蜂窝状；周围组织发生慢性炎性肉芽肿，无包膜形成；病灶中心常有坏死和钙盐沉着。

临床上，患者有局限症状，癫痫发作和颅内压增高表现；皮内试验和脑脊液补体结合试验呈阳性，周围血象及脑脊液中可见嗜酸性粒细胞计数增高；常伴有颅外包虫病，多见于肺和肝。

【诊断要点】 根据影像学特点，脑包虫病可划分为下述五型。

（1）单纯型：脑实质内圆形单房囊性病灶，囊液呈脑脊液密度或信号，内外壁光整、锐利，少有强化及水肿。

（2）多子囊型：母囊内有大小、数量不等的子囊，在 T_1WI 上子囊信号低于母囊，在 T_2WI 上子囊信号高于母囊；子囊数量较小时，呈圆形，子囊数量较多时，相互挤压成多边形或多角形。

（3）内囊分离型：包虫内囊破裂、塌陷，脱落的内囊膜折叠、卷曲悬浮于囊液中，形成"活动性内囊膜征"，表现为"飘带征""水蛇征"等；囊壁少有强化，多有弧形或环状钙化，周围水肿不明显。

（4）蜕变型：囊内容物密度增高，囊肿囊壁、脱落内囊及头节均可发生钙化，以致整个包虫钙化，钙化多不均匀。

（5）播散型：为血源性感染或医源性播散。脑实质和（或）脑室多发单房病灶，呈簇状分布。

泡状脑包虫病：实性部分 T_1WI 呈略高信号，T_2WI 呈不规则低信号，其内和边缘可见小囊泡 T_2WI 呈高信号影，周边水肿 T_1WI 呈低信号，T_2WI 呈高信号影，增强扫描呈不规则环状强化，其周边小囊无强化。

【鉴别诊断】

（1）脑转移瘤：转移瘤多分布于大脑半球皮髓质交界区，T_2WI 呈高信号，增强扫描多均匀强化，坏死液化区无强化，且无多发小囊泡样改变，结合临床病史可鉴别。

（2）胶质母细胞瘤：多为单发，T_2WI 呈高信号，部分病灶内出血，信号混杂，增强扫描多呈花环状强化，瘤周水肿较重。

（3）颅脑结核：多累及脑底部脑膜和蛛网膜下腔，形成交通性脑积水，脑内结核灶多呈环状强化，形态不规则，结合化验指标可鉴别。

（4）脑脓肿：脓腔DWI呈明显高信号，增强扫描后囊壁明显强化，内壁光整，与脑包虫病可鉴别。

【特别提示】 颅内囊性病灶，出现"囊中囊""活动性内囊膜征""飘带征"等表现，结合皮内试验和脑脊液补体结合试验阳性，可诊断脑包虫病。

　3.脑血吸虫病

【病因病理和临床表现】 脑血吸虫病好发于青壮年，男性多见。病灶多位于脑皮质及皮质下区，以顶枕叶多见。脑血吸虫病可分为急性期及慢性期；急性期患者常出现发热，意识障碍、脑膜刺激征，重者可昏迷、抽搐，慢性患者表现为局灶性占位病变征象与癫痫。患者伴有血吸虫全身表现，如肝脾大、肝硬化、腹水等。在鉴别诊断困难时采用吡喹酮进行诊断性治疗，病灶明显缩小或消失者，则基本可以确定诊断。

【诊断要点】 脑血吸虫病依据病理改变分为脑炎型、脑梗死型、肉芽肿型及脑萎缩型。

（1）脑炎型：MR平扫呈边缘模糊的异常信号影，T_1WI呈低信号，T_2WI呈高信号，有一定占位效应，部分病灶伴高密度出血改变，增强扫描无强化或斑点状强化。

（2）脑梗死型：血管炎所致脑梗死，按供血区域分布的异常信号影，T_1WI呈低信号，T_2WI及DWI呈高信号。

（3）肉芽肿型：常见类型，单发或多发结节，多发结节可融合，T_1WI呈等稍低信号，T_2WI呈稍高信号，边界不清，灶周水肿较重，增强扫描呈斑点状、砂粒样及结节样强化。

（4）脑萎缩型：脑血吸虫病晚期改变，虫体钙化，脑实质体积减小，脑沟裂增宽，脑室扩大。

【鉴别诊断】

（1）胶质瘤：一般不累及脑膜，病灶多位于脑白质深部、侵犯胼胝体多支持胶质瘤；增强扫描可见结节状、环状及花边状强化，占位效应明显；MRS肿瘤实质胆碱峰明显增高。血清免疫学检查为阴性。

（2）转移瘤：病变多位于皮-髓质交界区；环状或不规则强化灶，中心可有坏死囊变，无融合倾向；占位效应明显；有原发瘤病史。

（3）结核瘤：合并结核性脑膜炎，有基底池强化及不同程度脑积水；易发生钙化；常为多发厚壁环形或结节状强化灶；可见"靶征"，灶周水肿较轻；临床上有脑外结核史与结核中毒症状，且血清免疫学检查阳性。

（4）脑囊虫病：可见小囊及囊内偏心性的点状头节，在MRI上表现为"白靶征"或"黑靶征"。

【特别提示】 中枢神经系统出现脑炎、脑梗死影像学表现，同时患者去过日本或者有淡水螺（中间宿主）食用史，通过检测血清中血吸虫抗体或抗原阳性、观察粪便或直肠活检组织是否有虫卵，可确诊本病。

（六）自身免疫性脑炎

【病因病理和临床表现】 自身免疫性脑炎（autoimmune encephalitis，AE）是机体对神经元抗原成分的免疫反应所致的中枢神经系统炎症性疾病。目前临床所指严格意义的"AE"是神经元细胞内或细胞表面抗原抗体相关脑炎，细胞内抗原抗体相关脑炎是指传统的副肿瘤综合征，其抗原成分存在于神经元内，相关肿瘤包括小细胞肺癌、乳腺癌、卵巢癌、睾丸生殖细胞瘤等。细胞表面抗原抗体相关脑炎，其抗原成分存在于细胞表面，其中抗N-甲基-D-天冬氨酸受体（N-methy-D-asparate receptor，NMDAR）脑炎是国际上报道最多的AE类型，一般无肿瘤，少数可伴发畸胎瘤、胸腺瘤。本部分主要讨论抗NMDAR脑炎。

抗NMDAR脑炎发病机制不明，常见于学龄期儿童和中青年女性，典型临床表现包括严重的精神症状行为异常、急性记忆力减退、癫痫发作、运动障碍、通气不足和自主神经系统功能紊乱等。脑电图大多表现为慢波增多，常合并有异常放电。抗癫痫药效果不明显。抗NMDAR抗体阳性为确诊的特异性指标。

【诊断要点】

（1）脑脊液抗NMDAR抗体受体阳性；有部分患者临床症状较重，但是有50%～70%的患者头颅MR是正常的。

（2）临床急性起病的短时记忆力受损、癫痫或边缘系统受损的精神症状。

（3）部分病灶可多发，多位于海马、大脑皮质、岛叶、基底节、脑干、小脑、偶尔可见于脊髓。

（4）MR典型变现为双侧海马、颞叶内侧脑回肿胀，T_1WI呈低信号，T_2WI及FLAIR序列显示高信号。

【鉴别诊断】

（1）带状疱疹病毒性脑炎：多表现为双侧颞叶内侧及额叶眶面异常信号，常有上呼吸道感染病史，抗病毒治疗有效。

（2）脑梗死：脑梗死病灶常按照血管分布区分布，且患者年龄偏高，起病急骤，具有脑卒中的症状和体征。

【特别提示】 脑脊液抗NMDAR抗体受体阳性，双侧海马、颞叶内侧异常信号即为身免疫性脑炎典型表现。

（七）神经梅毒的脑病变

【病因病理和临床表现】 梅毒（syphilis）是梅毒螺旋体感染引起的全身性疾病，分为先天性梅毒和后天性梅毒两种。早期主要侵犯皮肤和黏膜，晚期则侵犯内脏，特别是心血管系统和中枢神经系统。

中枢神经系统的梅毒感染称为神经梅毒。一般于梅毒感染数周或数月即可发生，但症状很轻或无症状，属于早期梅毒或二期梅毒；多数人3～10年后才出现神经受损症状，属晚期梅毒或三期梅毒。神经梅毒的脑病变指脑膜梅毒、脑血管梅毒和麻痹性痴呆三种疾病。病理改变主要包括广泛的脑膜增厚、血管周围间隙的淋巴细胞浸润、脑水肿及血管炎，到晚期可出现脑积水和脑软化等改变。

【诊断要点】

（1）有性传播或胎传播的病史，可有神经梅毒以外的其他系统梅毒表现。

（2）具有下述神经梅毒脑病变的临床表现（图2-35）。

1）脑膜梅毒

主要病征为颅高压和脑膜刺激征，表现为严重的头痛伴呕吐、视盘水肿、颈强直、克尼格征阳性；可出现局灶性或全身性癫痫发作、精神障碍、脑神经受累。

脑脊液压力增高；细胞数和蛋白水平增加，尤以球蛋白为主；胶金曲线异常，首带型和中带型各占50%。

2）脑血管梅毒：主要表现为受累动脉的栓塞病征，最常见于大脑中动脉及其分支。

3）麻痹性痴呆：表现为大脑皮质弥漫性损害所致。大多隐性起病，以进行性痴呆为特征。

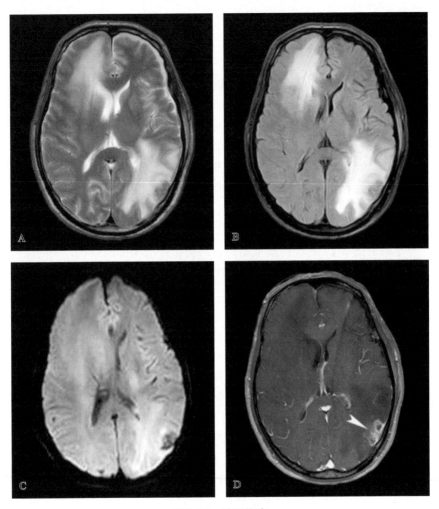

图2-35 神经梅毒

　　患者，男，48岁，15天前无明显诱因出现左侧肢体麻木无力并摔倒在地。MR扫描显示右侧额叶及左侧枕叶异常信号灶，A、B.左枕叶病灶T_2WI呈低信号，占位效应明显，周围可见片状高信号水肿带，右额叶病灶呈明显高信号；C.左枕叶病灶DWI呈低信号；D.增强扫描右侧额叶呈点线状强化，左枕叶病灶病灶边缘花环状强化，周围脑膜强化（白箭）

　　（3）血清和脑脊液梅毒反应呈阳性。

　　（4）MRI检查：表现为脑沟增宽、脑室扩大、脑积水，脑膜增厚强化，有时伴脑梗死的T_1WI呈低信号、T_2WI呈高信号。三期梅毒，树胶肿极少见，肿瘤样改变，需与胶质瘤相鉴别。

（5）后期出现脑萎缩改变。

单从影像学上诊断较为困难，需要与转移瘤、胶质瘤相鉴别，结合临床检验CSF梅毒反应阳性，才能做出可能性诊断。

【鉴别诊断】

（1）转移瘤：多见于老年人，临床有肿瘤病史，多位于皮-髓质交界区，小病灶大水肿，结合梅毒检验可区别。

（2）胶质瘤：增强扫描不规则花环状强化，占位效应明显，通过灌注检查可区别，胶质母细胞瘤呈高灌注，神经梅毒低灌注。

（3）脑脓肿：发热等感染病史，DWI示病灶中间脓液明显高信号，ADC值减低。

【特别提示】　有性传播或胎传播的病史，出现神经症状，颅内血管炎变或者梗死样改变，应考虑神经梅毒。

（八）中枢神经系统血管炎

【病因病理和临床表现】　中枢神经系统血管炎（CNSV）是一类累及中枢神经系统的炎性血管病，多种病因，慢性病程，缺乏特异性诊断指标。其临床表现复杂多样，主要为头痛、肢体麻木、肢体无力、癫痫、认知障碍等局灶性或弥漫性中枢神经系统损害症状。其病理改变为以血管为中心的透壁性炎症并破坏血管壁，血管壁有或无纤维素样坏死。若炎症为节段性则可导致假阴性结论。

CNSV可分为三大类，即原发性CNS血管炎（PACNS）、系统性血管炎、继发血管炎。美国PACNS的年发病率为2.4/100万，欧洲（10～30）/100万。该病在任何年龄均可发病，50%的患者发生于40～60岁，男性稍多见。目前我国的发病率尚不清楚。20%的系统性血管炎可累及中枢神经系统，如神经白塞综合征等，13%患者以中枢神经系统症状为首发。继发性血管炎主要有感染性、药物性、放射性及肿瘤性。

PACNS局限于中枢神经系统，目前发病机制尚不明确，可能与机体免疫异常有关。

【诊断要点】

（1）头颅MRI显示病变同时累及灰质和白质（以白质为主），伴有脑回状和（或）斑片状强化，呈多发性病灶，占位效应不明显，伴有梗死灶或微出血，新旧病灶并存，局部脑萎缩。

（2）MRA 显示的血管异常与病变范围不符合，可能为低灌注伴慢性代偿而引起的缺血而非真正梗死。

（3）DWI 可区别血管源性水肿（肿瘤）和细胞毒性水肿（血管炎），并能显示新旧缺血病灶。

（4）SWI 的血管成像基于血氧饱和度不同所致的磁敏感差异，不受血液流速的干扰，对小血管成像具有特别优势，可以发现血管炎周围代偿增粗的血管影。

【鉴别诊断】

（1）脑梗死：多见于中老年人，常有高血压、动脉硬化或糖尿病等病史，CNSV 几乎均为青、中年，主要累及小血管，病变形态多不会呈现典型的楔形，也不符合某根血管的典型分区。

（2）多发性硬化：起病多较快，病程迁延，多有缓解复发，MRI 上多为白质异常信号，累及皮质病变少见。

【特别提示】　MRA 显示颅内小血管成血管炎改变，血管呈不规则轻微狭窄。

颅内病灶呈新旧不一梗死样改变，DWI 序列显示明显，且病变和血管狭窄区域分布不一。

六、脱髓鞘病变

（一）多发性硬化

【病因病理和临床表现】　多发性硬化（multiple sclerosis，MS），是中枢神经系统最常见的炎性脱髓鞘病，以病程复发缓解交替为特征。目前，MS 的病因不明，可能与慢性病毒感染或自身免疫反应有关。病理表现为脱髓鞘、轴突破坏和炎性反应。MS 好发于中青年女性。我国 MS 以白质软化坏死为主，亚急性或慢性起病，病程短，症状重。临床表现复杂多变，20～40 岁的中青年多见，女性多于男性，最常见的症状有运动、感觉和视力障碍，还可有脑干、小脑受损的症状。视力障碍是 MS 患者早期症状之一。部分患者肌电图和脑干听觉诱发电位可异常：脑脊液免疫球蛋白 G（IgG）的增高是病变活动的生化指标。MS 使用免疫抑制药及激素治疗。

【诊断要点】 MS病灶具有时间和空间变化特征，即病灶的大小、数目、分布及强化方式可随着病情变化而变化；各期的影像学表现，可在同一例患者的不同部位同时期显示。

（1）急性期：病灶主要位于侧脑室周围及深部脑白质，脑干以大脑脚多见，大小不等；病灶呈圆形或椭圆形，垂直于侧脑室，称为"直角脱髓鞘征"；边界清晰或不清晰。多无占位效应：T_1WI呈低信号，T_2WI及FLAIR呈高信号，DWI呈高信号；增强扫描可呈斑点、片状或"开环状"强化（图2-36）。

（2）稳定期：病灶T_1WI呈低信号，T_2WI及FLAIR呈高信号，DWI呈等低信号；增强扫描无明显强化。

（3）恢复期：脑白质区可见多发软化灶，T_1WI呈低信号，T_2WI呈高信号，FLAIR及DWI呈低信号，增强扫描无强化。部分患者可伴脑萎缩。

脊髓MS多位于颈胸段脊髓，常累及脊髓侧后索，累及脊髓范围小，1～3个椎体节段，T_1WI低信号，T_2WI高信号，单发或多发。

【鉴别诊断】

（1）ADEM：感染病史；单期相病变；病变强化；不累及胼胝体。

（2）视神经脊髓炎：视神经脊髓炎患者有视神经病变，MS患者脑白质内同时有脱髓鞘病变存在。

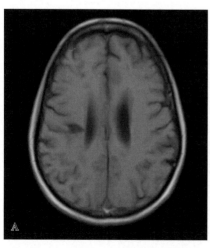
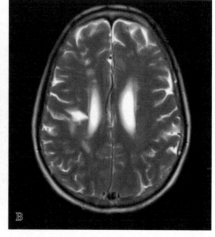

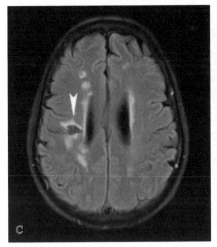
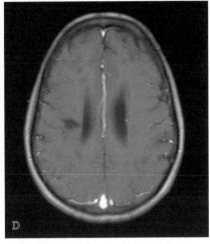

图2-36 多发性硬化

患者，女，56岁，头颅MRI示右侧侧脑室旁白质区多发异常信号。A.T₁WI呈等低信号；B.T₂WI呈高信号；C.FLAIR呈高信号，其中一病灶呈低信号，垂直侧脑室（白箭）；D.增强扫描未见明显强化

（3）急性脑脊髓炎：脑白质和脊髓均可同时受累，各急性脑脊髓炎一般发病急，有发热或病前有感染史。

（4）多发性脑梗死：多见于中老年人，急性起病，病灶主要分布在基底节区及双侧半卵圆中心。

（5）脑转移瘤：多有原发灶，多发，多位于幕上皮-髓质交界区，瘤周水肿明显，增强扫描明显强化。

【特别提示】

（1）病程复发缓解交替为特征，时间、空间多发性，新旧病灶可同时显示。

（2）特征性影像学表现：侧脑室旁边"直角脱髓鞘征"。

（二）急性播散性脑脊髓炎

【病因病理和临床表现】 急性播散性脑脊髓炎（acute disseminated encep-halomyelitis，ADEM）为比较常见的脑脊髓弥漫炎症脱髓鞘疾病，常继发于病毒感染和免疫接种后，主要侵犯白质和脊髓，伴有小静脉的周围炎症性改变，可伴有髓鞘再生。

ADEM 可发生于任何年龄，以儿童及青年多见，性别无差异。本病是一种单时相疾病，有前驱病毒感染史，起病急骤，进展迅速，首发症状有发热（体温可高达 39℃ 以上）、头痛、恶心、呕吐、肌肉酸痛等。中枢神经系统症状通常在几天内即达高峰，表现为昏睡、昏迷，以及局灶性或弥漫性神经损害症状。临床预后变异大，10% 的病例死亡。病理表现为脑和脊髓广泛的炎症脱髓鞘，静脉周围炎症和胶质细胞增生。实验室检查：脑脊液压力增高、淋巴细胞增多、蛋白含量增多。脑电图检查表现为弥散性慢波活动。糖皮质激素治疗是目前临床治疗 ADEM 最有效的方法。

【诊断要点】

（1）多发的大片状（至少有 1 个病灶直径 > 1 cm）的皮质下白质和脑中线附近的白质病变，如基底节、脑干、小脑和脊髓；病灶也可以累及基底节的灰质或大脑半球的灰白质交界处，界线不清楚。

（2）病灶多不对称。

（3）病变 T_1WI 呈低信号，T_2WI 及 FLAIR 呈高信号，急性期 DWI 呈高信号。

（4）增强扫描呈结节样、斑片状或脑回状强化。

【鉴别诊断】

（1）MS：MS 常累及胼胝体，但 ADEM 并不常见；ADEM 病变较 MS 广泛，常接近皮质带回的边缘且病变的体积大，容易形成脱髓鞘性假瘤（DPT），但不具有占位效应；MS 病变主要为脑白质，而 ADEM 常累及大脑及小脑的皮质，甚至累及丘脑或基底节，这在 MS 患者很罕见；ADEM 病灶边界不清，而 MS 的脱髓鞘病灶边界清晰。

（2）急性病毒性脑炎：病毒感染后出现发热、头痛、精神症状、行为异常、脑膜刺激征、抽搐及意识障碍，两者鉴别比较困难，但是病毒性脑炎多发生在边缘系统，ADEM 为大脑白质区多发病灶，边界不清。

【特别提示】 发病前驱有病毒感染和免疫接种史，头颅 MRI 上表现为多发的、大片状脱髓鞘病灶，T_1WI 呈低信号，T_2WI 及 FLAIR 呈高信号，急性期 DWI 呈高信号，病灶呈单时相分布。

（三）视神经脊髓炎

【病因病理和临床表现】 视神经脊髓炎（neuromyelitis optica，NMO），又称Devic病或Devic综合征，是以体液免疫介导。主要侵犯视神经和脊髓的特发性炎性脱髓鞘疾病（图2-37）。

NMO，病因不明确。NMO好发于女性，发病的中位年龄为40岁。NMO可单次发作或多次发作，发作间隔可为数周。NMO主要临床表现为双眼同时发生或先后发生的视神经炎和（或）急性横贯性脊髓炎，视神经炎表现为急性视力减退，视野减小，视神经萎缩等，急性脊髓炎临床出现病灶平面以下的运动、感觉和自主神经功能紊乱等症状。NMO恢复差很多患者遗留视力障碍、甚至失明，以及双下肢功能障碍。视觉诱发电位和AQP4-IgG检测为NMO的敏感指标。

【诊断要点】

1.视神经炎

（1）活动期，单侧或双侧视神经增粗，多为节段性，典型者视神经病灶的长度≥视神经总长的1/2，或者累及视交叉。

（2）T_1WI呈低信号，T_2WI呈高信号。

（3）活动期，增强明显均匀强化或边缘强化，慢性期无强化。

（4）慢性期可见视神经萎缩、变细。

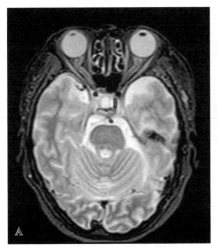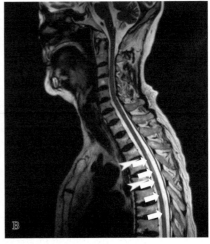

图2-37　视神经脊髓炎

A.双侧视神经稍增粗、扭曲；B.$T_{4\sim8}$水平脊髓见长节段高信号，边界欠清（白箭）。结合AQP4阳性，诊断为NMOSD

2.脊髓炎

（1）连续病灶，多见于颈胸段脊髓，且大于3个椎体节段。

（2）多累及脊髓中央灰质和部分白质，可脊髓后索，呈圆形或"H"形改变。

（3）急性期脊髓明显肿胀，T_1WI呈低信号，T_2WI呈高信号，增强扫描后斑片状、线样强化，相应脊膜可强化。

（4）慢性期脊髓萎缩、空洞，长节段病变可转变为间断，不连续T_2WI高信号。

【鉴别诊断】

（1）多发性硬化：多有前驱感染或预防接种史可诱发，男女比例为1:2，表现为空间上及时间上播散的中枢神经系统病变。严重程度以轻中度多见。罕见延伸超过1～2个椎体节段，病变多累及白质束，不对称，可强化。颅脑MRI病灶多位于侧脑室白质旁皮质下白质、小脑和脑干，可强化。

（2）脊髓梗死：MR演变与脑梗死情况相同，早期病变节段增粗，信号异常多局限在脊髓前2/3区域，可见到"H征"及"猫头鹰眼征"，无视神经改变。

（3）脊髓炎：视神经脊髓炎的脊髓MRI表现与脊髓炎相似，难以区别，但脊髓炎无视神经改变。

【特别提示】　水蛋白通道-4（AQP4-IgG）阳性，视神经炎＋脊髓炎异常信号改变为特征性表现。

（四）脑桥中央和脑桥外髓鞘溶解症

【病因病理和临床表现】　渗透性髓鞘溶解症（osmotic demyelination syndrome，ODMS）是血浆渗透压的迅速变化及容积调节失代偿引起中枢神经系统急性脱髓鞘疾病，主要与低钠血症的快速纠正、过度饮酒或营养不良有关，病变累及脑桥称为脑桥中央髓鞘溶解症（centralpontine myelinolysis，CPM）（图2-38）；病变累及基底节区或大脑皮质称为脑桥外髓鞘溶解症（extrapontine myelinolysis，EPM）。

病因不明，多见于快速纠正低钠血症的患者，诱发因素包括肾上腺功能不全、营养不良、慢性肾衰竭、透析、脓肿、败血症、恶性肿瘤、垂体疾病、肝移植、酒精中毒。病理以神经元受损为主，神经细胞及轴索可无损害。

【诊断要点】

（1）急性期：脑桥中央病灶呈圆形、椭圆形，部分呈特征性的"蝙蝠翅膀样"或"三叉戟样"改变，T_1WI呈稍低信号、等信号，T_2WI呈高信号，FLAIR、DWI呈高信号，ADC值减低。病灶边界清晰，占位效应轻。脑桥外周及皮质脊髓束信号正常。DWI异常信号早于T_2WI。增强扫描病灶无强化或轻度强化。50%位于脑桥外，包括基底节、大脑皮质、丘脑等，病变对称。

（2）亚急性期：病变可明显吸收；病灶T_1WI也可呈高信号，提示凝固性坏死、胶质增生；T_2WI、FLAIR呈高信号，DWI呈等或高信号。通常无强化。

【鉴别诊断】

（1）脑桥缺血或脑梗死：常见于老年人，有脑血管的危险因素，常位于脑桥的一侧。

（2）MS：幕上脑室周围常见，病灶与侧脑室垂直（"直角脱髓鞘征"）；幕下以大脑脚及脑桥小脑臂多见。

（3）脑干胶质瘤、转移瘤：常见于青年人，病变范围常超出脑桥并累及中脑和延髓；常引起脑干明显增粗，占位效应明显。

【特别提示】　CPM常累及脑桥中央，从中缝向两侧对称发展，脑桥周围部分不受累是该病特征。典型的临床表现是四肢痉挛性瘫痪、假性

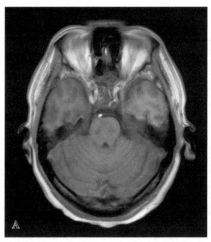
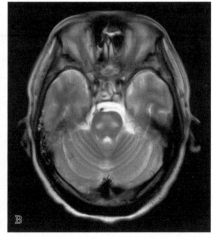

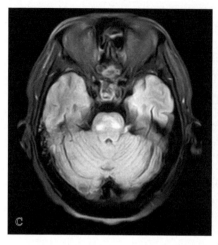
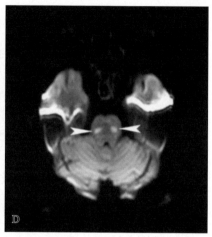

图2-38 脑桥中央髓鞘溶解症

患者,急性肾衰竭,仍有意识障碍,反应迟钝,无法配合活动,查MR示脑干见小片状异常信号灶。A.T₁WI呈稍低信号;B.T₂WI呈高信号;C.FLAIR呈高信号;D.DWI呈明显高信号,"三叉戟样"改变(白箭)

延髓性麻痹或闭锁综合征。

EPM常累及纹状体、丘脑,主要表现为急性期的昏迷和迟发的肌张力障碍、共济失调或帕金森综合征等症状。

七、代谢性疾病及中毒性疾病

(一)低血糖性脑病

【病因病理和临床表现】 低血糖性脑病是低血糖综合征发作时血糖低于2.2mmol/L左右而出现的一种神经系统的并发症(图2-39)。主要表现为低血糖发作时的常见症状,如大汗淋漓、面色苍白、皮肤湿冷、上肢发颤、下肢发软等。并伴随出现神经系统的一系列症状,包括精神障碍:表现为定向能力、识别能力和记忆能力的下降,会出现躁狂、恐惧、幻觉等;有的患者会引起癫痫发作。

出现低血糖性脑病是因为低血糖时,会因为血糖过低,交感神经反射性兴奋,导致脑血管的痉挛,从而大脑缺血、缺氧引起神经系统的选择性损害。治疗上要及时纠正低血糖。

【诊断要点】 血糖低于2.2mmol/L。

　　类似于弥漫性缺血-缺氧患者的影像学表现，常累及大脑皮质、皮质下白质及海马，双侧多不完全对称，右侧更常见。

　　MR影像学表现T₂WI、FLAIR及DWI呈高信号。

【鉴别诊断】

　　（1）可逆性后部脑病（PRES）：颅脑MRI典型表现为双侧顶枕叶为

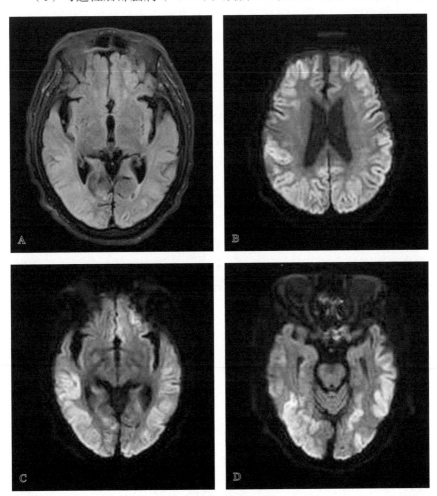

图2-39　低血糖性脑病

　　患者，男，46岁，1天前在家里被发现意识不清，呼之不应。当时测血糖1.3mmol/L。MR扫描示两侧大脑半球广泛信号异常，病变以灰质为主，脑回肿胀，A. FLAIR呈高信号；B～D. DWI示双侧大脑半球病灶呈高信号。结合低血糖，诊断为低血糖性脑病

主的血管源性水肿，T_1WI呈低信号，T_2WI、FLAIR呈高信号，DWI呈等信号，ADC值增高。通常累及皮质下白质，较少累及皮质。水肿几乎累及双侧，不完全对称。临床血压升高病史而无低血糖可鉴别。

（2）急性脑梗死：多见于中老年人，常有高血压、动脉硬化或糖尿病等病史，与血管狭窄区域分布一致。

【特别提示】 低血糖性脑病常累及大脑皮质及基底节区灰质及内囊、胼胝体、小脑中脚等神经纤维密集的区域，影像学表现多无特征性，结合病史可确诊。

（二）缺血缺氧性脑病

【病因病理和临床表现】 缺血缺氧性脑病（hypoxic-ischemic encephalopathy，HIE）是指脑血流灌注不足和低血氧引起的脑组织的急、慢性损害（图2-40）。一般多发生于新生儿，由于其脑组织发育不成熟、对缺氧耐受能力差所致。成人中也可发生HIE，主要原因多为心搏骤停、窒息、溺水、中毒等。缺血缺氧性脑病常见于长时间严重低血压、心功能不全、心脏复苏后、中枢性呼吸衰竭、二氧化碳中毒和严重的新生儿窒息等；新生儿缺血缺氧性脑病的基本病理改变是脑水肿和脑坏死。缺氧主要引起脑水肿及神经元坏死，而缺血主要引起脑血栓及白质软化。水肿与缺氧的加剧，会导致细小血管破裂，出现脑出血、脑室内出血及蛛网膜下腔出血。

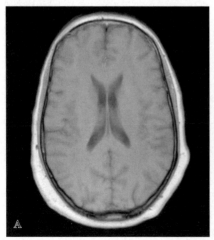
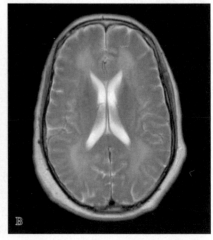

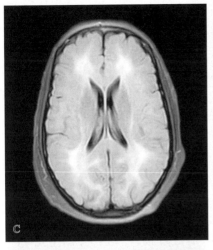
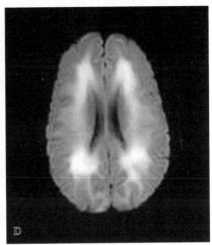
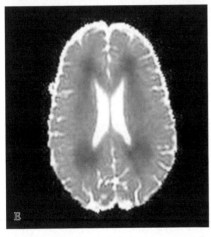

图2-40　缺血缺氧性脑病

患者，女，64岁，家属发现昏迷在浴室。MR扫描示两侧脑室旁白质区见对称性不规则片状异常信号灶。A.T₁WI呈等低信号；B、C.T₂WI、FLAIR呈高信号，边缘欠清晰；C、D.DWI呈高信号，ADC值减低，呈细胞毒性水肿表现

【诊断要点】

（1）弥漫性脑实质肿胀，脑沟变浅、消失，灰白质分界不清，大脑皮质及皮质下白质弥漫对称性异常信号，T₂WI、FLAIR呈高信号。

（2）弥漫性弥散受限，DWI呈高信号，ADC呈低信号，ADC值的下降变化过程可以评估HIE损伤程度，并提示预后。

【鉴别诊断】

（1）可逆性后部脑病（PRES）：临床有急剧升高的高血压病史，颅脑MRI典型表现为双侧顶枕叶为主的血管源性水肿，T₁WI呈低信号，

T_2WI、FLAIR呈高信号，DWI呈等信号，ADC值增高。通常累及皮质下白质，较少累及皮质。水肿几乎累及双侧，不完全对称。

（2）急性脑梗死：多见于中老年人，常有高血压、动脉硬化或糖尿病等病史，与血管狭窄区域分布一致。

【特别提示】

（1）大脑皮质及皮质下白质弥漫对称性肿胀DWI呈高信号，ADC值减低。

（2）深部灰质核团不受累。

（三）胆红素脑病

【病因病理和临床表现】 新生儿黄疸是临床上较常见的症状，其最大威胁是发生胆红素脑病（图2-41）。胆红素脑病，是由于新生儿期严重的高胆红素血症，游离胆红素通过血脑屏障进入中枢神经系统，沉积在基底神经节、脑干神经核，导致神经细胞中毒变性而引起的脑损害。胆红素脑病分3个阶段：脑组织可逆性损伤、可复性损伤和不可逆性损伤（即核黄疸）。

病理机制：由于血中游离胆红素水平异常增高，或血脑屏障通透

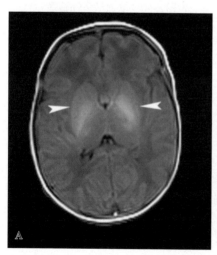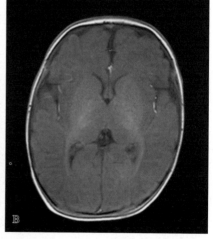

图2-41 胆红素脑病

患儿，发现皮肤黄染6天，经皮胆红素达16.3mg/dl。A.T_1WI双侧苍白球信号对称性增高（白箭）；B.临床治疗后，11天复查，双侧苍白球信号减低、好转

性增高，胆红素进入脑组织，浸润沉积于基底节、小脑、延髓、大脑半球及脊髓前角部位，导致神经细胞中毒。由于新生儿时期基底节神经细胞生理及生化代谢旺盛，耗氧量大，故血清胆红素超选择性沉积于苍白球。

【诊断要点】

（1）急性期：T_1WI双侧苍白球对称高信号，是胆红素脑病急性期特征性表现，血清总胆红素水平（TSB）＞30mg/dl的病例均可见苍白球对称性T_1WI高信号。

（2）慢性期：T_1WI高信号只是一种瞬态现象，在1～3周后消失，与疾病长期预后无必然联系。当相同部位在慢性期转变为T_2WI对称性高信号时，则提示预后不良，临床常有脑瘫表现。

【鉴别诊断】

（1）代谢性疾病：常见的是肝豆状核变性，其病变主要位于壳核和尾状核，其次见于丘脑、苍白球等，病变主要为T_1WI呈低信号，T_2WI呈高信号，形态呈八字、展翅蝴蝶样等。胆红素脑病急性期病变主要位于苍白球，其次为底丘脑、脑桥等，T_1WI呈高信号，T_2WI呈等信号。

（2）新生儿缺血缺氧性脑病：大部分病灶T_1WI呈低信号，T_2WI呈高信号，结合临床缺氧病史，诊断不难；当累计基底节区时，新生儿缺血缺氧性脑病T_1WI基底节区高信号累及部位主要是壳核，胆红素脑病时T_1WI基底节区高信号主要局限于苍白球，其次在底丘脑，壳核高信号很少见。

【特别提示】 T_1WI双侧苍白球对称高信号，临床血清总胆红素水平升高，应注意神经系统症状。

（四）Wernicke脑病

【病因病理和临床表现】 Wernicke脑病是维生素B_1（硫胺素）缺乏所致的严重代谢性脑病（图2-42）。多发生于慢性乙醇中毒、长期胃肠外营养、胃肠肿瘤术后及妊娠剧吐等患者，经典的临床三联征是"精神或意识障碍、眼肌麻痹、共济失调"。目前认为，Wernicke脑病的发病机制与维生素B_1缺乏继发神经细胞和胶质细胞代谢障碍有关。

【诊断要点】

（1）部位：病变部位较广泛，但病灶分布极具特征性，主要分布于第三、四脑室旁，中脑导水管周围、乳头体、四叠体、丘脑等。

（2）常累及中线结构及附近区域显示中脑导水管周围、双侧丘脑等中线结构，T_2WI、FLAIR呈异常高信号，DWI呈等信号或高信号，大剂量维生素B_1治疗对大部分患者疗效好。

【鉴别诊断】

（1）酒精中毒性脑病：特征性表现为最初累及幕下小脑蚓部和小脑

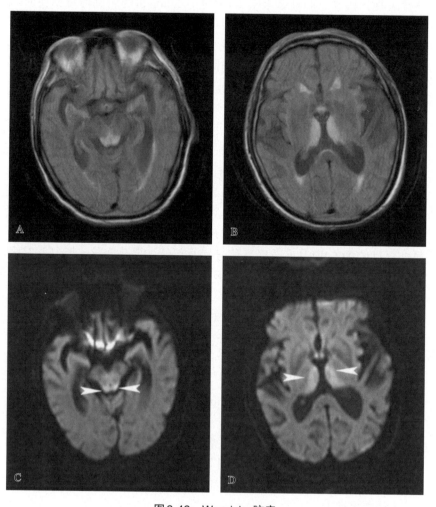

图2-42　Wernicke脑病

中脑导水管周围、双侧丘脑异常信号。A、B.FLAIR呈高信号；C、D.DWI呈高信号（白箭）

萎缩，随后是额叶和颞叶萎缩，最后全脑弥漫性萎缩。

（2）基底动脉尖综合征：典型的影像学表现为双侧丘脑对称性梗死，多位于丘脑中心部位，多数围绕在内核周围，双侧丘脑内对称性分布"蝶形"为该病的特征性表现，常继发于高血压、脑血管动脉粥样硬化等疾病。

（3）脑桥中央髓鞘溶解症：主要见于低钠血症的快速纠正，也可以见于酗酒，长期营养不良的患者，典型的影像学表现为脑桥基底部中央对称性病变，明显强化，但主要分布在白质区，与Wernicke脑病主要分布在灰质区不同。

（4）肝豆状核变性：病灶表现为深部核团，豆状核、尾状核、丘脑、脑干对称性T_1WI低信号、T_2WI高信号，中脑受累可出现特征性"大熊猫面容"，临床结合角膜KF环、肝功能检查、血清总铜量降低、间接反应铜降低等即可确诊。

【特别提示】　长期饮酒史，胃肠道手术等患者，临床维生素B_1缺乏，结合头颅MRI第三、四脑室及中脑导水管周围灰质、丘脑、乳头体对称性异常信号，应考虑到Wernicke脑病。

（五）一氧化碳中毒性脑病

【病因病理和临床表现】　一氧化碳中毒性脑病（CO toxic encephalopathy）是指吸入一氧化碳后所导致的大脑半球的缺血缺氧性脑病，病变常为双侧大脑半球损害。病理改变为脑血管痉挛、出血及血栓形成，以大脑皮质下白质与基底节区最严重，可引起脑梗死、软化及坏死。皮质下白质可发生广泛性缺血性脱髓鞘，其中可伴局灶性坏死。

临床表现为头晕、昏迷、四肢无力，部分为不可逆性，部分可发生迟发性脑病，常在几周至数月内出现神经功能损害的症状。急性CO中毒性的治疗主要为高压氧治疗，发病6小时内治疗效果最佳。

【诊断要点】

（1）急性期DWI上出现双侧大脑半球白质内弥漫性对称的高信号影，ADC值减低，可持续致发病数周后，慢性期DWI上信号减低，ADC值逐渐增高。

（2）早期表现为双侧苍白球对称性异常信号，T_1WI呈稍低信号，T_2WI、FLAIR呈高信号，DWI呈明显高信号，ADC值减低（细胞毒性水肿）（图2-43）。

（3）多发生颞叶，也可发生于顶叶、枕叶。

（4）增强扫描无强化。

【鉴别诊断】

（1）肝豆状核变性（Wilson病）：T_1WI上尾状核、苍白球、丘脑出

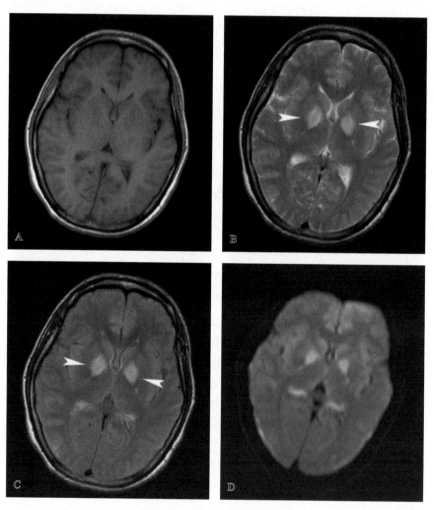

图2-43　一氧化碳中毒性脑病

双侧豆状核见对称性斑片状异常信号灶；A.T_1WI呈稍低信号；B、C.T_2WI、FLAIR呈高信号改变（白箭）；D.DWI呈明显高信号

现对称性低信号，T_2WI 上呈不同程度高信号，DWI 呈高信号，患者有血铜、尿铜的升高，常伴有肝硬化。

（2）克雅氏病（CJD）：DWI 及 FLAIR 上双侧基底结区、丘脑及大脑皮质对称出现的进行性高信号，通过临床有无一氧化碳接触即可鉴别。

【特别提示】　一氧化碳中毒一般有明确的一氧化碳吸入史，诊断时应注意结合病史。当病史不明确时，诊断主要依靠血中碳氧血红蛋白浓度测定。影像学检查示双侧大脑半球白质内弥漫性对称异常信号，T_1WI 呈低信号、T_2WI 呈高信号改变。

八、脑室及脑外间隙病变

（一）脑膜瘤

【病因病理和临床表现】　脑膜瘤（meningitoma）是颅内最常见的脑外肿瘤，起源于蛛网膜帽细胞。90% 的脑膜瘤位于幕上，好发部位依次为矢状窦旁、大脑凸面、蝶骨嵴及嗅沟。幕下以脑桥小脑角区最为好发。脑室内脑膜瘤以侧脑室三角区最常见。绝大多数脑膜瘤为球形肿块，生长缓慢，有包膜，分界清晰，质地较硬；少数脑膜瘤有分叶，呈扁平状或丘状生长，质地较软。脑膜瘤既可与硬脑膜以宽基底相连，也可为柄状相连而形成有蒂肿块。脑膜瘤血供丰富，常有囊变、出血或钙化，常侵犯颅骨致其增厚、变薄或破坏。

脑膜瘤多见于中年人，40 ~ 60 岁好发，男女之比约为 1：2。脑膜瘤患者的临床表现主要取决于肿瘤的大小和部位。肿瘤较小时多无症状，常于影像学检查或尸检中偶然发现。矢状窦旁、大脑凸面脑膜瘤常有急性脑缺血或癫痫；嗅沟脑膜瘤早期可出现嗅觉障碍；蝶骨嵴脑膜瘤可致视力障碍。

【诊断要点】

（1）脑膜瘤 MR 直接征象：大多数脑膜瘤的信号与脑灰质相似，平扫可能难以发现。在 T_1WI 上，多数肿瘤呈等信号，少数表现为稍低信号；T_2WI 呈等信号或稍高信号；DWI 呈明显高信号。肿瘤内部信号与瘤内血管、钙化、囊变及纤维性间隔有关。增强扫描后绝大多数脑膜瘤呈明显强化，而囊变、坏死或出血部分无强化（图2-44）。

（2）肿瘤位于脑外的征象，主要包括"白质塌陷征"，即肿瘤周围脑皮质受压变形移位及相邻的脑白质扭曲变形；"广基征"，瘤体边缘广基与颅骨内板或硬脑膜紧密相连，肿瘤与硬膜连接处呈钝角；"脑膜尾征"，即肿瘤广基底与脑膜相连，增强扫描后，脑膜基底处的脑膜和肿瘤表面的脑膜强化；"假包膜征"，脑膜瘤与脑组织之间的薄层结构，组织学上是脑脊液-血管周围间隙。

（3）邻近结构的间接征象：脑膜瘤常伴有血管源性水肿，提示肿瘤复发风险增加。当脑膜瘤包绕颅内较大血管时，如鞍旁脑膜瘤包绕颈内

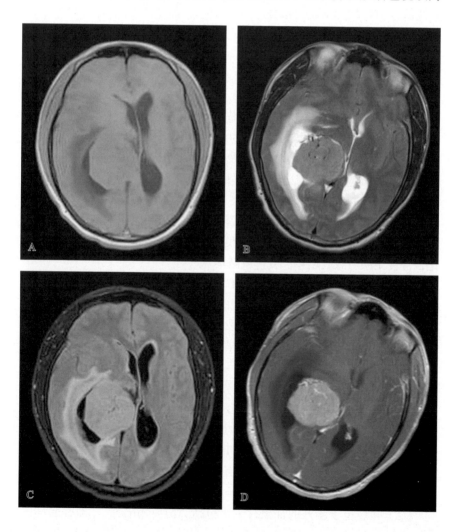

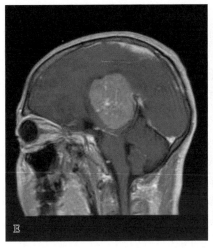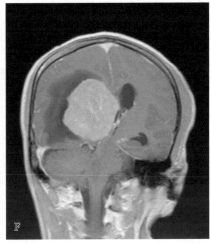

图2-44　脑膜瘤

患者，男性，35岁，主述头痛1年余入院。右侧侧脑室后角内类圆形肿块。A.T₁WI呈稍低信号；B.T₂WI呈等信号；C.FLAIR呈稍高信号；D～F.增强扫描肿块实质部分均匀强化，周围见大片水肿带

动脉时，会显示流空信号的血管影。

（4）出现如下征象时常提示恶性脑膜瘤可能：肿瘤内有明显囊变、出血；增强扫描后，肿瘤不强化或呈轻、中度强化；肿瘤形态不规则，边界不清晰，肿瘤位于脑外的征象不明显；"脑膜尾征"短、粗、不规则，邻近颅骨破坏。

【鉴别诊断】　大脑凸面的脑膜瘤，应与位置较表浅的胶质瘤、转移瘤、淋巴瘤及血管外皮细胞瘤相鉴别；鞍上脑膜瘤应与垂体瘤相鉴别；鞍旁脑膜瘤应与海绵状血管瘤相鉴别；桥小脑角区脑膜瘤应与听神经瘤相鉴别；侧脑室内脑膜瘤应与室管膜瘤及脉络丛乳头状瘤相鉴别。

【特别提示】

（1）绝大多数脑膜瘤具有典型的MR表现，大多可做出正确诊断，少数脑膜瘤不出现上述典型特征，此时可借助MRS（脑膜瘤有特征性的Ala丙氨酸峰）。

（2）"脑膜尾征"诊断本病的敏感度和特异度仅为70%～80%，脑皮质静脉受压增强时可构成假的"脑膜尾征"，故应强调综合影像、综

合分析。

（3）有无脑水肿及水肿的程度和范围与肿瘤的恶性程度并无肯定相关性。

（4）邻近上矢状窦或横窦的脑膜瘤可压迫或侵犯这些静脉结构。可通过MRV或CTV检查来区别静脉窦压迫与阻塞，这对于手术方案的制订非常重要。

（二）室管膜瘤

【病因病理和临床表现】　室管膜瘤（ependymoma）起源于室管膜或室管膜残余部位，约占成人原发脑肿瘤的5%，脑室系统与大脑半球均可发生，以第四脑室最为常见，病理上肿瘤多为实质性，常伴钙化、出血及囊变，囊变常为大囊。室管膜瘤是中等恶性程度的肿瘤，5年生存率约为50%，可以通过脑脊液种植转移，多发生于手术后，但转移概率低于髓母细胞瘤。

室管膜瘤有两个好发年龄高峰，分别为5岁和35岁。幕上室管膜瘤常见于青少年，以脑实质多见。临床表现因肿瘤所在部位而异，以颅内压增高为主要症状。幕上室管膜瘤还可伴有共济失调、视野缺损，幕下室管膜瘤则常伴有共济失调。

【诊断要点】

（1）实质部分T_1WI呈等或稍低信号，T_2WI呈等或稍高信号，囊变部分为明显T_1WI低信号、T_2WI高信号，亚急性期出血T_1WI呈高信号、T_2WI呈高信号影，含铁血黄素、瘤内血管及钙化在T_1WI、T_2WI及SWI上均表现为低信号。

（2）位于第四脑室内的室管膜瘤，外周或一侧常包绕薄层脑脊液，常造成梗阻性脑积水，有时还可通过第四脑室侧孔和中孔向脑桥小脑角及枕大池生长，该征象是幕下室管膜瘤一个典型但非特异性的特征。侧脑室内室管膜瘤常位于孟氏孔附近，引起一侧或双侧侧脑室积水。第三脑室内室管膜瘤常位于第三脑室偏后部，造成肿瘤与丘脑分界不清。

（3）脑实质内室管膜瘤一般紧邻脑室，有时可部分突入脑室，肿瘤内囊变发生率较高，伴有瘤周水肿。

（4）增强图像上，肿瘤的实体部分常出现强化，囊变部分无强化。

【鉴别诊断】

（1）髓母细胞瘤：起源于小脑蚓部，常突向第四脑室，与脑干间常有含脑脊液间隙，其表面较光滑，强化程度较室管膜瘤更明显，囊变及钙化少见，病变信号多均匀一致；髓母细胞瘤发生于成人者少见。

（2）脉络丛乳头状瘤：儿童好发于侧脑室，成人好发于第四脑室，肿瘤呈结节状，边界清晰，悬浮于脑脊液中，脑积水症状出现更早也更严重，其钙化多见，强化程度较室管膜瘤明显，典型者呈"桑葚"状。

（3）侧脑室室管膜瘤应与侧脑室内脑膜瘤相鉴别，后者常位于侧脑室三角后，形状较规则，表面光整，信号均匀，典型脑膜瘤均匀明显强化。

【特别提示】　儿童和青少年在典型部位发现有囊变和钙化的脑室内肿瘤，应想到本病的可能，脑实质内的室管膜瘤与偏恶性的胶质瘤影像学表现很相似，有时单纯依靠 CT 及 MR 很难区别。

（三）室管膜下瘤

【病因病理和临床表现】　室管膜下瘤（subependymoma）是一种少见的局限生长的较良性肿瘤，常与透明隔或第四脑室底部相连，细胞少，纤维组织多，可有微小囊变、钙化和出血，多见于成年人，40～60岁者最常见（图2-45）。

【诊断要点】

（1）平扫：多位于延髓下部并突入第四脑室底部，其次为双侧侧脑室前角靠近孟氏孔处。T_1WI 多呈低或等信号，T_2WI 呈略高信号，多不均匀，与瘤体微小囊变、钙化和出血有关，边缘为光整或呈分叶状，圆形或椭圆形，边界清晰，大多瘤周无水肿，占位效应轻或无，钙化、囊变少见。

（2）增强扫描：强化者约占50%，常为不均匀强化或部分实质成分强化。

【鉴别诊断】

（1）室管膜下巨细胞星形细胞瘤：位于室间孔的强化肿块，钙化常见，多见于结节性硬化患者。

（2）中枢神经细胞瘤：典型表现为"气泡"样表现，钙化常见，位于侧脑室，附着于透明隔，呈中度到显著强化。

（3）室管膜瘤：年龄较轻，典型表现为第四脑室肿块伴脑积水，不均匀强化。

（4）脉络丛乳头状瘤：多见于儿童、侧脑室。

【**特别提示**】 中老年人，第四脑室或侧脑室T₂WI及FLAIR高信号肿块，增强扫描呈轻度强化或无强化，首先考虑室管膜下瘤。

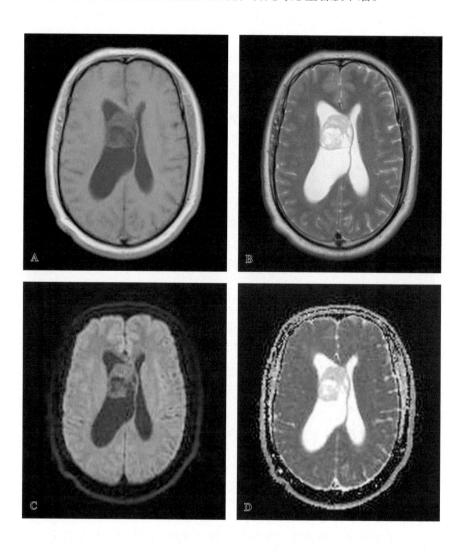

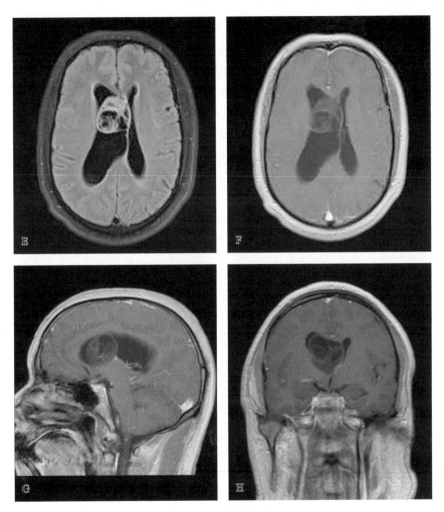

图2-45　室管膜下瘤

　　患者，男性，52岁，头痛3月余，加重1天入院，MR检查示右侧侧脑室前角内混杂信号肿块。A.实性部分T_1WI呈等信号；B.T_2WI呈稍高信号；C.DWI呈等信号；D.ADC值增高；E.FLAIR呈高信号，夹杂小囊状低信号应；F～H.增强扫描呈轻度强化，内见不规则囊变区，T_1WI低信号、T_2WI高信号，增强扫描无强化。术后病理："右侧侧脑室"可符合室管膜下瘤（WHO分级Ⅰ级）。免疫组化标记：CK−、GFAP＋、EMA−、Syn＋、CD34血管＋、Ki-67＋（约2%）

（四）室管膜下巨细胞型星形细胞瘤

【病因病理和临床表现】 室管膜下巨细胞型星形细胞瘤（subependymal giant cell tumor），为结节性硬化的特征性病变。其发生率为1.7%～14%，肿瘤组织学上起源于室管膜巨大星形细胞，绝大多数位于孟氏孔附近，易产生阻塞性脑积水，通常合并结节性硬化，病理上多数为偏良性的肿瘤，生长缓慢。临床好发于青少年，多表现为癫痫和颅内高压，也可发生在婴幼儿，主要表现为智力低下、癫痫发作、面部皮质腺瘤。

【诊断要点】 一般体积较大，未发生钙化时，信号强度较均匀，T_1WI示病灶呈等低混杂信号，侧脑室周缘可见钙化部分呈低信号，非钙化部分呈中等信号，T_2WI示病灶呈等低混杂信号，钙化部分信号很低，增强扫描呈明显均匀或不均匀强化，侧脑室周缘钙化部分可见多发低信号结节灶。

【鉴别诊断】

（1）中枢神经细胞瘤：少见，好发于青年人。肿瘤体积较大，伴有脑积水，坏死、囊变及钙化常见，有中度到明显的强化。有学者认为，位于脑室内的信号不一及匐行性流空血管是中枢神经细胞瘤MRI特征表现。

（2）脉络丛乳头状瘤：儿童多见，主要累及侧脑室体部和三角区，增强扫描明显强化，并引起交通性脑积水，成人则多见于第四脑室。

（3）室管膜瘤：小儿多见，多位于第四脑室，信号混杂，钙化、囊变常见，实性部分强化明显。

（4）脑膜瘤：中年妇女多见，基本都位于侧脑室三角区，形态规则，边缘光滑，信号均匀，强化明显。

（五）脉络丛乳头状瘤

【病因病理和临床表现】 脉络丛乳头状瘤（choroid plexus papilloma，CPP）为起源于脑室内壁下方的原始神经上皮－脉络丛上皮的良性肿瘤，WHO分类归为Ⅰ级。好发于10岁以内儿童，其中5岁之内者占50%～80%，男性略多于女性。好发部位与正常脑室内脉络丛分布成正比，发生于侧脑室三角区占50%。肿瘤间质由富含血管、相互连接的组织组成乳头状，其表面覆盖单层柱状上皮细胞。肿瘤内可有出血和囊性变。其主要临床症状多由颅高压引起，表现为头晕、头痛，少数合并恶心、呕吐，部分可引起小脑症状，表现为眩晕、步态不稳等。

【诊断要点】 MR平扫T_1呈稍低信号，T_2WI呈等或稍高信号，信号可不均匀，伴或不伴血管流空影。肿瘤形态不规则，边缘多呈分叶或菜花状，轮廓清晰，肿瘤内可见囊变，位于脑室内者，瘤周无或轻度水肿，占位效应多较严重，偶可见脑实质轻度浸润。增强扫描后病灶常呈明显均匀强化，容易出现脑室壁及椎管内蛛网膜多发结节样转移灶，脑积水出现早且明显为其特征（图2-46）。

【鉴别诊断】

（1）室管膜瘤：年龄较小，膨胀性浇筑样生长，信号更混杂，强化程度低于CPP。

（2）髓母细胞瘤：儿童多见，信号多均匀，可合并小囊变。

（3）星形细胞瘤：典型表现为大囊小结节，部分呈囊实性改变。

【特别提示】

（1）2岁以内儿童发现脑室内肿块，考虑CPP。

（2）仅凭影像学检查难以可靠鉴别CPP和脉络丛癌，最终诊断依靠组织学检查。

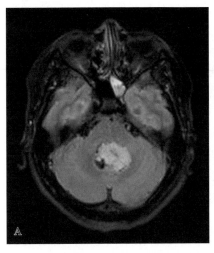
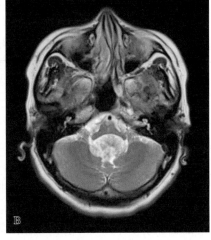

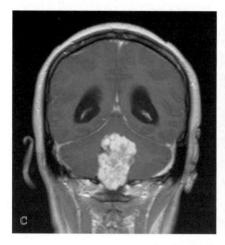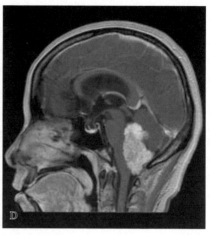

图2-46　脉络丛乳头状瘤

　　患者，男性，19岁，第四脑室内占位，形态不规则，边缘呈明显分叶状改变。A.T₁WI呈稍高信号；B.T₂WI呈等信号；C、D.增强扫描呈明显强化。病理：（小脑肿瘤）脉络丛乳头状瘤（WHO分级Ⅰ级）。免疫组化：CK＋、Vim＋、EMA－、CK7－、CK20－、S100＋、Syn＋、GFAP局灶＋

（六）中枢神经细胞瘤

【病因病理和临床表现】　中枢神经细胞瘤（central neruocytoma，CNC）为单纯神经元起源的脑室内肿瘤，常为良性，生长缓慢，占脑室内肿瘤的10%。CNC常起源于透明隔，占据侧脑室额角及体部。病理上肿瘤为界线清晰肿块，其内血管分布丰富，可见钙化及囊变，出血少见，特征性地附着于透明隔或侧脑室壁（图2-47）。

　　中枢神经细胞瘤在中青年人多见，男女比例差异性不大。临床表现多以颅内压增高为主要表现，室间隔、第三脑室、下丘脑的肿瘤会有视觉障碍、激素功能障碍等症状。

【诊断要点】

　　（1）好发部位：肿瘤大都位于侧脑室透明隔区、孟氏孔附近。典型表现为广基底与侧脑室透明隔相连的肿瘤。

　　（2）肿瘤及其周围情况：中枢神经细胞瘤与周围脑室或透明隔粘连、周边多发囊变及等信号条索状结构为其特征性表现。当肿瘤体积较大时，肿瘤边缘与周围组织粘连牵拉呈波浪状，可见"扇形征"。瘤周无水肿或轻度水肿也可作为CNC的表现特征。肿瘤可阻塞孟氏孔，引起脑积水。

（3）肿瘤MR特点：肿瘤形态不规则，多呈分叶状，边界清晰。肿瘤实质平扫T$_1$WI呈不均匀等或稍低信号，T$_2$WI呈等或稍高信号，DWI呈高信号。瘤体容易囊变，囊变位置通常位于肿瘤边缘部分，这是CNC有别于其他肿瘤的重要影像学特征。此外，囊变与囊变之间呈细网状分隔而酷似"蜂窝"或"丝瓜瓤"样改变是其特征性表现（图2-48）。

（4）肿瘤强化情况：中枢神经细胞瘤的强化方式多变，既可明显强化，也可轻中度强化。但是病变内或边缘多见匍行血管流空信号，可为其特征性表现之一。

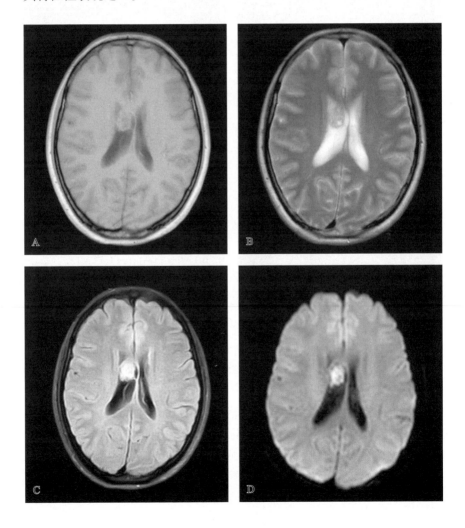

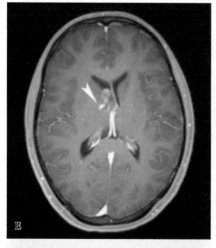

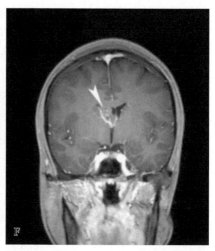

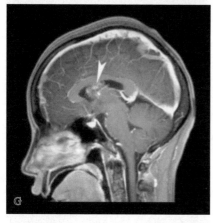

图2-47 中枢神经细胞瘤

患者，男性，36岁，头痛半年入院，右侧侧脑室内见类圆形占位。A.T₁WI呈等信号；B.T₂WI呈稍高信号；C.FLAIR呈高信号；D.DWI呈高信号；E～G.增强扫描呈中度不均匀强化，内见"丝瓜瓤"样改变（白箭）

【鉴别诊断】

（1）室管膜瘤：成人多见于侧脑室三角区，广基与侧脑室室壁相连，脑室内塑形为其特点，易随脑脊液循环发生种植性转移，增强扫描后一般较显著不均匀强化。

（2）脉络丛乳头状瘤：侧脑室内肿瘤多见于儿童，成人少见，MRI上信号多较均匀，增强明显均匀强化，多见交通性脑积水。

（3）室管膜下巨细胞性星形细胞瘤：好发于儿童且常与结节硬化症伴发，肿瘤好发于室间孔区，常为实体性，边缘光整，囊变少见，若同时于脑室壁或皮质及皮质下区发现钙化或结节，有利于诊断。

【特别提示】　中枢神经细胞瘤是神经系统少见但很重要的疾病。有研究认为脑室壁扇形样表现和囊肿骨刺样表现，是诊断中枢神经细胞瘤特异性和敏感度较高的表现。

（七）血管外皮细胞瘤

【病因病理和临床表现】　血管外皮细胞瘤（hemangiopericytoma，HPC）是一种起源于脑膜间质的少见恶性肿瘤，临床发病率低，约占颅内原发性肿瘤的1%。2016年WHO中枢神经系统肿瘤分类第四版修订版中将HPC和孤立性纤维瘤（SFT）合并，表述为SFT/HPC，WHO分级为3级，Ⅱ和Ⅲ级具有一定恶性生物学行为。颅内HPC以发生于幕上多见，主要位于大脑凸面、镰旁及前中颅底区。平均发病年龄为38～42岁，男性略多于女性。临床表现无特异性，主要与肿瘤的部位有关，常为头痛、癫痫，颅后窝的病灶还可有步态异常、站立不稳等。

【诊断要点】　HPC常表现为边界清晰的单发肿块，边缘欠光整，多呈分叶状，T_1WI呈等低信号，T_2WI呈等高信号为主，内部信号不均匀，主要为多发且大小不等的囊变、坏死灶（图2-48）。当肿瘤内有出血时，在MR图像上更为明确，表现为T_1WI稍低信号、T_2WI稍低信号，肿瘤的侵蚀和不成熟血管的破裂为肿瘤内部出血的主要原因。纤曲或蚓状血管流空信号被认为是HPC的特征性征象，尤其是这一征象在肿瘤内部和周围同时出现，对HPC的诊断具有重要价值。增强扫描后肿瘤实质明显持

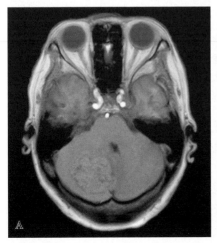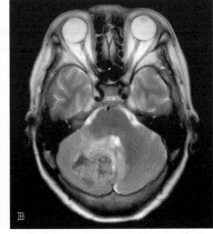

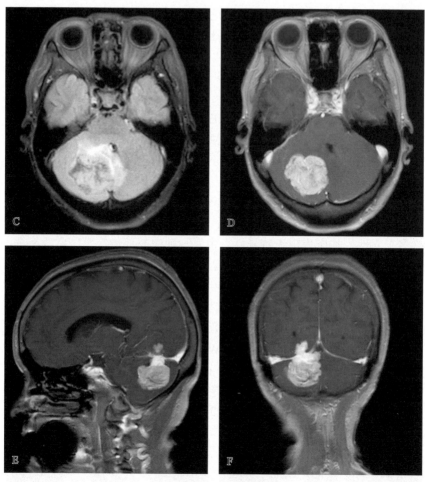

图2-48　血管外皮细胞瘤

患者，男性，40岁，颅后窝占位，A.T$_1$WI呈等低信号；B.T$_2$WI呈混杂信号；C.FLAIR混杂高信号，内部信号不均匀；D～F.增强扫描呈明显强化

续性强化，坏死囊变部分不强化，无明显包膜强化征象。邻近脑膜结构可有强化。肿瘤呈侵袭性生长，会引起颅骨的骨质破坏。

【鉴别诊断】

（1）脑膜瘤：多呈圆形或椭圆形，分叶少见，钙化多见，血管流空信号和囊变坏死少见。脑膜瘤周围颅骨的反应性增生。

（2）淋巴瘤：当淋巴瘤累及硬脑膜时表现与HPC相似，但淋巴瘤不累及颅骨，常无流空效应。

（3）硬脑膜转移灶：伴有邻近骨质受侵犯的硬脑膜转移瘤难以鉴别，当有已知原发肿瘤，或为多发性病变时，首先考虑硬脑膜转移瘤。

【特别提示】 骨质侵犯最常见于转移瘤，但可以提示HPC。"脑膜尾征"具有非特异性，更常见于脑膜瘤。

（八）蛛网膜囊肿

【病因病理和临床表现】 蛛网膜囊肿（arachnoid cyst）是指脑脊液被包裹在蛛网膜所形成的袋状结构而形成的囊肿，约占颅内非外伤性肿物的1%，以颅中窝最为常见，有先天性和后天性两种，前者多为蛛网膜发育异常所致，多见于儿童；后者多由外伤、感染、蛛网膜下腔出血等引起的蛛网膜下腔广泛粘连所致。

临床上通常无症状，少数患者有头痛、癫痫及面部痉挛，位于枕大池的较大蛛网膜囊肿可导致阻塞性脑积水。

【诊断要点】

（1）病变多位于颅中窝、鞍上池、颅后窝、脑桥小脑角池及大脑凸面等处，病灶呈圆形、长圆形或球形，位于脑实质之外。

（2）T_1WI、T_2WI信号强度与脑脊液一致，FLAIR呈明显低信号，边界清晰锐利（图2-49）。

（3）无瘤周水肿，相应部位的脑组织常伴受压、移位，局部颅盖骨可变薄。

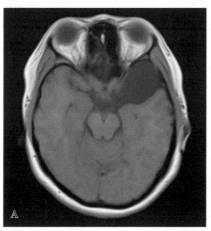
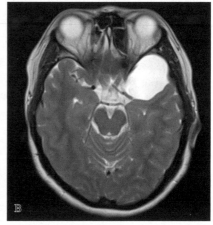

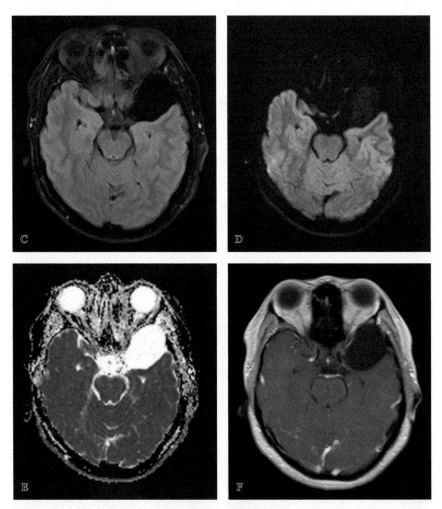

图2-49 蛛网膜囊肿

患者，左颞极见类圆形囊性灶。A、C.T₁WI、FLAIR呈稍低信号；B.T₂WI呈高信号；D.DWI呈低信号；E.ADC值显著增高；F.增强扫描无强化

（4）增强扫描无强化征象。

【鉴别诊断】

（1）表皮样囊肿：FLAIR信号较高；DWI弥散受限；包绕邻近神经、血管而非挤压。

（2）慢性硬膜下出血：病史；增强扫描有时可看到周围环形强化。

（3）脑穿通囊肿：有外伤或脑卒中病史；与脑室相通；周围胶质增生。

【特别提示】 因水分子运动不受限制，蛛网膜囊肿在DWI呈明显的低信号，此点可作为与表皮样囊肿相鉴别的重要依据。

（九）脑室脉络丛黄色肉芽肿

【病因病理和临床表现】 脉络丛黄色肉芽肿（choroid plexus xanthogranuloma, CPXG）是位于脉络丛的特发性的良性退行性病变，常位于双侧侧脑室三角区，患者通常无症状，尸检中发病率为1.6% ～ 7.0%。黄色肉芽肿的病理机制尚不十分明确，大部分学者认为脉络丛的上皮细胞脱屑后发生退行性改变，然后通过破裂的基底膜进入脉络丛间质，这些退化细胞聚集并释放脂质成分，脂质成分导致炎性细胞聚集，并发生反应形成黄色肉芽肿。

【诊断要点】 MRI多表现为T_1WI呈稍低信号，T_2WI、FLAIR呈等或稍高信号，增强扫描后病灶中心无强化，边缘可见强化，一般认为是周围包绕的脉络丛强化所致。特征性表现：DWI呈高信号，ADC值减低（提示扩散受限），多认为是病灶内含有较丰富的胆固醇结晶所致（图2-50）。

【鉴别诊断】

（1）神经上皮囊肿：常表现为类圆形囊性病灶，与脑脊液相似，信号均匀，囊壁菲薄且均匀，扩散不受限，增强扫描无强化。

（2）侧脑室内脑膜瘤：多见于成年女性，肿瘤信号多均匀一致，边

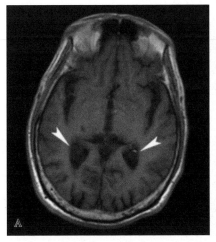
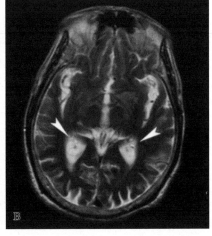

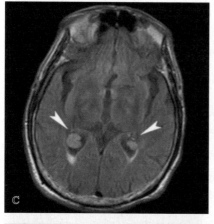

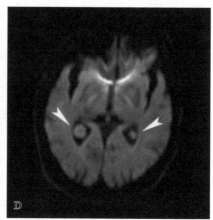

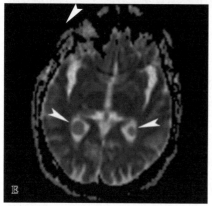

图2-50 脉络丛黄色肉芽肿

双侧脑室后角内见类圆形结节。A.T$_1$WI呈等高信号（白箭）；B.T$_2$WI呈高信号（白箭）；C.FLAIR呈稍高信号（白箭）；D.DWI呈稍高信号（白箭）；E.ADC值减低（白箭）

界清晰，瘤周无或轻度水肿，增强扫描呈明显均匀强化。

（3）脉络膜丛乳头状肿瘤：增强扫描一般呈较明显强化。

【特别提示】 中老年人，侧脑室（尤其以三角区为著）内类圆形扩散受限无强化病灶，应想到脑室脉络丛黄色肉芽肿的可能。

九、桥小脑角及内听道病变

（一）听神经瘤

【病因病理和临床表现】 听神经瘤（acoustic neurinoma）（又称前庭神经鞘瘤）起源于桥小脑角-内听道内包绕前庭蜗神经中前庭支施万细胞的良性肿瘤，是桥小脑角区最常见的肿瘤。听神经瘤生长缓慢，不侵犯邻近结构。绝大多数为单侧发病，圆－卵圆形，有包膜肿瘤，瘤内常有囊变、坏死，以40～60岁的成人多发（除非为神经纤维瘤病2型，否则在儿童中罕见），首发症状常为耳鸣、耳聋、听力减退。

【诊断要点】 桥小脑角区圆形或类圆形肿块，多以内听道为中心生长，内听道扩大呈喇叭状。

肿瘤信号均匀一致时，T_1WI呈等或稍低信号，T_2WI呈等、高信号，当病灶囊变或出血时，信号混杂，极少出现钙化。增强扫描肿瘤可呈均匀、不均匀明显强化或呈环形强化，"脑膜尾征"罕见，有时，同侧听神经可见增粗，并明显强化（图2-51）。

部分肿块邻近骨质吸收、破坏，脑桥小脑角池扩大，邻近脑实质受压，第四脑室受压、变形，部分较大病灶可出现梗阻性脑积水等间接征象。

【鉴别诊断】 本病主要须与脑膜瘤、胆脂瘤及三叉神经瘤相鉴别。

（1）脑膜瘤：在MRI上T_1WI信号多呈稍低信号，T_2WI信号呈稍高信号，囊变及出血少见，常合并有钙化，增强扫描大部分可见脑膜尾征，并可见瘤周水肿，不累及患侧听神经，内听道不扩大，但少数不典型脑膜瘤会累及患侧听神经并强化，则需要病理学诊断。

（2）胆脂瘤：胆脂瘤因其成分混杂且含有脂肪，在MRI上DWI呈高信号，增强扫描无强化。

（3）三叉神经瘤：肿瘤跨越颅中、后窝，沿三叉神经路径生长，呈哑铃状，不累及内听道，常伴有岩骨的骨质破坏。

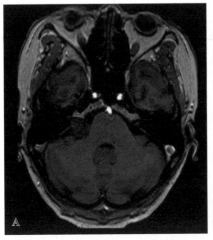
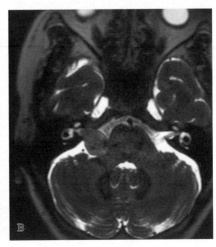

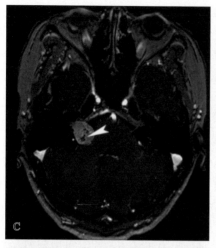

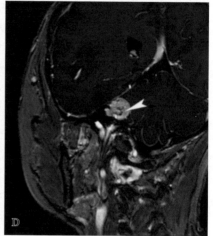

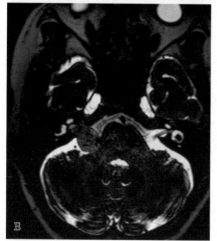

图2-51　听神经瘤

A.T₁WI示右侧桥小脑角区类圆形、低信号肿块，边界光整；B.T₂WI抑脂序列呈等信号；C、D.增强扫描肿块明显强化，内见无强化囊变坏死区（白箭）

【特别提示】

（1）若内听道未扩大，但开口以其为中心的肿块仍需考虑听神经瘤。

（2）有双侧听神经瘤或单侧听神经瘤合并其他部位的肿瘤（如脑膜瘤）时，需排除神经纤维瘤病Ⅱ型。

（二）三叉神经瘤

【病因病理和临床表现】　三叉神经瘤（trigeminal neurinoma）是起源于三叉神经鞘膜的施万细胞的良性肿瘤，为仅次于听神经瘤的脑神经瘤，生长缓慢，有包膜，瘤内可伴有坏死、囊变和出血，其生长部位可在颅中窝和（或）颅后窝，青壮年多见，男性稍多于女性，首发症状多为三叉神经痛，面部麻木，咀嚼肌萎缩。

【诊断要点】

（1）肿瘤多呈圆形或卵圆形，位于颅中窝或颅后窝，累及以上两个部位时，呈哑铃状，伴岩骨尖骨质破坏。

（2）肿瘤T_1WI呈低或等信号，T_2WI呈高信号；肿瘤较大时，可有囊变出现，T_1WI呈微低信号，T_2WI呈更高信号（图2-52）。

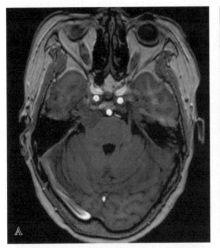
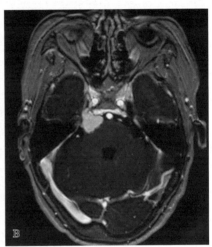
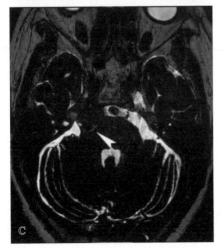

图2-52 三叉神经瘤

右颅中窝底肿块，位于三叉神经走行区，并沿Meckel腔生长。A.T_1WI-3D序列呈低信号；B.增强扫描明显强化；C.肿块外下侧缘可见受压神经束（白箭）

（3）增强像上，呈均匀或环形强化，瘤周多无水肿。

【鉴别诊断】　本病须与听神经瘤相鉴别。

【特别提示】　肿瘤呈哑铃状，骑跨于颅中、后窝生长是诊断三叉神经瘤的重要标志，常伴有患者Meckel腔扩大，而内听道不扩大，从而与听神经瘤相鉴别。

（三）表皮样囊肿

【病因病理和临床表现】　表皮样囊肿（epidermoid cyst）又称胆脂瘤，是一种源于皮肤外胚层的先天性肿瘤，为外胚层的上皮成分在神经管闭合期间形成，生长缓慢，好发于桥小脑角、鞍区及脑室系统，临床症状随部位不同各异（图2-53）。位于桥小脑角区者可表现为面瘫、听力障碍及共济失调。

【诊断要点】

（1）表皮样囊肿边界清晰，有匍行生长、见缝就钻的特点，常可沿邻近蛛网膜下隙塑性发展，因而形态多不规则，占位效应轻。

（2）绝大多数表皮样囊肿 T_1WI 信号等或略高于脑脊液，T_2WI 信号等或略低于脑脊液，信号强度不均匀，少数表皮样囊肿因含液态胆固醇在 T_1WI 上呈高信号。因瘤内水分子运动受限，胆脂瘤在DWI上呈显著高信号。

（3）增强像上表皮样囊肿大多数不强化，少数囊壁呈轻度环形强化。

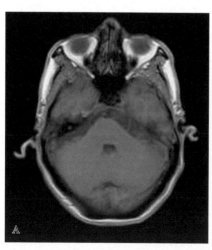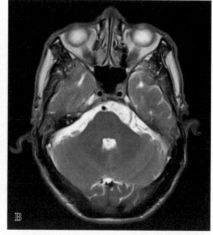

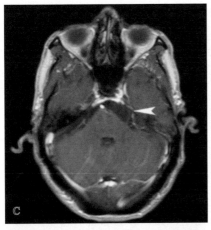

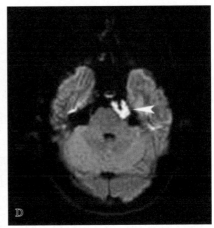

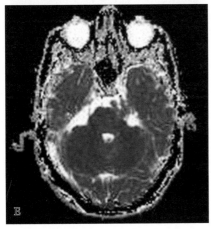

图2-53 表皮样囊肿

A.T₁WI示左侧桥小脑角区不规则、低信号占位；B.T₂WI示病灶呈高信号，紧贴脑桥；C.增强扫描示病灶未见明显强化；C、D示病灶弥散受限（白箭）

【鉴别诊断】 表皮样囊肿主要应与蛛网膜囊肿、脂肪瘤及囊变的听神经瘤相鉴别。

【特别提示】 表皮样囊肿在DWI序列中呈明显高信号是与其他囊性占位鉴别的重要标志。

（四）颈静脉球瘤

【病因病理和临床表现】 颈静脉球瘤（化学感受器）是发生在颅底颈静脉孔内及其附近的肿瘤，起源于副神经节细胞。即大血管的化学和压力感受器前体细胞。本病可发生在10岁以上任何年龄组。临床症状为搏动性耳鸣、耳聋、眩晕和下组脑神经麻痹。

【诊断要点】

（1）肿块在T_1WI呈等信号，T_2WI呈较高信号，大的肿瘤具有特征性表现"盐和胡椒征"。

（2）肿块由于血供极其丰富，在CT和MRI上显著强化。

（3）常见颈静脉孔扩大及其邻近的骨质破坏。

【鉴别诊断】

（1）脑膜瘤：颈静脉孔区脑膜瘤附着处的脑膜强化也十分明显，常出现特征性的"脑膜尾征"，颈静脉孔一般不扩大，邻近常见骨质增生。

（2）神经鞘瘤：多囊变，强化程度低于颈静脉球瘤。神经鞘瘤也可引起颈静脉孔扩大，但扩大以前内方为主，而颈静脉球瘤引起的扩大以后外侧方为主。

【特别提示】 DSA可见肿瘤异常染色和血管染色的肿瘤轮廓，对于明确诊断十分重要。

（五）其他

桥小脑角区其他常见病变，如蛛网膜囊肿、脑膜瘤及转移瘤见前面章节。

十、鞍区、松果体区病变

（一）鞍区病变

1.垂体腺瘤

【病因病理和临床表现】 垂体瘤（pituitary adenoma）为鞍区最常见的肿瘤，分为功能性和非功能性。又按病灶大小分为垂体微腺瘤和大腺瘤，小于1cm者称垂体微腺瘤，大于1cm者称为大腺瘤。功能性腺瘤表现为与内分泌有关的症状，如闭经、泌乳、肢端肥大、尿崩症等，因其相应激素分泌异常导致的临床症状明显，易于早期发现，所以微腺瘤居多。非功能性腺瘤，因其早期不引起激素分泌异常，早期不易发现，所以大腺瘤巨大，当肿瘤生长较大时，可压迫和破坏邻近分泌细胞，可引起内分泌低下的症状，如甲状腺功能低下等，亦可引起邻近结构压迫症状，如视力障碍、脑积水等。

【诊断要点】

（1）垂体大/巨大腺瘤

1）鞍区/鞍上占位，正常垂体结构或信号消失或部分消失，可有蝶鞍扩大，向上可突破鞍膈，形成典型的"束腰征"，向上推移视交叉，也可挤压第三脑室前部形成梗阻性脑积水的继发改变。向下可有鞍底下陷，突入蝶窦，向两侧侵犯海绵窦，包绕颈内动脉海绵窦段。

2）较大实性垂体瘤信号一般较均匀，T_1WI 呈等或低信号，T_2WI 呈等或高信号，信号强度与脑皮质相似。肿瘤进一步增大时常伴有出血、坏死、囊变，从而使信号混杂，钙化少见。当伴有出血时又称垂体瘤卒中，可使病灶 T_1WI 呈高信号，坏死、囊变表现为 T_1WI 呈低信号、T_2WI 高信号，部分病灶可呈现"液－液平面"。

3）T_1WI C＋序列，出血、坏死、囊变、钙化区域，呈不同程度强化（图2-54）。且能明确肿瘤范围，以及侵犯临床解剖结构的范围，有助于治疗或手术方案的确定。

（2）垂体微腺瘤（图2-55）

1）一般在垂体薄层（层厚＜3mm）冠状位、矢状位图像显示清晰，需动态增强扫描。

2）大部分垂体微腺瘤表现为垂体前叶局灶性结节影，T_1WI 呈稍低信号，T_2WI 呈稍高信号，与背景正常垂体信号差异可不明显。

3）冠状位显示病变区域垂体上缘稍膨隆，垂体柄略向对侧偏移，

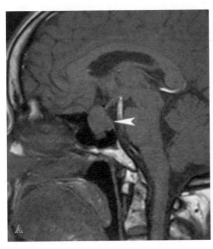
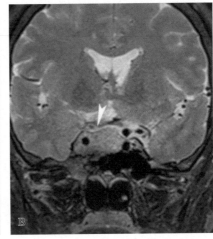

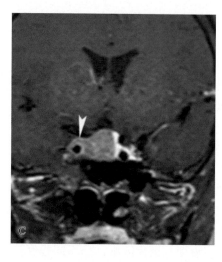

图2-54 垂体大腺瘤

患者，46岁，女性，肢端肥大症，发现
生长激素增高1个月，手足增大、口唇增厚。
MR扫描。A.T$_1$WI呈等信号（白箭）；B.T$_2$WI
呈等高信号（白箭）；C.增强扫描示肿瘤中度
强化，侵犯右侧海绵窦，包绕右侧颈内动脉
海绵窦段（白箭）

鞍底下陷不常见。

4）注射对比剂后，动态增强显示病灶早期强化不明显，与正常垂
体早期明显强化形成对比，易于观察，冠状位有助于显示病灶整体形态
及位置关系，后期病灶逐渐延迟强化。

【鉴别诊断】

（1）颅咽管瘤：主要与垂体大腺瘤相鉴别。肿瘤较大，多位于鞍
上，囊性/囊实性多见，囊壁可见钙化，增强扫描囊壁明显强化。

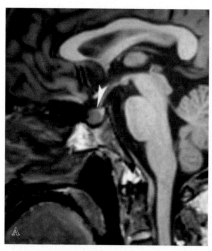

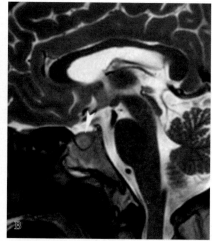

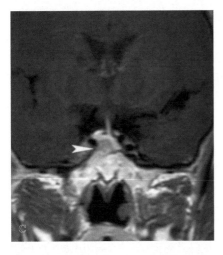

图2-55 垂体微腺瘤

患者，女性，66岁，PET/CT体检发现鞍区高代谢结节灶。A.T$_1$WI示垂体低信号结节（白箭）；B.病灶T$_2$WI呈稍高信号（白箭）；C.增强扫描强化程度低于背景垂体组织（白箭）

（2）脑膜瘤：典型的MRI表现为鞍结节肿块向蝶鞍内侵犯，沿着蝶骨平台的前硬脑膜强化，形似"鸟嘴"。T$_1$WI、T$_2$WI信号与脑灰质相似。肿块下方可见正常的脑垂体。

（3）Rathke囊肿：主要与垂体微腺瘤相鉴别。病灶位于垂体前后叶之间，T$_1$WI可呈高信号，增强扫描无强化。

【特别提示】

（1）垂体微腺瘤一般结合临床表现及实验室检查可做出明确诊断，一般无须鉴别。

（2）垂体瘤的影像学检查（包括CT及MR），除明确诊断之外，更重要的明确肿瘤生长及侵犯范围，评估药物治疗疗效，为临床治疗决策及手术方案提供参考。

2.颅咽管瘤

【病因病理和临床表现】 颅咽管瘤（craniopharyngioma），为良性上皮性肿瘤，来源于颅咽管残余上皮，WHO分级Ⅰ级（图2-56）。多位于鞍上，少数可发生于鞍内，为鞍区第二常见的肿瘤，约占鞍区肿瘤的30%。任何年龄均可发病，该病有两个发病高峰，第一个发病高峰为儿童及青少年，第二个发病高峰为50～60岁成年人，无性别差异。可引起下丘脑－垂体功能紊乱，颅高压、视力及视野异常，梗阻性脑积水等。大体病理可分为囊性、囊实性和实性颅咽管瘤3种类型，其中实性最少见，依据组织学细胞组成可分为造釉质细胞型颅咽管瘤与鳞状乳头状细胞型颅咽管瘤。实质颅咽管瘤病理主要为鳞状乳头状细胞型。囊性为主的颅咽管瘤，病理主要为造釉质细胞型颅咽管瘤细胞型。理论上，如予以彻底全切除，此病当能治愈。而残留的肿瘤，对各种形式的放疗均不敏感，且放疗也会对下丘脑产生二次损伤。因此，颅咽管瘤是最具

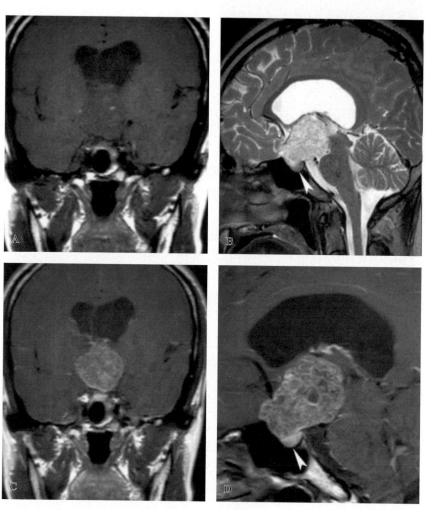

图2-56　颅咽管瘤

患者，女性，28岁，视神经疾病就诊。MR扫描鞍上占位，呈分叶状。A.T$_1$WI呈低信号为主；B.T$_2$WI呈高低相间信号（"盐胡椒征"），夹杂小囊变区，呈更高信号；C、D.增强扫描病灶不均匀。B、D图可见受压变扁的垂体组织（白箭）

代表性的鞍区－下丘脑区域肿瘤，它的手术涉及鞍区－下丘脑所有可能出现的问题。

【诊断要点】

（1）鞍上占位，圆形、椭圆形或不规则形，边缘可呈分叶状，邻近组织受压为主，很少侵犯。

（2）囊性、囊实性病灶多见，由于囊液信号不同，MR各序列信号混杂。实性部分T_1WI呈等稍低信号，T_2WI呈高或低信号。大部分囊性部分信号与脑脊液相似，当囊液内含实性蛋白时，T_2WI信号可高于脑脊液；当囊液内含较高浓度蛋白、胆固醇或出血时，T_1WI、T_2WI均呈高信号。多数病灶可见钙化，蛋壳样钙化为典型表现。

（3）增强扫描，病变囊性部分及囊壁钙化无强化，囊壁及实性部分明显强化。

（4）实性病变少见，此型主要为鳞状、乳头状细胞型。T_1WI上与脑灰质比较呈低信号，T_2WI呈高低相间混杂信号，呈"椒盐征"表现，增强扫描可见明显强化，瘤体内胆固醇结晶、矿物质的沉积及细微点状钙化无强化，因此瘤体亦可出现"椒盐征"，此征象为特异性表现。

（5）间接征象，肿瘤较大压迫邻近第三脑室，可引起侧脑室对称性扩大，造成梗阻性脑积水改变。瘤周水肿一般不明显，肿瘤较大时可引起邻近脑实质水肿。

【鉴别诊断】

（1）表皮样囊肿：边缘光整、锐利的囊性灶，DWI呈均匀高信号，ADC值减低，增强扫描无强化。

（2）皮样囊肿：T_1WI呈高信号、T_2WI呈略高信号，部分病灶信号不均，增强扫描后无强化。

（3）鞍区脑膜瘤：MR信号均匀，囊变极少见，好发于鞍结节，常引起局部骨质增生，增强扫描后明显均匀强化，多可见"脑膜尾征"。

（4）垂体瘤囊变：病灶多发生于鞍内，正常垂体显示不清，多伴出血，信号不均，实性部分强化低于颅咽管瘤实性部分。

【特别提示】

（1）钙化为颅咽管瘤的特征性表现，但MR对钙化不敏感，所以如怀疑颅咽管瘤应建议CT扫描。

（2）颅咽管瘤影像学检查可明确诊断，重点显示病变邻近结构情况。病灶可以侵袭垂体柄，垂体柄受到侵袭就应切除，没有侵袭就保留（部分或全部），影像学检查提供参考。

3. Rathke囊肿

【病因病理和临床表现】 Rathke囊肿是一种先天性非肿瘤性疾病，源于Rathke囊袋残余组织，囊壁由单层或假复层上皮构成，位于垂体前后叶之间（图2-57）。Rathke囊肿见于任何年龄段，多见于成人，发现高峰年龄段30～50岁。临床上多为偶然发现，有症状者少见，部分可只表现为头痛，当囊肿较大时可对邻近结构产生压迫，引起临床症状，常表现为视野缺损、垂体功能异常、尿崩症等。矢状位影像学检查显示病变位于垂体前后叶之间，横断位显示病灶呈开口向后方的肾形。MR信号表现与囊液内蛋白浓度相关，当囊液浓度较低时，信号与脑脊液相似；当表现为T_1WI高信号、T_2WI高信号影，此时囊液蛋白、黏多糖含量高；当还有更高浓度蛋白时，T_1WI呈高信号，T_2WI呈低信号。

【诊断要点】

（1）病变位于垂体前、后叶之间，一般较小，圆形或类圆形囊性灶。

（2）T_1WI为低信号时，T_2WI呈高信号，类似脑脊液，若出现囊内T_1WI高信号、T_2WI低信号小结节，有一定特异性。

（3）T_1WI为高信号时，T_2WI呈高或低信号，一般信号较均匀。

（4）增强扫描无强化，或表现为较薄的囊壁强化，壁较规则。

【鉴别诊断】

（1）垂体微腺瘤：直径＜10mm，多位于垂体前叶，局限于鞍内，T_1WI为低信号，有强化，且强化低于背景垂体组织。

（2）垂体大腺瘤卒中：鞍内病变凸向鞍上生长，"束腰征""雪人征"有助于诊断，肿瘤组织强化较明显，正常垂体组织显示不清或不全，较大者侵犯海绵窦。

（3）囊性颅咽管瘤：儿童多发，位于鞍上，形态不规整、多呈分叶状，囊壁钙化多见，蛋壳样钙化为典型表现，囊液信号多不均匀，囊壁强化明显。

【特别提示】

（1）特征性表现，当脑脊液样信号的囊性灶内，出现T_1WI低信号、T_2WI低信号小结节，代表为胆固醇沉积。

（2）Rathke囊肿T_1WI信号取决于囊液黏多糖含量和胆固醇成分，

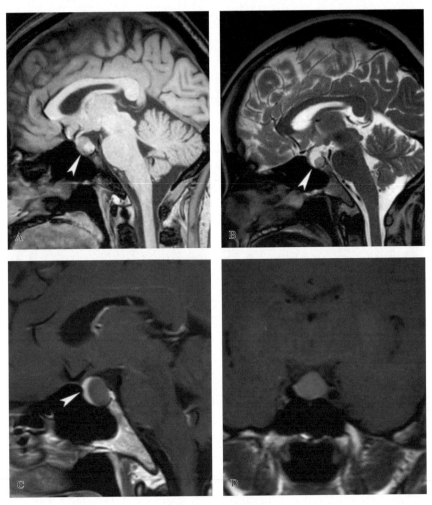

图2-57 Rathke囊肿

患者，女性，43岁，头晕8个月。MR扫描示垂体前后叶之间囊性灶。A.3D TFE T₁WI序列为低信号，内见高信号结节（白箭）；B.T₂WI呈高信号，囊内小结节T₂WI呈低信号（白箭）；C.病灶前方为强化垂体组织，病变无强化（白箭）；D.增强扫描冠状位示病灶无强化

也受蛋白含量、细胞碎屑、出血影响。

4.鞍结节脑膜瘤

【病因病理和临床表现】 鞍结节脑膜瘤（tuberculum sellae meningioma）占所有脑膜瘤的3%～10%（图2-58）。包括起源于鞍结节、前床

突、鞍膈和蝶骨平台的脑膜瘤。进展性视力丧失为主要症状，是由脑膜瘤压迫视交叉引起。

【诊断要点】

（1）病变主体位于鞍上，圆形、椭圆形或不规则形，边界清晰。

（2）蝶骨平台、视交叉沟和鞍结节等病变附着的骨质可见增生或受

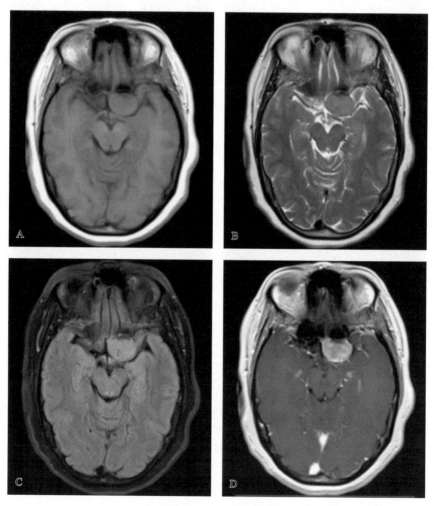

图 2-58　鞍结节脑膜瘤

患者，女性，59岁，反复头痛3天就诊。MR扫描是鞍上区类圆形占位。A～C.病变信号均匀，T_1WI、T_2WI、T_2FLAIR序列均与脑灰质相似；D.$T_1WI＋C$增强扫描，病变明显强化

压变薄等改变。

（3）T_1WI常呈等/稍低信号，T_2WI呈等/稍高信号，与脑灰质相似，一般信号均有，可有钙化。

（4）矢状位扫描可见类似于匍匐于蝶骨生长。

（5）增强扫描明显均有强化，典型者可见脑膜尾征。

【鉴别诊断】

（1）垂体大腺瘤：由垂体窝向上生长，病灶主体位于垂体窝，正常垂体显示不清，可侵犯海绵窦。鞍结节脑膜瘤主体位于鞍上，可向下生长，一般可见被压扁的垂体，一般不侵犯海绵窦。

（2）颅咽管瘤：两个发病高峰，青少年及50岁左右，常为囊性或囊实性肿物，钙化明显，部分病灶T_1WI可呈高信号，增强扫描壁结节及实性部分明显强化。

（3）生殖细胞瘤：多见于儿童，临床表现为性早熟，常表现为实性小结节灶，增强扫描明显均匀强化，可伴松果体区类似肿块。

【特别提示】

（1）典型的MRI表现为鞍结节肿块向蝶鞍内侵犯，沿着蝶骨平台的前硬脑膜强化，形似"鸟嘴"。肿块下方可见正常的脑垂体。

（2）重点应与垂体大腺瘤相鉴别，如果误诊为垂体大腺瘤临床可能选择经鼻蝶入路手术，通常只能部分切除肿瘤，且容易损伤垂体。而脑膜瘤血管丰富，易造成术中出血。

5.空泡蝶鞍

【病因病理和临床表现】 原发性空泡蝶鞍（primary empty sella，PES）是蛛网膜下腔突入蝶鞍，造成垂体受压出现蝶鞍空虚被脑脊液充满的影像学诊断（图2-59）。常可伴头痛、视力损害、肥胖、血压升高、女性月经不规律及男性性功能减退等临床症状，部分患者存在不同程度腺垂体功能减退。

【诊断要点】

（1）MR检查示蝶鞍对称性扩大，内充满脑脊液样信号影。

（2）垂体受压变扁，或不可见，垂体柄一般居中，无偏移。

【鉴别诊断】 影像学表现较明确，无须鉴别。

【特别提示】 空泡蝶鞍为影像学诊断，也可见于常人，一般无须治疗。症状严重者视病因及症状采取相应治理措施，一般预后较好。

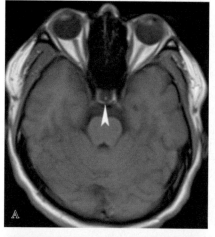

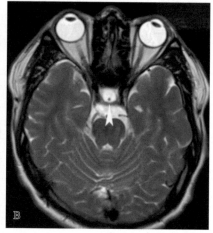

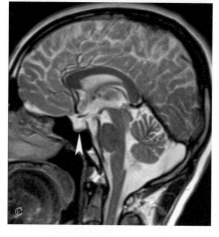

图2-59　空泡蝶鞍

患者，男性，40岁，乏力5年就诊。MR扫描示鞍区囊性灶影。A、B.T$_1$WI、T$_2$WI横轴位示病变信号与脑脊液显示，垂体柄居中无偏移（白箭）；C.T$_2$WI矢状位见受压变扁垂体组织（白箭）

（二）松果体区病变

1.松果体瘤

【病因病理和临床表现】　松果体细胞瘤，WHO分级Ⅰ级，源自松果体主质细胞。可以发生于任何年龄组，多见于青年，男女发病比率相当。临床症状为头痛，Rarinaud综合征，特征为两眼同向上视不能、两侧瞳孔散大或不等大、光反应消失，调节反射存在。

【诊断要点】

（1）病灶较小，圆形或椭圆形，部分呈分叶状。

（2）在T_1WI上表现为等或稍低信号，T_2WI表现为稍高信号。

（3）肿瘤内可出现钙化，出血、囊变、坏死少见。

（4）$T_1WI + C$增强可见轻－中度强化，少数明显强化。

【鉴别诊断】

（1）生殖细胞瘤：儿童发病，强化较松果体瘤明显，可沿脑脊液播散转移。

（2）畸胎瘤：信号混杂，内含T_1WI高的脂肪信号影，增强扫描环状强化多见。

（3）脑膜瘤：松果体区脑膜瘤主要来源于小脑幕，宽基底附着硬膜，偏向一侧，增强脑膜尾征。肿瘤与小脑间隙可见脑脊液环绕影。

【特别提示】　松果体细胞瘤少见，发生于成年人，是慢性生长的交界性肿瘤，来源于松果体主质细胞。松果体母细胞瘤来源于松果体主质细胞高度恶性肿瘤，青少年多见，常通过脑脊液播散。

2. 生殖细胞瘤

【病因病理和临床表现】　生殖细胞瘤（germinomatous）是松果体区常见的肿瘤，多在30岁前发病。其好发于年轻男性，男性明显多于女性。病变可多发，鞍上区、脑室、基底节区可同时出现同性质病灶。肿瘤内无钙化，但可包绕松果体内钙化。有时在T_2WI上其可表现为稍高信号，小的囊变区可见。

【诊断要点】

（1）圆形、类圆形，大者呈分叶状。

（2）肿瘤沿第三脑室两侧缘生长具有较大特征性。

（3）CT高密度为典型表现，MR扫描T_1WI呈等或稍低信号，T_2WI常为高信号，DWI呈高信号。

（4）$T_1WI + C$一般明显均匀强化。

【鉴别诊断】

（1）松果体瘤：松果体细胞瘤呈圆形实性肿块，一般小于3cm，第三脑室后壁受压呈杯口状，MRI增强扫描强化程度不如生殖细胞瘤。

（2）畸胎瘤：各序列信号混杂，不强化或轻度强化。

【特别提示】　生殖细胞瘤是松果体区最常见的肿瘤，可沿脑脊液种植转移，对放疗极为敏感。

3.畸胎瘤

【病因病理和临床表现】 颅内畸胎瘤最常见于松果体区，儿童最常见，男性多于女性。多数表现为并发囊性灶，囊内含有脂质、毛发、牙齿等，病变内钙化常见。

【诊断要点】

（1）信号极不均质，T_1WI呈低、等、高混杂信号，T_2WI呈高、等、低混杂信号。

（2）局部脂肪在T_1WI上表现为高信号。

（3）横轴位$T_1WI + C$示不强化或轻度强化，多呈环状强化。若强化明显应考虑为恶性。

【鉴别诊断】

（1）生殖细胞瘤：CT高密度为典型表现，MR扫描T_1WI呈等或稍低信号，T_2WI常为高信号，DWI呈高信号，明显均有强化，可多发。

（2）松果体瘤：一般<3cm，实性病灶，均匀轻-中度强化。

【特别提示】 松果体区第二位常见肿瘤，儿童多见，男性多于女性。多呈囊性，囊内成分混杂，所以信号多混杂，出血、钙化多见。实性部分轻度或不强化，明显强化为恶性征象。

4.表皮样囊肿

【病因病理和临床表现】 表皮样囊肿，先天性疾病，生长缓慢，30～50岁发病多见。形态不规整，有沿脑脊液间隙生长趋势，占位效应较轻。早期常无症状，晚期可引起梗阻性脑积水，继发颅高压症状。

【诊断要点】

（1）T_1WI呈低信号，T_2WI呈极高信号，通常高于脑脊液信号，部分病灶可因含较多胆固醇而呈T_1WI高信号。

（2）DWI呈高信号，ADC值减低，呈弥散受限改变。

（3）增强扫描常无强化，当并发感染时，可见囊壁强化。

【鉴别诊断】

（1）皮样囊肿：多呈类圆形，边界清晰，T_1WI呈高信号，DWI信号不高，增强扫描不强化。

（2）蛛网膜囊肿：常规T_1WI、T_2WI呈脑脊液样信号，FALIR呈低信号，DWI信号不高，无强化。

【特别提示】 表皮样囊肿为先天性疾病，症状一般较轻，MR扫描各序列囊性灶信号，增强扫描无强化，DWI明显高信号为其特点。

5.松果体囊肿

【病因病理和临床表现】　先天性松果体囊肿并不少见，大多无临床症状，部分患者可有头痛等表现。大体标本表现为光滑柔软的单房囊肿，囊壁为黄褐色或黄色，囊内容物为清亮的液体或呈黄色，囊内可含有出血成分。松果体囊肿囊壁组织学上分为三层：最外层为纤维结缔组织层；中间层由松果体实质成分组成；内层为神经胶质细胞层，常伴有含铁血黄素的沉着。

【诊断要点】

（1）松果体区小囊性灶，信号一般较均匀。

（2）T_1WI呈低信号，部分病灶T_1WI可呈高信号，T_2WI呈高信号（图2-60）。

（3）T_2 FLAIR序列中，T_2WI高信号减低，但并不完全抑制。

（4）T_1WI+C增强扫描，呈薄壁样环形强化，强化环可不完整，囊液无强化（图2-60）。

【鉴别诊断】

（1）表皮样囊肿：30～50岁发病多见。形态不规整，边界清晰，T_1WI呈低信号，T_2WI呈极高信号，DWI高信号为主要鉴别点，增强扫描一般不强化。

（2）蛛网膜囊肿：常规T_1WI、T_2WI呈脑脊液样信号，FLAIR呈低信号，DWI信号不高，无强化。

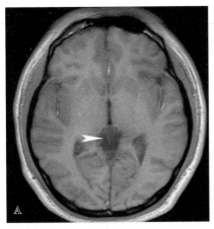
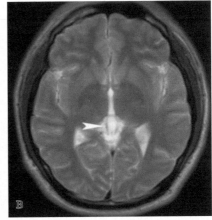

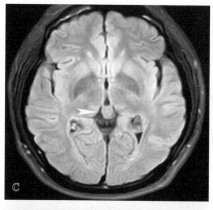
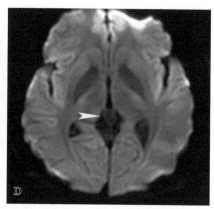

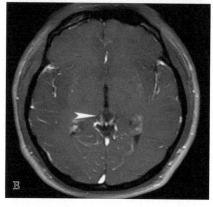

图2-60 松果体囊肿

患者，男性，24岁，体检发现松果体区占位。MR扫描示松果体区结节灶，A.T$_1$WI呈低信号（白箭）；B.T$_2$WI呈高信号（白箭）；C.T$_2$ FLAIR病灶信号稍减低，并未完全抑制（白箭）；D.DWI序列呈低信号（白箭）；E.增强扫描未见强化（白箭）

【特别提示】 松果体囊肿绝大部分无须特殊治疗。由于部分松果体瘤可完全囊变，所以如果病灶大小达到10～14mm，则需要随访观察。

十一、颅骨、头皮和脑膜病变

（一）嗜酸性肉芽肿

【病因病理和临床表现】 嗜酸性肉芽肿是由大量组织细胞和嗜酸性粒细胞浸润为主的一种网状内皮组织疾病，好发于额骨、骨盆及四肢长骨。病因不明，通常发生于外伤后的全身性骨病。好发于儿童和20岁左右的青年，男性较女性多见。

【临床表现】

（1）发病初期常有低热、乏力、食欲减退等症状。

（2）外伤后或突然出现头部疼痛性肿块，病变可为单发或多发。

（3）累及肋骨、股骨和骨盆等骨骼而出现胸痛、骨盆疼痛和病理性骨折。

【诊断要点】

（1）病灶常为单发，亦可多发。

（2）MRI 示病灶信号具有相对特征性，T_1WI 呈低或等信号，信号强度比邻近肌肉组织高，T_2WI 多呈高信号（图 2-61）。

（3）增强扫描病变周围常出现较特征的"袖套征"。

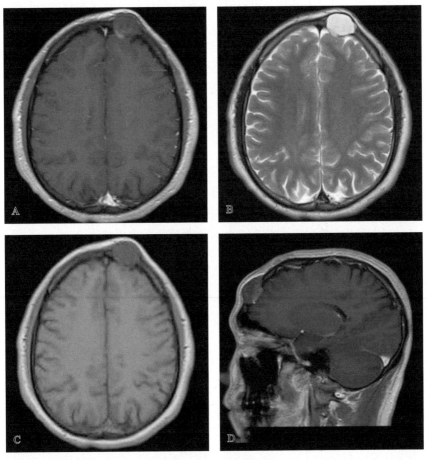

图 2-61　嗜酸性肉芽肿

额骨左侧结节。A.T_1WI 呈低信号；B.T_2WI 呈高信号；C、D.增强扫描轻度强化

【鉴别诊断】

（1）骨髓炎：病灶周围伴明显骨质增生硬化。

（2）骨囊肿：多位于长骨骨干，边缘无骨膜反应。

【特别提示】 嗜酸性肉芽肿预后相对较好，需要与恶性肿瘤相鉴别。

（二）骨髓瘤

【病因病理和临床表现】 骨髓瘤起源于骨髓造血组织，以浆细胞为主的恶性肿瘤，可以是孤立性，由于其产生全身性骨损害，故也称为多发性骨髓瘤，通常在 $40 \sim 50$ 岁以后发病，好发部位依次为脊椎、肋骨、颅骨、胸骨等。目前，骨髓瘤被认为是可治愈性疾病，但用目前的治疗方法治愈率极低。

【诊断要点】 MRI：信号表现复杂多样，这可能与肿瘤内出血和坏死的程度有关。一般表现为 T_1WI 等或稍低信号，T_2WI 等或稍高信号。肿瘤向颅板内、外生长，呈双凸状或"汉堡状"，形成皮下肿物及颅内脑外占位，在肿瘤内部颅骨骨板的轮廓仍然可辨（图2-62）。

【鉴别诊断】

（1）骨质疏松：老年女性，无症状，无破坏。

（2）甲状旁腺功能亢进症：壮年，颅骨囊性变，并发尿结石。

（3）转移骨肿瘤：边缘模糊，周围无骨质疏松，常伴发软组织肿块。

（4）畸形骨炎：长骨弯曲，颅骨外板疏松，内板硬化。

【特别提示】 骨髓中单克隆浆细胞大于3%；血浆M蛋白IgG $\geqslant$ 30g/

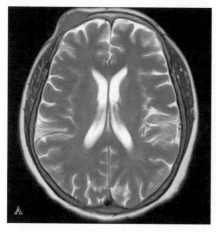

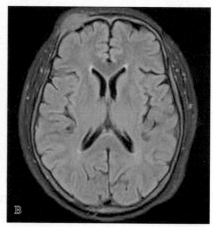

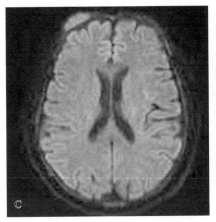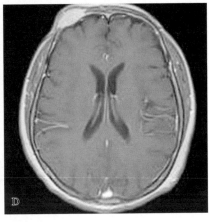

图2-62　骨髓瘤

额骨右侧结节。A.T$_2$WI呈稍高信号；B.T$_1$WI呈等信号；C.DWI呈高信号；D.增强扫描病灶明显均匀强化。肿瘤向颅板内外生长，呈"汉堡状"

L或IgA≥20g/L；本周蛋白尿轻链≥0.25g/24h；X线显示溶骨损害。

第五节　常见疾病的MRI鉴别诊断

1.脑内与脑外肿瘤的鉴别诊断见表2-1。

表2-1　脑内与脑外肿瘤的鉴别诊断

项目	脑内	脑外
脑灰白质交介面	外移或消失	内移
脑回	膨大	压平
软脑幕血管	外移	内移
硬脑膜移位	外移	硬膜外占位内移，硬膜下占位外移
蛛网膜下腔	变窄或消失	扩大
病灶与脑皮质间薄层脑脊液	无	有
静脉窦闭塞	常无	常有
颅骨变化	一般无	较常见
脑膜尾征	无	可见脑膜尾征

2. 大脑半球常见肿瘤的鉴别见表 2-2。

表 2-2 大脑半球常见肿瘤的鉴别

类型	年龄	部位	形态	占位效应	囊变	钙化	强化	瘤周水肿
间变性星形细胞瘤	40~50岁	额叶、颞叶及与顶叶交界区	圆形或类圆形	明显	少见	罕见	明显不均匀强化或不规则环形强化	较明显
胶质母细胞瘤	50岁以上	大脑深部白质区，额叶、颞叶最常见	圆形或类圆形	明显	常见	罕见	不规则花环状明显强化	明显
少突胶质细胞瘤	35~40岁	额叶最常见，向皮层及软脑膜扩展	圆形或类圆形	相对较轻	常见	常见	轻或中度强化	轻微
神经节细胞胶质瘤	30岁以前	颞叶最常见	大囊壁结节	较轻	常见	壁结节可钙化	不强化或明显强化	轻微或无
淋巴瘤	50岁以下	额颞叶、基底节、胼胝体及脑室周围白质	弥漫浸润性生长，形态不规则	较轻	少见	罕见	均匀显著强化	轻微
转移瘤	40~70岁	灰白质交界区	形态多变，呈肿块、结节、环形或囊状	明显	常见	罕见	明显环形或结节状强化	明显

3. 脑室内肿瘤的鉴别诊断见表2-3。

表2-3　脑室内肿瘤的鉴别诊断

病变类型	形态	部位	T₁WI信号	T₂WI信号	囊变	钙化	瘤周水肿	脑积水	增强
脉络丛乳头状瘤	表面颗粒状	儿童多见于侧脑室，成人多见于第四脑室	稍低	高	少见	常见	可有	常有	均匀强化
室管膜瘤	分叶状	儿童多见于第四脑室，成人多见于侧脑室	低或等	高	多见	可见	少见	少	显著不均匀强化
室管膜下巨细胞星形细胞瘤	圆形或不规则形	常位于侧脑室孟氏孔附近	稍低	稍高	无	常见	无	双侧脑室积水	显著均匀强化
中枢神经细胞瘤	不规则，多有分叶	常位于透明隔、孟氏孔附近，突入侧脑	等或稍低	等或稍高	常见	较常见	无	无	轻中度强化
脑膜瘤	圆形或分叶状	侧脑室三角区	等或稍低	等或高	少见	少见	可有	可有硬阻性脑积水	显著均匀强化
畸胎瘤	不规则	起自透明隔向两侧脑室生长	高、低混杂	高、低混杂	多见	常见	无	可有	轻度不均匀强化
转移瘤	圆形或类圆形	脑室内或部分位于脑室实质	等或稍低	高	可见	少见	可有	可有	显著均匀强化

4. 鞍区肿瘤的鉴别诊断见表2-4。

表2-4   鞍区肿瘤的鉴别诊断

病变类型	生长部位	形态	信号特征	蝶鞍改变	与周围结构关系	增强表现	垂体
垂体大腺瘤	鞍内，可向鞍上生长	圆形或类圆形，可见"束腰征"	T_1WI呈低信号，T_2WI呈高信号，可囊变、出血	扩大	常包绕颈内动脉海绵窦段，可致第三脑室受压	实性部分明显均匀强化，坏死、囊变不强化	不显示
颅咽管瘤	鞍上，可向鞍内生长	类圆形或分叶状	信号复杂，可呈T_1WI低信号、T_2WI高信号	可无改变	第三脑室受压	实性部分明显强化，囊性病灶环形或囊壁状强化	可显示
脑膜瘤	鞍上，可向鞍内生长	圆形或类圆形	T_1WI呈等或稍低信号，T_2WI呈稍高信号		第三脑室受压	实性部分强化，囊变强化	可显示
毛细胞型星形细胞瘤	鞍区，多来源于视交叉、下丘脑或第三脑室底部	不规则，边界清晰，可囊变	T_1WI呈低信号，T_2WI呈高信号，可坏死、囊变	可无改变	突入第三脑室引起梗阻性脑积水	不均匀强化	可显示
生殖细胞瘤	鞍区或第三脑室底部	圆形或类圆形，边界清晰	T_1WI等或稍低信号，T_2WI信号不均匀，坏死、囊变少见	蝶鞍形态完整	侵犯视交叉及丘脑下部	均匀明显强化	可显示
海绵状血管瘤	鞍旁海绵窦区	椭圆形或哑铃形	T_1WI呈等信号，T_2WI呈高信号	骨质吸收	鞍旁为主，可累及鞍内及鞍上	明显均匀强化	可显示
空蝶鞍	鞍内	圆形或椭圆形	T_1WI呈低信号，T_2WI呈高信号，与脑脊液相似	可扩大	周围结构不受累	不强化	垂体受压，变薄

5. 桥小脑角区肿瘤的鉴别诊断见表2-5。

表2-5 桥小脑角区肿瘤的鉴别诊断

病变类型	形态	T$_1$WI	T$_2$WI	周围组织受压情况	增强扫描
听神经瘤	圆形或分叶	稍低或等信号	高信号，囊变信号更高	脑干及第四脑室受压，听神经增粗	实性部分明显强化
脑膜瘤	圆形或半圆形，宽基底与岩锥或小脑幕相连	稍低或等信号	等或少稍高信号	与小脑间有脑脊液间隙	均匀明显强化
三叉神经瘤	哑铃形	低信号，囊变信号更低	高信号，囊变信号更高	跨颅中、后窝	实性部分明显强化
颈静脉球瘤	圆形或椭圆形	等低混杂信号	高低混杂信号	脑干及第四脑室受压	明显强化，"胡椒盐"征
软骨瘤	形态不规则	不均匀低信号	混杂信号	无或轻度受压	不均匀中度强化
表皮样囊肿	分叶或形态不规则，沿缝隙生长的特点	明显低信号	明显高信号（DWI高信号）	无	不强化

6.小脑肿瘤的鉴别诊断见表2-6。

表2-6　小脑肿瘤的鉴别诊断

病变类型	年龄	部位	形态	囊变	钙化	强化	瘤周水肿
毛细胞型星形细胞瘤	10岁以下多见	小脑蚓部	圆形或类圆形，分囊性、部分囊性、实性	多见	少见	实性部分明显强化，囊壁强化或不强化	无或轻度
髓母细胞瘤	4~8岁常见	小脑上蚓部，向第四脑室生长并充填	分叶状、实性	少见	罕见	明显较均匀强化	明显
室管膜瘤	5岁以前和40岁左右	第四脑室底部	球形，分叶状或乳头状	多见	少见	轻度不均匀强化	无或轻度
血管母细胞瘤	30~40岁	小脑半球	大囊小结节，附壁结节内有流空血管	多见	少见	壁结节明显强化，囊性部分不强化	无或轻度
脑膜瘤	中年女性	桥小脑角区	类圆形，广基底与所骨或小脑幕相连	少见	常见	明显均匀强化，脑膜尾征	无或轻度，压迫静脉回流时明显
转移瘤	50岁以上中老年	小脑半球	表现多样	多见	少见	不规则环形强化	常明显

7.脑干病变的鉴别诊断见表2-7。

表2-7　脑干病变的鉴别诊断

病变类型	年龄	部位	形态	强化	瘤周水肿
胶质瘤	3～10岁	脑桥最多见	圆形或类圆形	强化不明显	不明显
血管母细胞瘤	30～40岁	多位于脑干下部	大囊小结节	壁结节明显均匀强化	较轻或无
转移瘤	40～70岁	多与其他部位脑转移瘤同时存在	圆形或类圆形	环形或结节状强化	明显
淋巴瘤	50～60岁	位于脑干少见	类圆形或分叶状	明显均匀强化	轻度
海绵状血管瘤	20～50岁	脑桥最常见	类圆形，可见钙化	无或轻度强化	无
脑干梗死	老年人	好发于脑桥和延髓	片状	可强化	轻度
脑干脓肿	成年人	好发于脑桥	圆形或类圆形	环形明显强化	明显

第六节　颅脑功能成像及新技术

一、磁共振弥散加权成像

概念：磁共振弥散加权成像（DWI）是利用磁共振成像观察活体组织中水分子的微观扩散运动的一种成像方法。

b值：弥散敏感因子，MRI中水分子的扩散敏感性随着b值增加而增加。目前b值范0～10 000s/mm²，脑常用b值1000 s/mm²水分子扩散快慢可用表观弥散系数（apparent diffusion coefficient，ADC）和DWI两种方式表示。

ADC图是直接反映水分子扩散速度快慢的指标，如脑脊液扩散速度快，信号高，图像呈白色。

DWI图反映信号丢失的多少，如果脑脊液扩散速度快，信号丢失多，信号弱，图像呈黑色。

DWI在临床上最主要用于超急性脑梗死的诊断和鉴别诊断、MS的活动病灶、部分肿瘤、血肿、肉芽肿及脓肿等病变的诊断。

二、磁共振灌注成像

概念：磁共振灌注成像（PWI）是血管内注射Gd-DTPA，用MRI快速扫描，使T_2信号缩短，得到信号强度－时间曲线，计算脑血容量（CBV）、脑血流量（CBF）、平均通过时间（MTT）等。

常用参数：

脑血流量（cerebral blood flow，CBF）：即每分钟每100g组织通过的血液的毫升数。

脑血容量（cerebral blood volume，CBV）：为每100g组织内所含血液的毫升数。

平均通过时间（mean transit time，MTT）：血液通过局部组织的平均时间，单位为秒。

达峰值时间（time to peak，TP）：从增强开始到达到峰值时所用的时间，以秒为单位。

PWI临床上主要应用在脑梗死早期诊断、脑肿瘤的诊断及鉴别肿瘤的良恶性等。

三、磁共振弥散张量成像

概念：磁共振弥散成像中的ADC和DWI，只能反映3个方向上水分子弥散速度，不能反映更多方向上水分子的弥散速度，弥散张量成像（diffusion tensor imaging，DTI）是一种用于描述更多方向上水分子弥散速度，是一种九维向量。

检查方法：DTI是在DWI基础上，在至少6个线性方向上加射频脉冲，多采用单次SE-EPI序列，每个方向上均使用相同的较大b值，计算各个方向上的弥散张量而成像。

成像原理：圆形、椭圆形的半径称为本征值；而椭圆体最大半径称为主本征值；主本征值为该物体的主要扩散方向。

用DTI示踪白质纤维的走行，其基本原理是通过一个主本征值，寻找一个与其接近的体素，将这些体素联系起来，达到显示白质纤维的目的。

名词解释：

平均弥散率（mean diffusivity）：基于各个方向弥散张量平均值，3个本征值之和的平均值，只能反映弥散速度，不能反映弥散方向。

各向同性（isotropy）：在均匀液体中，水分子在各个方向弥散运动的速度相同，运动轨迹近似一个圆形球体，称各向同性。

各向异性（anisotropy）：在三维空间各个方向上弥散运动速度不同，运动轨迹近似一个椭圆体，称各向异性。

DTI主要用于神经系统，主要是为了观察纤维束，为术前制订手术方案及术后评估脑功能提供帮助；另外，还可以用于各个部位的神经显示，如臂神经丛、骶神经丛、视神经等。

四、磁共振波谱

概念：磁共振波谱（magnetic resonance spectroscopy，MRS）是一种无创性能检测活体化合物的定量分析技术。

成像原理：MRS的成像原理是利用化学位移来测定分子组成及空间构型。

化学位移就是同一种原子核所处的化学环境的结构不同，其进动频率不同，称化学位移。

测量化学位移时，其绝对值是无法测定的，通常用一个参照物对照，将波谱原子核的共振频率（W测）与参照物的共振谱率（W参）比较，从而得到一个化学位移的相对值。

化学位移＝（W测－W参）×106/W参，其单位是百万分之几（parts per million，ppm）。

怎么确定化合物的种类及定量？

（1）波峰的位置代表化合物的种类。

（2）波峰的高度或波峰下的面积代表化合物的含量。

（3）化合物的含量亦可用图谱色阶表示。

（4）正常波谱表现及意义。

乙酰天冬氨酸（NAA）：其波峰位于2.0ppm，H MRs中最高峰，是神经元的内标物，NAA水平降低表示神经元受损；海绵状变性升高（缺乏NAA水解酚）：脑损伤性恢复、婴儿脑发育可见NAA逐渐升高。

胆碱（Cho）：其波峰位于3.2ppm，胆碱在脑白质高于脑灰质，胆碱参与细胞膜合成，所有肿瘤（原发、继发）均升高；髓鞘崩解亦产生胆碱，因此脱髓鞘病升高；脓肿，脑坏死时降低。

肌酸（Cr）：在脑灰质高于脑白质。共振峰位于3.03ppm，另一个共振峰位于3.94ppm，是高能磷酸化合物等。在脑内代谢最稳定，被称为内部基准值，因此常作为一种参照物。代谢加强时升高；代谢降低时减低。

肌醇（MI）：共振峰位于3.56和4.06ppm。MI是胶质细胞标志物，升高表示胶质增生；血管外皮瘤MI显著升高；髓鞘退变MI可升高。

乳酸（Lac）：共振峰位于1.32pm，具有特殊"双峰"，第二个峰在4.1ppm，常被抑制。Lac峰可见于无氧糖酵解，如缺血、缺氧、肿瘤等；亦可见于早产儿或正常足月儿（波小）。

脂质（Lip）：位置不固定，在0.8～6.0ppm均可见，见于肿瘤或脂质崩解等。

谷氨酸和谷氨酸盐（Glu and Gln）：共振峰位于2.1～2.5ppm，见于肝性病，及缺血缺氧等。

五、磁敏感加权成像

概念：磁敏感加权成像（SWI）是以T_2^*加权梯度回波序列作为序列基础，根据不同组织间的磁敏感性差异提供图像对比增强，可同时获得幅度图像（magnitude image）和相位图像（phase image）。

成像原理：SWI是近年来发展的一种新成像技术。不同磁化率的结构能够导致相应的感应磁场的变化，这种感应磁场变化会导致质子去相位，使T_2信号降低，产生对比增强，形成SWI图。

SWI技术临床主要应用于脑内微小出血、脑外伤、脑肿瘤、脑血管畸形、脑血管病及某些神经变性病等。

六、血氧水平依赖功能磁共振成像

血氧水平依赖功能磁共振成像（BOLD-fMRI）的基本原理和生理基础：BOLD-fMRI的基础是血流动力学反应与大脑的神经活动之间存在密切联系，神经元兴奋时会引起脑血流量显著增加，且耗氧量也增加，但耗氧量增加幅度较低，其综合效应是局部血液的氧含量反而增加，即去氧血红蛋白含量相对减低，后者是顺磁性物质，可产生横向磁化弛豫时间（T_2）缩短效应，它的含量降低引起T_2WI信号增强，即神经元兴奋能引起局部T_2WI信号增强、反之，T_2WI信号也能反映局部神经元活动，这就是BOLD效应的基本原理和生理基础。

临床应用：①皮质与运动区的关系，病灶压迫运动区的范围越大，激动范围缩小越明显，瘫痪越重。②预测手术效果。

七、颅脑磁共振新技术

近年来，一大批新开发的技术开始用于中枢神经系统的临床研究，主要包括酰胺质子转移成像（APT）、化学交换饱和转移（CEST）、磁共振指纹法（MRF）、神经突起方向弥散与密度成像（NODDI）、弥散峰度成像（DKI）、体素内不相干运动（IVIM）弥散加权成像、磁共振高分辨率血管壁成像（HR-VWI）、动脉自旋标记（ASL）、动态磁敏感对比磁共振成像（DSC-MRI）、2-羟基戊二酸磁共振波谱（2HG-MRS）、新的3D量化序列QALAS、3D PCASL、4D TRANCE、CS SENSE（压缩感知）等。在中枢神经系统疾病的应用研究主要包括：①胶质瘤的分子分型及异质性，鉴别胶质细胞瘤复发和放射性坏死、判断肿瘤真性和假性进展；②大血管卒中后血管内血栓切除术（EVT）的评估，利用多模态影像学来评估急性脑梗死（AIS）患者的梗死核心区；③磁共振高分辨率血管壁成像观察颅内动脉粥样硬化斑块的稳定性及与脑血管事件的关系；④探索阿尔茨海默病与脑小血管病的关系，以及脑白质高信号与认知障碍的关系；⑤静息态磁共振的新型处理方法及在脑肿瘤及认知障碍等疾病中的应用；⑥深度学习用于各疾病的诊断与鉴别。

（一）化学交换饱和转移

化学交换饱和转移（CEST）是一种完全不同于传统MRI的分子水平磁共振成像方法，可以间接检测具有可交换质子的代谢产物，间接反映化学交换的组织环境，其检测能力可达微米甚至纳米水平。高级别胶质瘤在3.5 ppm的非对称磁化传递率明显高于低级别胶质瘤，诊断敏感度及特异度分别为92.9%和71.4%；非对称磁化传递率与Ki-67、Cho/NAA及NAA值均存在相关性。CEST评价胶质瘤治疗的准确性达到了72%，明显优于传统的MRS。此外，CEST在脑血管意外、神经系统疾病等方面均有应用。

（二）磁共振指纹法

磁共振指纹法（MRF）通过伪随机改变磁共振扫描序列的参数，如翻转角、射频相位、TR和TE，实现对具有不同磁共振频率和移动目标物质的空时信号区分。MRF通过一次采集实现对多种组织特性的同步测量，克服了传统技术耗时长和单次只能测量组织某种特性的缺点。MRF已被用于测量T_1、T_2、静态磁场（B_0）不均匀性、质子密度等。近年来在T_2^*、脑灌注成像、脑微血管特性测量分析方面也被证实具有一定的可行性。

（三）4D-ASL-MRA

传统的3D-MRA技术仅采集脑血管的静态图像，而4D-ASL-MRA（4D TRANCE）实现了血管动态信息的获取。4D-ASL-MRA在显示颅内动静脉畸形的血管巢大小、供血动脉及引流静脉方面具有很高的一致性。在烟雾病患者末梢颅脑动脉及软脑膜侧支血管显示上具有优势。4D-ASL-MRA能够显示颅脑血管的病理改变，但无法评价微血管的状态。Suzuki等利用时间编码伪连续ASL同时采集4D-MRA和灌注图像，实现了对脑血流动力学变化的全面评价。4D-ASL-MRA还可以选择性地在体进行供血区域血管成像，通过提供客观的血流分布，结合血管成像应用于脑血管病治疗后血管再通的评估，包括溶栓治疗、血管内取栓、颈动脉内膜剥脱术及支架置入术后血管内血流恢复的观察。

（四）磁共振高分辨率血管壁成像

磁共振高分辨率管壁成像（high-resolution vessel wall imaging，HRVW）是利用磁共振原理抑制血管内流动血液信号获取血管壁等静态组织图像的一种成像方法。由于可以对血管壁进行直接成像，这种方法可以用于评估动脉硬化斑块的形态、成分，进而确定斑块的风险程度，补充TOF-MRA仅能显示血管腔的改变。与常规MRI相比，具有更高的空间分辨率和对比噪声比，HRVW现在主要用于颅内动脉粥样硬化、动脉夹层、动脉炎、烟雾病等的诊断与鉴别诊断。

(五)酰胺质子转移成像

酰胺质子转移成像(amide proton transfer, APT)成像无须外源性对比剂,是基于细胞内游离蛋白质及多肽中的酰胺质子与水质子之间的交换而产生内对比的一种成像技术。酰胺质子与水质子之间存在化学交换,通过施加特定频率的射频脉冲饱和酰胺质子,被饱和的酰胺质子与水质子交换,自由水质子部分被饱和,水的MR信号将会降低。这种信号的变化依赖于酰胺质子与水质子的交换速率,两者的交换速率依赖于体内蛋白质浓度及酸碱度:在一定条件下,蛋白质浓度越高,APT信号越高;组织内pH降低,APT信号降低,可用APT值来表示APT信号的高低。

APT常应用于导致氨基质子浓度改变的疾病,如脑肿瘤、阿尔茨海默病和帕金森等退行性疾病,以及组织pH变化的疾病,如脑卒中的研究。

(六)体素内不相干运动弥散加权成像

体素内不相干运动(IVIM)模型是由LeBihan等于1986年提出,其基于双e指数模型,可以同时获得灌注和扩散信息,同时由于其不需要对比剂,临床意义不言而喻。为了获得灌注信息,IVIM假设人体内微血管网络在空间上是随机分布的,所以血液中的水分子也可以看作是在较大空间尺度上进行随机运动,通常称其为伪随机运动,这样灌注则可以通过我们熟悉的扩散的模型求解。同时其宏观扩散速率通常显著快于常规的水分子扩散。也因此,IVIM模型可以将两种不同的扩散成分分离出来,其双e指数模型计算两个扩散系数,一个快扩散$D*$,一个慢扩散D,还有快扩散对应的比例系数f。快扩散对应了灌注信号,慢扩散对应了常规的扩散信号,计算公式为:$Sb/S0 = f \cdot \exp(-b \cdot D*) + (1-f) \cdot \exp(-b \cdot D)$。

多b值IVIM定量参数在脑肿瘤的诊断、鉴别诊断及术前分级中具有一定的临床应用价值。

(七)弥散峰度成像

弥散峰度成像(DKI)模型是由Jensen等在2005年提出,其初始的目标是为了定量弥散偏离高斯分布的程度。常规单e指数模型假设水分子弥散是不受阻碍的自由运动，水分子在随机运动的情况下其弥散运动位移满足高斯分布（Gaussiandistribution，即正态分布）。而对于真实的生物组织，水分子的弥散实际上是在细胞间隙、细胞内运动，其运动必然不是自由运动，也因此真实的水分子弥散的运动位移是非高斯分布的。水分子弥散的受周围环境的限制程度越大，体素内组织成分越混杂，弥散的非高斯性越显著。

DKI模型的公式为 $Sb / S0 = \exp(-b \cdot D + 1/6 \cdot b_2 \cdot D_2 \cdot K)$。其中 D 为大家熟悉的表观弥散系数，K 为弥散峰度（Kurtosis）系数，反映了弥散偏离高斯分布的程度，从而能反映组织结构的受限与组织成分混杂性的程度。$K = 0$ 时弥散为高斯分布，K可以为任何值，但从多组分弥散模型的计算和经验上来看，K 通常为非负值。

DKI模型主要临床应用于脑损伤、脑肿瘤及前列腺癌等的诊断与鉴别诊断。

（八）动态磁敏感对比磁共振成像

动态磁敏感对比磁共振成像（DSC-MRI）属于首过法灌注成像，静脉团注顺磁性对比剂，当血脑屏障完整时，首次通过脑组织的对比剂仅限于血管内而未向血管外间隙扩散，符合单室模型，限于血管内的顺磁性对比剂会在局部产生微观尺度上的磁敏感梯度，引起周围组织弛豫率增加，信号强度下降。快速成像技术GRE-EPI序列有足够高的时间分辨率来探测组织信号的快速变化，生成时间信号强度曲线，进一步通过信号强度、弛豫率及对比剂浓度之间的关系，得到时间－对比剂浓度曲线，即组织反应函数，用于去卷积计算。DSC-MRI可以用于神经系统灌注扫描，主要是因为我们颅脑内存在一个特殊结构：血脑屏障。

DSC-MRI主要临床应用在急性缺血性脑卒中、原发性中枢神经系统淋巴瘤（PCNSL）与胶质母细胞的鉴别等。

（九）神经突起方向弥散与密度成像

神经突起方向弥散与密度成像（neurile orientation dispersion and density imaging，NODDI）是一种基于磁共振扩散成像技术的新兴成像方法，可评估神经突密度和方向离散度对微观结构变化的意义，反映脑组织中不同组织的信息。

NODDI是一种新型的多隔室扩散成像模型，该模型能够定量分析神经突密度和纤维方向离散度，这两种因素均可影响扩散张量成像（DTI）的参数各向异性分数（FA），能够比DTI更特异性地评估组织微观结构的变化。目前该技术应用于生长发育和老化、神经退行性疾病、多发性硬化症、精神类疾病和脑卒中等。

参 考 文 献

白人驹，张雪林，2010. 医学影像诊断学［M］. 3版. 北京：人民卫生出版社.

陈骞蓝，叶海琪，陈唯唯，2021. 铁及氧化应激在多发性硬化中的作用机制及其MRI研究进展［J］. 磁共振成像，12（1）：89-92.

陈金梅，田发发，韦有仕，等，2005. 急性一氧化碳中毒后迟发性脑病预后的早期预测因素［J］. 卒中与神经疾病，12（6）：364-365.

陈向军，邓波，2016. 自身免疫性脑炎的诊断标准及其临床指导意义［J］. 中国临床神经科学，24（3）：336-340.

戴慧，李建军，漆剑频，等，2010. 颅咽管瘤的MRI表现及病理分析［J］. 放射学实践，25（4）：389-392.

戴建平，2016. 中华临床医学影像学. 神经分册［M］. 北京：北京大学医学出版社.

胡春洪，汪文胜，方向明，2015.MRI诊断手册［M］.2版. 北京：人民军医出版社.

梁海胜，沈健康，赵江民，2016. 鞍结节脑膜瘤的磁共振成像诊断：59例报道［J］. 神经病学与神经康复学杂志，12（3）：137-141.

刘年元，韩福刚，张玉忠，等，2015. 鞍区实性颅咽管瘤的MR诊断［J］. 临床放射学杂志，34（8）：1322-1324.

刘学伍，吴伟，王淑贞，等，2008. 老年人低血糖脑病的临床和神经影像学特征［J］. 中华神经科杂志，41（9）：610-613.

刘洋，戴真煜，董从松，等，2017. 磁共振3D-pcASL灌注成像结合DWI鉴别超急性与急性缺血性脑梗死［J］. 医学影像学杂志，27（11）：2049-2052.

龙从杰，2008. 全身CT与MRI征象诊断学［M］. 北京：人民军医出版社.

孟俊非，梁碧玲，2005. 临床MRI诊断学［M］. 广州：广东科技出版社.

穆克赫吉，沙赫，2015. 中枢神经系统感染临床影像学［M］. 吴元魁，刘岘，吕国士，译. 北京：人民军医出版社：94-109.

沈晓明，王卫平，2008. 儿科学［M］. 7版. 北京：人民卫生出版社：114-117.

宋超强，任晓辉，隋大立，等，2013. 鞍内鞍上型垂体腺瘤、颅咽管瘤、Rathke囊肿的影像学分析［J］. 中华医学杂志，93（45）：3610-3613.

宋发亮，杨贵斌，谭湘萍，1999. 人体包虫病影像诊断学［M］. 乌鲁木齐：新疆科技卫生出版社：37-42.

王洁玉，孙鹏，李照建，等，2010. Rathke囊肿的诊断与治疗［J］. 中华神经外科疾病研究杂志，9（6）：553-555.

王晴晴，戚晓昆，2021. 原发性中枢神经系统血管炎［J］. 中华神经科杂志，54（4）：392-398.

文明，缪体宗，郑履平，等，2003. 树胶肿型神经梅毒的影像学表现（附三例报告）［J］. 中华放射学杂志，37（2）：117-119.

杨延芳，任力军，郝强，等，2007. 一氧化碳中毒迟发性脑病的病程及预后［J］. 卒中与神经疾病，14（4）：220-222.

鱼博浪，2005. 中枢神经系统CT和MR鉴别诊断［M］. 西安：陕西科学技术出版社.

张芹，2019. 桥小脑角区占位性病变CT和MRI影像学分析［J］. 医学影像学杂志，29（6）：913-916.

张双，彭如臣，信瑞强，等，2016. Wernicke脑病的磁共振表现及其临床特点［J］. 磁共振成像，7（2）：136-139.

张挽时，2010. 临床MRI鉴别诊断学［M］. 南京：江苏科学技术出版社.

郑穗生，刘斌，2013. MRI诊断与临床：中枢神经、头颈及骨骼肌肉［M］. 北京：人民军医出版社.

中国免疫学会神经免疫学分会，中华医学会神经病学分会神经免疫学组，中国医师协会神经内科分会神经免疫专业委员会，2016. 中国视神经脊髓炎谱系疾病诊断与治疗指南［J］. 中国神经免疫学和神经病学杂志，23（3）：155-166.

Adam A，2015. 格-艾放射诊断学［M］. 6版. 张敏鸣，译. 北京：人民军医出版社.

Choi SH，Kwon BJ，Na DG，et al，2007. Pituitary adenoma，craniopharyngioma，and Rathke cleft cyst involving both intrasellar and suprasellar regions：differentiation using MRI［J］. Clin Radiol，62（5）：453-462.

Kumar J，Kumar A，Sharma R，et al，2007. Magnetic resonance imaging of sellar and suprasellar pathology：a pictorial review［J］. Curr Probl Diagn Radiol，36（6）：227-236.

Rennert J，Doerfler A，2007. Imaging of sellar and parasellar lesions［J］. Clin Neurol Neurosurg，109（2）：111-124.

第3章

五官与颈部

第一节　常用扫描序列及应用

一、眼眶常规扫描序列及应用

（一）检查前准备

1.去除金属异物，排除禁忌证。

2.检查时嘱患者保持头部不活动（包括吞咽动作、眼球转动等）。

（二）常规扫描序列及参数

横轴位 T_1 TSE：在冠状位及矢状位上定位，在矢状位上定位线平行颅内段视神经走行，冠状位上调整角度，使定位线平行两眼球中心连线，扫描范围包括双侧眼眶上下壁，建议层厚/层间距3mm/0.5mm。

横轴位 T_2 FS TSE/ STIR：复制横轴位 T_1 TSE序列定位线，建议层厚/层间距3mm/0.5mm。

冠状位 T_1 TSE：在矢状位和横轴位上定位。在矢状位上调整层面，使定位线垂直于颅内段视神经的走行，扫描范围前至眼睑前壁，后至视交叉，在横轴位上调整角度，使双侧对称扫描，建议层厚/层间距3mm/0.5mm。

冠状位 T_2 TSE/STIR：复制冠状位 T_1 FSE序列定位线，建议层厚/层间距4mm/0.5mm。

矢状位 T_2 FS TSE：在横轴位及冠状位上定位，在横轴位上调整角度，使定位线平行于颅内段视神经走行，双侧分别定位。在冠状位上调整层面，范围包括眼眶内外侧壁，双侧对称扫描。建议层厚/层间距3mm/0.5mm。

增强序列：一般病变按常规增强方案扫描即可，分别行横轴位 T_1

FS C＋、冠状位 T_1 FS C＋、矢状位 T_1 FS C＋扫描，建议层厚/层间距3mm/0.5mm。

（三）注意事项

1.如患者不能积极控制眼球运动，可运用螺旋桨序列（刀锋序列、风车技术）扫描。

2.如怀疑是黑色素瘤（T_1WI呈高信号，T_2WI呈低信号）T_1WI需加脂肪抑制序列，T_2可不用抑脂序列。

二、内耳常规扫描序列及应用

（一）检查前准备

1.去除金属异物，排除禁忌证。

2.检查时嘱患者保持头部不活动（包括吞咽动作、眼球转动等）。

（二）常规扫描序列及参数

横轴位 T_1 TSE：在冠状位及矢状位上定位，矢状位上扫描定位线平行于前后联合连线，在冠状位上调整定位线角度，使两侧对称扫描，扫描范围包括蝶窦和双侧乳突结构，建议层厚/层间距3.0mm/0.3mm。

横轴位 T_2 FS TSE：复制横轴位 T_1 FSE定位线，建议层厚/层间距3.0mm/0.3mm。

冠状位 T_2 FS TSE：在矢状位和横轴位上定位。横轴位上扫描基线与两侧内听道连线平行，调整角度双侧对称扫描，矢状位上定位线与脑干平行，扫描范围包括蝶窦和左右乳突结构，建议层厚1.5～2.0mm，间距0。

横轴位3D TRUE FISP：在冠状位及矢状位上定位，范围包括左右侧半规管结构。在冠状位定位像上调整角度使扫描模块平行于两侧内听道连线，矢状位上使扫描模块平行于颅底。建议设置体素大小0.8mm×0.8mm×0.8mm。

横轴位3D T_1 SPACE：复制横轴位3D TRUE FISP定位线，但建议适当增加范围及FOV，建议体素大小0.8mm×0.8mm×0.8mm。

增强扫描序列：扫描体位采用横轴位和冠状位扫描，横轴位通常采用3D T$_1$ SPACE序列扫描，其至少一个体位使用脂肪抑制序列。必要时（如需观察面神经时）加扫斜矢状位（平行面神经走行）。

（三）注意事项

1.检查前应仔细询问病史，根据被检者的实际情况合理地选择序列。

2.对于肿瘤应加扫DWI序列，由于是颅底结构，应尽量使用磁敏感伪影较轻的DWI序列，如TSE-DWI、PEOPELLER-DWI序列等。

3.对于神经的成像序列不局限于上述序列，还可以使用其他的序列，如3D FLAIR、3D STIR等序列。

4.由于颅底结构复杂，血管众多，为了减轻相应的伪影，增强扫描通常采用3D薄层梯度回波序列扫描。

三、咽部（鼻咽、口咽）常规扫描序列及应用

（一）检查前准备

1.去除金属异物，排除禁忌证。

2.检查时嘱患者保持头部不活动（包括吞咽动作、眼球转动等）。

（二）常规扫描序列及参数

横轴位T$_2$ FS TSE：在冠状位及矢状位上定位，在矢状位上定位线平行颅底或硬腭，冠状位上调整角度，使定位线平行两侧颞叶连线，鼻咽扫描范围包括上至颅底下到喉咽上界（口咽扫描范围包括上至硬腭下到舌骨），需包括整个病变范围，建议层厚/层间距4.0mm/1mm。

冠状位T$_1$ FSE：在矢状位和横轴位上定位。在横轴位上调整角度，使双侧对称扫描。在矢状位上调整层面，使定位线平行于鼻咽后壁或垂直于硬腭水平，扫描范围包括整个颈前软组织结构（鼻尖至第二颈椎后缘），观察淋巴结转移情况，但不能包括主动脉弓结构，需包括整个病变范围，建议层厚/层间距4.0mm/1mm。

冠状位STIR：复制冠状位T$_1$ FSE定位线，建议层厚/层间距4.0mm/1mm。

矢状位T$_2$ FS TSE：在横轴位及冠状位上定位，在横轴位上调整角

度，平行于颅面正中矢状线，使双侧对称扫描。在冠状位上调整层面，左右范围包括乳突外缘，建议层厚/层间距4.0mm/1mm。

增强序列：一般病变按常规增强方案扫描即可，分别行横轴位T_1 FS C＋、冠状位T_1 FS C＋、矢状位T_1 FS C＋扫描，分别复制平扫TRA、COR、SAG的定位线。对于需观察血供病变要求的患者可行横轴位GRE T_1WI的动态增强序列，扫描10～12期，每期15秒左右，最后通过后处理做出动态曲线分析，建议层厚/层间距4.0mm/1mm。

（三）注意事项

1.由于颈部解剖结构复杂，增强扫描采用FS技术时需添加局部匀场。

2.为更好地显示病灶，鼻咽及口咽部需采用脂肪抑制技术，但由于骨骼、空气及义齿的干扰，采用频率选择饱和法时，会出现抑制不均的现象，此时可采用根据脂肪短T_1特性的STIR序列，该序列对场强依赖性低，可获得更好的脂肪抑制效果，但该序列不能用于增强扫描。

3.如在T_1WI上怀疑出血性病变，需加扫T_1WI FS序列，如有淋巴结转移情况，扫描范围需包括胸锁乳突肌后方及锁骨上窝。

4.对于脑脊液漏的患者需加扫3D薄层的重T_2序列，有助于漏口及相关病变的显示。

四、颈部软组织、喉部、甲状腺（及旁腺）扫描技术

（一）检查前准备

1.去除金属异物，排除禁忌证。
2.检查时嘱患者保持头部不活动（包括吞咽动作、眼球转动等）。

（二）常规扫描序列及参数

冠状位T_2 TSE/STIR：在横轴位及矢状位上定位，在矢状位上调整定位线平行于喉咽腔长轴，在横轴位上调整角度使双侧对称扫描，范围前覆盖喉结后至乳突后缘，根据病变调整扫描范围，建议层厚/层间距4mm/0.4mm。

冠状位T₁ TSE：复制冠状位T₂ FSE定位线，建议层厚/层间距4mm/0.4mm。

横轴位T₁ TSE：在冠状位及矢状位上定位。在矢状位上定位线垂直于喉腔长轴，在冠状位上调整角度使双侧对称扫描，扫描范围上至会厌上缘下至第六颈椎水平（如扫描甲状腺上下包括双侧甲状腺上下缘），根据病变调整扫描范围，建议层厚/层间距4mm/0.4mm。

横轴位T₂WI：采用STIR序列。复制横轴位T₁ FSE定位线，建议层厚/层间距4mm/0.4mm。

部分病例可加扫矢状位T₂ TSE、横轴位DWI序列，定位线平行于喉咽腔正中矢状线，范围包括喉部两侧软组织外缘。

增强序列：一般病变按常规增强方案扫描即可，分别行横轴位T₁ FS C＋、冠状位T₁ FS C＋、矢状位T₁ FS C＋扫描，分别复制平扫TRA、COR、SAG的定位线，建议层厚/层间距4mm/0.4mm。

（三）注意事项

1.扫描喉部及甲状腺时需嘱咐被检者不要做吞咽动作，避免运动伪影。

2.颈部扫描DWI序列变形较严重；扫描甲状腺时可适当增加激励次数，可增加信号强度。

3.颈部扫描使用FS技术效果不是很理想，建议平扫脂肪抑制使用STIR序列，增强压脂时建议使用T₁ FSPGR序列。

第二节　正常MRI表现

一、眼

1.眼球壁　在MRI上角膜T₁WI呈中等略低信号，T₂WI因泪液附着呈显著高信号；巩膜由致密纤维结缔组织组成，T₁WI、T₂WI均呈中等略低信号；虹膜位于角膜与晶状体之间，含有少量黑色素细胞，T₁WI呈略高信号，T₂WI呈低信号；脉络膜富含黑色素，T₁WI呈高信号，T₂WI呈低信号。

2.眼球内容物　晶状体位于虹膜后方，T₁WI呈中等信号，T₂WI呈低信号；玻璃体填充于晶状体和视网膜之间，占眼球体积的2/3，玻璃体和房水T_1WI呈低信号，T_2WI呈高信号。

3.眼副器　眼外肌T_1WI呈中等信号，T_2WI呈略低信号。视神经分颅内段、管内段、眶内段和球内段，除球内段外，其他3段在MRI上均能清晰显示，T_1WI、T_2WI均呈中等信号。上眼动脉和静脉T_1WI、T_2WI均呈流空信号；泪腺位于眼眶外上象限，T_1WI呈中等信号，T_2WI呈高信号，见图3-1。

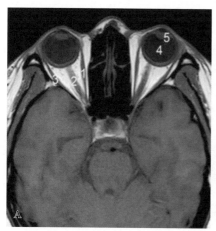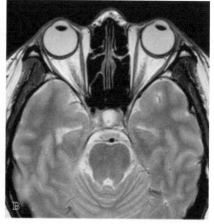

图3-1　眼部正常的MRI表现

A.T_1WI；B.T_2WI

1.内直肌；2.视神经；3.外直肌；4.玻璃体；5.晶状体

二、耳部

未气化的颞骨岩部含脂性骨髓的信号强度与脂肪相似，T_1WI呈高信号，T_2WI呈中等信号；双侧岩尖的脂性骨髓可不对称，有时需与炎症、出血等相鉴别，应用脂肪抑制技术可很好地鉴别。骨皮质和气体在各个成像序列上均无信号，正常外耳道、中耳和乳突气房多不能显示。

常规MRI图像上，耳蜗各旋、前庭和半规管均可显示。T_1WI膜迷路内淋巴液及内耳道内脑脊液呈低信号，内耳道内蜗神经、面神经及上、下前庭神经呈中等信号。T_2WI可见膜迷路内淋巴液及内耳道内脑脊液呈高信号，内耳道内蜗神经、面神经及上、下前庭神经呈中等信号。在T_2WI上，前庭导水管和耳蜗导水管也可显示，前庭导水管呈匙形，前端通至前庭内侧，后端膨大，在乙状窦的蛛网膜下隙，直径约2mm，直径＞4mm为异常。颈静脉窝内静脉呈流空状；神经信号与脑组织信号强度相似，见图3-2。

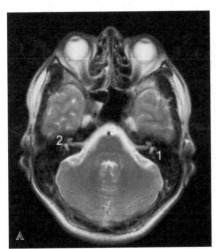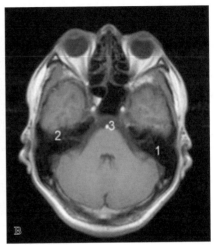

图3-2 耳部正常的MRI表现

A.T_2WI；B.T_1WI

1.乳突气房；2.内听道；3.基底动脉

三、鼻腔和鼻窦

鼻腔通常分为鼻前庭和固有鼻腔。鼻前庭位于鼻腔前下，鼻尖和鼻翼的内面。固有鼻腔具有内、外、顶、底壁及不完整的后壁。特别需要强调的是窦口鼻道复合体（ostiomeatal complex，OMC），是由Naumann提出的解剖概念。它包括上颌窦自然开口、筛漏斗、半月裂孔和中鼻道，是额窦、上颌窦和前组筛窦的共同引流通道。

鼻窦是鼻腔周围颅骨内一些开口于鼻腔的含气空腔，共4对，左右排列。额窦是位于额骨两骨板之间的不对称的一对窦腔，额窦的形状和大小极不恒定；额窦前壁坚厚、内有骨髓，后壁内导静脉与硬膜下腔相通，额窦炎时可经此引起颅内感染。筛窦位于筛骨体内，以中鼻甲基底板为界，分为前、后组筛房，前筛窦多而小，引流入中鼻道，后筛窦引流入上鼻道。筛窦可形成额筛泡、蝶上筛房、筛上颌气房、鼻丘气房、鼻甲气房等各种变异。上颌窦是最大的鼻窦，多数两侧对称，上颌窦顶形成眶底；后壁较窄，构成翼腭窝的前界，内有齿槽神经血管沟，易误诊为骨折；内侧壁构成鼻腔的外侧壁，内有上颌窦的自然开口；下部为骨性，上部的骨缺损区为囟门部。蝶窦两侧多不规则、间隔常偏曲，蝶窦开口于前壁，引流入蝶筛隐窝。

　　MRI上表现，一般T_1WI更利于显示解剖结构，T_2WI显示病变更敏感。正常鼻黏膜和鼻甲T_1WI上呈低信号，T_2WI呈高信号。鼻旁窦骨和窦腔内气体在各种序列上均表现为黑色无信号区，中间因有高信号的黏膜层分隔衬托而显示骨和窦腔气体的界限。正常鼻黏膜厚度不超过3mm，超过4mm有病理意义，但部分有症状的患者鼻黏膜厚度也可小于3mm。正常鼻腔存在周期性变化，鼻循环为下鼻甲和鼻中隔内海绵组织血管的扩张和收缩交替完成，当一侧血管扩张，另一侧就收缩；窦腔的周期性变化仅限于筛窦，不见于其他较大的窦腔。附着于鼻甲、鼻中隔、筛窦的中T_2WI上信号增高，故单侧鼻甲增大、信号增高，并不都是炎症，见图3-3。

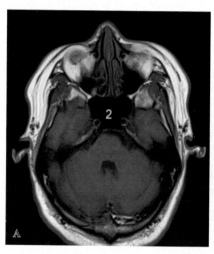 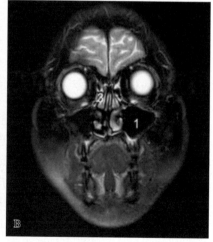

图3-3　鼻腔、鼻窦部正常的MRI表现

A.T_1WI；B.T_2WI

1.上颌窦；2.蝶窦；3.筛窦

四、咽喉部

1.鼻咽　鼻咽位于头部中心部位，紧接于鼻腔之后，软腭的上方。鼻咽腔呈方形或梯形，与中耳鼓室相通，鼻咽两侧壁上有咽鼓管咽口。咽鼓管咽口的前、上、后方有咽鼓管圆枕，后者与咽侧壁之间为咽隐窝。成人鼻咽黏膜菲薄，但儿童鼻咽顶后壁增厚可为正常腺样体表现，一般10岁左右开始萎缩。

2.口咽　自软腭至会厌上缘水平之间，两侧壁为腭扁桃体和前后腭弓，前上方与口腔相通，前下方为舌根，向下连通喉咽部，后方为咽后壁。

3.喉咽　喉咽为自会厌软骨上缘至环状软骨下缘之间的咽腔。喉是以软骨为支架，由肌肉、韧带附着黏膜组成。软骨包括甲状软骨、环状软骨、杓状软骨和会厌软骨。年轻人喉软骨未骨化，T_1WI及T_2WI均呈等信号，30岁以上中年人，其喉软骨因含脂肪成分，T_1WI呈高信号。喉腔黏膜在T_2WI呈高信号。韧带在T_1WI和T_2WI均呈中等信号，见图3-4。

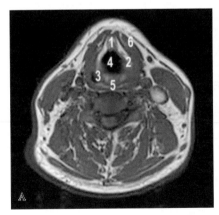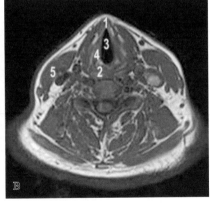

图3-4　室带层面（A）和声带层面（B）

A：1.前连合；2.室带；3.梨状窝；4.喉腔；5.后连合；6.舌下肌

B：1.前连合；2杓状软骨；3.声门；4.声带；5.胸锁乳突肌

五、颈部

颈部肌肉、神经和淋巴结在T_1WI和T_2WI均呈中等信号，血管呈流空效应。甲状腺T_1WI上较周围肌肉信号稍高，T_2WI呈高信号。腮腺因富含脂肪，在T_1WI和T_2WI上均呈高信号，见图3-5。

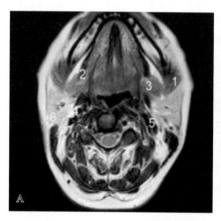 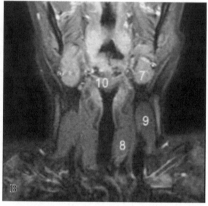

图3-5　颈部横轴位T_1WI（A）；颈部冠状位T_2WI（B）
1.咬肌；2.下颌支；3.翼内肌；4.颈内动脉；5.颈内静脉；6.腮腺；7.颌下腺；8.甲状腺；9胸锁乳突肌；10.杓会厌皱襞

第三节　常见疾病的MRI诊断

一、眼及眼眶病变

（一）眼球疾病

1.视网膜母细胞瘤

【病因病理和临床表现】　视网膜母细胞瘤（retinoblastoma，RB），1926年由Verhoeff、Jackson首次命名，并认为起源于原始胚胎视网膜细胞。*Rb*基因缺失、突变或功能异常是视网膜母细胞瘤的重要原因。肿瘤最初生长于视网膜，可以向玻璃体内呈结节状生长（内生型），向视网膜下间隙内生长引起视网膜剥离（外生型），沿视网膜生长表现为板块状，或兼有以上两型特点。肿瘤钙化率为80%～90%，是本病的特征之一。镜下肿瘤细胞主要由小圆形或椭圆形细胞组成，呈假菊花样排列。

视网膜母细胞瘤为儿童最常见的眼内恶性肿瘤，绝大多数发生在3岁以前，偶见于成年人。无性别、种族及地域的差别，单眼发病多见。双眼发生者，同时出现鞍旁及松果体区肿瘤，称为三侧视网膜母细胞瘤综合征。白瞳（症）为其最常见的体征，常有家族遗传史。早期在视网膜神经上皮层内可见透明或半透明的实质肿块，以及滋养动脉和引流静脉。患儿多因白瞳、斜眼或者眼部疼痛就诊。在临床上分为眼内期、青光眼期、眼外期和转移期。

【诊断要点】

（1）肿块多位于眼球后部，形态不规则，边界较清，向前突入玻璃体，也可在视网膜下浸润生长。

（2）与玻璃体信号相比，肿块在T_1WI上呈略高信号，在T_2WI上呈低信号（图3-6）。

（3）增强扫描肿块多显著不均匀强化，结合脂肪抑制使眼睑周围软组织受累情况显示更佳。肿瘤可侵犯视神经或向颅内生长，晚期RB还可发生脑脊液种植转移。

（4）肿瘤内常见钙化灶，在T_1WI和T_2WI上均为低信号；对于较小的钙化，MRI不如CT敏感。

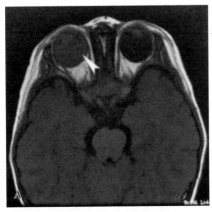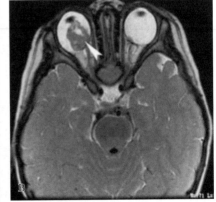

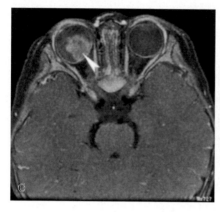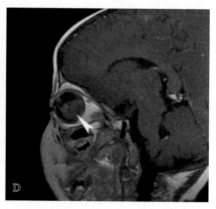

图3-6　视网膜母细胞瘤

A、B.分别为T_1WI、T_2WI，右眼球后部一团块，与眼环无明显分界，信号与大脑灰质相似（白箭）；C、D.分别为横轴位位与矢状位T_1WI增强，肿块强化明显（白箭）

【鉴别诊断】

（1）Coats病：又称视网膜毛细血管扩张症，以视网膜毛细血管扩张伴视网膜内和视网膜下渗出为病理特征；发病年龄一般在5～11岁，单眼发病90%以上，病变生长缓慢，病史长，无明显肿块，罕见钙化，增强扫描无强化。

（2）永存原始玻璃体增殖症：为原始玻璃体纤维和血管残留及广泛结缔组织增生的一种先天发育异常性病变，表现为小眼球及视力障碍，MRI上可出现小眼球内倒置高脚酒杯征。

（3）眼内炎：有外伤、手术或原发感染史，眼部感染体征，表现为玻璃体浑浊，增强扫描病变迅速均匀强化。

【特别提示】　本病多见于3岁以下儿童，临床多因白瞳征或猫眼就诊。球后部实性肿块，内伴钙化为主要特征之一。

2.脉络膜恶性黑色素瘤

【病因病理和临床表现】　脉络膜恶性黑色素瘤（malignant melanoma of choroid，MMC）是由恶性黑色素瘤细胞组成的神经外胚叶性肿瘤，其组织来源为脉络膜基质内的黑色素瘤细胞，是成人眼内最常见的恶性肿瘤，发病率约为1/10万，容易通过血液循环转移，恶性程度高。其生长方式分为局限型和弥漫型。按照WHO分类法参照肿瘤细胞的形态分类，组织学上常分为梭形细胞型、上皮细胞型、混合细胞型及其他类型，恶性程度最高为上皮细胞型，梭形细胞型较少转移。

本病好发于中老年人，平均年龄50岁，男女发病率相近。绝大多数是单眼、单灶性发病，而双眼发病或同一眼内多灶性肿瘤的病例非常罕见。早期表现与肿瘤生长部位有关，后极部肿瘤早期引起视力下降、视物变形、视野缺损，而周边部肿瘤在早期症状不明显。

【诊断要点】

（1）肿瘤早期在眼球内壁生长，呈半球形或扁平状，表现为局限性眼环增厚；肿瘤较大时突入玻璃体内，呈球形或蘑菇状。

（2）因瘤内含有黑色素具有顺磁性，在MRI上表现为特征性的T_1WI高信号，T_2WI及T_2WI＋抑脂序列呈低信号（图3-7）。肿块较大者可有坏死、出血或囊变，钙化少见。可伴有视网膜剥离，表现为玻璃体内新月形或梭形异常信号影。

（3）由于血－眼屏障被破坏，增强扫描肿瘤多为均匀性、中等至明显的强化。

（4）恶性黑色素瘤容易侵犯血管，最容易转移至肝。

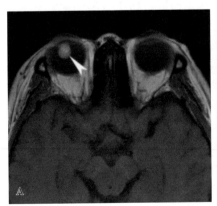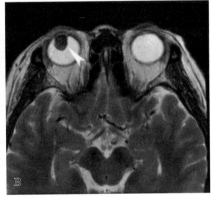

图3-7 眼眶脉络膜黑色素瘤

A.T_1WI示右眼球病灶呈高信号（白箭）；B.T_2WI示病灶呈低信号（白箭）

【鉴别诊断】

（1）视网膜下出血：病变呈新月形，急性期MRI T_1WI可呈等信号、T_2WI呈低信号，与黑色素瘤相似，但信号变化快，在亚急性期和慢性期逐步转变为T_1WI、T_2WI均为高信号。增强扫描后病变无强化。

（2）脉络膜转移癌：常有原发癌灶，也可首先发现眼部转移瘤。多发或双眼发病为转移特点；病变形态多为结节状扁平隆起，边界不整。MRI表现信号不均，T_1WI呈中、低信号，T_2WI呈中、高信号。

（3）脉络膜血管瘤：T_1WI呈中等信号，T_2WI呈中等或中低信号，增强扫描肿瘤明显强化。动态增强扫描肿瘤迅速持续强化为其特点。

【特别提示】　黑色素信号具有特征性，即T_1WI高信号、T_2WI低信号，少数黑色素瘤可以没有黑色素成分或者含量较少，此时较难诊断。

（二）眼眶内肿块

1.视神经胶质瘤

【病因病理和临床表现】　视神经胶质瘤（optical glioma，OG）视神经胶质瘤起源于视神经内神经纤维之间的胶质细胞，沿视神经向前或向后蔓延，病变可涉及视神经各段，甚至侵犯视交叉及视束。视神经胶质瘤大部分属于良性或低度恶性肿瘤，占所有眼眶肿瘤的4%。儿童组恶性程度较成人组低，病理类型多为毛细胞型星形细胞瘤，成人常为胶质母细胞瘤或间变性细胞瘤。根据肿瘤发生部位，视神经胶质瘤分为3型：球内型、眶内型和颅内型。

视神经胶质瘤多发生于学龄前儿童，90%在20岁以下发病，10岁以下占75%。儿童10%～38%的视神经胶质瘤合并神经纤维瘤病Ⅰ型，双侧视神经胶质瘤是神经纤维瘤病Ⅰ型的特征性表现。临床以视力损害为主，眼球突出症状出现较晚。视力下降出现较早，这是区别其他眼眶肌锥内肿瘤的一个特点。

【诊断要点】

（1）眶内视神经胶质瘤的典型表现为视神经的增粗，早期呈梭形或圆形肿块，肿块继续生长有沿着视神经蔓延的趋势，多向后生长，引起视神经管扩大；肿块较大的，可在鞍上形成肿块，呈"哑铃形"。

（2）肿块在T_1WI上大多呈稍低信号，少数为等信号；T_2WI上表现为等或稍高信号，内有黏液样改变或囊性变，呈明显T_1WI低、T_2WI高信号。肿块周围有时可见蛛网膜下隙，在T_2WI上呈高信号。

（3）增强扫描，肿块强化形式多样，多呈明显强化，亦可无强化、轻度强化（图3-8），可能与血脑屏障破坏程度及肿瘤血管增生程度有关。

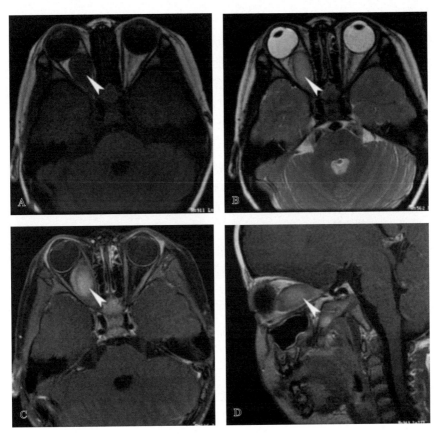

图3-8　视神经胶质瘤

A.T₁WI示右侧球后视神经增粗呈团块状，呈略低信号（白箭），眼球略显前突；B.T₂WI示肿块呈稍高信号（白箭）；C.增强压脂T₁WI示肿块呈不均匀强化（白箭）；D.增强压脂T₁WI示视神经增粗（白箭），肿块强化较明显

【鉴别诊断】

（1）视神经鞘脑膜瘤：成年人好发，儿童非常罕见，视神经增粗呈不规则形，可见"双轨征"。

（2）视神经周围炎型炎性假瘤：眼痛、结膜充血等炎症表现明显，视神经周围不规则形状占位，边界不清，向前发展包绕眼球呈"铸型"。

【特别提示】　与视神经脑膜瘤的鉴别，在于后者肿块中央可见残存视神经。

2.视神经鞘脑膜瘤

【病因病理和临床表现】　视神经鞘脑膜瘤（optical meningioma，OM）起源于视神经鞘膜的蛛网膜上皮细胞，视神经鞘脑膜瘤最常见的组织学类型是脑膜上皮型，为良性肿瘤，少数可恶变。视神经鞘脑膜瘤占所有脑膜瘤的1%，所有眶原发肿瘤的3%～7%。大多数为单侧发病，少数为双侧发病。肿瘤多沿视神经鞘的硬膜下间隙生长，病灶边缘不规则，内可见钙化。

视神经鞘脑膜瘤可发生于任何年龄，多见于中青年女性，儿童少见。肿瘤多呈缓慢渐进性生长。临床表现为缓慢进行性视力下降和眼球突出；视力下降常在眼球突出后出现，视盘水肿或苍白。

【诊断要点】

（1）表现为肌锥内肿块，环绕视神经生长，与脑实质相比，T_1WI呈中等或略低信号，T_2WI呈中等或略低信号。少数瘤体内有粗大的血管，来源于眼动脉，表现为信号流空影（图3-9）。

（2）增强扫描肿块明显强化，中央视神经不强化，视神经与两侧肿瘤之间可见更低信号线形界面，此征象被称为"双轨征"，在冠状面表现为"袖管征"或"靶征"，在使用脂肪抑制增强T_1WI显示最佳。

（3）瘤体较大者可沿视神经向后生长，引起视神经管扩大。发生恶变者可表现为广泛侵犯眶内组织和眶骨破坏性改变。

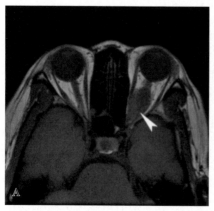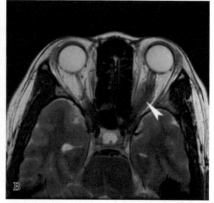

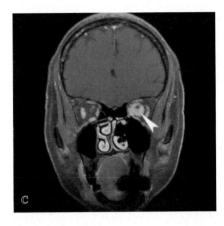

图3-9　视神经鞘脑膜瘤

A.T₁WI示肿瘤呈等低信号（白箭）；B.T₂WI示肿瘤呈中等信号，包绕视神经（白箭）；C.冠状位增强T₁WI示肿瘤明显强化（白箭）

【鉴别诊断】

（1）海绵状血管瘤：圆形或椭圆形，T_1WI呈低信号，T_2WI呈高信号，增强扫描后呈"扩散性强化"。

（2）神经鞘瘤：圆形或椭圆形，实质部分T_1WI呈低信号，T_2WI呈高信号，信号不均匀，内有片状T_1WI低信号、T_2WI高信号。增强扫描后呈不均匀强化。

（3）视神经炎：发生快，消失也快；视神经一般不增粗，T_2WI呈高信号，增强扫描后视神经强化。

【特别提示】　MRI通常可以确诊，视神经鞘脑膜瘤多见于成人；肿瘤T_1WI及T_2WI均呈等或低信号；视神经鞘脑膜瘤强化明显，且视神经周围肿瘤强化，视神经不强化，呈现"车轨征"，是本病的典型征象；视神经鞘脑膜瘤累及视神经管内视神经可引起视神经管骨质增生。

3.眼眶海绵状血管瘤

【病因病理和临床表现】　眼眶海绵状血管瘤（orbital cavernous hemangioma，OCH）为眼眶内最常见的良性肿瘤，绝大多数见于肌锥内。病理上以海绵状血窦型最常见，其次为毛细血管型及淋巴血管型。瘤组织主要由扩大的血窦和厚薄不一的纤维结缔组织间隔组成，外有完整的纤维假包膜。易发生凝固而出现栓塞、静脉石和含铁血黄素沉着，进而发生纤维化、钙化。少数海绵状血管瘤可表现为一眶多瘤。

本病多见于青壮年，瘤体生长缓慢，早期常无明显临床表现，偶因眼球突出来就诊；肿瘤较大时则可引起视力下降。

【诊断要点】

（1）肌锥内、视神经外类圆形肿块，边缘光整，信号多均匀，T_1WI呈等信号或稍低信号，T_2WI呈高信号；肿瘤内可见静脉石，呈低信号。视神经受压移位。

（2）增强扫描肿块明显强化，在脂肪抑制序列上显示尤为清楚；增强扫描后延迟扫描肿块仍呈明显强化，即"扩散性强化"（图3-10）。

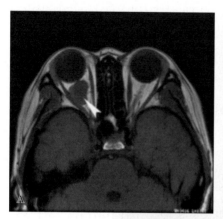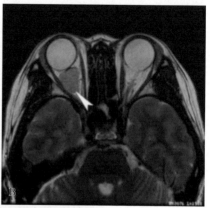

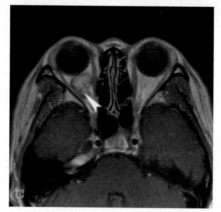

图3-10 眼眶海绵状血管瘤

A.T_1WI示右眼球后见一椭圆形稍低信号肿块（白箭）；B.T_2WI示肿块呈不均匀高信号（白箭）；C.增强T_1WI示肿块不均匀强化（白箭）

【鉴别诊断】

（1）神经源性肿瘤：常见于肌锥外间隙；囊变坏死常见，信号不均匀；增强扫描后无"扩散性强化"的征象。

（2）淋巴管瘤：常发生于儿童期，多位于肌锥外；常有自发性出血，可见液－液平面，内有不同时期的血液积聚，MRI信号不均。

（3）血管内皮瘤或血管外皮瘤：很少见，T_1WI呈等信号、T_2WI呈高信号，常见血管流空影迅速均匀强化。

【特别提示】　本病临床表现多呈无痛性突眼；"扩散性强化"为该病的特征性表现。若能发现眶内静脉石可以确诊，但MRI对其不敏感。

4. 炎性假瘤

【病因病理和临床表现】　眼眶炎性假瘤（orbit inflammatory pseudotumor，OIP）又称为特发性假瘤，无明确的局部或系统性病因的非特异性肉芽肿性炎性病变。OIP占眼眶肿瘤的4.2% ～ 13%，不包括由Wegener肉芽肿、硬化性血管瘤等引起的眼眶炎性病变。病理上分为三种类型：弥漫性淋巴细胞浸润型、纤维增生型及混合型。

OIP可发生于任何年龄，好发于中年人，儿童少见。通常是双侧眼部发病，可侵犯眼眶内任何部位和组织。典型临床表现为无明确诱因突眼、眼睑肿胀疼痛、眼球运动障碍，可伴视力下降、复视等。依据病程分为急性和慢性两种，急性者使用抗生素和激素治疗效果良好，慢性者对激素治疗不敏感，常反复发作。按照其侵犯范围可以分为弥漫型、肿块型、肌炎型等，以弥漫型最多见。

【诊断要点】

（1）弥漫型：表现为眼睑增厚，泪腺增大，眼外肌和视神经增粗，球后间隙模糊。严重者可形成软组织肿块。MRI上信号没有特征性，增强扫描后可有明显强化（图3-11）。

（2）局限型：累及眼外肌者（肌炎型）表现为一条或多条眼外肌增粗，边缘模糊，肌腱亦累及；累及泪腺者（泪腺型）表现为泪腺体积增大；累及巩膜者表现为眼环增厚。

【鉴别诊断】　常需与Graves眶病、转移瘤、淋巴瘤等相鉴别。

【特别提示】　MRI可以从多个不同平面显示病变，是本病首选检查方法。

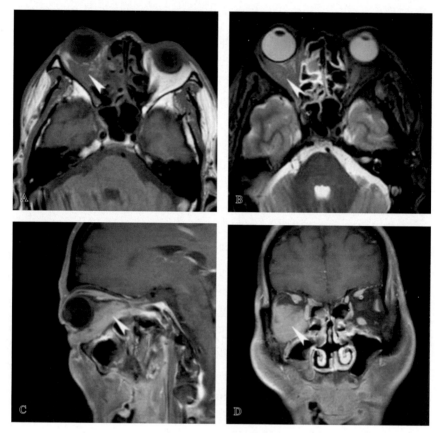

图3-11　眼眶炎性假瘤

A.T₁WI示右侧眼眶内见团片状等低信号肿块（白箭），无包膜，与眼外肌分界不清；B.T₂WI示肿块呈略低信号（白箭），眼球略前突；C.矢状位增强压脂T₁WI示肿块明显强化（白箭）；D.冠状位增强压脂T₁WI示肿块明显强化（白箭）

5. Graves眼病

【病因病理和临床表现】　甲状腺疾病所引起的眼眶病变，称为Graves眼病（Graves ophthalmopathy，GO），为临床引起突眼最常见的原因。病理改变为眼外肌水肿，慢性炎性细胞浸润、变性及纤维化，主要发生在肌腹部，一般双侧多见。下直肌通常最先受累。

本病以女性多见，40岁左右为发病高峰期，常为双眼发病。临床表现为眼球突出、眼球麻痹等，多伴有甲状腺功能亢进的症状。早期即可出现眼部不适症状，如畏光、流泪、异物感和烧灼感等。

【诊断要点】

（1）眼外肌增粗，以内、下直肌最常见。

（2）典型表现为双侧多个眼外肌肥厚，以肌腹肥大明显，通常不累及肌腱。

（3）MRI信号无特异性，多表现为T_1WI等或略低信号，T_2WI早期呈中等或高信号，晚期由于肌肉纤维化多呈低信号。增强扫描肌肉多见轻中度强化（图3-12）。

（4）通常伴眼球突出，眼睑增厚，球后脂肪增多，视神经被拉直。

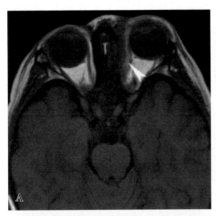
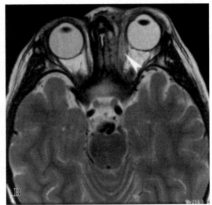
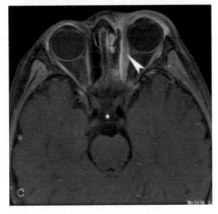

图3-12　Graves眼病

A、B.横轴位T_1WI、T_2WI示左眼内直肌肌腹明显增粗，呈中等信号（白箭）；C横轴位增强压脂T_1WI示增粗的眼肌显著强化（白箭）

【鉴别诊断】

（1）炎性假瘤：单条眼外肌受累肌腹和肌腱均增粗，激素治疗有效。

（2）动静脉畸形：受累眼上静脉扩张，搏动性突眼。

【特别提示】 本病典型表现为双侧多个眼外肌肥厚，以肌腹明显，通常不累及肌腱；常伴眼球突出，眼睑增厚，球后脂肪增多。

二、耳部病变

1.慢性中耳乳突炎

【病因病理和临床表现】 慢性中耳乳突炎（chronic otitis media，COM），又称慢性化脓性中耳乳突炎，是耳鼻咽喉科最常见的一种疾病。可单侧发病，亦可双侧发病。多由于毒力较低的细菌感染导致或急性中耳炎迁延不愈而引起。慢性中耳乳突炎可分为三种类型：①单纯型，最为常见。由于反复上呼吸道感染或其他呼吸道疾病，咽鼓管不通畅，致病菌经咽鼓管进入感染，细菌也可经外耳道鼓膜穿孔进入，致病菌侵入鼓室、鼓窦、乳突气房，导致黏膜充血、水肿，炎性细胞浸润，纤维组织增生、粘连。②肉芽肿型，又称骨疡型中耳乳突炎。常为急性坏死型中耳乳突炎迁延不愈所致，炎症反复侵犯，局部肉芽组织增生，可见息肉样改变，邻近骨质感染，可有死骨形成。③胆脂瘤型，是慢性中耳乳突炎较为严重的一种类型。外耳道上皮经鼓膜穿孔处移行长入鼓室，脱落的组织堆积成团，形成瘤样软组织肿块，邻近骨质破坏，严重者可侵入颅内，出现脑脓肿等并发症。主要临床表现为耳部疼痛、耳鸣、听力下降、耳部反复流脓、鼓膜穿孔等，鼓膜穿孔后可出现耳漏症状。

【诊断要点】

（1）单纯性中耳乳突炎：表现为乳突和（或）鼓室黏膜增厚伴渗出积液，T_1WI上表现为低信号或中等信号，T_2WI呈高信号，信号多不均匀。

（2）慢性中耳乳突炎：积液内蛋白质含最高，T_1WI上显示为较高信号；鼓室或气房内可见气–液平面，气房可融合成囊腔状。

（3）肉芽肿型中耳乳突炎：病灶信号强度与成分及其病程有关，一般在T_1WI呈中等信号，T_2WI呈高信号，增强扫描后明显强化；纤维化病灶在T_1WI和T_2WI均呈低信号，无强化；胆脂瘤型中耳乳突炎病变T_1WI和T_2WI都呈高信号，无明显强化，见图3-13。

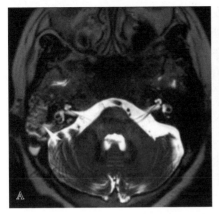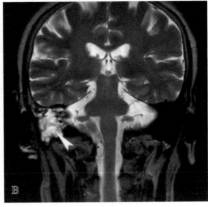

图3-13 右侧乳突炎

横轴位及冠状位T₂WI示右侧颞骨乳突部见片状高信号（白箭）

【鉴别诊断】

（1）未气化乳突：未气化乳突内骨髓在T₁WI上显示为高信号，T₂WI呈中等信号，需注意与乳突炎相鉴别，脂肪抑制序列信号降低有助于鉴别。

（2）肉芽肿型中耳乳突炎与胆脂瘤相鉴别：这是临床上常见又鉴别较困难的问题之一。肉芽组织增生可形成软组织肿块样改变，与胆脂瘤较难鉴别，而且两者常同时存在。MRI对两者的鉴别有所帮助，肉芽组织内含有较多新生血管，肿块多数呈T₁WI等信号、T₂WI呈高信号，增强扫描可有强化；而胆脂瘤是脱落上皮及胆固醇堆积而成的瘤样软组织肿块，含类脂质，T₁WI和T₂WI上其信号程度与脑组织相仿或稍高，增强扫描无明显强化或轻度周边强化。必要时需结合HRCT观察邻近骨质破坏的情况。

（3）中耳癌：骨质破坏以中耳为中心向周围发展，可侵及鼓窦、乳突及外耳道，边缘常呈不规则虫蚀样改变，增强扫描肿块呈不均匀强化；而胆脂瘤破坏腔边缘多较光滑、锐利。

【特别提示】 MRI不作为中耳乳突炎的常规影像学检查方法，但它对中耳乳突炎并发症的观察和评价具有独特的优势。

2.听神经鞘瘤

【病因病理和临床表现】 听神经销瘤（acoustic neuroma，AN）为发生于第Ⅷ对脑神经鞘膜的肿瘤，多发生于其前庭支。为脑桥小脑角区最常见的肿瘤，70%～75%发生于内听道内。为生长缓慢的良性肿瘤，易囊变，通常为单侧，双侧者多见于年轻的神经纤维瘤病Ⅱ型患者。发病年龄多在30～60岁，女性多见。肿瘤特征性的表现为两种区域：Antoni A区，排列紧密的梭形细胞伴栅栏状细胞核及贝罗凯小体；Antoni B区，细胞较少伴有疏松的网状排列及微囊性变，有时含有大量的黄色瘤细胞。

听神经瘤的临床表现与肿瘤大小、所在位置及侵犯范围有关。早期表现为耳鸣、听力下降及眩晕等，中晚期表现为周围性面瘫、颅内高压症状及其他神经受损症状。

【诊断要点】

（1）听神经局限性增粗或结节、肿块样改变，由内听道向脑桥小脑角区生长。

（2）肿瘤较大时表现为内听道扩大。

（3）实性肿瘤在T_1WI上呈均匀略低信号或等信号，T_2WI上呈均匀等或稍高信号，周围可有低信号的包膜包绕。囊实性肿瘤在T_1WI上实性部分呈稍低信号，囊性部分呈低信号，T_2WI实性部分呈等或较高信号，囊性部分则呈更高信号。

（4）增强扫描显示病灶实质部分明显强化，囊实性肿瘤者其内囊变区无强化，见图3-14。

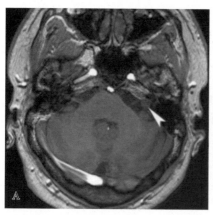
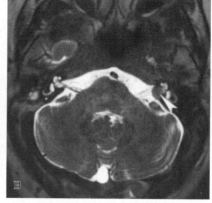

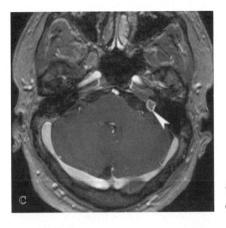

图3-14　听神经鞘瘤

A.T$_1$WI示左侧内听道等信号结节（白箭）；B.T$_2$WI示病灶呈等高信号（白箭）；C.T$_1$WI增强压脂示病灶环形强化（白箭）

【鉴别诊断】

（1）先天性胆脂瘤：增强扫描后肿瘤无强化，DWI上呈高信号。

（2）脑膜瘤：肿瘤多呈半圆形与硬脑膜呈宽基底接触，邻近颅骨壁有反应性增生征象，增强扫描后均匀强化，可见"脑膜尾征"。

（3）三叉神经瘤：沿三叉神经走行区域、跨颅中、后窝生长，呈哑铃形。

【特别提示】　MRI为目前诊断听神经瘤最敏感、最有效的办法，为当前诊断听神经瘤的金标准。MRI多序列成像更有利于辨别肿瘤内部的多种成分。

三、鼻腔和鼻窦肿瘤

1. 内翻性乳头状瘤

【病因病理和临床表现】　内翻性乳头状瘤（invering papilloma，IP）是来自鼻腔及鼻窦黏膜上皮组织的边缘性肿瘤。IP多见于40岁以上，以50～60岁发病率最高，男女比例为3∶1或更高。一般认为本病与人乳头状瘤病毒感染有关，在病理上属良性，但有很强的生长力，可呈多中心性生长，有破坏周围骨质、向邻近结构和器官扩展、切除后易复发及恶变倾向等特点，故目前已将本病归属为良、恶性之间的边缘性肿瘤。

【诊断要点】

（1）大多单侧发病，鼻腔内软组织肿块，T$_1$WI显示为中低或稍低信号，与肌肉信号强度相仿；T$_2$WI显示为高信号。

（2）增强扫描为较明显脑回样强化。

（3）肿瘤较大可见患侧鼻腔扩大，鼻中隔呈弧形移位，鼻道堵塞，邻近骨质吸收。

（4）肿块形态不规则，侵犯周围结构伴有明显骨质破坏，应考虑恶变可能。

（5）骨质破坏以上颌窦内侧壁为主，晚期可有广泛破坏，见图3-15。

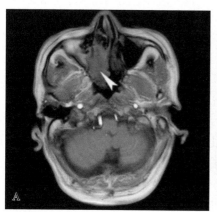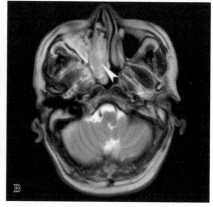

图3-15　鼻腔内翻性乳头状瘤

A.T₁WI横轴位示右侧鼻腔片状稍低信号（白箭）；B.T₂WI横轴位示病灶呈高信号（白箭），另见右侧上颌窦继发性炎症

【鉴别诊断】

（1）鼻息肉：表现为类圆形结节，一般无骨质破坏，增强扫描后无强化。

（2）鼻腔血管瘤：鼻腔良性肿瘤中最常见者，增强扫描肿块有明显强化，易于区别。

（3）恶性肿瘤：不规则软组织肿块，呈浸润性生长，侵蚀性骨破坏，周围组织浸润，边界不清，增强扫描病灶不均匀强化。

【特别提示】　多为单侧发病，平扫难以准确显示病灶，准确扫描显示脑回样强化为其特征性改变；多合并单侧鼻窦炎症，可有骨质改变等。

2.上颌窦癌

【病因病理和临床表现】 上颌窦癌（carcinoma of maxillary sinus, CMS）是最常见的鼻窦恶性肿瘤，占鼻窦恶性肿瘤的80%以上，占耳鼻咽喉各部恶性肿瘤的20%左右，仅次于鼻咽癌居第二位，占全身恶性肿瘤的0.2%～3%，多见于中老年男性患者，其中以50～70岁的老年人多见。以鳞癌多见，男女之比约为2∶1。其次是腺癌、未分化癌等。早期肿瘤局限于窦内，以后可向眼眶、筛窦、鼻腔、颅底等处蔓延，可引起窦壁的广泛骨质破坏。早期常无明显症状，偶有涕中带血；随着病情发展，可出现一侧鼻腔内脓血涕、鼻塞、鼻面部畸形；后期可出现面部疼痛和麻木、复视、牙齿松动及颈部淋巴结肿大等。

【诊断要点】

（1）可见上颌窦内见软组织肿块，T_1WI呈等低信号，T_2WI呈不均匀高信号。

（2）窦壁骨质破坏为其诊断的重要征象，最常见为内壁破坏，肿瘤侵入鼻腔，也可破坏前壁、外侧壁以及向上向下侵犯。

（3）增强扫描肿块明显不均匀强化。

（4）MRI在较全面显示肿瘤组织侵及眶内、翼腭窝、颞下窝等部位，可显示这些部位的高信号的脂肪组织被低信号的肿瘤组织所取代，见图3-16。

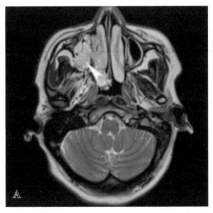
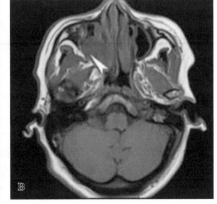

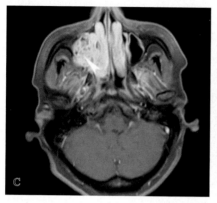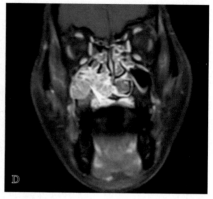

图3-16　右侧上颌窦癌

A.T₁WI示右侧上颌窦不规则等低信号肿块（白箭），边界欠清；B.T₂WI示肿块呈不均匀高信号（白箭）；C、D.T₁WI增强扫描示肿块明显不均匀强化（白箭），并向鼻腔及鼻窦周围突入

【鉴别诊断】

（1）真菌性鼻窦炎，多病程较长，病情进展较缓慢，窦壁骨质破坏同时常伴有邻近骨质硬化，常累及眶尖及海绵窦区。

（2）非霍奇金淋巴瘤，多位于鼻腔前部、鼻腔前庭、鼻翼及邻近面部软组织；无明显溶骨性骨质破坏。

（3）嗅神经母细胞瘤，发病高峰年龄为11～20岁及51～60岁，位于嗅神经走行区，多发位于鼻腔顶部前2/3，坏死相对较少，部分沿嗅神经生长可呈"哑铃状"外观。

【特别提示】　多见于中老年患者，面部疼痛、麻木，窦腔内不规则软组织肿块，窦壁广泛骨质破坏，可有颈部肿大淋巴结，提示上颌窦癌。

四、咽喉部肿瘤

1.鼻咽癌

【病因病理和临床表现】　鼻咽癌（nasopharyngeal carcinoma，NPC）是发生于鼻咽黏膜、以黏膜下侵犯为特点的鼻咽部恶性肿瘤，中国南部的发病率较高，发病率由南到北逐渐减低，黄种人好发，白种人少见。病因尚不明确，与EB病毒感染、饮食、遗传因素密切相关。中年人多见，也可多见于儿童及青少年男性，男女性别比为2.5∶1。鼻咽癌最常发生于鼻咽顶部,其次是侧壁,前壁和底壁较少见。病理形态上分为结节型、菜花型、黏膜下型、浸润型和溃疡型。组织学上以鳞状细胞癌多见,泡状核细胞癌次之,低分化腺癌较少,典型的鳞状细胞癌可见角化珠及细胞间桥。

临床表现可出现七大症状和三大体征。七大症状为回缩性涕血或鼻出血、鼻塞、耳鸣、耳聋、头痛、面麻复视,其中以回缩性涕血最为常见;三大体征为鼻咽部新生物、颈部淋巴结肿大,脑神经出现一支或多支麻痹。

【诊断要点】

(1)鼻咽肿块:早期常显示为咽后壁软组织增厚或一侧咽隐窝变浅消失,咽鼓管圆枕增大,咽鼓管咽口狭小;肿块较大时,形成软组织肿块并突入鼻咽腔,形态不规则,边界不清楚,见图 3-17。

(2)肿块信号:与肌肉相比,在 T_1WI 上呈等或低信号,在 T_2WI 上呈高信号,增强扫描肿块有中度或明显强化。肿块大的,信号可不均匀,中间见坏死灶。

(3)周边结构的侵犯:向前侵犯鼻腔,达翼腭窝;向两侧侵犯咽旁间隙;向后侵犯咽后间隙及椎前肌;向下侵犯口咽软腭和扁桃体;向上侵犯斜坡及颅底骨质,通过颅底孔道进入颅内。

(4)淋巴结转移:最早期常出现咽后淋巴结肿大,多数表现为颈深淋巴结转移;在 T_1WI 上呈稍低信号,T_2WI 呈高信号,淋巴结中央常发生坏死,增强扫描后多为不均匀强化或环状强化。

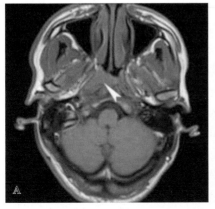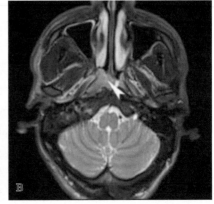

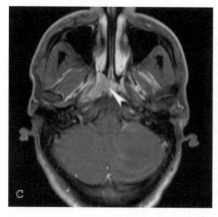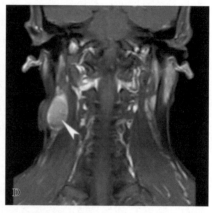

图3-17　鼻咽癌伴右侧颈部淋巴结转移

A.T$_1$WI示鼻咽部右后壁软组织增厚，局部见等信号肿块（白箭），右侧咽隐窝变浅，咽鼓管咽口变窄、闭塞；B.T$_2$WI示病灶呈稍高信号（白箭）；C.T$_1$WI压脂增强示病灶明显均匀强化（白箭）；D.T$_1$WI压脂增强冠状位示右侧颈部淋巴结肿大（白箭）

【鉴别诊断】

（1）腺样淋巴组织增生：常发生于青少年；腺样组织均衡性扩大。

（2）鼻咽部淋巴瘤：全身淋巴增大的局部改变；黏膜下肿块明显；广泛累及腺样组织。

【特别提示】　MRI已成为鼻咽癌最重要的检查手段，一侧咽隐窝变浅消失应考虑鼻咽癌的诊断，如合并颅底骨质破坏或颈部淋巴结肿大可基本确定鼻咽癌的诊断。

2.舌癌

【病因病理和临床表现】　舌癌（lingual carcinoma，LC）是最常见的口腔癌，起源于黏膜。85%以上发生于舌体，舌体癌几乎100%为鳞癌，舌根癌则主要为腺样囊性癌。男性较多。病理上肿瘤呈溃疡性、浸润性或外生性生长，发现时，一般大于2cm。

临床多以舌部疼痛就诊；侵犯到舌肌时可引起舌运动受限、进食困难、言语不清；发生于舌根者可有同侧的放射性头痛或耳痛。早期即可发生颈淋巴结转移，远处转移多经血液至肺部。

【诊断要点】

（1）舌部类圆形或不规则形软组织肿块，边界不清晰。

（2）由于常伴有坏死或并发感染，T_1WI呈低或等信号，T_2WI呈高信号，出现坏死时呈混杂信号；增强扫描后明显不均匀强化。

（3）舌癌常浸润至邻近舌肌内，咽旁间隙侵犯，翼内肌界面不清等。

（4）颈部淋巴结肿大，可以出现坏死，见图3-18。

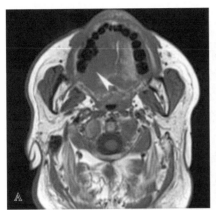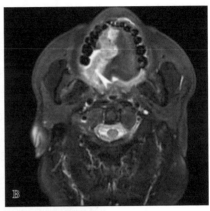

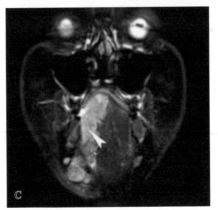

图3-18　舌癌

A.T_1WI示舌右侧不规则肿块呈低信号（白箭）；B、C.T_2WI抑脂序列示病灶呈高信号（白箭）

【鉴别诊断】

（1）淋巴瘤：体积较大，边界多数清晰，少有深部侵犯；常累及数个亚解剖区；密度及信号多均匀，少见坏死、囊变。

（2）扁桃体炎及扁桃体周围脓肿：扁桃体区软组织广泛肿胀，信号欠均，边界不清；脓肿形成后，可见边缘环形强化，中央未强化坏死区。

【特别提示】 MRI能够显示舌类圆形或不规则形软组织肿块，边界不清，伴有颈部淋巴结转移，轻至中度强化，结合临床以舌部疼痛、舌活动受限等症状，提示舌癌。

3.口咽癌

【病因病理和临床表现】 口咽癌（oropharyngeal carcinoma，OC）起源于口咽黏膜，鳞癌最常见，是口咽恶性肿瘤中最常见的一种，约90%为鳞状细胞癌，好发于中年人，男女比例为（2～3）:1。吸烟、酗酒是主要的危险因素。根据肿瘤发生部位不同，分为舌根癌腭扁桃体癌、软腭癌咽侧壁癌及咽后壁癌。

临床主要表现为咽部不适、疼痛、异物感、吞咽困难，部分患者以颈部肿块为首诊体征。病灶生长迅速，侵袭性强；早期即有颈部淋巴结转移者，预后较差。

【诊断要点】

（1）口咽软组织肿块，内可见囊变、坏死区，出血及钙化少见。

（2）T_1WI呈稍低信号，T_2WI呈稍高信号，增强扫描明显不均匀强化，中间可见坏死灶无强化。

（3）颈部可见淋巴结转移，多表现为边缘强化，见图3-19。

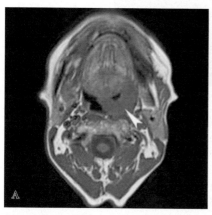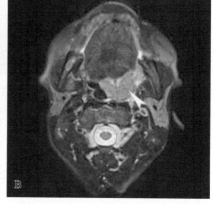

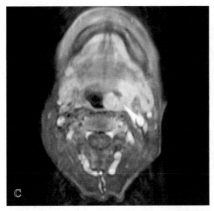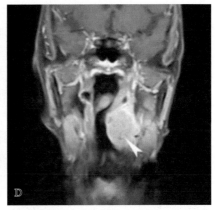

图3-19　扁桃体癌

A.T₁WI示左侧口咽部不规则稍低信号肿块（白箭），相应口咽腔狭窄；B.T₂WI压脂示肿块呈稍高信号（白箭）；C、D.T₁WI增强扫描示病灶明显强化（白箭）

【鉴别诊断】　扁桃体炎及扁桃体周围脓肿：扁桃体区软组织广泛肿胀，信号欠均；临床症状及体征具有特异性；脓肿形成后，可见边缘环形强化，中央未强化坏死区。

【特别提示】　口咽部边缘不清的软组织肿块，液化坏死常见，并早期颈淋巴结转移，是口咽癌的主要影像学特征。MRI的价值在于了解肿瘤范围和发现颈淋巴结转移。

4.喉癌

【病因病理和临床表现】　喉癌（laryngo carcinoma，LC）是喉部常见恶性肿瘤，绝大多数为鳞状上皮细胞癌，早期可沿黏膜浸润性生长，导致黏膜增厚，表面不光滑；继而呈结节状或乳突状向黏膜下和周围组织浸润，使受累组织结构增厚、变性、坏死和溃疡；晚期可以引起喉腔气道变形，向喉外发展破坏喉软骨，常经淋巴道转移至颈部甚至纵隔淋巴结，少数也可以经血行转移。50～70岁中老年人常见，男性发病率显著高于女性。病因不明，可能与吸烟、饮酒、空气污染和病毒感染有关。喉癌好发于声带，声门区喉癌最常见，其次为声门上区，原发于声门下区者最少见。肿瘤发生部位不同，临床症状表现不一。主要临床表现有进行性声音嘶哑、咽喉疼痛、吞咽困难、呼吸困难、痰中带血等，颈部淋巴结转移可扪及肿块。

【诊断要点】

（1）早期表现局部软组织不规则增厚。声带癌表现为两侧声带不对称，病变侧增厚、边缘毛糙或者小结节状突起；肿瘤较大时表现为信号不均匀的肿块，喉软骨破坏等。

（2）肿瘤 T_1WI 稍低信号，T_2WI 稍高信号，增强扫描后明显强化（图3-20）。

（3）肿瘤可以通过前联合侵犯对侧声带，侵犯喉旁间隙和喉周间隙。

（4）声门上型和过声门型最容易出现颈淋巴结转移。

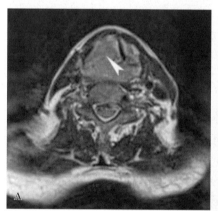
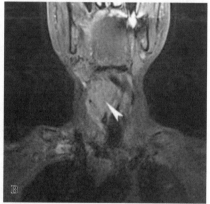
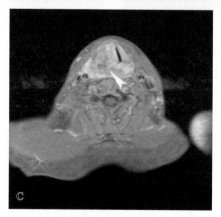

图3-20　声门癌

A.T_1WI示右侧声门稍低信号肿块（白箭），边界欠清，喉腔狭窄；B.T_2WI压脂示肿块呈稍高信号（白箭）；C.T_1WI增强扫描示病灶不均匀强化（白箭）

【鉴别诊断】

（1）慢性增生性喉炎：两者难鉴别，需组织病理学检查相鉴别。

（2）喉淀粉样变：为喉内软组织局限性或弥漫性增厚，黏膜光滑，CT可见钙化。

（3）喉乳头状瘤：喉黏膜结节呈乳头状突入喉腔。成年人的喉乳头状瘤为癌前病变，易复发、恶变，需活检排除癌。

【特别提示】　喉癌在喉镜下可以诊断，并可以在喉镜下直接取活检获得病理诊断。MRI价值在于显示肿瘤的范围，为临床分期提供帮助。

五、颈外侧区肿瘤及肿瘤样病变

1.神经鞘瘤

【病因病理和临床表现】　神经鞘瘤又称为施万细胞瘤（Schwannoma），是起源于施万细胞的良性肿瘤，可发生于颈部的任何神经，以迷走神经、交感神经多见，大多发生于颈动脉期间隙；肿瘤有完整包膜，病理学上有两种形态：①束状型（Antoni A型），细胞细长、楼形、互相排列成栅栏状、旋涡样或洋葱皮样结构；②网状型（Antoni B型），细胞稀少，排列成稀疏的星芒状结构，细胞胞内及包间富含空泡或含水样液体。神经鞘瘤无明显性别差异，可发生在任何年龄，多见于20～50岁人群，临床表现与肿瘤所在部位及大小有关，交感神经受累可见产生霍纳（Honer）综合征，累及迷走神经可见产生呻吟嘶哑，舌下神经受累可见产生吞咽困难。

【诊断要点】

（1）肿瘤单发多见，大多位于颈动脉间隙，呈圆形或梭形，边界清晰，边缘光滑，常可见完整包膜。

（2）肿瘤T_1WI多呈等信号，T_2WI呈高信号，神经鞘瘤内常可见囊变坏死区，T_1WI呈更低信号，T_2WI呈更高信号，增强扫描后肿瘤实质部分显著强化，囊变坏死区不强化。

（3）可造成颈内动脉向前移位、颈动静脉分离或邻近的骨质吸收，见图3-21。

【鉴别诊断】

（1）腮腺深部肿瘤位于茎突和颈内动脉前方，颈内动脉向后推压移位，同侧咽旁间隙受压呈弧形位于肿瘤内侧；而神经鞘瘤位于茎突及颈

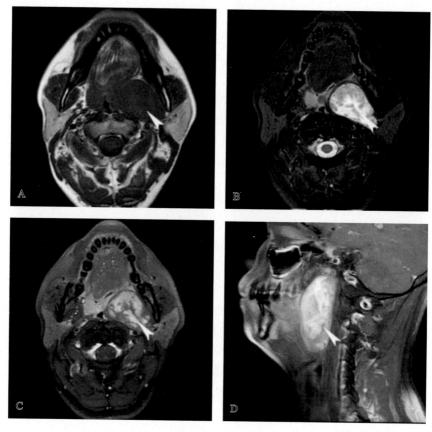

图3-21 神经鞘瘤

A.T₁WI示左侧咽旁间隙椭圆形低信号肿块（白箭），信号不均匀，边界清晰，左扁桃体受压，口咽腔变窄；B.T₂WI压脂序列示肿块呈混杂高信号（白箭）；C、D.T₁WI压脂增强扫描示肿块明显不均匀强化（白箭）

内动脉后方，颈内动脉常受压向前移位。

（2）颈动脉体瘤位于颈动脉体部，颈内动脉分叉角增大，呈"高脚杯征"，且肿瘤富含血管，增强扫描可见"盐与胡椒征"。

（3）颈部转移瘤常为多发，但也可表现为单发肿块，临床常提示原发病灶，且病史较短。

【特别提示】 MRI可很好地将其与来自腮腺深叶的肿瘤相鉴别，后者常致颈内动脉向后移位，而来自颈动脉鞘的神经源性肿瘤常致颈内动脉向前移位。

2.甲状舌管囊肿

【病因病理和临床表现】 甲状舌管囊肿（thyroglossal duct cyst，TDC）属先天性发育异常，因其常位于颈中线上，又称颈中线囊肿，是胚胎发育时期，甲状舌骨未退化或未完全退化消失而形成的。通常为单个囊肿，可继发感染。

甲状舌管囊肿多见于儿童与青少年，病变通常位于颈中线舌骨上下，临床表现为上颈部中线附近囊性包块，早期质柔软，后期为实质感，无压痛；若继发感染，可伴疼痛。反复感染易形成脓肿，脓肿破溃可形成瘘管。

【诊断要点】

（1）肿块多呈圆形或类圆形，边界清晰，在MRI上可见低信号的纤维包膜。

（2）囊肿多数信号均匀，T_1WI呈低信号，T_2WI呈高信号，囊壁光滑；合并感染时，囊壁增厚、毛糙，边界不清，囊内T_1WI信号不均匀增高（图3-22）。

（3）增强扫描后没有强化，合并感染时囊壁有强化；如形成瘘管，MRI可清晰地显示瘘管的走行。

【鉴别诊断】 本病需与颈部腮裂相鉴别，依据病变部位及形态特点，不难鉴别。

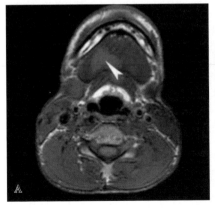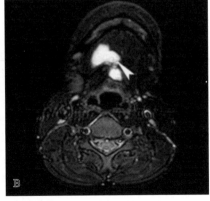

图3-22　甲状舌管囊肿

A.T_1WI示右颌下-舌骨体-甲状软骨区域多房囊性灶呈低信号（白箭）；B.T_2WI抑脂序列示病灶呈明显高信号（白箭），边界清，信号均匀

【特别提示】 甲状舌管囊肿内若存在实性成分，可能为异位甲状腺组织或甲状腺癌，应进一步检查。

3.颈淋巴管瘤

【病因病理和临床表现】 颈淋巴管瘤（cervical lymphangioma），又称为淋巴水瘤或囊状水瘤。临床认为其主要由间叶组织的原始淋巴管囊和淋巴管发育形成，原始淋巴结囊部分被隔离形成淋巴管囊肿，淋巴管局部过度增殖形成淋巴结瘤。组织病理学将淋巴管瘤分为3型，毛细血管性淋巴管瘤、海绵状淋巴管瘤、囊性淋巴管瘤。

颈部淋巴管瘤主要发生于小儿人群，通常以颈部无痛性包块就诊，表现为颈部肿块，质地柔软，没有压痛，有波动感。

【诊断要点】

（1）颈部淋巴管瘤常沿组织结构间隙塑形生长，向上可达咽旁间隙，向下可通过胸廓进入纵隔，具有"见缝就钻"的特点。

（2）单侧发病多见，病变呈单囊或多囊型，壁薄，近水样信号，边界清晰。

（3）囊肿多数信号均匀，T_1WI 呈低信号，T_2WI 呈高信号，合并出血时T_1WI和T_2WI均为高信号，囊内可见混杂信号或液液平面，合并感染时，囊壁增厚，边缘毛糙。增强扫描囊壁无或轻度强化，合并感染时囊壁强化较明显，见图3-23。

【鉴别诊断】 本病须与颈部腮裂囊肿及甲状舌管囊肿相鉴别，依据

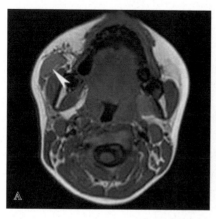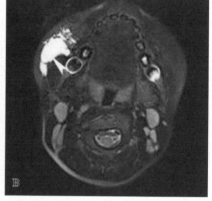

图3-23　淋巴管瘤

A.T_1WI示右面颊部多房不规则囊性灶呈低信号（白箭）；B.T_2WI抑脂示病灶呈高信号（白箭），信号均匀

病变部位及形态特点，不难鉴别。

【**特别提示**】 淋巴管瘤可为多囊，易合并出血，且有"见缝就钻"的生长特性。

4.颈淋巴结转移瘤

【**病理和临床**】 颈淋巴结转移瘤（metastatic tumor）是颈部最常见的恶性肿瘤，大多为鳞状细胞癌，其原发病灶多数是头颈部恶性肿瘤（约占80%）。主要来自咽喉（如鼻咽癌）、甲状腺、口腔、鼻窦等部位的恶性肿瘤，少数来自胸腹部（腺癌居多）。其诊断对临床分期和治疗有重要意义。

颈淋巴结转移瘤好发于中老年人，多数有原发肿瘤病史，临床上以颈部和锁骨上淋巴结肿大为主要表现，淋巴结质硬、多发，活动度差，但是颈深部淋巴结的肿大不能触及，如鼻咽癌所致的淋巴结转移对于制订放疗计划十分重要，此时影像学检查、特别是MRI对于显示颈部淋巴结作用不可小视。

【**诊断要点**】

（1）单个或多个颈部、锁骨上软组织样结节、肿块，呈类圆形，部分融合成团，呈不规则或分叶状，边界不清晰。

（2）在T_1WI呈等或略低信号、低信号，抑脂T_2WI呈等或稍高信号、高信号，多数可见坏死，在T_1WI上呈更低信号、T_2WI呈更高信号，少数可有出血。

（3）增强扫描后有轻至中度强化，中间有坏死的呈周边环形强化，见图3-24。

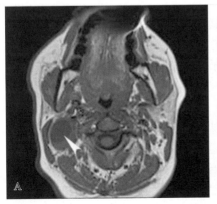
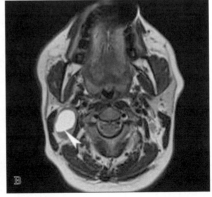

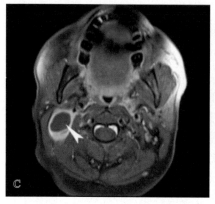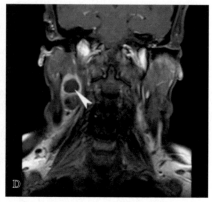

图3-24　颈部淋巴结转移瘤

A.T₁WI示右侧颈动脉鞘外后方囊性灶呈低信号（白箭）；B.T₂WI示病灶呈高信号（白箭）；C、D.T₁WI压脂增强示病灶呈明显强化，中央坏死区未见强化（白箭）

【鉴别诊断】

（1）淋巴结结核：青少年多见，大多边缘模糊，周围脂肪浸润；淋巴结边缘环形强化，内有多房分隔及低密度区，呈"花环状"改变，为淋巴结结核特征性表现。

（2）淋巴瘤：侵犯部位广泛，双侧多见，主要为咽后组，颈静脉链周围及颈后三角区淋巴结；淋巴结通常边界清晰，密度均匀，增强扫描大多数无明显强化或轻中度强化，与颈部肌肉密度一致。

【特别提示】　本病常表现为多个类圆形结节、肿块，部分融合成团，MRI增强如中央出现坏死且周边有环形强化的，则强烈支持淋巴结转移。

MRI仍然以淋巴结的大小作为衡量标准：一般认为正常淋巴结短径不超过1cm，大于1.5cm可视为淋巴结肿大，单独用大小来判断有局限性，且影像上时常难以区分淋巴结肿大是转移还是反应性，必须结合临床综合分析。

5.颈动脉体瘤

【病因病理和临床表现】　颈动脉体瘤（carotid body tumor，CBT）是一种发生于颈动脉体的化学感受器瘤或副神经节细胞瘤，多为良性，多在20～80岁发病，50岁为好发年龄。病理上肿瘤为实质性肿物，富有血管，肿瘤生长缓慢，有假包膜。颈部无痛性肿块常是颈动脉体瘤在临床上的首发症状及最常见的表现，若肿瘤在短时间恶变增大，可表现出一系列瘤体压迫周围组织的症状，如头晕、眩晕、声嘶、呛咳及Horner综合征等。

【诊断要点】

（1）肿瘤多呈类圆形或分叶状，边界较清晰；颈动脉分叉处受压增宽，部分可见"高脚杯征"为特征性表现。

（2）肿瘤信号多不均匀，瘤体在T_1WI呈等信号，T_2WI呈稍高信号，当瘤体较大的时候可见出现液化、坏死及出血，在T_1WI及T_2WI上呈不均匀信号，增强扫描后明显强化，若存在液化、坏死，可见环状强化。

（3）在T_1WI和T_2WI上可见散在的高信号区、细条状或者小点状低信号影，为血管流空影，以T_2WI更明显，称"盐与胡椒征"。

【鉴别诊断】

（1）神经鞘瘤：颈部神经鞘瘤沿神经走行方向，位于茎突及颈内动脉后方，常囊变坏死，增强程度不及颈动脉体瘤，颈内动脉向前推移，不出现颈动脉分叉增大。

（2）颈部淋巴结肿大或者单发转移瘤：大多位于颈动脉及颈内动脉外侧，一般不造成颈动脉分叉增大。

【特别提示】 颈动脉体瘤位于颈动脉体部，颈内动脉分叉角增大，呈"高脚杯征"，且肿瘤富含血管，在MRI上可显示血管流空影，"盐与胡椒征"有一定特征性。神经鞘瘤多位于颈总动脉分叉的后方，颈内外动脉分叉角不增大。

6.腮裂囊肿

【病因病理和临床表现】 腮裂囊肿（branchial cleft cyst，BCC）是一种先天发育异常性疾病，为胚胎时期鳃裂闭合障碍所致，与之相关的疾病为鳃瘘。组织学上其囊壁为鳞状上皮及假复层柱状上皮。咽内及皮外两端均有开口者称为瘘管，仅一端开口者称为窦道，两端均无开口，仅为残留于组织内的上皮腔隙，因其内有分泌物潴留，称为囊肿，三种病变可以互变。

腮裂囊肿依发生部位不同可分为第一、二、三、四腮裂囊肿：第一腮裂囊肿，位于胸锁乳突肌前缘；第二腮裂囊肿，位于颈动脉间隙、胸锁乳突肌、颌下腺后方；第三腮裂囊肿，位于颈后间隙；第四腮裂囊肿，颈动脉与咽侧壁之间，以第二腮裂囊肿最为常见。本病可发生于任何年龄，但以儿童或青年常见。主要临床症状为颈侧或腮腺区无痛性囊性包块，缓慢生长，常有波动感；若合并瘘管，常继发感染，常在胸锁乳突肌前缘可见瘘口溢脓。

【诊断要点】

（1）颈侧颌下腺区或咽旁囊性包块，边界清晰，边缘光滑。

（2）囊肿多数信号均匀，T_1WI呈低信号，T_2WI呈高信号，囊壁光滑，合并瘘管感染时，囊壁增厚、毛糙，边界不光整，囊内T_1WI信号不均匀，囊肿周围脂肪间隙不完整或消失。

（3）增强扫描后没有强化，合并感染时囊壁明显强化。

【鉴别诊断】　本病须与甲状舌管囊肿、囊性淋巴管瘤相鉴别。

【特别提示】　腮裂囊肿发病位置具有一定特点。通常为腮腺内或颈侧部（颌下腺后方，胸锁乳突肌前内侧）囊性病变，无实性成分，若继发感染，囊壁可明显强化。而甲状舌管囊肿多位于颈中线舌骨上下方，可随吞咽或伸舌向上移动为其特征。

第四节　常见疾病的MR鉴别诊断

一、眼眶肿块的鉴别诊断

眼眶发生的肿瘤类型多而且复杂，把眼眶病变分为肌锥内病变、肌锥外病变、眼眶内弥漫性浸润性病变。

1.肌锥内病变　来源于视神经的肿瘤主要是视神经脑膜瘤和视神经胶质瘤，鉴别见表3-1。病灶位于视神经外，以海绵状血管瘤最常见，其次为神经鞘瘤。

2.肌锥外病变　主要是神经源性肿瘤、泪腺肿瘤、胚胎性肿瘤及眶骨肿瘤。神经源性肿瘤包括神经鞘瘤和神经纤维瘤，胚胎性肿瘤多含脂质成分易于诊断，包括皮样囊肿和表皮样囊肿，泪腺肿瘤生长于泪腺窝处。眶骨肿瘤多为转移瘤。

3.眼眶内弥漫性浸润性病变　常见病变为眼眶内炎性假瘤，其余多为恶性肿瘤，成年人以淋巴瘤、转移瘤为主，儿童、青少年以横纹肌肉瘤、绿色瘤、神经母细胞瘤的转移瘤多见。

表3-1 视神经胶质瘤和视神经脑膜瘤的鉴别要点

项目	视神经胶质瘤	视神经脑膜瘤
好发年龄	儿童	中年女性
发生部位	视神经通路的胶质细胞	视神经鞘膜内蛛网膜组织
良恶性	良性或低度恶性	良性
肿瘤形态	梭形或哑铃形	梭形或球形
囊变坏死	可见	少见
肿瘤信号	T_1WI大多呈低信号，T_2WI呈等信号或高信号	T_1WI和T_2WI大多数呈等信号
增强表现	强化形式多样，无强化、轻度强化及明显强化	明显强化，中央视神经不强化；横轴位上表现为"双轨征"

二、颈部肿块的鉴别诊断

颈部肿块的鉴别诊断详见表3-2、表3-3。

表3-2 颈动脉鞘区实性肿块的鉴别要点

项目	神经鞘瘤	颈动脉体瘤	肿大淋巴结
临床特征	颈动脉三角区无痛性肿块，活动度大，有声嘶、霍纳综合征	下颌角区肿块，有搏动感，活动度大	继发炎症可有发热、压痛；恶性病变质硬、固定
发生部位	置多位于颈总动脉分叉的后方	胸锁乳突肌前内侧	颈动脉鞘后方或前方
血管改变	颈动脉和颈内静脉推移或两者分离	颈动脉分叉以上，颈内动脉和颈外动脉分离	转移淋巴结血管受压、闭塞、包绕改变
MRI特征			
T_1WI	等信号	等信号，出血呈高信号	中、低信号
T_2WI	环形高信号或不均匀高信号	不均匀高信号，"椒盐征"	中、高信号
增强表现	不均匀强化	明显强化	炎性淋巴结轻度强化或不均匀强化；转移瘤环形强化

表3-3　颈部常见淋巴结病变的鉴别要点

项目	淋巴结转移瘤	淋巴结结核	淋巴瘤
好发年龄	多见于老年人	年轻人多见	青少年或老年
临床症状	有原发肿瘤的临床表现	低热、盗汗、消瘦等毒血症状	发热、肝脾大，伴有腋下淋巴结肿大
大小	大小不一，融合后直径3～4cm	易融合，直径1～2cm	融合后病灶较前两者大
部位	单侧或双侧颈部	单侧颈部多见	双侧颈部多见
形态	常为类圆形	圆形、多发、成串珠状	圆形或团块状
信号强度	不均匀，T_1WI呈稍低信号、T_2WI呈稍高信号，中间可见坏死区	不均匀，T_1WI呈低信号、T_2WI呈高信号，中间干酪样坏死	通常均匀，T_1WI呈等或略低信号，T_2WI呈中等信号
强化特征	明显强化，坏死区无强化	环形强化，中心区无强化	通常为中度均匀强化
包膜外侵犯	常有	一般无	常有

第五节　五官及颈部MRI新技术

一、内耳水成像

　　水成像是通过重T_2WI突出显示液态水的信号。内耳水成像中，内淋巴液、外淋巴液及内听道内脑脊液均呈高信号，而不能单独显示内淋巴液，故MRI内耳水成像所显示的形态实质上亦为骨迷路的形态，而非膜迷路的形态，这与CT内耳VR成像相一致。

　　内耳水成像目前通常采用以下两种三维扫描序列：①三维快速自旋回波序列（西门子公司的SPACE序列、GE公司的CUBE序列）；②双激发平衡式稳态进动序列（西门子公司的CISS序列、GE公司的FIESTA-C序列）。层厚采用0.5mm或1mm。图像后处理通常采用最大信号强度投影（MIP）。内耳水成像不仅能够清晰直观地显示内耳的立体形态，其信号强度在一定程度上也能反映内耳腔内成分，有助于迷路炎或微小占位的诊断。但有时半规管边缘部分受磁敏感伪影影响，可能显示狭窄或中断，在分析图像时需注意。

二、面神经、听神经、三叉神经及周围血管成像

面神经成像采用内耳水成像同样的扫描方案，将其原始薄层图像采用MPR后处理即可用来显示脑池段及内听道段面神经、听神经，可从横轴位、冠状位、矢状位多个方位进行观察。或用上述序列垂直于内听道（斜矢状面）进行直接扫描，通常采用较小FOV，如100mm×100mm，可获得更加清晰的图像。在高信号脑脊液衬托下，低信号的神经可以清楚显示。内听道内小血管亦呈低信号，有时与神经相贴，需注意区分。

三叉神经痛、面肌痉挛是非常常见的脑神经系统疾病。而MRI扫描对于显示面神经、听神经、三叉神经及与周围血管关系是非常好的。这个检查及扫描就包括了脑神经成像和血管成像两个部分，MRI是主要的检查手段及诊断方式。由于神经和血管都是低信号，如果想要再好地区分神经和血管，建议扫描一个TOF。此时的TOF，分辨率可以比神经成像低一点，但是建议保持一致的FOV、层厚及层间距。由于TOF扫描完得到的血管是亮的，所以与前述水成像对比，可以非常清楚地发现血管和周围神经的关系。

三、颞下颌关节MRI

颞下颌关节（temporomandibular joint，TMJ）是双侧联动的滑膜关节，位于下颌骨髁突和颞骨下颌窝之间。关节盘为双凹形的纤维软骨盘，将关节腔分为上下两部分，髁突将下关节腔分为前后隐窝。关节盘的后方为双板区，为一包含脂肪、胶原和弹性纤维的神经血管区，最易穿孔。双板区的后上韧带具有弹性，附着于关节窝的颞骨鼓部。双板区的后下韧带为纤维性的，附着于髁突下区的后部。

TMJ关节盘含 I 型胶原纤维、弹性纤维和黏多糖。关节盘在T_1WI，T_2WI，和T_2^*WI上均为低信号，而上下关节腔表面的滑膜显示为中等信号。后带中心部分可为中等信号。

颞下颌关节紊乱是口腔颌面部最常见的疾病之一。主要临床表现为关节区疼痛、运动时关节弹响、下颌运动障碍等。多数属关节功能失

调、预后良好。通过MR行颞下颌关节MR成像可以鉴别颞颌关节盘为可复性前移位还是不可复性前移位，进而指导临床治疗。

参 考 文 献

胡春洪，汪文胜，方向明，2013. 医学影像诊断快学速记系列：MRI诊断手册［M］. 2版. 北京：人民军医出版社.

曼库索，比达里，2013. 头颈影像学病例精粹［M］. 天津：天津科技翻译出版有限公司.

沙炎，罗德红，李恒国，2014. 头颈部影像学［M］. 北京：人民卫生出版社.

王振常，鲜军舫，兰宝森，2011. 中华影像医学. 头颈部卷.［M］. 2版. 北京：人民卫生出版社.

King AD, Woo JKS, Ai QY, et al, 2020. Early detection of cancer：evaluation of MR imaging grading systems in patients with suspected nasopharyngeal carcinoma ［J］. AJNR Am J Neuroradiol, 41（3）：515-521.

Mourad M AF, Higazi MM, 2019. MRI prognostic factors of tongue cancer：potential predictors of cervical lymph nodes metastases［J］. Radiol Oncol, 53（1）：49-56.

Ota Y, Liao E, Capizzano AA, et al, 2021. Diagnostic role of diffusion-weighted and dynamic contrast-enhanced perfusion mr imaging in paragangliomas and schwannomas in the head and neck［J］. AJNR Am J Neuroradiol, 42（10）：1839-1846.

Tailor TD, Gupta D, Dalley RW, et al, 2013. Orbital Neoplasms in Adults：Clinical, Radiologic, and Pathologic Review［J］. Radiographics, 33（6）：1739-1758.

第4章

心血管系统

第一节 常用扫描序列及应用

一、检查前准备

1.无MRI检查禁忌证，去除身上金属等铁磁性物品。

2.患者规律呼吸及屏气训练，建议呼气末屏气。

3.接留置20G留置针。

4.接心电门控和呼吸门控。

皮肤清洁处理，按照心电长轴法/斜线法（胸骨右缘第2肋间，左锁骨中线第5肋间和左腋前第6肋间三个导联与心脏长轴一致）、横排法（左胸V_5、V_6及左后胸部三点电极）、竖排法（向量式心电门控）或双排法（四位电极）连结心电门控。观察腹部呼吸最明显位置放置呼吸门控。选择心电和呼吸门控，检测捕获的波形是否达到扫描要求。

二、扫描序列及参数

1.定位：三平面定位或心脏DOT（Day Optimizing throughput，智多星）自动定位。心脏扫描定位有四腔心、左心长轴二腔心、右心长轴二腔心、左心室短轴位、三腔心（双口位）、左心室流出道、右心室流出道。

2.扫描常规心脏大血管的轴位T_2WI（黑血）。

3.二腔心、三腔心、左心室流出道、右心室流出道、四腔心、左心室短轴电影序列，建议层厚8mm，扫描序列有GRE、FLASH、TrueFISP等。

4.心肌灌注，有静息灌注和负荷灌注。

静息灌注，是在平静状态下扫描，负荷灌注是在使用药物（腺苷或多巴酚丁胺）使心脏负荷加重，心率加快。使用Turbo Flash或EPI-GRE序列扫描，建议1层四腔心＋3层短轴，扫描时间50秒～1分钟。建议缓慢平静呼吸（注射对比剂约10秒开始尽可能地屏气，之后再缓慢呼吸），以保证灌注图像质量。

心肌灌注是采用一种快速成像技术，在快速T_1加权序列基础上，采用反转恢复快速小角度激励序列即时成像。结合静脉团注钆对比剂，显示对比剂在心肌中的灌注和分布，类似心肌核素扫描。由于成像速度快，可以评估对比剂首次通过心肌的情况，因此称为"首过灌注"。正常心肌灌注区呈均匀的较高信号，缺血或梗死区呈不同程度低信号。

5.对比剂延迟增强：3D/2D方式扫描左心室短轴、二腔心、四腔心，序列可以采用PSIR、Turbo FLASH、T_1WI、PSIR TrueFISP、T_1WI等。注射对比剂10～15分钟（心功能较差的患者，需延长延迟时间）后延迟扫描，获得心肌的延迟增强（late gadolinium enhancement，LGE）图像。其具有高度的组织特异性和良好的空间分辨力，能够准确识别梗死心肌或瘢痕组织。LGE不仅见于缺血性心脏病（如急性或慢性心肌梗死），亦可见于非缺血性心肌病、炎症性心脏病和浸润性心肌病。组织病理学上LGE程度与心肌坏死或纤维化范围相一致，因此有无LGE、LGE的部位及程度在心血管疾病的诊断、治疗和预后评估方面起着重要的作用。

6.血流测定（flow）：血流测定采用相位对比（phase-contrast，PC）法测定，常用的2D PC-MRI测定，定位与目标位置垂直，并进行局部匀场。可以测定流体的流速、流量及血流方向，也可以无创地评估瓣膜的狭窄和反流情况，估算先天性心脏病的异常分流。

4D flow MRI：与传统的2D PC-MRI相比，4D flow MRI是对三个方向的流速编码和单向的流动补偿编码来进行四点扫描，从而获取图像信息，适合在血液流动形式复杂的心脏中使用。除了可以测量流速、流量及血流方向外，还可以测定流体体积、剪切力、压力差等。

第二节　正常心脏的MRI表现

1.正常MRI信号特征

（1）黑血序列：血池呈低信号，心肌呈相对稍高信号。

（2）亮血序列：血池呈高信号，心肌呈相对低信号。

（3）Cine序列：血池呈高信号，心肌呈相对低信号。

（4）心肌灌注序列：随着注射对比剂药物时间增加，首先是血池（心房、心室）的信号增高，此时心肌呈相对低信号；随后心肌信号慢慢增高，血池呈相对低信号。

（5）对比剂延迟增强序列：正常心肌增强后心肌呈低信号，血池呈高信号。

2.主要层面的 MRI（图 4-1）

（1）左心室短轴位（SA）。

（2）四腔心（四腔心长轴位 4CH）。

（3）二腔心（二腔心长轴位 2CH）。

（4）三腔心（三腔心长轴位 3CH）。

（5）左心室流出道（LVOT）。

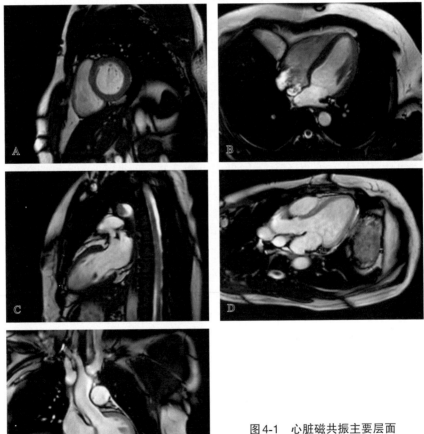

图 4-1　心脏磁共振主要层面

A.左心室短轴位；B.四腔心长轴位；C.二腔心长轴位；D.三腔心长轴位；E.左心室流出道

第三节　常见疾病的MRI诊断

一、先天性心脏病

（一）房间隔缺损

【病因病理和临床表现】　房间隔缺损（atrial septal defect，ASD）是最常见的先天性心脏病，占全部先天性心脏病的10%～15%；是指胚胎发育第4周，原始心房分隔过程中左、右心房间仍残留未闭房间孔。根据其缺损部位和形态可以分为继发孔型（60%～80%）、原发孔型（15%～20%）、静脉窦型、冠状动脉窦型和心房间隔缺如型，而卵圆孔未闭不属于真正意义上的房间隔缺损。

房间隔缺损的临床表现和血流动力学取决于缺损大小及左、右心房压力差。缺损小者症状较轻或无临床症状，缺损大者左向右分流量大，导致肺部充血炎症，易反复发生呼吸道感染。病程早期，通常左向右分流；病程晚期，可发生右向左分流，临床出现发绀、心力衰竭等症状。常见体征是在胸骨左缘第2～3肋间可闻及Ⅱ～Ⅲ级以上的收缩期杂音，呈喷射性，少数可伴有收缩期震颤。

【诊断要点】

（1）直接征象：房间隔连续性中断；Cine序列收缩期房间隔缺损区周围高信号血池内可见低信号血流带。

（2）间接征象：右心房、右心室增大，右心室壁增厚，主肺动脉扩张，主肺动脉直径之比约1∶1。

（3）Cine序列可根据血流方向判定左、右心房分流方向，同时根据血流束的面积粗略估测分流量。

【鉴别诊断】　依据典型MRI表现，诊断不难。

【特别提示】　正常房间隔为菲薄膜性结构，黑血序列或常规SE序列易受容积效应影响，造成假阳性，Cine序列动态观察心房间有无分流，可以有效提高诊断正确率。

（二）室间隔缺损

【病因病理和临床表现】　室间隔缺损（ventricualr septal defect，VSD）

是常见的先天性心脏病之一，发病率仅次于房间隔缺损；是指胚胎第8周，因心室间隔发育不全或停止形成左、右心室间的异常交通，引起心室左向右分流，产生血流动力学紊乱。按解剖学可分为漏斗部缺损、膜部缺损和肌部缺损。

临床表现的程度视分流量大小决定。小缺损临床症状较轻或无，分流量达中量时，即开始出现心悸、气急、疲乏、呼吸困难伴呼吸道感染、发育障碍。若伴有重度肺动脉高压，可出现发绀。心脏听诊于胸骨左缘第3～4肋间可闻及响亮粗糙的收缩期杂音并有震颤。

【诊断要点】

（1）直接征象：室间隔连续性中断。

（2）间接征象：分流量大者，可见左、右心室增大、室壁肥厚，肺动脉增粗；主肺动脉直接约1:1。

（3）Cine序列可显示心室水平异常血流低信号，依据血流方向判定分流方向及估测分流量。

【鉴别诊断】 依据典型MRI表现，多能做出诊断。

【特别提示】 黑血技术成像常易漏诊小的室间隔缺损，Cine序列对异常血流的显示能力强，可发现膜部、肌部小缺损，对直径仅2mm的缺损也能很好显示，可避免漏诊。对于肌部小室间隔缺损，仅在心室收缩期清楚显示左向右分流。

二、缺血性心肌病

（一）冠状动脉阻塞性心肌梗死

【病因病理和临床表现】 心肌梗死（myocardial infarction，MI）是冠心病的一种临床类型，当冠状动脉狭窄在50%～80%时，虽然静息状态下并不出现心肌缺血，但事实上冠状动脉血流储备能力已降低。当心肌缺血不断加剧时，可发生心肌梗死。梗死心肌通常由瘢痕组织替代，进而发生左心室重构。心肌梗死按照临床病理和心电图表现可分为急性、亚急性和慢性三期。

临床表现为胸骨后持久、剧烈疼痛，可伴有恶心、呕吐、呼吸困难、心律失常、心力衰竭、休克、甚至猝死等。

心电图出现典型ST段抬高，出现异常Q波、T波倒置等表现。

【诊断要点】

1.急性心肌梗死

（1）梗死区心肌厚度正常或稍变薄，T_1WI呈等或稍低信号，T_2WI呈高信号。

（2）心肌灌注显像显示梗死区心肌首过灌注降低。

（3）延迟增强扫描可表现为心内膜下延迟强化（图4-2）、透壁性延迟强化、类似于透壁性延迟强化伴有心内膜下低信号区、外围强化而中央区无灌注呈低信号。

（4）Cine序列显示梗死区室壁出现节段性运动减弱、消失或呈矛盾运动，心室收缩期室壁增厚率减低。

（5）梗死区可出现附壁血栓，在T_1WI呈较高信号。

2.陈旧性心肌梗死

（1）梗死节段室壁变薄，呈低信号，以T_2WI更明显。

（2）梗死区心肌灌注减低、延迟或缺损。

（3）Cine序列显示梗死区心肌运动减弱、无运动或反向运动。

（4）延迟强化有两个特点：从心内膜下向心外膜下扩散；延迟强化与"肇事血管"供血区域相对应，且沿血管纵轴方向延伸。

（5）并发左心室室壁瘤、血栓形成。

【鉴别诊断】　冠状动脉阻塞性心肌梗死需与其他原因所致的心肌损害相鉴别。

【特别提示】　DE-MRI联合^{18}F-FDG PET/CT对存活心肌具有良好的识别作用。

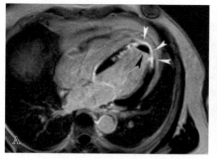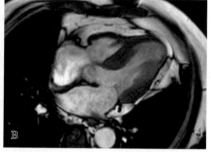

图4-2　急性心肌梗死伴血栓形成、陈旧性心肌梗死伴室壁瘤形成

A.延迟增强序列显示心尖部大片状心内膜下心肌强化（白箭），伴心尖部血栓形成（黑箭）；B.Cine序列显示心尖部陈旧性心肌梗死伴室壁瘤形成

（二）冠状动脉非阻塞性心肌梗死

【病因病理和临床表现】 冠状动脉非阻塞性心肌梗死（myocardial infarction with non-obstructive coronary arteries，MINOCA）是指由各种不同原因导致的急性心肌梗死，但冠状动脉造影提示血管狭窄程度＜50%或冠状动脉完全正常的一种临床综合征。其发病原因可分为心源性、非心源性，其中心源性又可分为冠状动脉源性和心肌源性。以冠状动脉源性为例，包括冠状动脉斑块破裂、痉挛、夹层、微循环栓塞等，随着对该疾病的认识逐渐加深及冠状动脉造影技术的普及，其发病率呈增长趋势，好发于年轻女性患者。

【诊断要点】

（1）梗死区心肌厚度正常或稍变薄，T_1WI呈等或稍低信号，T_2WI呈高信号。

（2）心肌灌注显示区域大于延迟强化区域，说明梗死区周围存在微循环异常区域。

（3）延迟增强扫描多表现为心内膜下延迟增强，部分可表现为透壁性延迟强化（图4-3）。

【鉴别诊断】 MINOCA需与冠状动脉阻塞性心肌梗死、急性心肌炎等相鉴别。

【特别提示】 MINOCA预后及转归等同于阻塞性心肌梗死，可能会诱发再一次的心血管事件，需要密切关注与随访。

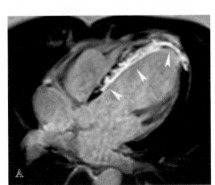
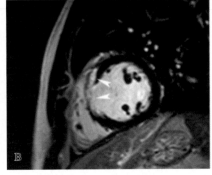

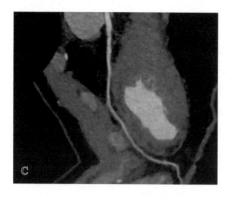

图4-3 冠状动脉非阻塞性心肌梗死
A.延迟增强序列显示室间隔、心尖部大片状心内膜下心肌强化（白箭）；B.延迟增强序列显示心尖部心肌透壁性强化（白箭）；C.病变区域的供血动脉，前降支动脉管腔未见狭窄

三、非缺血性心肌病

（一）原发性肥厚型心肌病

【病因病理和临床表现】 肥厚型心肌病（hypertrophic cardiomyopathy，HCM）主要表现为心室壁肥厚，伴或不伴有心腔扩大。成人患者舒张末期室壁厚度≥15mm，或有明确家族史者舒张末期室壁厚度≥13mm。以不对称性心肌肥厚最为常见，多表现为室间隔肥厚，也可表现为心尖部、左心室中段、游离壁、乳头肌等部位肥厚。

HCM是一种家族多基因遗传性疾病，约50%的患者为常染色体显性遗传，40%为自发性基因突变，突变基因可遗传后代。

大部分患者无症状，或症状较轻，存在左心室流出道梗阻时，可引发心律失常、猝死。心脏听诊胸骨左缘可闻及收缩期杂音。心电图可发现左心室、双室肥厚、心脏传导阻滞、ST-T改变、异常Q波等。

【诊断要点】

（1）横轴位和短轴位黑血成像表现为心室壁不对称肥厚，肥厚的心肌在T_1WI及T_2WI上均呈中等信号强度。

（2）Cine序列可见左心室舒张功能受限，收缩期增厚率减低、舒张期顺应性降低、左心室流出道的异常高速血流及二尖瓣反流等。

（3）MRI延迟增强扫描可显示肥厚节段的心肌延迟强化（图4-4、4-5），可分为三类：弥漫性强化、局限性强化、透壁性强化。

【鉴别诊断】 原发性肥厚型心肌病需与高血压性心脏病相鉴别。肥厚型心肌病多局部增厚，非对称性，病变部位心肌可见延迟强化，基底段、室间隔受累常合并左心室流出道狭窄。高血压心脏病多具有长期高血压病史，心肌弥漫性、均匀性增厚，多不伴有心肌延迟强化。

【特别提示】　对比剂增强延迟显像能够显示心肌变性、坏死和纤维化，借此还可预测左心室功能不全的严重程度。

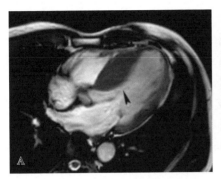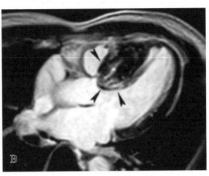

图4-4　室间隔肥厚型心肌病、心尖部肥厚型心肌病
A.Cine序列显示室间隔非对称性增厚（黑箭）；B.延迟增强序列显示肥厚心肌内斑点状、条索状强化（黑箭）

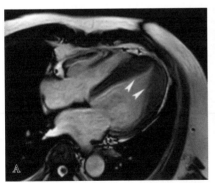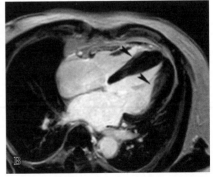

图4-5　心尖部肥厚型心肌病
A.Cine序列显示心尖部心肌明显增厚（白箭）；B.延迟增强序列显示肥厚心肌内斑点状、条索状强化（黑箭）

（二）扩张型心肌病

【病因病理和临床表现】　扩张型心肌病（dilated cardiomyopathy，DCM）

主要表现为心腔扩大，室壁运动减低，病程进展缓慢，病因尚不明。DCM发病年龄分布广泛，以30～50岁人群多见。病理上多表现为弥漫性心肌细胞萎缩、代偿性心肌细胞肥大和不同程度的间质纤维化。

临床症状主要表现为心肌收缩功能降低所致的心力衰竭症状及体征。听诊可在心尖部闻及Ⅱ级收缩期杂音。心电图可显示ST-T改变，异常Q波，QRS波异常及各种心律失常。

【诊断要点】

（1）扩张型心肌病属于排除性疾病。

（2）不明原因的左心室或双室扩大伴心室收缩功能受损。

（3）左心室壁变薄，正常增厚率梯度消失，右心室舒张功能异常。

（4）延迟强化可有三种情况：无强化、心内膜下或透壁增强、肌壁间沿长轴纵向分布的线状强化（图4-6）。

【鉴别诊断】 扩张型心肌病需与冠心病相鉴别。冠心病表现为与冠脉供血区域对应的节段性室壁变薄，增强扫描为心内膜下强化；而扩张型心肌病表现为各心室壁普遍变薄，延迟增强扫描时以心肌壁内线性强化为主。

【特别提示】 扩张型心肌病患者左心室壁会出现过度小梁化倾向，需与孤立性左心室致密化不全相鉴别。

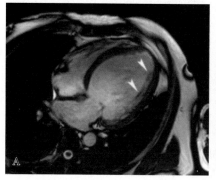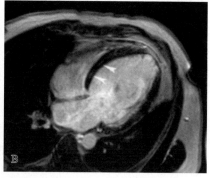

图4-6 扩张型心肌病

A.Cine序列显示左心室明显扩张，心肌肌小梁增粗（白箭）；B.延迟增强序列显示室间隔肌壁间短条状强化（白箭）

（三）限制型心肌病

【病因病理和临床表现】　限制型心肌病（restrictive cardiomyopathy，RCM）主要表现为心肌顺应性减低，以双侧心室或某一心室充盈受限，舒张期心室容积减小，而室壁厚度和收缩功能正常或几近正常，双房扩大为主要特征。病因尚不明，家族性发病，淀粉样变性、嗜酸性粒细胞增加性心脏病等均可引起RCM。心电图多无特异性改变。

【诊断要点】　双室腔大小正常或容积缩小，左心室壁厚度正常。

心室充盈受限，舒张功能减退为主（图4-7），收缩功能正常或接近正常。

顺应性降低、双房高度扩大。

【鉴别诊断】　需与扩张型心肌病相鉴别。扩张型心肌病表现为心室腔大、壁薄、运动减弱及以左心受累为主，而限制型心肌病无心室腔扩大，主要为心室舒张功能减退，心房高度扩大，右心室受累为主。

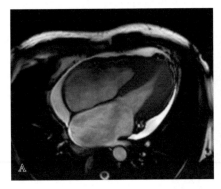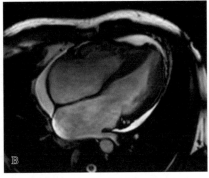

图4-7　限制型心肌病

A.收缩期：Cine序列显示双心房明显扩大、双心室稍缩小，心室壁稍增厚，伴有心包积液；B.舒张期：Cine序列显示双心室舒张运动减低、充盈受限

（四）左心室心肌致密化不全

【病因病理和临床表现】　左心室心肌致密化不全（left ventricular noncompaction，LVNC）是一种由于正常心内膜胚胎发育停止而导致的先天性心肌病，形态学上表现为心内膜下心肌肌小梁粗乱呈海绵状，深

陷的小梁隐窝与左心室腔相通。LVNC是一种少见的先天性心肌疾病，属于左心室发育不良的特殊类型。轻者无症状，重者出现重度心功能不全，需进行心脏移植。左心功能不全、心律失常和栓塞为本病的三大特征。

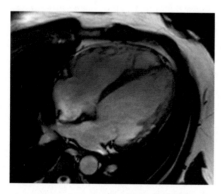

图4-8 左心室心肌致密化不全

Cine序列：左心室内层心肌疏松，呈海绵状，侧壁为著，累及心尖部

【诊断要点】

（1）心肌由外层较薄的致密化心肌及内层较厚的非致密化心肌组成。

（2）Cine序列显示内层海绵状心肌呈"栅栏状"（图4-8），增多且粗乱的肌小梁与肌小梁间深陷的隐窝黑白相间。

（3）舒张末期，非致密化心肌与致密化心肌比值大于2.3。

【鉴别诊断】 左心室心肌致密化不全需与扩张型心肌病相鉴别。扩张型心肌病内膜下肌小梁增粗也可表现为"海绵状"，但通常不累及心尖部，而左心室心肌致密化不全以心尖部、侧壁最易受累。

（五）致心律失常性右心室心肌病

【病因病理和临床表现】 致心律失常性右心室心肌病（arrhythmogenic right ventricular cardiomyopathy，ARVC）是一类以右心室心肌进行性脂肪或纤维脂肪组织替代为特征，以右心室形态与功能异常为主，伴有心脏电生理改变及遗传特征的心肌疾病。家族性报告较多，提示遗传因素的可能性。镜下病理显示心肌细胞由脂肪和纤维组织替代，通常从心外膜向心肌层浸润，严重者可全层替代，导致心肌变薄，呈"羊皮纸样"改变。右心室流出道、心尖部和下壁为其好发部位，称为"心肌发育不良三角区"，病变晚期可累及左心室。临床症状常表现为室性心律失常。

【诊断要点】

（1）右心室扩大，室壁明显变薄，严重者厚度不足2mm，呈"羊皮纸"样改变。

（2）右心室壁呈脂肪样高信号，肌小梁增粗、肥大，心肌可见延迟强化（图4-9）。

（3）有家族史。

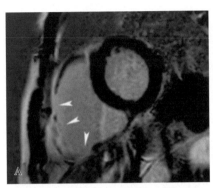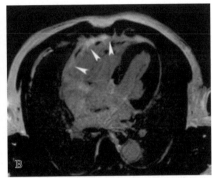

图4-9　致心律失常性右心室心肌病

A.左心室短轴：右心室明显扩大，肌壁多处延迟强化（白箭）；B.四腔心层面：右心室多处延迟强化（白箭）

（六）心肌淀粉样变性

【病因病理和临床表现】　心肌淀粉样变性（cardiac amyloidosis，CA）是细胞外不可溶性纤维蛋白异常沉积所引起的组织结构紊乱。其中免疫球蛋白链型心肌淀粉样变性发生率最高，预后最差。沉积部位包括心室、心房、外周血管、膜和传导系统等。

心肌淀粉样变性通常是全身性淀粉样变性在心肌的表现。明确诊断需要进行组织活检，心内膜活检的敏感度可达100%。

【诊断要点】

（1）心肌淀粉样变性形态与功能学变化类似于限制型心肌病，但心室壁会相对增厚，通常双心室腔不大，但心肌顺应性减低，收缩、舒张功能下降，以舒张功能受限为著。

（2）延迟强化因淀粉样蛋白渗出部位及聚集程度的不同其表现形式

也多种多样（图4-10）。因淀粉样物质多聚集于内膜下心肌，故心内膜下增强（图4-11）是心肌淀粉样变性最常见的延迟增强形式，部分病例延迟增强时室间隔表现为"斑马征"。

【鉴别诊断】 急性心肌梗死导致的延迟强化，与冠状动脉分布相对应，可以与心肌淀粉样变性相鉴别。

肥厚型心肌病增强形式通常以片状或团块状为主，并且与室壁增厚的部位相对应。

心肌炎以壁间细线状强化为主。

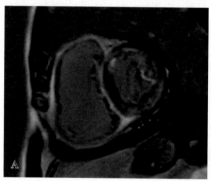
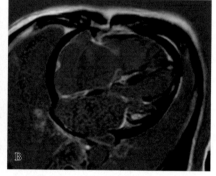

图4-10 心肌淀粉样变性

A.左心室短轴：左、右心室弥漫性延迟强化；B.四腔心层面：双心房、双心室弥漫性心肌强化，伴有心包积液

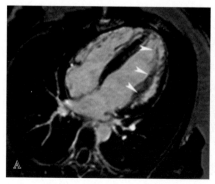
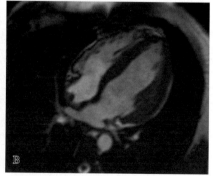

图4-11 心肌淀粉样变性

A.左心室游离壁、心尖部心内膜下大片状延迟强化（白箭）；B.四腔心层面：Cine序列显示左心室游离壁稍增厚

（七）Takotsubo综合征

【病因病理和临床表现】 Takotsubo综合征（Takotsubo syndrome, TTS），是一组以暂时性室壁运动异常为主要特征的临床综合征，常伴有左心功能不全。好发于中老年女性，发病前常有心理或生理诱因，其临床表现类似于急性冠脉综合征，常见症状为胸痛、呼吸困难和晕厥。实验室检查表现为肌钙蛋白、BNP、Pro-BNP升高，其特征为肌钙蛋白升高程度与受累心肌范围不符。

应激性心肌病可分为四型：心尖部型、心室中部型、基底部型、局部型，以心尖气球样扩张为典型表现（图4-12）。此种疾病的左心室中远段尤其是心尖部易受累，基底部很少受累。发病机制尚不完全清楚，有研究认为，可能是心尖部心肌对交感神经及儿茶酚胺的刺激反应更加灵敏；也有研究认为是冠状动脉从基底部到心尖部的灌注梯度逐渐减低导致心尖部更易受累。

【诊断要点】

（1）左心室大面积收缩功能异常，主要累及左心室中远段，尤其是心尖部。

（2）心肌延迟增强扫描常无异常强化或仅轻度强化，提示存在大量存活心肌。

（3）病变心肌可见水肿信号，与室壁运动异常区域一致。

（4）右心室功能可代偿性增加，可伴有二尖瓣、主动脉瓣反流。

【鉴别诊断】 需与急性心肌梗死相鉴别。急性心肌梗死患者常有冠心病史或冠心病相关临床症状；病变心肌可有水肿，伴有心内膜下心肌延迟强化，向外膜下心肌延伸；病变部位与冠脉分布相对应；治疗后复查，延迟强化范围可缩小。而应激性心肌病患者常有严重的心理或生理创伤；冠状动脉造影无有意义的狭窄，心肌酶学变化与左心室受累程度不符；左心室大面积收缩功能异常，病变心肌可见水肿信号，且一般情况下无延迟强化；治疗后在一两周内病变心肌可恢复功能。

【特别提示】 中老年女性好发应激性心肌病，且发病原因当中，男性患者躯体压力事件更多见，而女性患者更容易受到情绪诱因的影响。

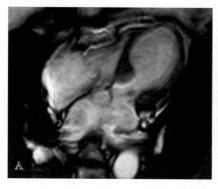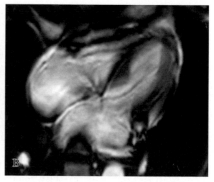

图4-12　Takotsubo综合征

A.急性期收缩末期：Cine序列显示心尖部、中间部心肌收缩乏力，基底部心肌代偿性收缩增强，整体呈心尖气球样改变；B.恢复期收缩末期：Cine序列显示左心室运动恢复

（八）急性心肌炎

【病因病理和临床表现】　心肌炎（acute myocarditis, AM）是指各种病因导致心肌损伤后激活局部和全身免疫反应，导致心肌水肿、炎性细胞浸润产生多种细胞因子，造成心肌细胞进一步损伤、坏死及纤维化瘢痕形成。最常见的病因是病毒感染。

据国外尸检研究报道，心肌炎的发病率为1%～10%，约12%的青壮年心肌炎患者表现为猝死，且心肌炎与其他心肌疾病如扩张型心肌病和致心律失常右心室心肌病的发生密切相关。由于目前尚无明确的心肌炎的临床诊断标准，病毒性心肌炎的发生率可能显著大于其实际诊断的数量。

临床上，轻症的心肌炎患者常无临床表现，或表现为一些非特异性的症状。重症心肌炎患者可表现为急性心肌梗死或心力衰竭。

心电图改变包括ST-T改变、Q波、房室传导阻滞，左、右束支传导阻滞及室性心动过速、心室颤动等。此外，心肌炎患者心肌损伤的血清标志物如肌酸激酶、肌钙蛋白等升高的水平及演变过程与小到中等范围的心肌梗死类似，可以提示心肌炎的严重程度。

心内膜心肌活检（EMB）通过对心肌组织进行病理、免疫组织化学及病毒基因组检测来诊断心肌炎，是公认的诊断心肌炎的"金标准"。

【诊断要点】

（1）T$_2$-STIR序列：心肌表现为散在高信号，提示心肌水肿。

（2）延迟增强主要表现为分散于心外膜下心肌的点片状强化（图4-13），急性期反映了心肌细胞坏死和局部组织水肿，慢性期反映了瘢痕的形成。

（3）可有心包积液。

（4）急性心肌炎主要为心外膜下条片状强化，慢性心肌炎主要为肌壁间细线样、斑点状强化（图4-14）。

【特别提示】　急性心肌炎延迟增强的范围和形式具有动态变化的特点，在治疗过程中延迟增强灶会在几天或几周内逐渐消失，并有可能在治愈后消失。

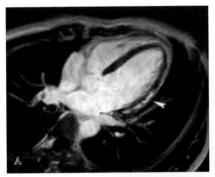
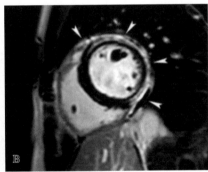
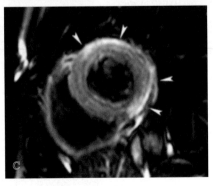

图4-13　急性心肌炎

A.四腔心层面：左心室基底部游离壁心外膜下心肌条片状延迟强化（白箭）；B.左心室短轴：前壁、前侧壁、下侧壁、下壁心外膜下心肌条片状延迟强化（白箭）；C.T$_2$序列显示心外膜下心肌水肿，与延迟强化区域相对应（白箭）

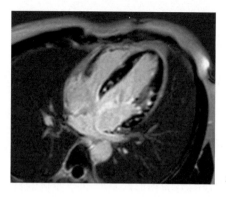

图4-14　慢性心肌炎

四腔心层面：左心室肌壁间弥漫性斑点状延迟强化

第四节　常见心包疾病

一、心包积液

【病因病理和临床表现】　心包是包裹心脏和出入心脏的大血管根部的结构，由坚韧的纤维性结缔组织构成，分为两层，外层为纤维心包，内层为浆膜心包，内含有少量浆液，起润滑作用。正常心包内含15～50 ml的浆液，心包内积聚超过50 ml的液体即为心包积液。病因包括特发性心包炎、肿瘤、感染、全身性疾病、物理因素、严重的体循环淤血等。心包积液按发生机制可分为漏出性和渗出性；按积液性质可分为血性、乳糜性、胆固醇性和脓性等；根据病理的演变可分为纤维蛋白性、浆液纤维蛋白性、化脓性等。

【诊断要点】

（1）直接征象：心包腔内出现液体信号（图4-15），厚度超过4mm。

（2）慢性的中、少量心包积液一般不会引起心脏结构及功能的明显异常。

【鉴别诊断】　心包积液需与

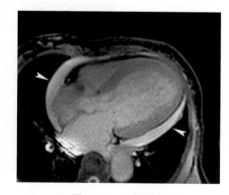

图4-15　心包积液

Cine序列显示：心包腔内条片状高信号，为心包积液（白箭）

心包增厚相鉴别，一般Cine序列心包积液为中高信号，心包增厚则为低信号甚至无信号。

二、缩窄性心包炎

【病因病理和临床表现】　缩窄性心包炎（constrictive pericarditis，CP）是一类特殊类型的心包疾病，是指心脏被致密厚实的纤维化或钙化心包所包围并引起血流动力学意义，即心室舒张期充盈受限、静脉回心血量下降、体肺静脉压升高、心排血量降低，导致一系列循环障碍的临床症状及体征。几乎所有心包病变后都可发生缩窄性心包炎。其病理生理过程常为心包积液吸收不彻底，引起心包肥厚、粘连，多继发于急性心包炎，一般为渐进、慢性过程，也可以见于急性或一过性。临床表现为颈静脉压升高、颈动脉怒张、肝大、腹水、下肢水肿等一系列临床表现。

【诊断要点】

（1）直接征象：心包均匀或不规则增厚（厚度≥4mm），厚度≥5～6 mm时诊断心包缩窄具有高度特异性。在SE和GRE序列上均表现为环绕心脏的菲薄低信号线状结构，外为高信号的心包脂肪垫，内衬高信号的心外膜下脂肪和中等信号的心肌。

（2）间接征象：由于心包增厚使心脏的舒张受限、心功能减退，静脉回流受限，使下腔静脉、肝静脉继发性扩张。

【鉴别诊断】　缩窄性心包炎需与限制型心肌病、心包积液相鉴别。

第五节　心脏肿瘤

心脏肿瘤包括心肌肿瘤及心包肿瘤，绝大多数为继发性。心脏良性肿瘤约占3/4，以黏液瘤最多，占良性肿瘤的50%～89%。恶性肿瘤约占1/4，以肉瘤、淋巴瘤最为常见。

一、黏液瘤

一般来说，心腔内肿瘤多为黏液瘤，且多位于心房内，左心房多见。

【诊断要点】

（1）心腔内圆形或卵圆形，分叶状。

（2）信号不均匀，T_1WI信号与心肌相近或略高，T_2WI为混杂偏高信号。

（3）Cine序列可清楚显示瘤体随心脏收缩和舒张在房室瓣口往返运动（图4-16）。

（4）对比剂延迟增强扫描可见少许片状不均匀强化。

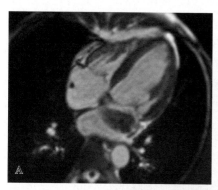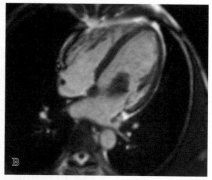
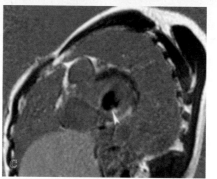

图4-16　左心房黏液瘤

A.收缩期.黏液瘤位于左心房内，Cine序列呈欠均匀低信号；B.舒张期.黏液瘤随血液经二尖瓣向左心室移动，瘤体由蒂与左心房相连；C.瘤体内斑点状延迟强化（白箭）

二、肉瘤

心脏肉瘤是少见的来源于间充质细胞的恶性肿瘤，是仅次于黏液瘤的常见的心脏原发性肿瘤。血管肉瘤是最常见的心脏肉瘤，多见于右心房，好发于成人，男性约为女性的2倍，临床多表现为右心回流受阻，以呼吸困难最为常见。原发性心脏肉瘤易早期转移，最多见于肺。其他类型的肉瘤还有未分化肉瘤、纤维肉瘤、平滑肌肉瘤、骨肉瘤。

血管肉瘤大体病理上有两种形态：一种是向心房内生长、边界清晰，很少累及房间隔；另一种是沿心包弥漫性浸润。上述两种病理特点决定了其在影像学上不同的表现。

【诊断要点】　心房腔内血管肉瘤易发生出血。

T_1WI及T_2WI的瘤体内部出现结节状高信号，称为"花椰菜"现象。

弥漫性心包浸润的血管肉瘤，在对比剂增强的TSE上表现为沿血管池线状不均匀增强，称为"日光放射"现象。

三、淋巴瘤

约50%的淋巴瘤都发生于免疫抑制或获得性免疫缺陷综合征患者，右心房、右心室、心包、纵隔及全身淋巴结受累较多。原发性淋巴瘤几乎都是侵袭性B淋巴细胞。

【诊断要点】　T_1WI为低或等信号，T_2WI为高信号，少数在T_1WI及T_2WI上与心肌等信号。

对比剂增强结果不一（图4-17），或均匀一致性增强，或不均性增强，亦可无明显增强。

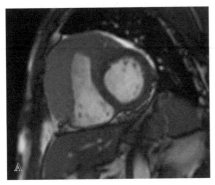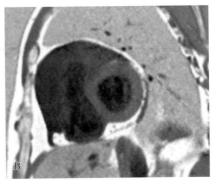

图4-17　右心室淋巴瘤

A.Cine序列显示右心室心肌弥漫性增厚；B.对比剂增强显示心肌轻度强化

第六节　大血管疾病

一、主动脉瘤

【病因病理和临床表现】　主动脉瘤（aortic aneurysm）是因先天性发育、遗传因素、动脉粥样硬化、感染等导致的动脉壁结构异常所致的动脉囊样扩张性病变，以胸腹主动脉最常见。

病理上分为真性动脉瘤和假性动脉瘤。真性动脉瘤的瘤壁具有主动脉的全层结构，假性动脉瘤则没有主动脉全层结构，仅有纤维组织和血栓包绕。突发的剧痛是动脉瘤扩大甚至破裂的主要表现，需谨慎。此外，动脉瘤压迫喉返神经、交感神经等可引起相应的症状。升主动脉影响到主动脉瓣时可引起瓣膜关闭不全，严重时可致心力衰竭。

【诊断要点】

（1）升主动脉直径≥4cm，降主动脉及腹主动脉直径≥3cm。

（2）真性动脉瘤病变段瘤壁与正常主动脉壁延续，且具有正常动脉壁的三层结构，但厚度减小。

（3）瘤内壁多有血栓，形态呈新月形、波浪状或不规则形。

（4）假性动脉瘤在黑血序列上表现为主动脉旁"肿块"，瘤腔呈现流空效应，瘤壁不规则，厚薄不一，呈中高不等的混杂信号，位于主动脉轮廓之外。

【鉴别诊断】　真性主动脉瘤需与假性动脉瘤、主动脉夹层相鉴别。假性动脉瘤瘤体位于主动脉旁，囊腔小，Cine序列可显示假性动脉瘤与主动脉间破口及破口处血流喷射征。主动脉夹层则以其特有的撕裂内移的内膜片和真假腔得以明确诊断。

【特别提示】　对怀疑动脉瘤的患者在行MRI扫描时，除常规横轴位外，必须加扫矢状位和冠状位以了解大血管的全貌，排除因主动脉扩张、纤曲扭结而引起的夹层的假象，可为术前评价提供重要参数，如动脉瘤最大直径、病变准确范围、分支血管受累情况、动脉瘤瘤周血肿情况等。

二、主动脉夹层

【病因病理和临床表现】 主动脉夹层（aortic dissection，AD）是指主动脉腔内的血液通过内膜撕裂的破口进入主动脉壁中层而形成的血肿，导致真假腔形成。

根据撕裂口位置可将主动脉夹层分为Stanford A型，升主动脉受累；Stanford B型，不累及升主动脉。DeBakey Ⅰ型，破裂口位于升主动脉，终止于降主动脉或更远；DeBakey Ⅱ型，破裂口位于升主动脉，夹层范围局限于升主动脉；DeBakey Ⅲ型，破裂口位于降主动脉近端正好在左锁骨下动脉开口远侧，可延伸至腹主动脉。

临床上急性发病者表现为突发胸背部刀割样或撕裂样剧痛，严重时发生休克但血压不降或反升高，半数于急性期死于主动脉壁外破裂。慢性者可有反复类似疼痛史或仅有隐痛。1/3～1/2患者无典型疼痛史，呈隐匿发病。

【诊断要点】

（1）直接征象：主动脉腔内的线样或弧线样中等信号的内膜结构。

（2）黑血序列：主动脉分为真假双腔，一般真腔较小，假腔宽大，真腔表现为信号流空，假腔可因血流较慢呈等或等高信号。

（3）斜矢状位：全程显示破口及内膜片。

（4）Cine序列：动态显示真假腔。

（5）多种重建技术：显示内膜破口及主要分支受累情况。

（6）假腔内血栓好发于胸降主动脉和胸、腹主动脉交界处，表现为低信号区。

【鉴别诊断】 依据主动脉真假腔及撕脱内膜片诊断主动脉夹层并不难，有时假腔内因血流缓慢产生的信号与附壁血栓类似，或假腔若被血栓填塞，内膜片不易被观察到，应与广泛附壁血栓相鉴别。

【特别提示】 主动脉夹层是最常见的主动脉致死急诊疾病，近50%的病例可隐匿发病，故对于有胸背痛病史的患者，应将主动脉夹层作为重要的待排查疾病。此外，采用各种不同扫描体位和不同扫描序列，特别是快速动态扫描序列可以较好地显示主动脉夹层的破裂口、分支受累情况，这对手术治疗有十分重要的意义。

第七节　心脏MRI新技术

心血管磁共振成像（CMRI）凭借其无创、无害及多参数、多平面、多序列成像的优势，一次扫描即可完成对心脏的结构、功能、血流灌注及组织特征的评估，其临床应用价值受到越来越多的重视。但目前常规的成像技术多为定性或半定量技术，局限于评估心肌局灶性病变，而对病变范围广泛的弥漫性病变及早期微小病变则有很大的局限性，近年来蓬勃发展的参数定量技术则有效弥补了这一不足。

T_1、T_2是组织的固有属性，分别代表组织的纵向及横向弛豫时间。ECV即细胞外间质容积分数，是指细胞外间质容积占整个心肌容积的百分比。理论上，正常心肌组织在相同条件下具有固定的T_1、T_2及ECV值，在疾病状态下，心肌细胞和（或）细胞间质出现病理改变，这些数值亦会随之改变，因此通过测量心肌组织的T_1、T_2及ECV值即可动态分析心肌组织成分的改变，直接反映其病理生理状态，为疾病早期诊断及疗效评估提供更精确的依据。

一、T_1 mapping

初始T_1（native T_1）反映的是心肌细胞和细胞外间质的混合信号（图4-18），因此累及心肌细胞（铁过载、法布里病）或细胞外间质（淀粉样变）或者两者均受累（心肌水肿、心肌梗死等）的疾病均可导致心肌T_1值改变。通常脂肪（如法布里病、慢性心肌梗死脂肪替代）和铁过载（肺铁末沉积症、出血）是导致初始T_1降低的两大原因。其他各种导致细胞水肿（急性心肌梗死、心肌炎）和细胞外间质容积增大（纤维化）的疾病均可导致T_1值升高。此外初始T_1 mapping无须注射钆对比剂，还适用于合并肾损伤的患者。

增强后T_1（post-contrast T_1）是指注射对比剂后获得的T_1值，其增高主要与对比剂排空延迟有关，如纤维瘢痕或弥漫性纤维化。但其准确性及稳定性极差，较初始T_1还会额外受到多种因素的影响，如对比剂种类、注射时间、延迟扫描时间等，因此目前其主要用于计算ECV。

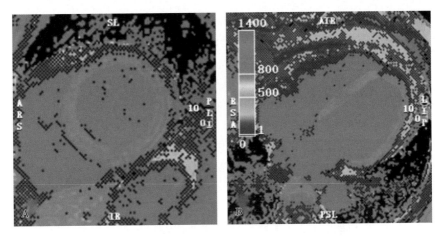

图 4-18　T₁ native mapping

A.左心室短轴位；B.四腔心层面

二、ECV

ECV 即细胞外间质容积分数，是指细胞外间质容积占整个心肌容积的百分比（图 4-19）。它是基于 T₁ mapping 技术，通过分别获得注射对比剂前后的 T₁ 值及血细胞比容再运用特定计算公式获得的一个新指标。作为一个比值，ECV 校正了各种因素（如场强、对比剂注射剂量、延迟扫

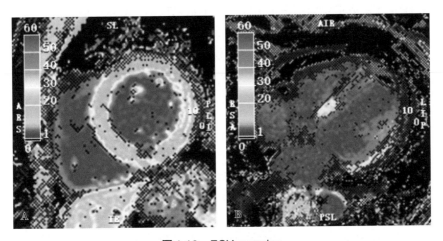

图 4-19　ECV mapping

A.左心室短轴位；B.四腔心层面

描时间、扫描参数等）对 T_1 值的影响，是一个相对更加稳定的指标。

不同于初始 T_1 mapping，ECV 只反映心肌间质病变，因此，任何引起细胞外间隙扩大的病变（如瘢痕、弥散性纤维化、淀粉样变性及心肌水肿等）都可导致 ECV 值增大，其中胶原纤维比例增加是 ECV 值增大的主要原因。研究提示，在排除其他间质病变（如淀粉样变）后，ECV 可作为心肌纤维化最敏感的生物标志物，与组织病理学结果高度一致。最新研究提示，平衡期血池 T_1 值有望替代实际血细胞比容，其获得的简化 ECV（synthetic ECV）与原始 ECV 显著相关。

三、T_2 mapping

目前 T_2 mapping 序列主要包括多回波快速自旋回波序列（TSE with varying echo time）、T_2 预备的平衡稳态自由进动序列（balanced steady-state free precession sequence，SSFP）或损毁梯度回波序列（spoiled gradient echo，GRE）及梯度自旋回波序列（gradient spin echo sequence，GraSE）。

T_2 值增大主要与心肌水肿有关。心肌水肿是诸多心脏疾病的早期病理生理改变，如急性心肌梗死、心肌炎、结节病及心脏移植免疫排斥反应等，早期诊断并明确水肿的范围及程度、鉴别可挽救心肌有助于临床决策，意义重大。目前临床常规应用 T_2 加权黑血序列（T_2WI short tau inversion recovery，T_2-STIR）来评估心肌水肿，然而其成像质量及可重复性欠佳，更重要的是由于该序列为半定量技术，必须参照正常心肌来定义水肿心肌，当病变较弥漫或与正常心肌对比度不够，即可出现漏诊或低估。T_2 mapping 可直接测量单位像素的 T_2 值，有效避免了上述情况。其不足之处主要是对 T_1 和偏振敏感。

四、T_2* mapping

T_2* mapping 主要基于 GRE 序列，常规需要采集 8 组不同回波时间图像（2～18 毫秒）。根据血池的明暗又可分为亮血和黑血技术，前者在 R 波后迅速采集以减少血流和室壁运动伪影；后者通过施加两次反转恢复脉冲抑制血液信号，并且在心室舒张末期采集图像。相比之下，黑血技术偏差较小、可重复性更高，是本次共识的首选推荐。

T_2* mapping 主要用于诊断心肌组织铁过载，如心肌内出血、肺铁末沉积症和地中海贫血等。由于 T_2* mapping 对磁敏感伪影非常敏感，在实际测量中感兴趣区应尽量放置在左心室中段短轴层面的室间隔，以避免周边脏器（肝脏、肺脏、血管）的干扰，此外由于铁更容易沉积在心外膜下，因此感兴趣区需同时覆盖心外膜和心内膜；对于急性心肌梗死心肌内出血的患者，可依据常规扫描序列（如T_2WI）适当增加扫描层面甚至覆盖整个左心室。

参 考 文 献

陈秀玉，赵世华，2018. 2017 SCMR心脏磁共振参数定量技术专家共识解读［J］. 磁共振成像，9（5）：368-373.

罗建方，刘华东，2014. 2014年欧洲心脏病学会主动脉疾病诊治指南解读［J］. 岭南心血管病杂志，20（6）：691-696.

宋雷，邹玉宝，汪道文，等，2017. 中国成人肥厚型心肌病诊断与治疗指南［J］. 中华心血管病杂志，45（12）：1015-1032.

殷亮，喻思思，龚良庚，等. 2016. 磁共振T1mapping在心脏疾病中的应用［J］. 放射学实践，31（6）：546-549.

张永远，王猛，周志刚，等，2018. 四例心脏原发性血管肉瘤的影像表现及文献回顾［J］. 中华放射学杂志，52（9）：701-703.

赵世华，于进超，蒋世良，等，2010. 左心室心肌致密化不全的MRI诊断及与过度小梁化的鉴别诊断［J］. 中华放射学杂志，44（7）：711-715.

中国心血管健康与疾病报告编写组，2020. 中国心血管健康与疾病报告2019概要［J］. 心脑血管病防治，20（5）：437-450.

中国医师协会心血管外科分会大血管外科专业委员会，2017. 主动脉夹层诊断与治疗规范中国专家共识［J］. 中华胸心血管外科杂志，33（11）：641-654.

中华医学会心血管病学分会，中国心肌炎心肌病协作组，2018. 中国扩张型心肌病诊断和治疗指南［J］. 临床心血管病杂志，34（5）：421-434.

朱孔博，程中伟，田庄，等，2011. 心脏核磁共振在心肌淀粉样变中的诊断价值［J］. 中华心血管病杂志，39（10）：915-919.

朱鲜阳，2011. 常见先天性心脏病介入治疗中国专家共识一、房间隔缺损介入治疗［J］. 介入放射学杂志，20（1）：3-9.

Ammirati E，Veronese G，Bottiroli M，et al，2021. Update on acute myocarditis［J］. Trends Cardiovasc Med，31（6）：370-379.

Buono A，Pedrotti P，Soriano F，et al，2019. Myocardial infarction with non-obstructive coronary arteries（MINOCA）：diagnosis，pathogenesis，therapy and prognosis［J］. G Ital Cardiol（Rome），20（9）：499-511.

Calkins H，Corrado D，Marcus F，et al，2017. Risk stratification in arrhythmogenic right ventricular cardiomyopathy [J]. Circulation, 136（21）: 2068-2082.

Cammann VL, Würdinger M, Ghadri JR, et al, 2021. Takotsubo syndrome: uncovering myths and misconceptions [J]. Curr Atheroscler Rep, 23（9）: 53.

Chia AXF、Zhao Z, Lim SL, et al, 2019. Primary cardiac lymphoma [J]. BMJ Case Rep, 12（12）: e230468.

Dang Y, Hou Y, 2021. The prognostic value of late gadolinium enhancement in heart diseases: an umbrella review of meta-analyses of observational studies [J]. Eur Radiol, 31（7）: 4528-4537.

Henningsson M, Malik S, Botnar R, et al, 2022. Black-Blood contrast in cardiovascular MRI [J]. J Magn Reson Imaging, 55（1）: 61-80.

Hoffmeier A, Sindermann JR, Hans H, et al, 2014. Cardiac tumors--diagnosis and surgical treatment [J]. Dtsch Arztebl Int, 111（12）: 205-211.

Lewis AJM、Burrage MK, Ferreira VM, et al, 2020. Cardiovascular magnetic resonance imaging for inflammatory heart diseases [J]. Cardiovasc Diagn Ther, 10（3）: 598-609.

Lota AS, Gatehouse PD, Mohiaddin RH, et al, 2017. T2 mapping and T2* imaging in heart failure [J], Heart Fail Rev, 22（4）: 431-440.

Morray BH. 2019. Ventricular septal defect closure devices, techniques, and outcomes [J]. Interv Cardiol Clin, 8（1）: 1-10.

Muchtar E, Blauwet LA, Gertz MA, et al, 2017. Restrictive cardiomyopathy: genetics, pathogenesis, clinical manifestations, diagnosis, and therapy [J]. Circ Res, 121（7）: 819-837.

Poterucha TJ, Kochav J, O'Connor D, et al, 2019. Cardiac tumors: clinical presentation, diagnosis, and management [J]. Curr Treat Options Oncol, 20（8）: 66.

Welch TD, 2018. Constrictive pericarditis: diagnosis, management and clinical outcomes [J]. Heart, 104（9）: 725-731.

第5章

乳　腺

第一节　常用扫描序列及应用

一、患者检查前准备

核对受检者身份信息，确认检查部位；评估适应证、禁忌证及风险等；去除所有铁磁性物品；受检者取俯卧位，使乳腺自然下垂于乳腺线圈中；使用连接管使预埋的留置针与高压注射器相连。

二、扫描定位

建议在≥1.5T的磁共振设备上扫描，乳腺专用线圈。不同的人种、年龄及月经周期，乳腺结构会有所不同。由于乳腺富含脂肪，一般都采用脂肪抑制技术以清晰显示乳腺组织及病变组织。扫描范围要包含全部乳腺。以横轴位（图5-1）和矢状位（图5-2，图5-3）成像方位为主，必要时加扫冠状位。

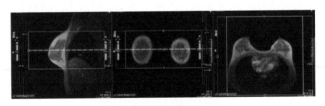

图5-1　乳腺横轴位定位

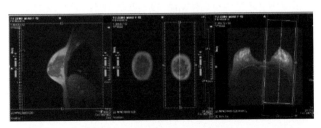

图5-2　左侧乳腺矢状位定位

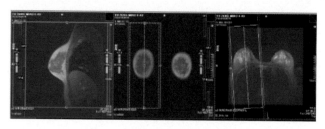

图5-3　右侧乳腺矢状位定位

三、乳腺MRI优势

MRI检查安全、无电离辐射；具有较高肿瘤检出率，尤其对发生在致密型乳腺和置入假体后的乳腺；双侧乳腺可以同时成像，并且可以任意方位成像，不受患者的体型和病灶位置的影响。但MRI检查也存在一定的局限，如良、恶性病变的表现上有一定重叠性等。

四、常用扫描序列

1. t1_fl3d_tra_non-fs　不使用脂肪抑制技术，可以清晰显示解剖结构，帮助初步判断病变及淋巴结性质。

2.脂肪抑制T_2WI　乳腺MRI一般采用频率选择法脂肪抑制技术（spectral Presaturation Inversion，SPIR）和短反转时间的反转恢复序列（short TI inversion recovery，STIR）。由于乳腺采用俯卧位扫描，呼吸运动对乳腺的影响小，因此无须使用呼吸门控或膈肌导航技术。该序列易于显示病变，并有助于对病变进行诊断及鉴别诊断。

3.弥散加权成像（DWI）　可以采用ep2d_diff_tra_spair序列或resolve序列，乳腺DWI扫描范围仅包含乳腺完全即可，相位编码方向为前后方向。后方胸廓部分使用一前一后两条部分重合的饱和带进行屏蔽以避免伪影产生，后方的饱和带后缘包括胸廓后缘（图5-4）。b值可以选用50 s/mm²和800 s/mm²，ADC图可以自动生成。弥散可根据扫描时患者具体情况放至增强后扫描，不影响弥散图像结果。

4.多期动态增强序列t1_fl3d_tra_dynaVIEWS_spair　在乳腺动态增强扫描中，第一期为蒙片即常规增强前扫描，之后的期相为增强后扫描。序列的时间分辨率控制在60～90秒，第一期扫描结束后注射对比

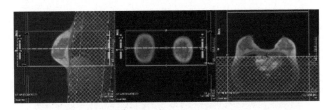

图5-4 乳腺横轴位DWI定位

剂，延迟25秒自动进行动态增强扫描以期获得良好、合理的动态强化曲线。钆对比剂剂量0.1 mmol/kg（0.2 ml/kg）并至少使用15 ml生理盐水冲管。整个扫描持续6～9分钟，在整个扫描过程中要求受检者保持静止。将动态增强图像与增强前的图像进行减影处理以显示更好的病变。同时也将动态图像使用设备mean curve软件进行动态曲线处理。

5.乳腺脂肪抑制技术　乳腺由于其形态及解剖结构的特殊性，易导致部分或整体脂肪抑制失败，尤其增强扫描对脂肪抑制方式有一定限制，快速频率选择脂肪饱和法（Q-fat sat）对主磁场均匀性要求很高，因此乳腺扫描常需采用频率确认的方式以保证脂肪抑制效果。

通常情况下会出现两个峰，从左至右依次是脂峰和水峰，将鼠标放在右侧的水峰上单击左键确认（图5-5）；如水峰不明显或不易判定（图5-6），则以脂峰上的频率＋220Hz（1.5T）或440Hz（3T）以确定水峰的准确频率。

若有硅胶植入物的情况下，会出现三个峰（图5-7），从左至右依次为硅胶峰、脂峰和水峰，同样的选择水峰确认扫描。若水峰不明显或不易判定，则可以将硅胶峰的频率＋280Hz（1.5T）或560Hz（3T）以确定水峰的准确频率。

五、乳腺假体扫描

1. Stir_tra_overview　总体观察植入物轮廓、位置等。仅使用stir的方式进行脂肪抑制，反转时间（TI）150～160毫秒（1.5T）或220毫秒（3T），此时脂肪是低信号，硅胶植入物显示为高信号，可显示硅胶形态结构及有无破裂。

2. Stir_tra_ws_silicone　使用stir的方式进行脂肪抑制，反转时间（TI）160毫秒（1.5T）或220毫秒（3T），同时采用water sat方式抑制水

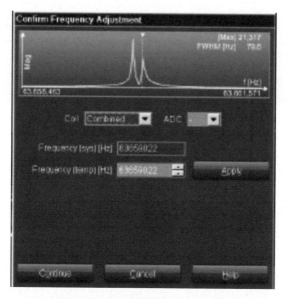

图5-5 乳腺双峰（脂峰、水峰）

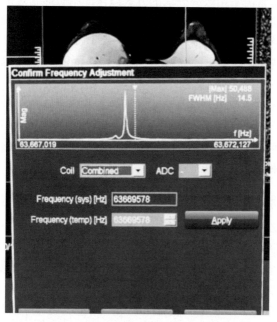

图5-6 乳腺双峰图（硅胶峰、脂峰）

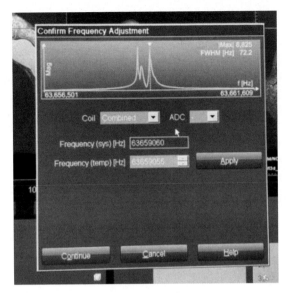

图5-7　乳腺三峰图（硅胶峰、脂峰、水峰）

信号，此时脂肪和水均显示为低信号，硅胶植入物为高信号，可显示硅胶植入物的细节，有无挛缩、移位及破裂等，显示内囊及外囊完整性。

3. Stir_tra_silicone_Sat　使用stir的方式压脂，反转时间（TI）160毫秒（1.5T）或220毫秒（3T），同时采用water sat方式抑制硅胶信号（在弹出的频率确认框内确认硅胶频率），此时脂肪和硅胶均显示为低信号，腺体为高信号，可观察腺体内情况。

第二节　正常乳腺的MRI的表现

一、乳腺实质

乳腺实质包括乳腺纤维腺体组织及乳导管，两种在MRI上很难区分。乳腺实质在T_1WI上表现为较低或中等信号，与肌肉相仿；T_2WI上表现为中等信号，介于肌肉与脂肪、液体之间；T_2WI脂肪抑制像上呈中等或较高信号。不同的乳腺类型，MRI表现有所不同。脂肪型乳腺主体为大部分的高信号或较高信号的脂肪构成，而残余的腺体组织呈条索状的T_1WI、T_2WI低或中等信号，多见于老年人。致密型乳腺主体大部分为乳腺实质，T_1WI呈低或中等信号，T_2WI呈中等或稍高信号，多见于年轻女性。中间混合型介于两者之间。

2013年版的乳腺影像报告和数字系统（BI-RADS）在MRI部分增加了乳腺纤维腺体组织量和乳腺实质背景强化的内容。据乳腺纤维腺体组织量的多少分为脂肪型、散在纤维腺体型、不均匀致密型和致密型4类。而根据动态增强的第一时相乳腺实质背景强化范围所占比例的不同，将实质背景强化分为几乎无强化、轻度强化、中度强化和重度或明显强化4类，而乳腺实质背景强化会影响MRI的诊断效能，特别是小病灶的漏诊。

二、脂肪组织

脂肪组织在T_1WI、T_2WI均呈高信号，在脂肪抑制像上呈低信号，增强扫描几乎无强化。

三、皮肤

双侧乳房皮肤厚度大致均匀，增强扫描呈轻度渐进性强化。

四、乳头

双侧乳头大致对称，增强扫描呈轻-中度渐进性强化。

五、淋巴结

淋巴结包括乳内淋巴结和腋窝淋巴结，乳内淋巴结正常情况下不显示，而腋窝淋巴结显示，可以出现在乳腺癌转移，也可为炎性增生反应。

第三节　基本病变的MRI表现

一、病灶形态学

乳腺异常强化的形态学包括灶性强化、肿块强化和非肿块强化。

1.灶性强化　　灶性强化是指小斑点状强化，且形态和边缘特征难以描述，通常小于5mm，常为多发，多为腺体组织增生改变，如两侧乳腺对称性表现时需考虑与激素水平相关或良性病变可能。

2.肿块强化　肿块强化是指具有占位效应的三维立体结构，可有圆形、椭圆形、分叶状及不规则等多种形态，其中形态不规则，呈蟹足样或星芒状，边缘有分叶及毛刺的肿块多为恶性，而形态规则、边缘光整的肿块多为良性。

3.非肿块强化　非肿块强化是指既不表现为灶性强化亦不表现为肿块强化，其中导管样或段样强化多提示恶性病变，以导管原位癌多见；区域样或弥漫性强化多与体内激素水平相关。

二、信号强度及内部情况

病灶T_1WI多呈低或中等信号，T_2WI信号则依据其内细胞、含水量及胶原纤维成分的不同而异。一般良性病变内部信号多较均匀，而纤维腺瘤内可有胶原纤维分隔，其在T_2WI呈低信号；而恶性肿瘤内部可有液化、坏死、囊变、出血等，可表现为混杂信号。增强扫描良性肿块多表现为均匀一致或离心性强化；恶性肿块多表现为不均匀、边缘强化；非肿块强化多呈导管样、段样强化。

三、弥散成像情况

弥散加权成像（DWI）是显示活体病变内水分子自由扩散运动受限程度的技术，揭示病变内水分子功能状态。乳腺恶性肿瘤的表观弥散系数（ADC）值显著低于良性肿瘤。有研究表明，乳腺癌的病理分级与ADC值呈负相关，随着乳腺癌病理分级越高，ADC值则会减低。且发现乳腺癌转移性腋窝淋巴结的ADC值较非转移性淋巴结更低。除了乳腺癌的诊断外，已有研究显示ADC值在乳腺癌新辅助化疗的疗效评估方面起着重要的作用；它可以作为化疗疗效早期评估的指标之一。

四、动态增强后血流动力学情况

动态增强后血流动力学情况包括时间－信号强化曲线类型和早期强化率。时间－信号强度曲线形态分为Ⅰ型（流入型）、Ⅱ型（平台型）和Ⅲ型（流出型），其中Ⅰ型为病灶的信号强度随时间渐进性增加；Ⅱ型表现为病灶信号强度在中晚期信号强度增加不明显，呈现为一个平稳的状态；Ⅲ型表现为病灶信号强度在后期逐渐下降。早期强化率：感兴趣区的选择为最明显强化的区域，并避开病灶内坏死、出血等，选取的面积大于3个体素。根据相对信号强度增加公式，以动态增强扫描注射对比剂后第1幅图像计算早期强化率（ΔSI），即

$$\Delta SI（\%）=\frac{SI_C-SI}{SI}\times100\%$$

式中，SI为增强前病灶信号强度，SIC为增强后病灶信号强度。

五、其他征象

其他征象包括皮肤增厚、乳腺水肿、乳头凹陷、胸肌受累及腋窝淋巴结肿大等，这些征象可出现于乳腺癌、炎性病变等情况。

第四节　常见疾病的MRI诊断

一、乳腺癌

【病因病理和临床表现】　乳腺癌（breast carcinoma）好发于绝经期前后的40～60岁女性，偶发于男性。临床表现为乳房肿块，质地硬，活动度差，伴或不伴疼痛，也可有乳头溢血、乳头回缩，当肿瘤广泛浸润时可出现整个乳房坚硬、固定，腋窝及锁骨上触及淋巴结肿大。

病理上通常将乳腺癌分为三类：①非浸润性癌；②浸润性非特殊类型癌；③浸润性特殊类型癌。

其中一种特殊类型的乳腺癌，即炎性乳腺癌，它属于临床分类，在病理上并无特异性，各种病理类型都可见到，多见于分化差的浸润性导管癌。本病多见于中青年，常合并妊娠、哺乳，起病急骤，发展迅速，症状为乳房肿大、发红、变坚实，可伴有疼痛。典型者乳房弥漫肿大，局部皮肤发红，且有明显水肿，腋下淋巴结多见累及。本病恶性程度极高，预后差。

【诊断要点】

（1）乳腺癌在T₁WI表现为低信号，T₂WI因肿块内部成分的不同表现各异。

（2）病灶形态多为不规则，其中以星芒状或蟹足样多见。

（3）DWI多呈高信号（图5-8），ADC值较低。

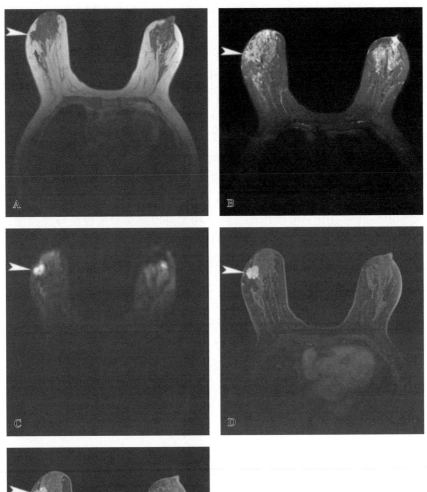

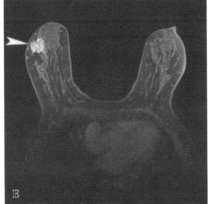

图5-8 右侧乳腺癌

A.右乳外下象限不规则T_1WI低信号肿块（白箭）；B.T_2WI病灶呈稍高信号（白箭）；C.T_2WI病灶呈高信号（白箭）；D.增强扫描早期病灶明显强化，边缘分叶及毛刺（白箭）；E.增强扫描后期病灶强化减退（白箭）

（4）动态增强扫描乳腺癌多为不均匀、环形强化，其中时间 - 信号强度曲线多呈流出型。

【鉴别诊断】 乳腺纤维腺瘤：多发生于40岁以下，无明显临床症状，病灶形态规则，边缘光整，其中 T_2WI 肿块内的低信号分隔为特征性表现，动态增强扫描病灶均匀强化，时间 - 信号强化曲线多为流入型。

【特别提示】 大部分乳腺癌与良性病变容易鉴别，但也有一些特殊类型的乳腺癌，如三阴性乳腺癌，在X线及B超检查中与良性病变相似，而MRI因其软组织分辨力高及多功能成像技术，被学者认为是诊断三阴性乳腺癌最准确的方法。而炎性乳腺癌与急性乳腺炎临床表现类似有时很难鉴别，但两者在MRI上还是有一定的差别，急性乳腺炎MRI上常见大小不一环形强化，血供增加，腋下肿大淋巴结多呈炎性反应性改变；而炎性乳腺癌的MRI表现根据不同的病理类型表现为不同的影像学特征，但其腋下肿大淋巴结为癌细胞转移所致，密实饱满，淋巴门消失。

二、纤维腺瘤

【病因病理和临床表现】 乳腺纤维腺瘤（Fibroadenoma）多见于青春期女性，发病高峰年龄为15～25岁，其与性激素分泌旺盛有关。临床表现为无痛性肿块，活动度好，边缘光整。目前治疗手段多以外科肿瘤完整切除为主。

【诊断要点】

（1）以分叶状、类圆形肿块为主。

（2）肿瘤有完整的包膜，边界多清晰。

（3）信号多较均匀，T_1WI 呈等信号、低信号，T_2WI 信号多样，其中黏液样变明显以高信号为主，间质细胞丰富者呈低信号。

（4）病灶内部可有胶原纤维形成的分隔，T_2WI 表现为低信号或中等信号（图5-9），较具特征。

（5）增强扫描呈轻度到明显强化，而时间 - 信号强度曲线以流入型多见。

【鉴别诊断】 乳腺癌：多发生于中老年女性，病灶多以不规则肿块多见，边缘见毛刺，增强扫描病灶不均匀强化或环形强化。

【特别提示】 纤维腺瘤好发于青春期女性，典型MRI表现为 T_2WI 低信号或中等信号分隔，纤维腺瘤的ADC值多不减低。

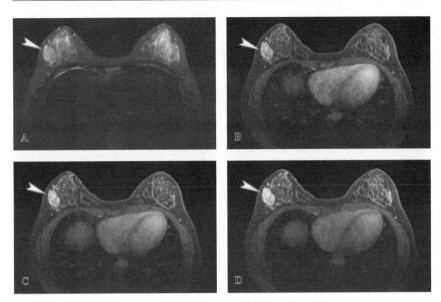

图5-9 右乳纤维腺瘤

A.右乳外下象限椭圆形T₂WI高信号肿块，边缘浅分叶，未见明显毛刺，内部见低信号分隔（白箭）；B ～ D.增强扫描病灶呈渐进性强化（白箭）

三、叶状肿瘤

【病因病理和临床表现】 乳腺叶状肿瘤（phyllodes tumor of the breast，PTB）是一种发病率相对较低的纤维上皮源性肿瘤，仅占所有乳腺肿瘤的约0.9%，发病高峰为40 ～ 50岁，肿瘤具有特征性的叶状结构，可有短期内明显增大的特点。

组织学上可分为良性、交界性、恶性。三种病理分型的叶状肿瘤术后均有复发隐患，而交界性、恶性亦可发生远处转移。因此临床一般选择扩大切除术或象限切除术。

【诊断要点】

（1）多呈圆形、分叶状肿块（图5-10），边缘光滑锐利。

（2）T₁WI呈等低信号，T₂WI呈稍高、高信号，内部常可见小的囊性暗区。

（3）增强扫描呈渐进性强化，部分可见分隔。

【鉴别诊断】 乳腺纤维腺瘤：与分叶状肿瘤均属于纤维上皮源肿

瘤，影像学上鉴别困难，但纤维腺瘤好发于年轻女性，肿块形态规则，边界清，无短期内肿瘤增大的特点。

【特别提示】 分叶状肿瘤内部出现的囊性暗区，是其有别于纤维腺瘤的重要依据。

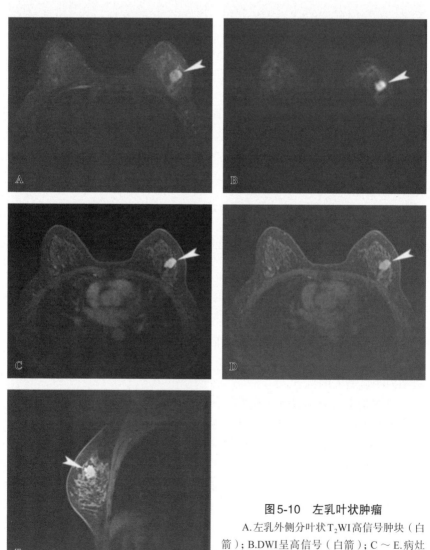

图5-10　左乳叶状肿瘤

A.左乳外侧分叶状T_2WI高信号肿块（白箭）；B.DWI呈高信号（白箭）；C～E.病灶明显强化，边缘见浅分叶（白箭）

四、导管内乳头状瘤

【病因病理和临床表现】 乳腺导管内乳头状瘤（breast intraductal papillomatosis）是发生于乳腺导管系统的，由增生上皮覆盖纤维和脉管轴心形成的乳头状病变。临床表现为自发性、间歇性乳头溢液，以发生在乳头中心部位大导管内的乳头状瘤最为常见。由于乳腺导管内乳头状瘤的瘤体很小，所以多数情况下不能扪及，仅有少数患者可在乳头乳晕区或乳房的中心处触及肿块。

【诊断要点】

（1）导管囊状扩张伴囊内实性结节（图5-11）。

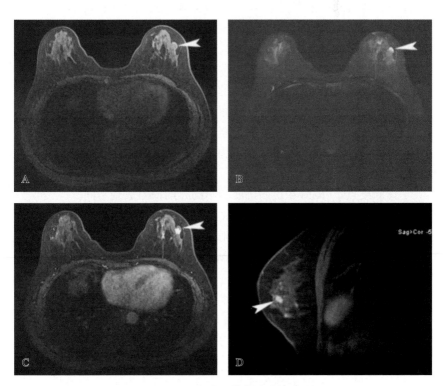

图5-11 左乳导管内乳头状瘤

A.左乳外下象限类圆形T₁WI等信号囊实性肿块（白箭）；B.T₂WI病灶囊性部分高信号，实性部分稍高信号（白箭）；C.横轴位增强扫描病灶实性部分明显强化，囊性部分未见强化（白箭）；D.矢状位增强扫描病灶实性部分明显强化，囊性部分未见强化（白箭）

（2）实性结节肿块型，伴或不伴邻近导管扩张。

（3）仅见导管扩张，未见明确实性结节。

（4）乳腺导管内乳头状瘤的时间－信号强度曲线与ADC值表现多样，其诊断需结合形态学。

【鉴别诊断】 导管内原位癌：典型征象为节段性或线样分布的非肿块样强化。

【特别提示】 导管内乳头状瘤主要表现为沿乳腺导管分布的小结节状强化及导管样强化，多伴导管扩张。

五、特发性肉芽肿性乳腺炎

【病因病理和临床表现】 特发性肉芽肿性乳腺炎（Idiopathic granulomatous mastitis，IGM）是一种发生在乳腺小叶的慢性炎性疾病，1972年由 Kessler 等首次报道，发生率仅占乳腺良性疾病的1.8%。其临床表现及影像学特征与乳腺癌极易混淆。多数学者认为其与自身免疫相关，也有学者认为是长期残留乳汁所致的局部免疫反应。肉芽肿性乳腺炎好发于生育年龄的已婚经产女性，常累及单侧乳腺，可位于任何象限，但很少累及乳晕区。病变可以表现为坚实的肿块，边界不清，常被高度怀疑为乳腺癌；肉芽肿性乳腺炎以乳腺小叶为中心，呈多灶性分布，该病具有显著的复发趋势。

【诊断要点】 IGM 在疾病进展的不同时期MRI表现不同。

（1）炎症期：MRI 表现为非肿块样病灶，病灶范围较局限，呈区域性分布，病灶形态不规则，与正常腺体组织分界不清，T_1WI 表现为等、稍低信号，T_2WI 表现为稍高信号，DWI 呈等信号或高信号，ADC 值较高。炎症期一般见于病程早期及愈合期。

（2）肿块期：MRI 表现为类圆形肿块样病灶，病灶分布范围局限，T_1WI 表现为等、稍低信号，T_2WI 表现为高信号，DWI 呈高信号，ADC值较低，动态增强扫描表现为明显均匀强化，TIC曲线以Ⅱ、Ⅲ型为主，与乳腺癌类似，较难鉴别。

（3）脓肿期：MRI 表现为非肿块样病灶，呈区域性或弥漫性分布，T_1WI 表现为等、稍低信号，T_2WI 表现为高信号，增强扫描非肿块样病灶内均可见多发、大小不等类环状强化的脓腔形成（图5-12），脓腔内壁光整，其内脓液 T_1WI 多表现为稍低信号，抑脂 T_2WI 表现为高信号，

DWI呈高亮信号，脓腔区域由于脓液扩散受限，其ADC值较低。

（4）窦道期：可见窦道形成，主要是由于脓肿期病灶向皮肤表面破溃而形成；溃口周围皮肤增厚，反复溃破后可见瘢痕形成，乳房变形。窦道期病灶分布范围较脓肿期小，多累及一个象限。

【鉴别诊断】 炎性乳腺癌：根据不同的病理类型表现为不同的MRI表现，一般无环形强化的小脓腔，其腋下转移性淋巴结密实饱满，淋巴门消失，与炎性淋巴结不同，同时乳房水肿、皮肤增厚常更为明显。

【特别提示】 IGM片状强化区内多发环状强化的微小脓肿是与炎性乳癌的重要鉴别点，炎性乳腺癌的片状强化区内无此征象，并且炎性乳腺癌极少形成窦道。

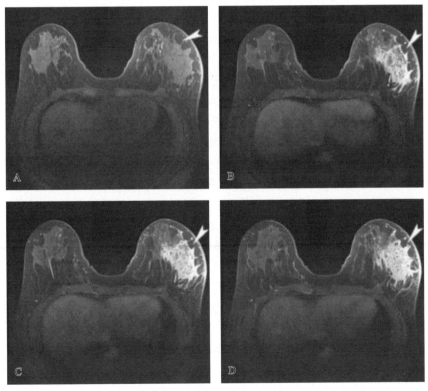

图5-12　左乳特发性肉芽肿性乳腺炎

A.左乳明显肿大，腺体内团片状T₁WI低信号，边界模糊（白箭）；B～D.增强扫描病灶渐进性强化，内部见多发、大小不等环状强化小脓腔（白箭）

第五节 乳腺MRI新技术

一、乳腺磁共振弹性成像

乳腺磁共振弹性成像（magnetic resonance elastography，MRE）与超声弹性成像判定相似，都是一种用来定量地测量组织力学特性的新型非创性的成像方法，不过MRE是利用机械波定量来测量组织硬度。乳腺癌患者的病变组织硬度比良性病变或正常的乳腺组织高，所以MRE可以作为DCE-MRI的重要补充检查，对于可疑病变区域提供更多的诊断信息，两种技术的联合应用提高了乳腺癌诊断的特异性和准确性。较超声弹性成像而言，MRE得出数据更为客观，反映病变组织性质更准确。

二、乳腺磁共振磁敏感成像

癌灶内钙化在乳腺癌诊断中占有重要地位，对于部分乳腺癌病例钙化是其确诊的唯一阳性依据。临床隐性乳腺癌中，50% ~ 60%是仅凭癌灶内钙化做出诊断的。而乳腺磁共振磁敏感成像（SWI）是利用不同组织间磁敏感度差异而成像的技术，因此钙、铁等矿物质的异常沉积，均可使成像区域信号丢失，从而引导发现病变。SWI序列采用完全速度补偿、三维、射频脉冲扰相、高分辨率及3D梯度回波扫描。其通过独特的数据采集和图像处理技术提高了图像强度的对比，更加强调了组织间的磁敏感性差异；对于颅内出血、血管性疾病、异常钙、铁沉积性疾病、肿瘤等病变组织结构的显像显著优于其他传统序列。

三、磁共振灌注成像

磁共振灌注成像（PWI）是一种新型的研究病变组织及其血流状况的磁共振功能成像方法，目前主要是通过T_2*W首过灌注成像测定局部组织血容量及血流方面的研究。这一应用首先是在脑血管病灌注方面受到肯定的，其在区别乳腺病变良恶性方面也具有特异度高的特点，这一成像主要是利用磁化率效应，组织局部磁场发生改变，使得氢质子共振频率发生改变，使其失相位，在信号强度下降时，血管内外存在差异，而反映T_2*首过灌注成像组织血流灌注情况及评估微血管分布。有文献报道，近80%的乳腺癌可见明显不均匀异常灌注，且大部分周边较中心更明显。灌注对术前及术后的评估具有非常重要的意义，为良恶性病变的诊断及鉴别诊断提供了一种重要手段。

参 考 文 献

何永胜，刘斌，潘少辉，等，2015. 磁共振多参数成像技术对乳腺癌诊断效能评价 [J]. 实用放射学杂志，（3）：388-392.

李敏，李功杰，金真，等，2010. 磁敏感加权成像在乳腺病变诊断中的应用价值研究 [J]. 人民军医，53（10）：770-771.

秦甫，2016. 乳腺钼钯、超声弹性成像与MRI临床用于诊断乳腺癌的随机对照分析 [J]. 中国CT和MRI杂志，14（1）：66-68.

谭非易，2020. 乳腺导管内乳头状瘤应用MRI诊断的表现及价值研究 [J] 影像研究与医学应用，4（20）：140-142.

徐克，龚启勇，韩萍，2018. 医学影像学 [M]. 8版. 北京：人民卫生出版社.

于春水，韩萍，2017. 医学影像诊断学 [M]. 4版. 北京：人民卫生出版社.

周长玉，金平，许茂盛，等，2016. 特发性肉芽肿性乳腺炎MRI表现分析 [J]. 浙江医学，38（23）：1950-1952.

Frangioni JV，2008. New technologies for human cancer imaging [J]. J Clin Oncol，26（24）：4012-4021.

Heller SL，Moy L，Lavianlivi S，et al，2013. Differentiation of malignant and benign breast lesions using magnetization transfer imaging and dynamic contrast-enhanced MRI [J]. J Magn Reson Imaging，37（1）：138-45.

Nadrljanski M，Maksimović R，Plešinac-Karapandžić V，et al，2014. Positive enhancement integral values in dynamic contrast enhanced magnetic resonance imaging of breast carcinoma：ductal carcinoma in situ vs. invasive ductal carcinoma [J]. Eur J Radiol，83（8）：1363-1367.

Sehgal V，Delproposto Z，Haddar D，et al，2006. Susceptibility-weighted imaging to visualize blood products and improve tumor contrast in the study of brain masses [J]. J Magn Reson Imaging，24（1）：41-51.

Zhang L，Tang M，Min Z，et al，2016. Accuracy of combined dynamic contrast-enhanced magnetic resonance imaging and diffusion-weighted imaging for breast cancer detection：a meta-analysis [J]. Acta Radiol，57（6）：651-660.

第6章

腹　部

第一节　常用扫描序列及应用

一、肝、胆、脾常规扫描序列及应用

（一）检查前准备

1.空腹、禁食、禁水4小时以上。

2.患者规律呼吸及屏气训练。

（二）扫描序列及参数

1.横轴位T_2WI加脂肪抑制　首选TSE＋BLADE序列，采用呼吸门控/膈肌导航/相位导航技术以减轻呼吸运动伪影。建议使用SPAIR抑脂，以达到良好的脂肪抑制效果，建议层厚/层间距6mm/1.2mm。

2.冠状位T_2WI　首选HASTE屏气序列，建议层厚/层间距6mm/1.2mm。

3.横轴位DWI　建议b值取0、800 s/mm²。按照需求选择是否使用呼吸门控/膈肌导航/相位导航，建议层厚/层间距6mm/1.2mm。

4.横轴位T_1WI　建议采3D T_1-VIBE＋DIXON序列替代常规扰相位GRE T_1WI序列，可以同时得到同/反相位、水相、脂相图像，层厚/层间距3mm/0.3mm。

5.动态增强序列　首选横轴位3D T_1-VIBE＋DIXON序列，增强采用1＋3的扫描模式，先行1期平扫，再注射Gd-DTPA（剂量0.1mmol/kg，速率2.5ml/s），分别于15～20秒、50秒、150～180秒分别行动脉期、门静脉期、延迟期扫描。最后加扫冠状位T_1-VIBE序列。

（三）注意事项

1.增强扫描，对于有条件的设备可以采用透视示踪法触发扫描，以

获得更准确的动脉期图像。若采用TWIST-VIBE序列行多动脉期扫描，则推荐在注射后11～13秒延迟扫描，以获得更完整的多动脉期血供信息。

2.若采用3D T_1-VIBE＋DIXON序列行动态增强扫描，则无须另行T_1WI同/反相位平扫，可以节约检查时间。注意增强扫描后图像层面和参数应完全复制平扫序列，以达到良好的前后对比。

3.对于怀疑肝血管瘤、孤立性纤维瘤等延迟强化的病灶，建议加扫延迟期（6分钟以上），也可以将横轴位T_2WI脂肪抑制序列和DWI序列在加扫的延迟期之前，以节约总检查时间。

二、胰胆管水成像、尿路成像扫描序列及应用

（一）检查前准备

1.空腹、禁食、禁水4小时以上。

2.患者规律呼吸及屏气训练。

（二）扫描序列及参数

1.横轴位T_2WI加脂肪抑制　首选TSE＋BLADE序列，采用呼吸门控/回波导航技术以减轻呼吸运动伪影。建议使用SPAIR抑脂，以达到良好的脂肪抑制效果，建议层厚/层间距4mm/0.4mm。

2.薄层冠状位、斜冠状位T_2WI加脂肪抑制　首选HASTE屏气序列。TE值取85毫秒左右，以同时显示胰胆管/输尿管内外结构，观察梗阻部位及梗阻原因，建议层厚/层间距4mm/0.4mm。

3.MRCP/MRU　首选3D-SPACE序列＋脂肪抑制，扫描完成后行MIP重建。采用超长TE（TE≥800毫秒），可以突出显示胰胆管/输尿管的全貌，直观显示梗阻部位及梗阻情况。

（三）注意事项

1.斜冠状位扫描层面根据轴位上胰胆管/输尿管走行定位。

2.若患者无法屏气，可以采用呼吸门控/膈肌导航/相位导航替代屏气扫描，但扫描时间将大幅度延长。

3.如果将MRCP/MRU作为一个单独项目开展，则必须加扫T_1WI，

建议采用3D T_1-VIBE＋DIXON序列并计算同/反相位图像。

三、胰腺常规扫描序列及应用

（一）检查前准备

1.空腹、禁食、禁水4小时以上。

2.患者规律呼吸及屏气训练。

（二）扫描序列及参数

1.横轴位T_2WI加脂肪抑制　首选TSE＋BLADE序列，SPAIR抑脂，薄层扫描，推荐层厚/层间距4mm/0.4mm。采用呼吸门控/膈肌导航/相位导航减轻呼吸运动伪影。

2.冠状位T_2WI　首选HASTE屏气序列，建议层厚/层间距4mm/0.4mm。

3.横轴位DWI　建议b值取0、800 s/mm²，推荐层厚/层间距4mm/0.4mm。按照需求选择是否使用呼吸门控/膈肌导航/相位导航。

4.横轴位T_1WI　建议采3D T_1-VIBE＋DIXON序列替代常规扰相位GRE T_1WI序列，可以同时得到同/反相位、水相、脂相图像，推荐层厚/层间距2mm/0.2mm。

5.动态增强序列　首选横轴位3D T_1-VIBE＋DIXON序列，增强采用1＋3的扫描模式，先行1期平扫，再注射Gd-DTPA（剂量0.1mmol/kg，速率2.5ml/s），分别于15～20秒、50秒、150～180秒分别行动脉期、静脉期、延迟期扫描。最后加扫冠状位T_1-VIBE序列，推荐层厚/层间距2mm/0.2mm。

（三）注意事项

1.胰腺的上下、前后、左右径都较小，因此应进行薄层扫描，注意扫描范围，必须包括构突。在设备条件允许的情况下可以进一步减小体素、层厚/层间距以达到更高的分辨率。对于胰腺恶性肿瘤的患者应扩大扫描范围。

2.胰腺在T_1WI图像上信号略高于肝实质，而绝大多数病变在高信号的背景下呈现较低信号，因此T_1WI序列非常重要。

3.胰腺病变造成胰管扩展时应加做MRCP以协助诊断。

四、肾、肾上腺常规扫描序列及应用

（一）检查前准备

1.空腹、禁食、禁水4小时以上。

2.患者规律呼吸及屏气训练。

（二）扫描序列及参数

1.横轴位T_2WI加脂肪抑制 首选TSE＋BLADE序列，采用呼吸门控/膈肌导航/相位导航以减轻呼吸运动伪影。建议使用SPAIR抑脂，以达到良好的脂肪抑制效果，建议层厚/层间距6mm/1.2mm（肾），4mm/1mm（肾上腺）。

2.冠状位T_2WI 首选HASTE屏气序列，建议层厚/层间距6mm/1.2mm（肾），4mm/1mm（肾上腺）。

3.横轴位DWI 建议b值取0、800s/mm²。按照需求选择是否使用呼吸门控/膈肌导航/相位导航，建议层厚/层间距6mm/1.2mm（肾），4mm/1mm（肾上腺）。

4.横轴位T_1WI 建议采3D T_1-VIBE＋DIXON序列替代常规扰相位GRE T_1WI序列，可以同时得到同/反相位、水相、脂相图像，层厚/层间距3mm/0.3mm（肾），2mm/0.2mm（肾上腺）。

5.动态增强序列 首选横轴位3D T_1-VIBE＋DIXON序列，增强采用1＋3的扫描模式，先行1期平扫，再注射Gd-DTPA（剂量0.1mmol/kg，速率2.5ml/s），分别于15～20秒、50秒、150～180秒分别行动脉期、静脉期、延迟期扫描。最后加扫冠状位T_1-VIBE序列。

（三）注意事项

1.当怀疑有肾癌时应扩大检查范围，注意对腹膜后淋巴结及肾静脉、下腔静脉瘤栓的显示。

2.由于肾上腺较小，而周围的脂肪高信号可以作为衬托，因此有必要时可以加扫无脂肪抑制T_2WI。在设备条件允许的情况下可以进一步减小体素、层厚/层间距以达到更高的分辨率。

五、肝特异性对比剂（普美显）扫描序列及应用

（一）检查前准备

1.空腹、禁食、禁水4小时以上。

2.要求患者能自主屏气并完成检查。

（二）注射方案

对比剂普美显常规剂量0.1ml/kg（0.025mmol/kg），低流率注射（1ml/s），注射完成后20～30ml生理盐水冲刷。

（三）扫描序列及参数

1.动态增强序列：首选横轴位3D T_1-VIBE＋DIXON序列，先行1期平扫，对比剂注射后采用透视示踪法触发扫描，以捕获更准确的动脉晚期增强图像，分别于50秒、180秒行门静脉期、移行期扫描。注射后15～20分钟行肝胆特异期扫描。

2.T_2WI平扫、DWI推荐在增强移行期后，肝胆特异期前进行，目的是充分利用检查时间。平扫序列及参数同肝、胆、脾常规扫描序列。

（四）注意事项

1.肝胆特异期为Gd-EOB-DTPA增强的重要期相，特征为肝实质信号明显高于肝血管信号，观察到Gd-EOB-DTPA排泄至胆道系统。为确保获得更准确的肝胆特异期图像，推荐在15分钟、20分钟各采集1期，对于胆系未显影的患者，建议在注射后30～40分钟行进一步延迟扫描。

2.推荐适当增加肝胆特异期翻转角：1.5T设备上使用20°～30°翻转角，3.0T设备上使用15°～25°翻转角。

3.使用缓慢的1ml/s注射流速有利于保证动脉期强化效果。建议使用高压注射器注射，若使用手推注射，可使用"Y"形管实现对比剂注射＋生理盐水冲刷。

第二节　正常腹部的MRI表现

一、实质脏器

正常肝T_1WI呈灰白信号，略高于肌肉和脾，T_2WI呈灰黑信号，低于脾。肝裂脂肪丰富，T_1WI呈高信号，抑脂后信号下降。脾血窦丰富，T_1、T_2弛豫时间比肝长，T_1WI信号低于肝，T_2WI信号高于肝。胰腺信号强度与肝相似，抑脂序列呈略高信号，能更清晰地显示胰腺的轮廓和形态。T_1WI上肾解剖结构显示好，皮髓质分界清晰，外围肾皮质呈稍高信号，与肝信号强度相似，内侧髓质呈稍低信号；T_2WI上肾实质信号均较高，难以区分皮髓质，肾筋膜及肾结合系统正常情况下不显示。肾上腺在周围丰富脂肪组织衬托下显示良好，T_1WI和T_2WI均呈均匀的中等信号，皮髓质不能分辨。

肝分为左、右叶及尾状叶，有肝动脉、门静脉双重血供，两支血管进入肝门称第一肝门，分别发出不同分支经小叶间动脉、门静脉汇入肝血窦，混合成静脉血液；再经中心静脉、小叶下静脉汇合成肝左、中、右三条静脉，自肝顶（第二肝门）汇入下腔静脉。其中门静脉、肝动脉进肝后与胆道共同组成Glisson系统。肝段的概念：1957年Couinaud根据Glisson系统分布和肝静脉的走行，把肝分为左、右半肝，五叶和八段，各段按顺时针的方向排列，从肝尾状叶（第Ⅰ段）开始，第Ⅷ段（右前叶上段）结束。以肝内主要的门脉分支平面为界，位于左右门脉分支平面以上为第Ⅶ、Ⅷ、Ⅰ、Ⅳa和Ⅱ段；位于左右门脉分支平面以下为第Ⅵ、Ⅴ、Ⅳb和Ⅲ段。见图6-1。

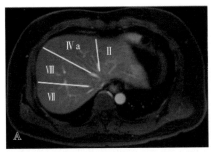
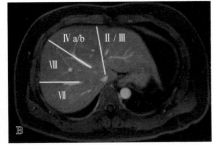

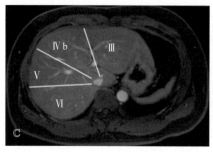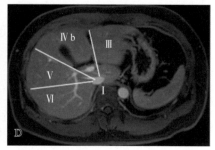

图6-1 肝解剖分段的MRI表现

段Ⅰ（尾状叶），段Ⅱ（左外叶上段），段Ⅲ（左外叶下段），段Ⅳ（左内叶），段Ⅴ（右前叶下段），段Ⅵ（右后叶下段），段Ⅶ（右后叶上段），段Ⅷ（右前叶上段）

二、胆囊和胆管

胆囊内胆汁T_1WI信号变异较大。若胆汁含水量多，T_1WI呈明显低信号；若胆汁浓缩黏稠，T_1WI可呈等或高信号，甚至可呈混杂信号。胆汁T_2WI呈明显高信号。胆囊壁信号与周围肝实质信号相近。正常胆囊管及正常肝内胆管由于管径细，横断面不易显示，肝外胆管多可显示，横断面T_2WI呈点状高信号，T_1WI信号改变与胆囊相似，MRCP多能较好地显示胆道系统。

三、腹部血管

动脉、门静脉主干及大分支、下腔静脉及大属支血流速度快，造成流空效应，常显示为无信号；门静脉肝内左右分支及多数肝段分支均可显示，肝左中右静脉也能显示，部分静脉由于血流慢或回波效应的影响也可显示为高信号，肝动脉由于管径细，多不能显示。

第三节　常见疾病的MRI诊断

一、肝病疾病

（一）肝硬化

【病因病理和临床表现】 肝硬化（cirrhosis）是一种常见的慢性病，

是以肝细胞变性、坏死、再生、纤维组织增生、肝结构和血管循环体系改建为特征的一种病理过程，病理上分为门脉性、坏死后和胆汁性肝硬化，晚期肝体积缩小。引起肝硬化主要原因有乙肝、丙肝、酗酒、胆道疾病、寄生虫等，国内主要以乙肝为主要病因。

临床上以肝功能损害和门静脉高压为主要表现。肝硬化代偿期：早期无明显症状，或仅有疲乏、腹胀不适，肝硬度增加。肝硬化失代偿期：肝体积逐渐缩小，出现腹水、脾大、食管静脉曲张等，晚期出现黄疸、上消化道出血、肝性脑病等。

【诊断要点】

（1）肝叶比例失调：肝左叶、尾状叶常增大，右叶萎缩，肝裂增宽，肝表面凹凸不平，表面呈结节状，晚期肝硬化体积普遍萎缩。

（2）信号：脂肪变性、纤维化致肝弥漫性不均匀，T_2WI细小网格高信号。

（3）肝硬化再生结节（RN）：T_1WI呈等信号，T_2WI呈低信号（图6-2），不强化，当结节在T_2WI上呈等信号或高信号时，提示癌变。

（4）继发性改变：脾大，门静脉扩张及侧支循环形成，腹水。

【鉴别诊断】

（1）肝硬化合并肝癌：T_2WI呈稍高信号，动脉期病灶明显强化，后期退出，甲胎蛋白（AFP）浓度升高、部分出现门静脉癌栓等有助于鉴别。

（2）脂肪肝：同反相位信号减低，其内血管正常穿行、无占位效应、无门静脉肝静脉阻塞移位征象。

【特别提示】　肝硬化患者应积极定期行MR及AFP测定随访，预防早期小肝癌或肝硬化结节恶变的出现；MR门静脉造影可很好地显示门静脉血栓形成和侧支循环情况，可对分流术和移植提供重要术前信息及评价术后分流情况，代替有创性门静脉造影。

（二）肝细胞性肝癌

【病因病理和临床表现】　肝细胞性肝癌（hepatocellular carcinoma，HCC）是起源于肝细胞的肝原发恶性肿瘤，大多具有乙肝、肝硬化背景。大体类型分为巨块型、结节型和弥漫型。肿块大于5cm为巨块型；小于5cm为结节型；细小癌灶广泛分布为弥漫型；小于3cm的单发结节，或2个结节直径之和不超过3cm的肝细胞癌为小肝癌。病灶的边界与肿瘤生长方式密切相关。以膨胀性生长为主的生长较慢，周围常有假

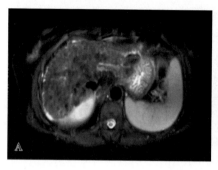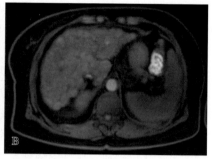

图6-2　肝硬化、脾大

A.T$_2$WI示慢性肝病、脾大，肝内弥漫小结节状T$_2$WI呈低信号；B.T$_1$WI示肝内弥漫小结节状，T$_1$WI呈高信号

包膜出现；少数病例以浸润性生长，无假包膜出现，边界不清。HCC主要由肝动脉供血，易侵犯门静脉、肝静脉、下腔静脉形成癌栓及动静脉瘘等，侵犯或压迫胆道形成阻塞性黄疸，也常有局部或远处转移表现，可发生自发性破裂、出血。

本病好发于中年及青年男性，临床起病隐匿，早期多无症状，一般依靠AFP普查和相关影像学检查发现。中晚期病例可出现肝区疼痛、腹胀、食欲减退、乏力、消瘦、黄疸等表现。

【诊断要点】

（1）T$_1$WI：肿瘤多呈稍低或等信号，少数呈高信号，肿瘤出血、脂肪变性时表现为高信号，坏死囊变表现为低信号；有假包膜者边界较清，边缘不清者多提示为浸润生长。

（2）T$_2$WI：以脂肪抑制序列显示较佳，常呈稍高信号，可有"结中结""镶嵌征"表现，较大肿瘤由于液化坏死、出血等导致信号不均。

（3）DWI：常呈高信号，对小肝癌的检出和诊断具有重要价值。

（4）T$_1$WI C＋：大多数为富血供病变，"快进快出"强化，坏死和囊变无强化（图6-3，图6-4）。

（5）可有假包膜，即T$_1$WI病灶周围低信号环，延迟扫描持续强化。

（6）侵犯门静脉和肝静脉，门脉期显示清晰，表现为受累血管不成比例的增粗、变细或中断，并可见管腔内充盈缺损、管壁强化，门静脉如受累时间较长可并发门静脉海绵样变或者门动静脉瘘。

（7）部分可见肝门淋巴结肿大、胆管扩张等。

（8）纤维板层样肝细胞癌，是一种特殊类型肝癌，以膨胀性生长，较厚包膜及瘤内钙化为特征，多好发于青年人，无乙肝、肝硬化背景。

【鉴别诊断】

（1）肝硬化再生结节：T_1WI等信号、T_2WI低信号，无肝动脉供血。

（2）血管瘤：典型T_2WI"灯泡征"，渐进性填充强化。

（3）肝腺瘤：年轻女性多见，有口服避孕药史，有完整包膜。

（4）肝局灶性结节状增生（FNH）：典型中央瘢痕组织T_2WI高信号，延迟强化。

（5）转移瘤：有原发灶、多发、"牛眼征"。

【特别提示】 MRI在小肝癌的鉴别诊断中明显优于CT及B超，并有助于观察肝硬化结节向癌结节的转化及手术或介入后的随访。对于AFP升高及乙肝肝硬化病例，要仔细观察病灶的信号特征及增强方式，部分不典型者可通过影像引导下穿刺活检明确诊断。

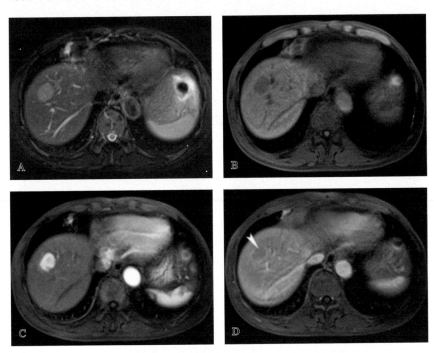

图6-3 结节型肝细胞性肝癌

A.T_2WI示肝Ⅷ段类圆形稍高信号；B.T_1WI示结节呈稍低信号；C.动脉期结节明显强化；D.延迟期病灶强化程度迅速减退，边缘见假包膜强化（白箭）

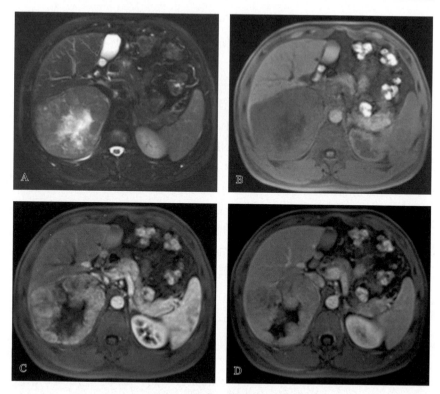

图6-4　巨块型肝细胞性肝癌

A.T_2WI示肝右叶巨大肿块，呈稍高信号，中央见斑片状更高信号；B.T_1WI示肿块呈低信号，内见斑片状更低信号；C.动脉期肿块呈明显染色样强化，中心坏死区未强化，邻近结构受压推移；D.延迟期肿块强化程度减退，中央坏死区无强化

（三）胆管细胞癌

【病因病理和临床表现】　胆管细胞癌（cholangiocellular carcinoma，CCC）起源于肝内胆管上皮的恶性肿瘤，多发生在肝内末梢胆管。大多为乏血供，预后较差。病理上纤维结缔组织丰富而质地较硬，常见黏液成分，坏死少，阻塞胆管可引起远段肝内胆管扩张。

本病早期无症状，发现时常较大。AFP多无异常，癌胚抗原（CEA）、糖类抗原19-9（CA19-9）升高有助于其诊断。

【诊断要点】

（1）好发部位：肝左叶多见，以单发为主，多发病灶表现为主灶伴周围多发小卫星灶。

（2）平扫：T_1WI常为低信号，T_2WI呈等或稍高信号，部分内部可见明显高信号，等信号主要与肿瘤内部纤维成分有关，而明显高信号与肿瘤黏液成分或胆汁潴留有关。

（3）增强扫描：多为不均匀延迟强化，即动态增强早期表现为无强化或边缘强化，后期强化逐渐并向病灶中心扩展，但填充不完全（图6-5，图6-6）。

（4）肿瘤远端肝内胆管扩张：MRCP对确定梗阻的部位及范围有独特的价值。

（5）部分病例可见受累肝叶萎缩、局部肝包膜凹陷及门静脉分支闭塞等。

【鉴别诊断】

（1）原发性肝癌：多有AFP升高及乙肝肝硬化病史，T_2WI呈稍高信号，"快进快出"表现。

（2）肝脓肿：发热病史，炎性指标升高，DWI脓腔高信号，ADC值减低。

（3）血管瘤：T_2WI"灯泡征"及渐进性填充强化特点。

（4）FNH：富血供病变，典型中央瘢痕组织T_2WI高信号延迟强化。

（5）转移瘤：有原发灶，常多发，典型"牛眼征"。

【特别提示】　对于伴有肝内胆管扩张的胆管细胞癌，MR诊断多不困难，而对于单发较大的肝内肿块，且不伴有肝内胆管扩张的病例，要注意与其他乏血供的肿瘤相鉴别。兼具胆管细胞和肝细胞性的混合型肝癌，增强扫描表现具有两种癌的特征，诊断时也需注意。

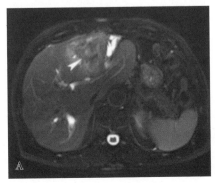
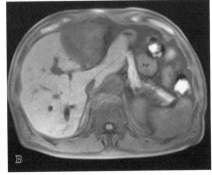

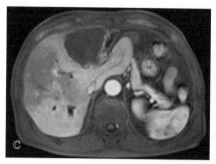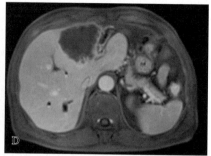

图6-5　肝胆管细胞癌

A.T$_2$WI示肝左叶团片状混杂稍高信号，内部夹杂少量低信号（白箭），远段肝内胆管扩张；B.T$_1$WI示病灶呈低信号；C.动脉期病灶边缘呈轻度强化；D.延迟期病灶边缘呈渐进性强化

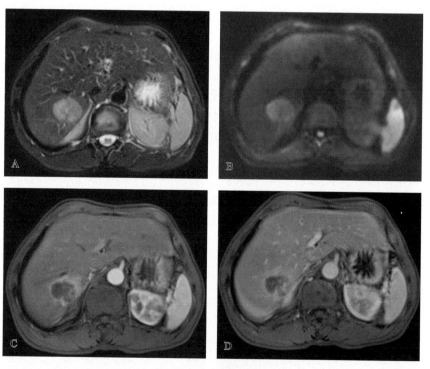

图6-6　肝胆管细胞癌

A.T$_2$WI示肝Ⅶ段类圆形稍高信号；B.DWI示病灶呈明显高信号；C.动脉期示病灶边缘明显强化；D.延迟期示病灶呈渐进性强化，未完全填充

（四）肝血管瘤

【病因病理和临床表现】　肝血管瘤（hepatic hemangioma）是肝最常见的良性肿瘤，为中心静脉和门静脉发育异常所致，由扩张的异常血窦组成，血窦间有纤维组织不完全间隔，多为单发，也可多发。肿瘤表面呈暗红或紫色，一般无包膜，切面呈海绵状，有时血管瘤内可见血栓形成、钙化。

肝血管瘤多见于30～60岁，女性多见。一般无症状，常于影像学检查时偶然发现，巨大血管瘤引起压迫症状，可出现上腹部不适、腹痛等症状。血管瘤破裂可致肝内或腹腔出血。

【诊断要点】

（1）形态边界：圆形或类圆形，边界清晰，较小时信号均匀，较大时病灶可出现纤维瘢痕、血栓等。

（2）信号：T_1WI呈低信号，T_2WI呈明显高信号，典型"灯泡征"。

（3）DWI：T_2WI透过效应，多表现为高信号，ADC值增高。

（4）T_1WI C＋："早出晚归"，渐进性填充强化，表现为动脉期边缘呈斑片状或结节状显著强化，逐渐向中心逐渐扩展，并持续到门脉期甚至延迟期。一些小的血管瘤在动脉早期即可完全均匀强化，但在门脉期及延迟期仍持续强化（图6-7）。

【鉴别诊断】

（1）FNH：信号与正常肝实质接近，典型中央瘢痕组织延迟强化。

（2）HCC：多有AFP升高及乙肝肝硬化病史，T_2WI呈稍高信号，"快进快出"表现。

（3）血管平滑肌脂肪瘤：组织成分信号及强化不同，中心血管影，部分可见粗大引流血管。

（4）血管肉瘤：强化方式与血管瘤类似，但其有浸润性表现，表现为边界不清，延迟强化不均匀。

（5）转移瘤：有原发灶，多发，"牛眼征"。

【特别提示】　血管瘤MR检查和CT检查一样，特别强调"两快一慢"扫描技术。另外富血供肝内转移瘤、血窦扩张型的血管平滑肌脂肪瘤在T_2WI也可出现"灯泡征"，需注意结合病史及其他征象。

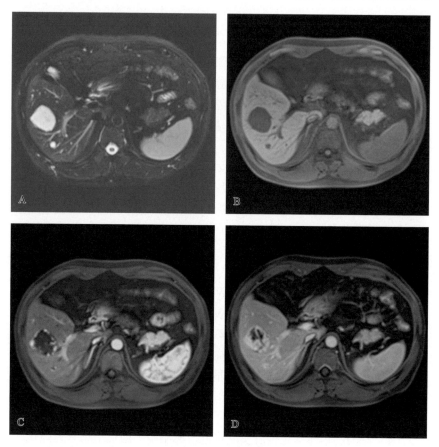

图6-7 肝血管瘤

A.T$_2$WI示肝右叶类圆形均匀高信号，边界较清，呈"灯泡征"；B.T$_1$WI示病灶呈低信号；C.动脉期示病灶周边结节状强化；D.延迟期示病灶呈中央填充样强化；其旁边另见类似信号病灶

（五）肝脓肿

【病因病理和临床表现】 肝脓肿（hepatapostema）是肝组织的局限性化脓性炎症，分为细菌性、阿米巴性、真菌性、结核性等，以细菌性最多见。细菌性肝脓肿一般为继发性感染，可通过胆系、门脉系统、肝动脉系统、直接蔓延或外伤等途径侵入肝；阿米巴性肝脓肿一般继发于肠阿米巴病，由阿米巴原虫随门静脉血流入肝引起。早期病理改变为肝

实质局部充血、水肿和坏死，然后形成脓腔，后期周围有纤维肉芽组织包裹和炎性细胞浸润、水肿。多房性脓肿由纤维肉芽组织或尚未液化坏死的肝组织形成房内分隔。

细菌性肝脓肿典型临床表现为肝区疼痛和叩击痛，全身寒战、高热、大汗等，白细胞计数及中性粒细胞升高，晚期可出现黄疸。阿米巴性肝脓肿先有痢疾或腹泻史，之后出现发热和肝区不适，白细胞计数及中性粒细胞不高，粪便可找到阿米巴滋养体。

【诊断要点】

（1）形态：圆形、类圆形或不规则形，可单发或多发，单房或多房。

（2）信号：脓腔 T_1WI 呈稍低信号，T_2WI 呈高信号，DWI 呈高信号，"环征" ＋气体。

（3）脓肿壁：内层为肉芽组织，T_1WI 呈稍低或等信号，T_2WI 呈高信号；外层为纤维组织增生，T_1WI、T_2WI 均呈低信号，较典型。

（4）T_1WI C＋：脓液和液化坏死不强化，分隔强化（图6-8）。

（5）"环征"：单环（脓肿壁＋周围没有水肿），双环（水肿带和脓肿壁），三环（外到内：水肿、纤维肉芽组织和炎性坏死组织）。

（6）多房性脓肿：T_2WI 高信号区内有低信号分隔影，分隔强化，呈蜂窝状改变。

【鉴别诊断】

（1）HCC：多有 AFP 升高及乙肝肝硬化病史，无环征，"快进快出"表现。

（2）胆管细胞癌：多为乏血供，不均匀延迟强化，可有远段肝内胆管扩张。

（3）转移瘤：有原发灶，多发，典型"牛眼征"。

（4）胆管囊腺瘤：临床症状轻，分隔及囊壁轻度强化，囊液 T_2WI 呈高信号，可恶变。

（5）血管瘤：T_2WI "灯泡征"及渐进性填充强化特点。

【特别提示】　不典型肝脓肿为脓肿早期或蜂窝织炎阶段，脓肿未液化或小部分液化，增强扫描后不均匀强化，内夹杂未强化区，不易与肿瘤相鉴别，应结合临床相关资料及其他检查或复查。

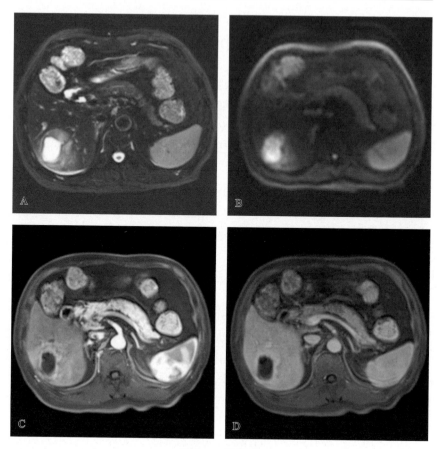

图6-8 肝脓肿

A.T₂WI示肝Ⅵ段类圆形混杂稍高信号，中央更高信号，周围低信号"环征"；B.DWI示病灶中央呈明显高信号；C、D.增强扫描示病灶呈环形强化，典型"环征"，中央坏死区无强化

（六）肝局灶性结节增生

【病因病理和临床表现】 肝局灶性结节增生（focal nodular hyperplasia，FNH）是一种相对少见的肝良性肿瘤样增生性疾病。其病理表现为由正常肝细胞、库普弗（Kupffer）细胞、血管和胆管等组成，无正常肝小叶结构，病灶内部有放射状纤维瘢痕，中心瘢痕内见厚壁畸形血管，病灶边界清晰，无包膜，单发多见。

FNH在临床主要见于20～50岁女性。通常无临床症状，常体检发现。

【诊断要点】

（1）信号：T_1WI呈稍低信号或等信号，T_2WI呈稍高信号或等信号；中心星状瘢痕T_1WI呈低信号、T_2WI呈高信号，具有特征性，主要与瘢痕内慢血流、炎症反应及水肿有关。

（2）T_1WI C＋：瘤体除中央瘢痕外，动脉期明显均匀强化，接近腹主动脉的强化程度，程度强于HCC及海绵状血管瘤，门脉期和延迟期病灶呈略高信号或等信号。

（3）中央瘢痕：出现率并不高，延迟期逐渐强化，瘢痕中心或病灶周边或可见增粗、扭曲的血管影（图6-9）。

（4）不典型表现：包括多发、无星状瘢痕或瘢痕不强化、假包膜形成、病灶内出血坏死或脂肪浸润等。

【鉴别诊断】

（1）纤维板层状肝癌：较大，较厚包膜及瘤内钙化，"快进快出"，无乙肝、肝硬化背景。

（2）血管瘤：T_2WI"灯泡征"及渐进性填充强化特点。

（3）肝腺瘤：有完整包膜，容易出血及脂肪变性，无星状瘢痕。

（4）富血供转移瘤：有原发灶，多发，可有"牛眼征"表现。

【特别提示】 FNH为良性占位性病变，不恶变，在T_2WI上和正常肝细胞信号差别不大，无包膜且增强扫描后除瘢痕外强化均匀等特征多可与其他疾病相鉴别。不典型FNH诊断有时较困难，可应用肝特异性对比剂或放射性核素扫描提高诊断的准确性。

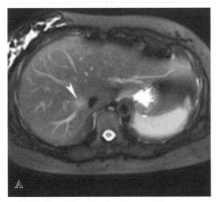 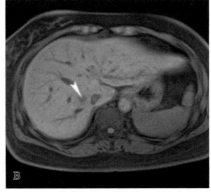

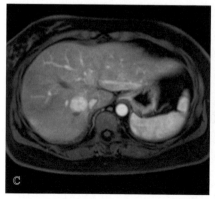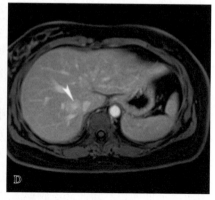

图6-9　肝局灶性结节增生

A.T$_2$WI示肝Ⅶ段类圆形稍高信号，病灶中央见更高信号星芒状瘢痕影（白箭）；B.T$_1$WI示病灶呈等稍低信号（白箭）；C.动脉期病灶呈明显强化；D.延迟期病灶强化仍高于周围背景肝组织强化程度，中央瘢痕延迟强化（白箭）

（七）肝转移瘤

【病因病理和临床表现】 肝转移瘤（hepatic metastases）是肝最常见的恶性肿瘤之一。人体任何部位的恶性肿瘤均可经门静脉、肝动脉及淋巴途径转移到肝或直接侵犯肝导致转移，尤以经门静脉为多，故消化系统肿瘤转移占首位，其次为肺、乳腺等肿瘤。肝转移性肿瘤常为多发，少数单发，容易发生坏死、囊变、出血和钙化。富血供转移有肾癌、平滑肌肉瘤、甲状腺癌、神经内分泌肿瘤等；乏血供转移有胃癌、胰腺癌及恶性淋巴瘤等；结肠黏液腺癌、黑色素瘤易出现钙化；结肠癌、平滑肌肉瘤易发生出血、坏死；直肠癌可为单发巨大肿块；卵巢癌常见肝包膜种植转移。

早期一般无明显症状，或被原发肿瘤的症状掩盖。一旦发生症状，则病灶常多发且较大，实验室检查常无特异性，AFP多阴性。

【诊断要点】

（1）信号：变化多样，与原发灶类似，大部分病灶T$_1$WI呈低信号，T$_2$WI呈高信号，少数病灶T$_1$WI上可呈高信号，如黑色素瘤转移或转移瘤伴出血、蛋白含量高等。

（2）T$_1$WI C＋：大多数转移灶血供不丰富，呈边缘强化，即"牛眼征"，部分病灶血供丰富呈明显强化。

（3）典型征象：多发，"牛眼征""靶征"（T_2WI病灶中心可见更高信号）"光环征"（T_2WI瘤周水肿高信号环）（图6-10）。

【鉴别诊断】

（1）HCC：多有AFP升高及肝硬化病史，无"牛眼征""快进快出"表现。

（2）血管瘤：T_2WI"灯泡征"及渐进性填充强化特点。

（3）肝脓肿：临床发热病史，炎性指标升高，DWI脓腔高信号，"环征"。

（4）胆管细胞癌：多为乏血供，不均匀强化，可有远段肝内胆管扩张。

（5）肝囊肿：T_2WI呈明显高信号，壁薄、无强化，而囊性转移瘤壁厚薄不均，可有强化。

【特别提示】 大多数转移灶血供不丰富，门脉期显示病灶最佳，最有助于病灶的检出。但发生钙化的转移，MR难以直观显示其钙化特征，肝内小转移灶及包膜下的转移灶也易漏诊，需仔细观察，必要时可结合薄层CT检查。有原发肿瘤病史及典型表现诊断不难，单发且不典型的转移瘤诊断有一定困难。

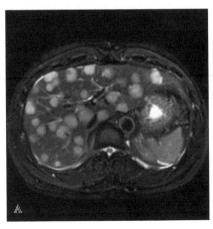
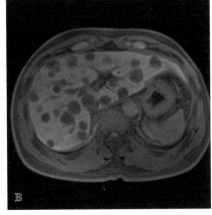

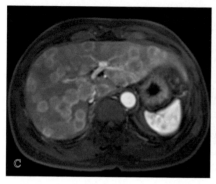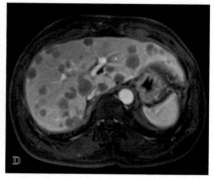

图6-10　肝转移瘤

A.T$_2$WI示肝内弥漫大小不等类圆形高信号；B.T$_1$WI示病灶呈低信号；C.动脉期病灶呈环形明显强化，呈"牛眼征"改变；D.延迟期病灶强化退出呈低信号

（八）肝细胞腺瘤

【病因病理和临床表现】　肝细胞腺瘤（hepatocellular adenoma，HCA）或称肝腺瘤，是一种少见的肝良性肿瘤性病变，病因不明，与口服避孕药或类固醇激素相关。肿瘤由分化良好、形似正常的肝细胞组织构成，无胆管，表面光滑，有完整包膜，可有出血、坏死及脂肪变性，具有恶变的潜能。

临床主要见于中青年女性，少数为长期服用类固醇激素的男性，多无症状，停用避孕药病灶可以缩小或消失。临床表现与肿瘤大小、部位及有无并发症有关。一般无肝炎、肝硬化病史。

【诊断要点】

（1）形态：多单发，圆形或类圆形，边界清晰，大于3cm的腺瘤容易发生变性坏死和出血。

（2）信号：与肝腺瘤易出血、坏死及脂肪变有关，T$_1$WI多呈等信号或略高信号，T$_2$WI多呈等高信号，反相位上信号有所减低。

（3）T$_1$WI C＋：富血供，肝动脉供血为主，"快进慢出"，动脉期病灶明显强化，门脉期及延迟期强化程度减低，呈等信号或稍高信号，包膜延迟强化（图6-11）。

（4）病灶周围血管可有推移，但无明显侵犯或腔内癌栓表现。

（5）肝糖原贮积症易合并多发肝腺瘤，且肝体积明显增大。

【鉴别诊断】

（1）肝细胞性肝癌：多有AFP升高及乙肝肝硬化病史，假包膜延迟强化，"快进快出"表现。

（2）FNH：脂肪变性、出血、坏死少见，典型者见星状瘢痕延迟强化，动脉期强化程度高于肝腺瘤。

（3）血管瘤：T_2WI"灯泡征"及渐进性填充强化特点。

（4）血管平滑肌脂肪瘤（AML）：无包膜，信号与其成分占比有关，富脂AML在T_1WI反相位上信号下降较肝腺瘤更为明显。

【特别提示】　肝腺瘤有完整包膜，病灶常较大，容易出血、脂肪变导致T_1WI信号偏高，一般无肝硬化背景及AFP升高病史，在MR上有时与其他实质性肿瘤表现相似，不易鉴别。

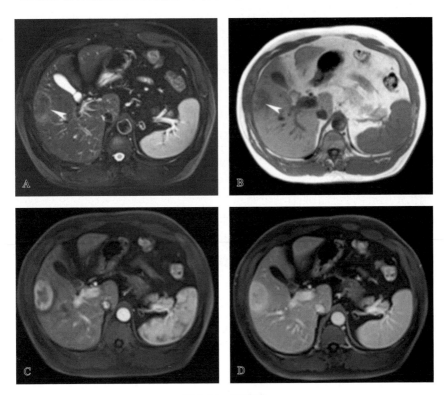

图6-11　肝腺瘤

A.T_2WI示肝Ⅴ段类圆形稍高信号（白箭），局部呈低信号；B.T_1WI示病灶呈等低信号（白箭）；C.动脉期病灶明显强化，中心强化较弱，D.延迟期强化程度减低，包膜延迟强化

二、胆道疾病

（一）胆总管囊肿

【病因病理和临床表现】　胆总管囊肿是先天性胆管壁发育异常所致，根据病灶数量、位置和形态共分5型，以Ⅰ型（胆总管囊状扩张）最多见。患者通常无临床症状。

【诊断要点】

（1）胆总管囊肿可呈囊状、梭形扩张或形成憩室，内含胆汁，T_1WI呈低信号，T_2WI呈明显高信号，信号均匀，增强无强化（图6-12）。

（2）肝外胆管扩张多为单发性，大小不等，呈球形或梭形高信号，边缘清晰，肝内胆管不扩张或轻度扩张。

（3）肝内胆管扩张一般为多发性，如Caroli病，在MRCP上呈串珠状高信号，彼此之间可见正常胆管与之相连。

（4）部分囊肿内合并结石，表现为低信号的充盈缺损。

【鉴别诊断】

（1）胰腺假性囊肿/囊腺瘤：准确定位是鉴别的关键。

（2）十二指肠降部憩室：内容物＋气体或液平面，与Ⅲ型（壁内段）相鉴别。

（3）肝内多发小囊肿：散在分布、无规律，不与胆管相通，Caroli病扩张的肝内胆管沿胆管树分布。

（4）梗阻性胆管扩张：肝内外胆管均扩张，枯树枝或软藤状。

【特别提示】　MRCP可直观多方位整体显示胆管树情况，并可确定胆总管囊肿的准确分型。此外，如囊壁局限性增厚时需要警惕胆管癌的发生。

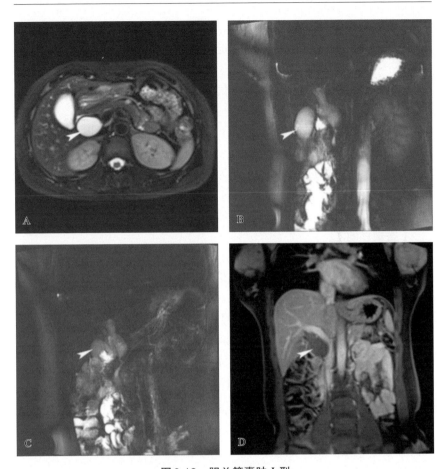

图6-12　胆总管囊肿Ⅰ型

A.T$_2$WI示胆总管上段囊状扩张（白箭），最大宽径约2.6cm；B、C.MRCP示胆总管上段囊状扩张（白箭），肝内胆管、胰管未见扩张；D.增强扫描病灶未见强化（白箭）

（二）胆管结石

【病因病理和临床表现】　胆管结石（bile duct calculi）可原发于胆管内，也可由胆囊结石移入，病因与胆汁淤滞、胆道感染、胆道变异有关。结石的主要成分是胆固醇和胆色素，可合并胆道梗阻和感染。

胆管结石多见于中青年，临床表现与结石的大小、位置、有无梗阻及并发症等有关，主要为腹痛和黄疸，部分患者无症状。

【诊断要点】

（1）位置：位于肝内、外胆管走行区域，类圆形或不规则形，甚至铸型。

（2）信号：T_2WI和MRCP示低信号充盈缺损，T_1WI可呈稍高信号，远段胆管可扩张（图6-13）。

（3）胆总管结石：扩张胆总管下端呈倒杯口状充盈缺损，胆管壁可增厚。

（4）胆总管炎性狭窄时：表现为胆总管逐渐变细狭窄，MRCP上呈鸟嘴状改变。

（5）T_1WI C＋：增厚胆管壁有强化，可持续较长时间。

【鉴别诊断】

（1）肝内钙化灶：一般不引起肝内胆管扩张等，需结合病史。

（2）肝内胆管积气：表现为低信号，形态不固定，紧贴胆管前壁，有重力反方向分布。

（3）肝外胆管癌：为软组织信号，胆管壁受侵伴强化。

【特别提示】　肝内胆管结石诊断首选B超，对于泥沙样结石MR容易漏诊，胆总管内胆汁流动可产生流空效应，形成胆总管结石的假象，因此胆管结石的诊断应结合横断面图像、MRCP原始图像及重建图像综合分析。

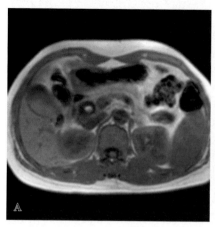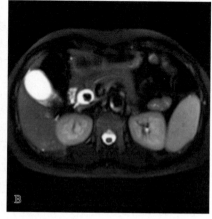

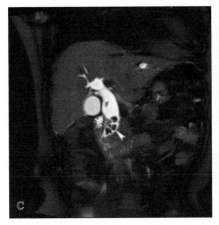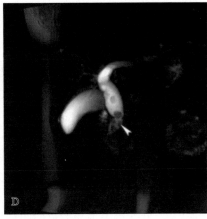

图6-13　胆总管多发结石

A.T$_1$WI示胆总管腔内见结节状高信号；B.T$_2$WI示病灶呈低信号；C.T$_2$WI斜冠状面示胆总管扩张，内见多发低信号结节（白箭）；D.MRCP示肝内外胆管扩张，胆总管腔内多发低信号充盈缺损（白箭），胆总管下端渐进性变细

（三）胆管癌

【病因病理和临床表现】　胆管癌（cholangiocarcinoma，CCA）以50岁以上男性多见，多为腺癌，根据部位分为周围型（肝内胆管癌）、肝门型、肝外胆管型（胆总管癌）和壶腹型，以肝门区胆管癌最多见。可合并胆管炎、胆汁性肝硬化、肝脓肿、门静脉高压和门静脉周围纤维化等，部分胆管癌可在胆道结石基础病变继发出现。

临床起病隐匿，以无痛性、进行性加重的黄疸为特征，可伴有体重减轻，食欲减退，陶土样粪便等。

【诊断要点】

（1）肝门型：肝门区胆管壁增厚伴软组织结节或肿块，T$_1$WI呈低信号，T$_2$WI呈稍高信号，增强扫描轻–中度延迟强化，肝内胆管扩张（图6-14）。

（2）肝外胆管型/壶腹型：低位胆管梗阻，梗阻上方肝内外胆管多成比例扩张，梗阻处突然截断或不规则狭窄，胆管壁增厚或形成腔内肿块，增强扫描轻中度强化。

（3）肝内胆管癌：同胆管细胞癌，远段肝内胆管扩张、肝实质萎缩、肝包膜凹陷等。

（4）MRCP：胆管狭窄或完全中断，梗阻端呈锥形或不规则形，肝内胆管中、重度扩张呈"软藤状"（图6-14）。

【鉴别诊断】

（1）胰头癌：定位很关键，"双管征"，乏血供。

（2）胆道结石：T_2WI低信号病变，边缘清晰、局限，无强化。

（3）原发性肝癌：多有AFP升高，"快进快出"强化，早期多以压迫胆管为主，病灶相对胆管癌较大。

（4）硬化性胆管炎：肝外和（或）肝内胆管局限或弥漫性狭窄，呈"串珠状"改变，管壁僵硬，多继发胆道手术史，部分合并炎性肠病。

【特别提示】　胆管癌通常病灶较小，需注重梗阻区薄层扫描及延迟期扫描。另外仅表现为明显的胆管扩张而没有软组织病变时，需要警惕浸润性胆管癌的发生，必要时行ERCP检查。

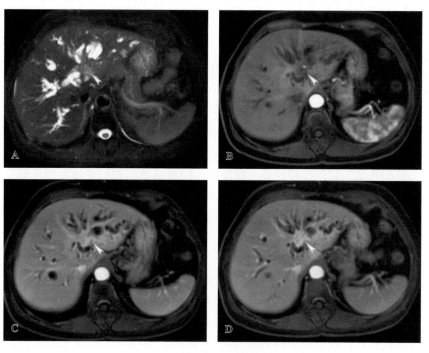

图6-14　肝门部胆管癌

A.T_2WI示左右肝管汇合处不规则软组织肿块影（白箭），呈稍高信号，左右肝内胆管不同程度扩张，呈"软藤状"改变；B.动脉期病灶呈轻度强化（白箭）；C、D.门脉期及延迟期病灶持续性强化（白箭）

三、胆囊疾病

（一）胆囊结石伴胆囊炎

【病因病理和临床表现】 胆囊结石（cholecystolithiasis）是胆道系统最常见的疾病，以胆固醇结石为主。胆囊炎分为急性和慢性，90%由胆囊结石引起。急性胆囊炎病理改变为胆囊壁充血水肿及炎性渗出，严重者胆囊壁坏死或穿孔可形成胆瘘等并发症。慢性胆囊炎多由反复发作的急性胆囊炎发展而来，其病理改变为胆囊壁纤维组织增生而增厚，以及慢性炎性细胞浸润，胆囊收缩功能减退。

临床多见于中年女性，常有胆囊结石病史，临床表现主要为右上腹痛，向右肩胛区放射，查体右上腹压痛，伴畏寒呕吐，墨菲（Murphy）征阳性。

【诊断要点】

（1）胆囊壁：均匀增厚，大于3mm，常伴有胆囊增大及胆囊周围积液，如出现壁不连续，需要警惕隐匿性穿孔可能。

（2）信号：胆囊结石在T_2WI和MRCP表现为低信号充盈缺损（图6-15）。

（3）急性期：增强扫描胆囊壁明显强化，三层结构（黏膜、浆膜层线状强化和中间不强化的水肿带），动脉期胆囊窝周围肝实质片状异常灌注。

（4）慢性期：胆囊体积缩小、形态不规则，胆囊壁增厚多小于5mm，可有钙化及强化。

【鉴别诊断】

（1）肝硬化低蛋白血症和急性肝炎等引起的胆囊壁增厚：双边影，无胆囊肿大及胆囊炎临床表现。

（2）胆囊癌：壁厚多大于10mm，不规则增厚伴软组织病变，不均匀强化，胆囊轮廓不清时常有邻近肝实质侵犯。

（3）胆囊腺肌症：囊壁内有较多小囊腔，T_2WI呈高信号，即罗-阿窦的出现。

【特别提示】 B超是急性胆囊炎、胆囊结石最常用的检查方法；CT显示胆囊窝积液、胆囊穿孔及气肿性胆囊炎方面有较高价值；而MRCP能立体显示整个胆系结石的分布，直观显示结石的大小、形态、数目、位置及梗阻部位和梗阻程度，尤其是阴性结石的显示佳。

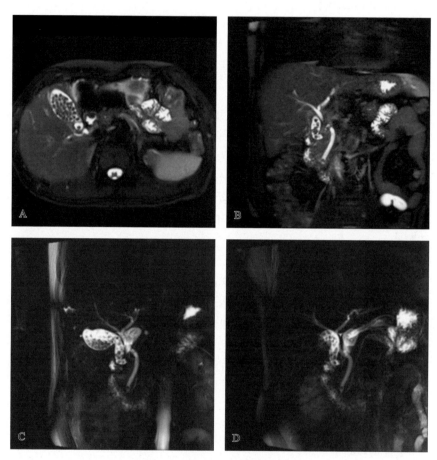

图6-15　胆囊及胆总管下段结石

A.T$_2$WI横轴位示胆囊内充满结节状低信号灶；B.T$_2$WI冠状位示胆总管下段低信号结节；
C、D.MRCP示胆囊腔内充满低信号充盈缺损，胆总管下段低信号充盈缺损，胆总管轻度扩张

（二）胆囊癌

【病因病理和临床表现】　胆囊癌（gallbladder carcinoma，GBC）是
胆道系统最常见的恶性肿瘤，其发生可能与胆囊结石和慢性胆囊炎的长
期刺激有关，多发生于胆囊体或胆囊底部，以腺癌多见，可分为浸润
型、乳头状和黏液型等，浸润型多见，其转移早而广泛，预后差。约

80%合并胆囊结石。

临床多见于中老年女性，早期无明显症状，进展期表现为右上腹持续性疼痛、黄疸、消瘦肝大及腹部包块。晚期肿瘤侵犯肝脏、十二指肠、结肠肝曲等周围器官，可通过肝动脉、门静脉及胆道远处转移。

【诊断要点】

（1）肿块型：最多见，不均匀肿块，T_1WI呈低信号，T_2WI呈稍高信号，占据胆囊腔致胆囊形态消失，常累及周围肝实质，增强扫描后强化较明显，并持续时间较长（图6-16，图6-17）。

（2）壁厚型：表现为胆囊壁局限性或弥漫性增厚，形态不规则或不对称。

（3）腔内型：最少见，腔内单发或多发乳头状病变，增强扫描后呈均匀或不均匀强化，其基底部胆囊壁可增厚。

（4）可出现胆道受压梗阻改变，晚期可出现淋巴结转移。

【鉴别诊断】

（1）黄色肉芽肿性胆囊炎：典型"夹心饼干征"，黏膜线一般完整，壁增厚相对规整。

（2）胆囊腺肌症：囊壁增厚较对称，囊壁内有较多小囊腔（即罗-阿窦）。

（3）肝癌侵犯胆囊：AFP多阳性，胆道扩张较轻，容易侵犯门静脉伴癌栓形成。

【特别提示】 胆囊癌发病较为隐匿，在瘤体较小时与胆囊息肉难以区分，需要进行定期复查。MR在评价胆囊癌侵犯邻近器官及转移方面，优于CT及B超。

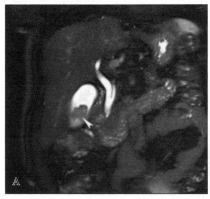
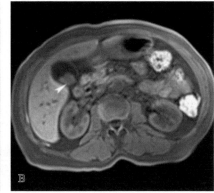

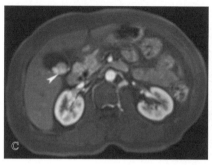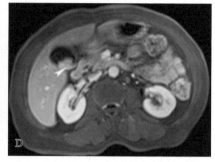

图6-16　胆囊腺瘤癌变（肿块型）

A.T$_2$WI冠状位示胆囊腔内不规则等或略高信号结节（白箭），胆囊壁局部增厚；B.T$_1$WI示病灶呈等信号（白箭）；C、D.增强扫描病灶呈明显强化（白箭）

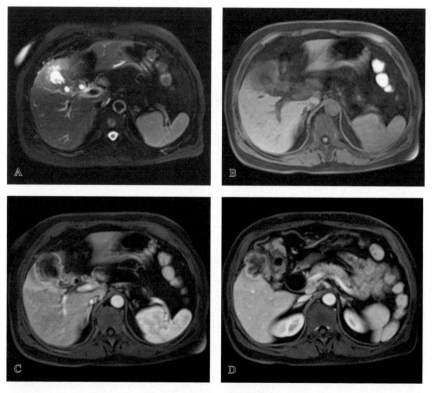

图6-17　胆囊癌（肿块型）

A.T$_2$WI示胆囊壁不规则增厚并形成软组织团块，呈稍高信号，与毗邻肝脏分界不清；B.T$_1$WI示病灶呈稍低信号；C、D.增强扫描病灶呈明显不均匀强化

（三）黄色肉芽肿性胆囊炎

【病因病理和临床表现】 黄色肉芽肿性胆囊炎（xanthogranulomatous cholecystitis，XGC）是胆囊慢性炎症的一种少见类型，以胆囊慢性炎症为基础，伴有黄色肉芽肿形成、重度增生性纤维化及泡沫状组织细胞为特征的炎性病变。本病病因及发病机制不明，多合并有胆囊结石或胆管结石。

本病以中老年人女性多见，临床表现无明显特异性，常表现为慢性胆囊炎和胆囊结石的症状和体征，如反复出现右上腹疼痛、梗阻性黄疸、发热、胆囊炎急性发作、右上腹包块等。

【诊断要点】

（1）胆囊壁：胆囊壁不同程度增厚，以弥漫性增厚为主，胆囊底部更明显，增厚的胆囊壁 T_1WI 呈低信号，T_2WI 不压脂呈高信号，T_2WI 压脂呈等信号；胆囊增大。

（2）T_1WI 增强：典型"夹心饼干征"，即增厚的胆囊壁内外环强化。

（3）胆囊黏膜线：一般完整或部分完整。

（4）可有胆囊床炎性浸润，无胆囊周围/肝脏侵犯及淋巴结转移等恶性征象，见图6-18。

【鉴别诊断】

（1）胆囊癌：壁厚多大于10mm，不规则增厚伴软组织病变，不均匀强化，胆囊轮廓不清时常有邻近肝实质侵犯。

（2）急性胆囊炎：囊壁增厚程度相对轻，强化明显，动脉期可有胆囊窝周围肝实质片状异常灌注。

【特别提示】 黄色肉芽肿性胆囊炎多伴发胆囊结石，胆囊黏膜线是

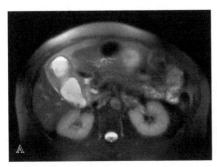
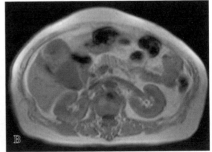

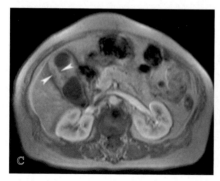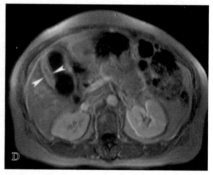

图6-18　黄色肉芽肿性胆囊炎

　　A.T$_2$WI示胆囊壁弥漫不同程度增厚，底部为著，呈稍高信号；B.T$_1$WI示增厚胆囊壁呈稍低信号；C、D.动脉期、延迟期增厚的胆囊壁内外环强化，呈"夹心饼干征"（白箭）

完整、连续的，无明显胆道梗阻、肝周浸润及腹腔淋巴结转移情况，增厚胆囊壁内的T$_1$WI低、T$_2$WI高信号结节较具特征。

四、胰腺常见疾病

（一）急性胰腺炎

　　【病因病理和临床表现】　胰腺炎（pancreatitis）分为急性胰腺炎、慢性胰腺炎和自身免疫性胰腺炎。急性胰腺炎（acute pancreatitis，AP）是常见急腹症之一，多见于成年人，好发于20～50岁。暴饮暴食、胆道疾病和过量饮酒为常见诱因，分水肿型（约占80%）及出血坏死型两种。水肿型表现为胰腺肿大、间质充血水肿及炎性细胞浸润；出血坏死型表现为胰腺腺泡坏死、血管坏死性出血、脂肪坏死，伴胰周渗液及后期假性囊肿形成。临床起病急骤，持续性上腹部疼痛，放射胸背部，伴发热、呕吐、甚至低血压休克。

　　实验室检查血和尿淀粉酶升高。

　　【诊断要点】

　　（1）水肿型：轻型MRI表现正常，但多数呈局限或弥漫性不同程度增大。胰腺T$_1$WI呈等信号或稍低信号，T$_2$WI呈等信号或稍高信号，增强扫描动脉早期强化不均匀，实质期强化均匀，但强化程度低于正常胰腺。胰周脂肪间隙模糊或消失，见积液渗出（图6-19）。

（2）出血坏死型：胰腺体积弥漫性增大、信号不均匀，可见T_1WI低信号、T_2WI高信号的坏死区，也可见T_1WI、T_2WI均呈高信号的出血灶，增强扫描呈不均匀强化，坏死区不强化。胰周脂肪层模糊消失，胰周积液和假性囊肿，肾前筋膜增厚（图6-20）。常并发胰腺蜂窝织炎及胰腺脓肿，MRI表现为积液、坏死区出现气泡影。

【鉴别诊断】　急性胰腺炎发作前常有暴饮暴食、酗酒、胆石症等病史，有明确的临床症状，MRI表现典型，诊断不难，一般无须鉴别。

【特别提示】　部分患者早期MRI表现正常，复查时才出现胰腺增大，胰周渗液等征象。MRI对急性胰腺炎的作用是确定分型，对出血坏死型胰腺炎，通过观察胰腺坏死的范围、腹腔、腹膜后累及的范围，以帮助临床评估病情、决定治疗方案及进行预后评估。

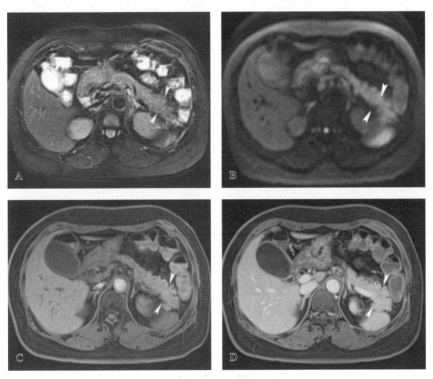

图6-19　急性水肿型胰腺炎

A.T_2WI示胰腺弥漫性肿胀，信号尚均（白箭）；B.T_1WI示胰腺呈稍低信号（白箭）；C、D.胰腺强化均匀，胰腺周围间隙多发渗出、模糊（白箭）

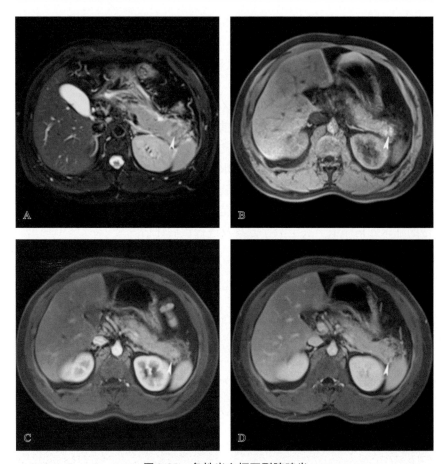

图6-20 急性出血坏死型胰腺炎

A.T_2WI示胰腺弥漫性增大，胰尾部信号不均匀（白箭）；B.T_1WI示胰尾局部呈低信号（白箭）；C、D.增强扫描示胰尾部斑片状低强化或无强化坏死区（白箭），左侧肾前筋膜增厚，胰周脂肪层模糊消失，胰尾部片状积液

（二）慢性胰腺炎

【病因病理和临床表现】 慢性胰腺炎（chronic pancreatitis，CP）是由于急性胰腺炎反复发作所造成的一种慢性进行性破坏的疾病。有的病例急性期不明显，症状隐匿，发现时即属慢性。在我国以胆道疾病、酗酒为主要原因。病理特征是胰腺组织破坏和纤维组织增生，早期有胰腺

肿大、发硬，呈不规则结节状，后期胰腺萎缩、纤维化、钙化。胰腺不同程度扩张狭窄，管腔内蛋白酸钙盐沉积、结石形成，常见胰管结石及胰腺钙化。临床常有反复上腹痛及消化障碍。

【诊断要点】

（1）胰腺轮廓改变：外形可表现为正常、弥漫性增大或萎缩，或局限性增大。弥漫性增大常见于慢性胰腺炎急性发作者（图6-21）。

（2）主胰管不规则扩张，管径＞3mm，粗细不均或呈串珠样。胰管钙化为慢性胰腺炎特征性表现，胰管内结石常与胰管扩张相伴随。

（3）胰腺纤维化、钙化，纤维化T_1WI、T_2WI呈低信号，纤维化动态增强扫描大多数表现为延迟强化，纤维化程度重者，强化不明显。

（4）胰腺或胰周假性囊肿形成。

（5）肾前筋膜增厚、模糊。

【鉴别诊断】 局限性慢性胰腺炎有时形成肿块，称为肿块型胰腺炎，需要与胰腺癌相鉴别。慢性胰腺炎常表现为胰管不规则扩张、胰周血管受压，扩张的胰管贯穿病变区域；而胰腺癌常表现为胰管中断、胰

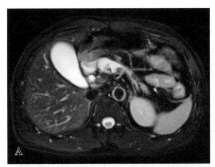
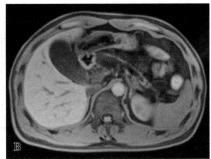
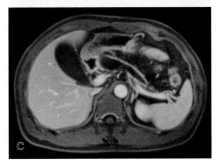

图6-21 慢性胰腺炎

A.T_2WI示胰管扩张，胰管内见多发结节状低信号灶；B.T_1WI示胰腺萎缩，胰管扩张；C.增强扫描胰管扩张，其边缘萎缩胰腺实质强化

周血管侵犯或包埋邻近血管，常表现为"双管征"，实验室检查CA19-9明显升高。自身免疫性胰腺炎参见自身免疫性胰腺炎的鉴别诊断。

【特别提示】 MRI诊断慢性胰腺炎时，最关键就是要排除胰腺癌或是否合并胰腺癌。行MRCP检查观察病变区胰管是否贯穿或中断，有助于提高诊断正确性。

（三）自身免疫性胰腺炎

【病因病理和临床表现】 自身免疫性胰腺炎（autoimmune pancreatitis，AIP）是一种与自身免疫相关的特殊类型的慢性炎症，病理主要表现为胰腺的淋巴浆细胞浸润及纤维化。主要见于老年男性患者，起病隐匿，患者症状一般比较轻微，若胰头发病可表现为梗阻性黄疸。实验室检查血清IgG4浓度增高（≥135 mg/dl）可提AIP。部分患者血清淀粉酶及肿瘤标志物（CEA、CA19-9）可轻度升高，经激素治疗后好转。

【诊断要点】

（1）胰腺局限或弥漫性肿大，呈"腊肠样"改变（图6-22）。

（2）增强扫描病变区胰腺实质均匀延迟强化，T_2WI胰周出现条状低信号的包膜是特异性表现，与胰腺周围组织的炎性改变、纤维化有关，境界清晰，一般不出现渗液。

（3）胰管可呈弥漫性或节段性不规则狭窄或扩张。

（4）无胰周脂肪浸润、假性囊肿形成，罕有胰腺钙化和胰管内结石，不累及邻近系膜及血管。

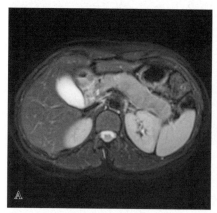
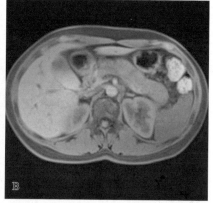

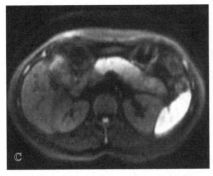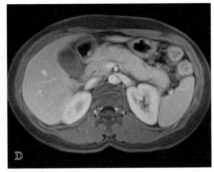

图6-22 自身免疫性胰腺炎

A.T$_2$WI示胰腺体尾部外形肿大，信号增高，呈"腊肠样"改变；B.T$_1$WI示胰腺呈弥漫低信号；C.DWI示病灶呈高信号；D.增强扫描示胰腺实质均匀强化，胰周间隙清晰

【鉴别诊断】 主要与胰腺癌相鉴别，门脉期及延迟期均匀强化、鞘膜征、无血管受侵及激素治疗有效等可与胰腺恶性肿瘤相鉴别。胰管钙化及假性囊肿极少见，此可作为AIP与慢性胰腺炎的鉴别点之一。

【特别提示】 部分AIP患者不经治疗可自行缓解，绝大部分患者不必给予针对急性胰腺炎的治疗，仅口服糖皮质激素后临床症状明显缓解。

（四）胰岛细胞瘤

【病因病理和临床表现】 胰岛细胞瘤（pancreatic neuroendocrinenoplasm，pNEN）起源胰腺内分泌细胞，根据有无激素分泌活性，分功能性和非功能性两大类。功能性胰岛细胞瘤直径多不超过2cm，大部分为良性；而非功能性胰岛细胞瘤发现时通常瘤体很大。不同肿瘤其临床表现不一样，非功能胰岛细胞瘤小者无症状，大者以腹部肿块为主诉；功能性胰岛细胞瘤因分泌不同激素而症状不同，如胰岛素瘤表现为持续性低血糖，胃泌素瘤表现为胰源性溃疡等。

【诊断要点】

（1）功能性胰岛细胞瘤：多数肿瘤较小，直径＜2cm，为圆形或椭圆形，边界清晰，T$_1$WI呈低信号，T$_2$WI呈高信号，20%病例可出现钙化。具有多血管性，动脉期明显强化，高于正常胰腺组织且持续时间长，门脉期强化程度逐渐降低；少数肿瘤为少血管性，甚至为囊性改变（图6-23）。

（2）非功能性胰岛细胞瘤：肿瘤较大，易坏死囊变，少数有钙化，为囊性或囊实性，少数为实性。动态增强扫描明显不均匀或环形强化。如果肿块直径＞5cm，发现肝转移、周围淋巴结肿大，则应考虑恶性。

【鉴别诊断】　功能性胰腺瘤一般都较小，临床症状明显，动态增强扫描早期明显强化，不难诊断。非功能性胰岛细胞瘤需与胰腺癌、胰腺实性假乳头状瘤相鉴别，胰腺癌为乏血供肿瘤，常伴有胰管、胆管扩张；胰腺实性假乳头状瘤鉴别主要靠动态增强扫描，动脉期早期不均匀轻度强化，门静脉期和平衡期呈渐进性强化并与正常胰腺强化程度基本一致。

【特别提示】　功能性胰岛细胞瘤由于肿瘤小，常规CT检出的敏感度不高。判断胰岛细胞瘤良恶性影像学检查不可靠，需应用免疫化学检查和内分泌标识来分类。

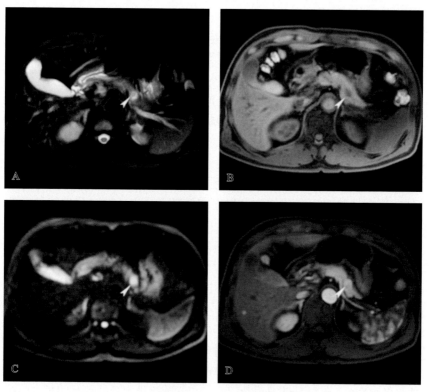

图6-23　胰岛细胞瘤

A.T₂WI示胰尾部高信号结节（白箭），边界清；B.T₁WI示病灶呈低信号（白箭）；C.DWI示病灶呈明显高信号（白箭）；D.动脉期病灶呈明显强化（白箭）

（五）胰腺浆液性囊腺瘤

【病因病理和临床表现】　浆液性囊腺瘤（serous cystic neoplasm，SCN）又称微小囊腺瘤，属良性肿瘤，极少恶变。大体病理切面呈海绵状和蜂窝状，由薄层包膜的多个小囊和间隔混合而成，囊内充满透明的水样液体，中心伴不规则的纤维瘢痕、间隔及放射状钙化。本病好发于60岁以上老年女性，临床早期多无症状，随着肿瘤增大可出现上腹部疼痛、腹部包块等症状，但不具有特征性。

【诊断要点】

（1）浆液性囊腺瘤大多直径＜2cm，偶见直径＞2cm的多发小囊性病灶，轮廓光滑规则，可呈分叶状，T_1WI呈低信号，T_2WI呈高信号。

（2）典型者呈蜂窝状或辐射状，囊壁和间隔很薄，中央出现星状的纤维瘢痕和星芒状钙化，具有特征意义，纤维瘢痕延迟强化（图6-24）。

【鉴别诊断】　浆液性囊腺瘤与黏液性囊腺瘤相鉴别：①前者由多个子囊组成蜂窝状，子囊直径＜2cm；后者由单个或多个较大囊腔，子囊数目一般小于6个，最大囊腔多大于2cm。②前者中央有放射状钙化，后者内壁或分隔有钙化。③前者为浆液，信号均匀，T_1WI呈低信号；后者含有黏液，信号不均匀，T_1WI可呈高信号。④前者为良性，后者易恶变。单囊型浆液性囊腺瘤少见，鉴别困难。

【特别提示】　发现胰腺小囊性占位，特别发生在体尾部，不要轻易诊断胰腺囊肿或囊性瘤，一定要密切随访。

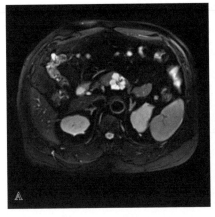
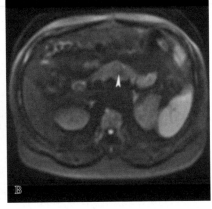

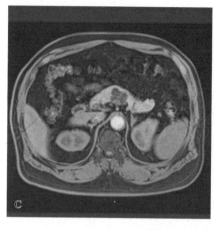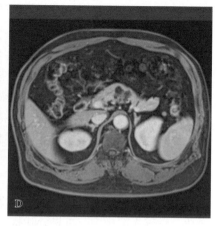

图6-24　胰腺浆液性囊腺瘤

T₂WI示胰腺体部分叶状囊性灶，边界清，病灶内见分隔，中央见星状的纤维瘢痕；B.DWI示病灶呈等低信号（白箭）；C.T₁WI示病灶呈低信号，D.增强扫描囊壁及分隔可见强化

（六）胰腺黏液性囊性肿瘤

【病因病理和临床表现】　胰腺黏液性囊性肿瘤（mucinous cystic neoplasm，MCN）是黏液性囊腺瘤和黏液性囊腺癌的统称。黏液性囊腺瘤是癌前病变，具有高度潜在恶性，好发于40～60岁的女性，70%～90%位于胰体尾部。肿瘤常很大，直径为2～30cm，由单囊或几个大囊组成，囊内充满黏液。小的肿瘤（1～3cm）多为良性，肿瘤直径超过5cm要考虑恶性的可能，超过8cm多为恶性。一般无明显临床症状，肿瘤较大时可触及腹部包块，胃肠道可有不适症状。

【诊断要点】

（1）肿瘤多较大，可为单囊或多囊，子囊也较大。

（2）肿瘤边界清晰，T₁WI呈低信号、T₂WI呈高信号，也可表现为各囊腔信号强度不同，这与出血和蛋白含量有关。

（3）增强扫描囊壁、间隔和壁结节明显强化（图6-25）。

（4）胰管扩张少见；囊壁外缘光滑，内壁欠规则，可有边缘钙化，可厚壁或薄壁，可规则或不规则。

【鉴别诊断】　本病需要与浆液性囊腺瘤、胰腺假性囊肿、胰腺癌囊变及胰腺导管内乳头状黏液瘤相鉴别。囊腺瘤与囊腺癌很难鉴别，出现不规则厚壁及突入腔内壁结节常提示恶性。

【特别提示】　若肿块直径＞5cm，囊壁不规则、见乳头样或脑回样壁结节，囊内间隔厚薄不均匀，囊壁和分隔处出现不规则钙化，多提示恶性。

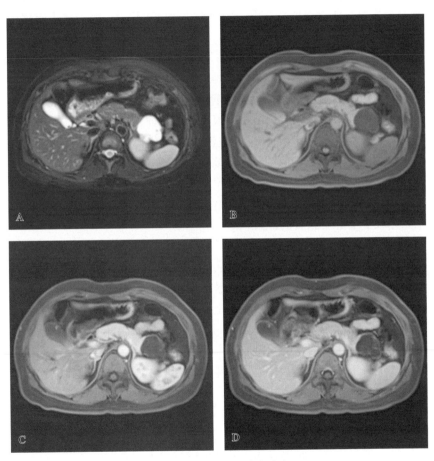

图6-25　胰腺黏液性囊腺瘤

A.T₂WI示胰尾部囊性高信号灶，边界清晰；B.T₁WI示病灶呈低信号；C、D.增强扫描示病灶囊壁纤薄，囊壁及分隔轻度强化，囊性成分不强化

（七）胰腺实性假乳头状瘤

【病因病理和临床表现】　胰腺实性假乳头状瘤（solid pseudopapillary neoplasm，SPN），是一种少见的良性但具有恶性潜能或低度恶性的胰腺外分泌肿瘤，好发于年轻女性，占胰腺外分泌肿瘤的1%～2%。其组织起源和发病机制尚不清楚，可发生胰腺任何部位，以胰头、胰尾较多见。多数为其他检查偶然发现，少数肿块较大可扪及，且有中上腹部不适、胀痛。

【诊断要点】

（1）囊实相间分布的混杂信号肿块，肿块有完整的纤维包膜。

（2）以实性成分为主的病变，囊性成分散在分布；以囊性成分为主的病变，实性成分呈附壁结节或表现为"浮云征"（图6-26）。

（3）增强扫描实性部分呈渐进性中度强化，门脉期明显高于动脉期，与肿瘤具有类似于海绵状血管瘤的血窦有关，平衡期肿瘤强化程度有减退，但强化均低于正常胰腺组织。

（4）胰管可受压变细，多不引起胰管的扩张，位于胰头的肿瘤即使很大亦较少引起胆胰管的扩张。

【鉴别诊断】

（1）非功能性神经内分泌肿瘤：富血供肿瘤，有完整包膜，动脉期显著强化，门脉期、延迟期强化减退，与SPN的强化方式不同。

（2）黏液性囊腺瘤：多见于中老年女性，通常较大，大囊内见细的纤维分隔，增强扫描后可见囊壁和间隔相对正常胰腺实质的低强化，囊壁与间隔具有相似的厚度。

（3）浆液性囊腺瘤：多见于老年人，肿块呈圆形或分叶状，分界清晰，可呈囊性、囊实性或实性改变，中央条片状不规则或日光放射状钙化为其特征性表现，但发生率比较低，增强扫描后肿块不规则强化。

（4）胰腺癌：为乏血供肿瘤，易引起胰管、胆总管扩张，病灶边界模糊，增强扫描呈轻度强化，可直接侵犯或包埋邻近后腹膜间隙大血管，易发生肝门区及邻近后腹膜间隙淋巴结转移。SPN即使位于胰头部，也很少引起胰胆管扩张。

【特别提示】　年轻女性，胰腺囊性肿瘤，体积较大，出现明显钙化或增强呈"浮云征"时可考虑本病。

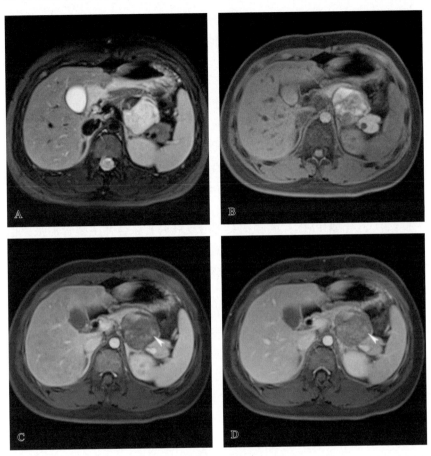

图6-26　胰腺实性假乳头状瘤

A.T$_2$WI示胰腺体尾部团状不均匀高信号，边界清；B.T$_1$WI示病灶呈高低混杂信号；C、D.增强扫描病灶呈不均匀渐进强化，内见"浮云征"（白箭）

（八）胰腺导管内乳头状黏液性肿瘤

【病因病理和临床表现】　胰腺导管内乳头状黏液性肿瘤（intraductal papillary mucinous neoplasm，IPMN）是一种胰腺外分泌肿瘤，好发于老年男性。起源于胰腺导管上皮，呈乳头状生长，分泌黏液，引起主胰管和分支胰管进行性扩张。根据肿瘤发生的部位分为主胰管型、分支胰管型和混合型，分支胰管型多见，良性为多；主胰管型可发生于胰腺任何部位，恶性概率高。临床表现为腹痛、体重减轻，黄疸和脂肪泻。多数患者有反复发作性急性胰腺炎或类似慢性胰腺炎的表现，少数患者无特殊症状。

【诊断要点】

（1）主胰管型：主胰管弥漫性扩张，扩张的导管内见壁结节或乳头状突起，增强扫描实性部分呈中等强化。

（2）分支胰管型：好发于胰腺钩突，囊性病灶呈分叶状或"葡萄状"改变（图6-27），与主胰管相通，其内可见索条状分隔，偶可见壁结节，当主胰管受累时局部主胰管扩张；增强扫描分隔及壁结节中等强化。

（3）混合型IPMN：胰腺钩突部分支胰管扩张合并主胰管扩张，也可表现为体尾部分支胰管扩张和主胰管扩张。

【鉴别诊断】　主要与浆液性囊腺瘤、黏液性囊腺瘤及胰腺实性假乳头状瘤相鉴别。

【特别提示】　本病与其他胰腺囊性病变的鉴别要点主要在于与胰腺导管是否相通，MRCP多角度显示病变与胰管的关系，如果相通则明确该病诊断。主胰管＞10mm，分支胰管＞4mm，有不规则分隔或伴有直径＞10mm的壁结节者提示恶变可能。

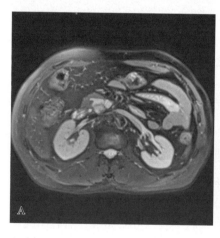
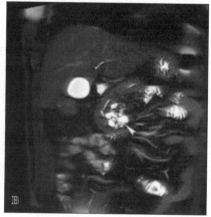

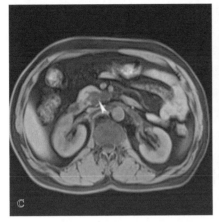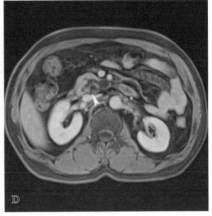

图6-27　胰腺导管内乳头状黏液性肿瘤

A、B.T_2WI示胰头、钩突部多房囊状高信号影，边界清，内多发分隔（白箭），局部与胰管相连；C.T_1WI示病灶呈低信号（白箭）；D.增强扫描病灶囊壁强化，胰颈体部胰管轻度扩张（白箭）

（九）胰腺癌

【病因病理和临床表现】　胰腺癌（pancreatic cancer）主要源于胰管上皮细胞，无明确诱发因素，慢性胰腺炎是个重要因素。多见于40岁以上中老年。胰头癌最多见，乏血供。患者常有腹痛、消瘦和乏力等症状，黄疸是胰头癌的突出临床表现。胰体、胰尾癌早期症状常不明显，多因肿块较大就诊，发现时常已是晚期。实验室检查CA19-9升高。

【诊断要点】

（1）胰腺局限或弥漫性增大，肿块＜3cm时胰腺形态和轮廓可以没有明显变化。胰头癌表现为胰头增大，胰体尾部萎缩；胰头钩突部癌表现为胰头钩突的三角形形态消失，肠系膜上动脉和肠系膜上静脉向内上方推移；胰体尾部癌通常肿块较大。

（2）病灶在T_1WI呈低或等信号，T_2WI大部分呈高信号，部分为等信号，动态增强扫描呈渐进性强化，动脉期强化不明显，正常胰腺组织明显强化，有利于显示T_1WI上表现为等信号的小病灶，延迟期呈轻至中度强化。

（3）病变处胰管中断，远侧胰管扩张，周围腺体萎缩（图6-28）。胰头癌可出现"双管征"。

（4）胰周脂肪层模糊消失伴条索状影，血管（腹腔干、肠系膜上动静脉多见）被包埋。

（5）腹膜后淋巴结增大及远处转移，以肝多见。

【鉴别诊断】 主要与囊腺瘤、胰岛细胞瘤及慢性胰腺炎相鉴别，胰管中断征象是胰腺癌特征征象。囊腺瘤表现为大小不等囊腔，胰岛细胞瘤为富血供肿瘤，强化明显，慢性胰腺炎一般有典型病史。

【特别提示】 脂肪抑制 T_1WI 序列胰腺癌表现为低信号，与较高信号的正常胰腺间信号差异增大，有利于发现病灶。肿瘤在动脉期强化不明显或不强化，门脉期和实质期轻中度强化，肿瘤呈等信号或高信号，对胰腺癌的诊断有较高的特异性。

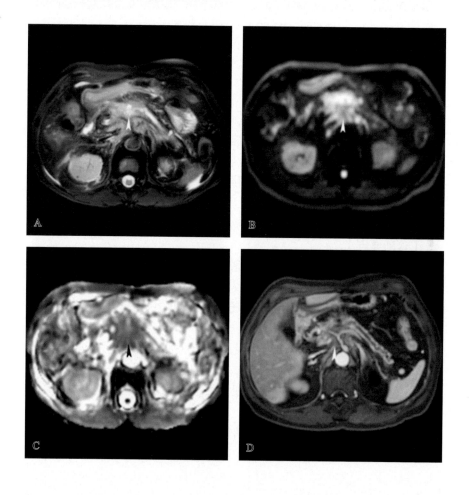

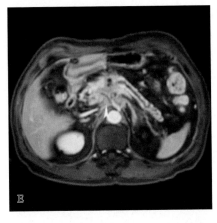

图6-28　胰腺癌

A.T_2WI示胰头部不规则肿块呈稍高信号（白箭），边界不清，胰腺体尾部萎缩，胰管扩张；B.DWI示病灶呈明显高信号（白箭）；C.ADC值减低（黑箭）；D.动脉期病灶呈轻度强化（白箭）；E.延迟期病灶强化持续（白箭），包绕腹腔干、肝动脉及脾动脉

五、脾肿瘤

（一）脾血管瘤

【病因病理和临床表现】 脾血管瘤（splenic hemangioma）是脾最常见的良性肿瘤，多发生于30～60岁，女性稍多。成人以海绵状血管瘤较为常见，儿童多为毛细血管瘤。一般无临床症状，较大血管瘤压迫周围组织和器官产生相应的症状，可有上腹痛、左上腹肿块、压迫感及恶心、呕吐症状。约25%会产生自发性破裂而急腹症就诊。

【诊断要点】

（1）类似于肝海绵状血管瘤，与正常脾信号相比，血管瘤在T_1WI上呈低信号，T_2WI呈高信号。

（2）增强扫描动脉期肿瘤边缘结节样强化，逐渐向中心充填，表现为"快进慢出"特征（图6-29）。较小的血管瘤动脉期呈明显均匀强化。

（3）巨大血管瘤可并发出血、梗死、血栓形成，而表现多样，如肿瘤中心有血栓形成、瘢痕存在时，T_1WI呈更低信号，T_2WI呈等信号或低信号。

【鉴别诊断】 本病主要需与脾囊肿、错构瘤、淋巴管瘤、血管肉瘤等相鉴别。脾囊肿增强扫描无强化；脾错构瘤含脂肪和钙化易鉴别，但乏脂肪错构瘤常表现为T_1WI呈信号等或略低信号，T_2WI呈等信号或略高信号，增强扫描呈明显均匀渐进性强化；淋巴管瘤为多发囊状信号，其内见分隔，无明显强化；血管肉瘤恶性程度高，多伴有脾体积明显增大，常见出血、坏死。

【**特别提示**】　因脾血管瘤网状内皮较厚及中心血栓、囊变等原因，少部分脾血管瘤强化充填缓慢。MR显示脾血管瘤的敏感度高于CT。

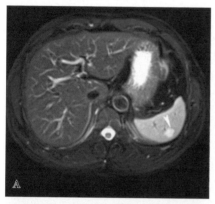
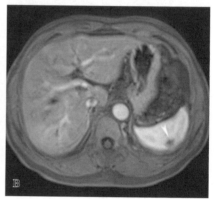
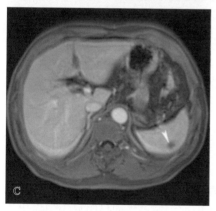

图6-29　脾脏血管瘤
A.T₂WI示脾内结节状高信号灶（白箭）；
B、C.动脉期、延迟期示病灶边缘轻度强化
（白箭）

（二）脾淋巴瘤

【**病因病理和临床表现**】　脾淋巴瘤（spleen lymphoma）分脾原发性淋巴瘤及全身淋巴瘤脾浸润两种，后者多见。病理上分为弥漫性脾大、粟粒状肿物、多发结节型肿块及孤立大肿块型。临床表现有脾大，不规则发热，贫血，胃肠道症状等；全身淋巴瘤表现为腹股沟、腋下或锁骨上区可触及肿大淋巴结。

【诊断要点】

（1）脾原发性淋巴瘤多表现脾大，脾内稍低密度单发或多发占位病变，边缘欠清。DWI多呈高信号，增强扫描动脉期强化不明显，门脉期呈轻中度强化，边缘变清。

（2）全身淋巴瘤脾浸润表现脾大，弥漫性脾内结节灶，脾门部淋巴结肿大（图6-30）。

【鉴别诊断】　脾多发淋巴瘤与转移瘤有时鉴别困难，需密切结合临床。淋巴瘤实验室检查白细胞和血小板减少。

【特别提示】　脾淋巴瘤的影像学表现无特征性，需结合临床资料进行综合分析必要时行穿刺活检以明确诊断。

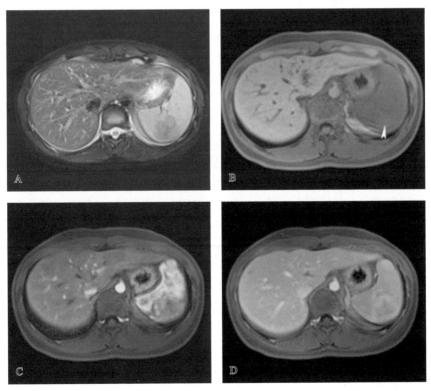

图6-30　脾淋巴瘤

A.T_2WI示脾增大，内见团块状略低信号灶；B.T_1WI示病灶呈略高信号（白箭）；C、D.增强扫描病灶呈轻度强化，后期强化程度高于脾实质

（三）脾淋巴管瘤

【病因病理和临床表现】 脾淋巴管瘤（splenic lymphangioma）是一种少见的良性淋巴管畸形，多见于中青年患者。病理学分为三种类型：毛细血管性淋巴管瘤、海绵状淋巴管瘤及囊性淋巴管瘤。以囊性淋巴管瘤多见，病变累及多个脏器时称淋巴管瘤病。一般无任何症状。

【诊断要点】

（1）MRI对囊壁、囊内容物及分隔的显示明显优于CT。T_1WI呈略低信号，T_2WI呈高信号，其内可见等信号的分隔，增强分隔轻度强化（图6-31）。

（2）瘤内出现分层液面为淋巴管瘤的特征性表现；轮廓呈分叶状改变有一定诊断价值。

（3）DWI病灶信号明显减低，ADC值明显高于脾。

（4）由于淋巴管瘤偶尔存在恶变的可能，MRI容易分辨出囊内小乳头状突起，结合增强扫描前后表现，对早期发现病灶恶变具有重要意义。

【鉴别诊断】 脾淋巴管瘤需与脾囊肿、脾脓肿、脾血管淋巴管瘤、脾包虫病、脾转移瘤相鉴别。

（1）脾囊肿：无囊壁及分隔强化。

（2）脾脓肿：临床有寒战、高热及白细胞计数增高。脓肿壁呈较厚的环形强化，其周围有水肿，一般脓腔DWI呈高信号，ADC值减低。

（3）脾血管淋巴管瘤：血管瘤和淋巴管瘤并存，囊壁较厚或厚薄不均，有渐进性强化。

（4）脾包虫病：多合并肝包虫囊肿，其特征表现为大囊内可见子囊，囊壁钙化，囊内间隔及囊壁无强化。

（5）脾囊性转移瘤：表现为多发类圆形囊性或囊实性病灶，壁通常不规则增厚，可有壁结节，典型表现为"牛眼征"，多同时见肝或其他器官转移。

【特别提示】 脾淋巴管瘤常呈囊状表现，可见粗大间隔，可有强化，但无血管瘤的周边强化特征。

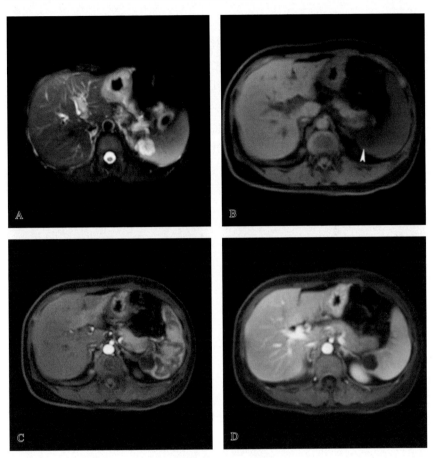

图6-31 脾淋巴管瘤

A.T$_2$WI示脾脏内囊性高信号灶，边界清；B.T$_1$WI示病灶呈略低信号（白箭）；C、D.增强扫描病灶未见明显强化

（四）脾转移瘤

【病因病理和临床表现】 脾转移瘤（splenic metastases）可为其他器官恶性肿瘤血行转移而来，也可为邻近器官恶性肿瘤直接侵犯。临床上多有肿瘤病史，常伴有消瘦、发热、贫血等。

【诊断要点】

（1）多发结节灶，边界不清，一般T$_1$WI呈稍低信号，T$_2$WI呈高信号。

（2）增强扫描后早期无明显强化，延迟期见轻度边缘强化，典型者呈"牛眼征"（图6-32），与明显强化的脾实质形成对比。

【鉴别诊断】 本病主要与脾淋巴瘤相鉴别，当患者有原发肿瘤病史，诊断不难。

【特别提示】 脾转移多合并其他部位转移，多见于肝转移，单发脾转移灶少见，需结合病史等综合分析。

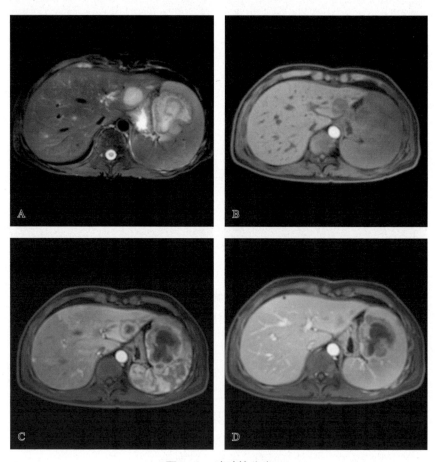

图6-32　脾脏转移瘤

A.T$_2$WI示脾增大，内见混杂高信号肿块影；B.T$_1$WI示病灶呈稍低信号；C、D.增强扫描病灶呈环形强化，内呈片状坏死无强化区

六、肾上腺肿瘤

（一）肾上腺腺瘤

【病因病理和临床表现】　肾上腺腺瘤（adrenal adenoma）是肾上腺最常见的良性肿瘤，瘤内含有丰富的脂质成分，MRI化学位移成像最敏感。单侧多见，呈类圆形或椭圆形，边界清晰，有包膜。分为功能性和无功能性。功能性皮质腺瘤依分泌的激素不同而有不同的临床表现，如原发性醛固酮增多症（Conn综合征）、库欣综合征（Cushing syndrome）。原发性醛固酮增多症（Conn综合征）临床主要表现为高血压、肌无力和夜尿增多；库欣综合征表现为向心性肥胖、满月脸、多毛症、高血压、骨质疏松、月经过少或闭经等。两者需要结合临床症状及实验室检查综合诊断。

【诊断要点】

（1）Cushing腺瘤表现为肾上腺边缘的直径2～5cm的单个突起或均匀结节，增强扫描示肿瘤中等均匀强化，对侧肾上腺组织常萎缩，可与肾上腺皮质结节增生相鉴别。

（2）Conn腺瘤表现为单侧类圆形或椭圆形肿块，常小于2cm，偶可达3cm左右，由于富含脂质，反相位肿瘤信号下降，增强扫描检查，呈轻度强化，表现为快速强化和迅速廓清（图6-33）。患侧肾上腺可受压变形，但无萎缩改变。

（3）无功能性腺瘤直径多较大，密度类似或低于肾实质的均质性肿块，边缘光滑，形状规则，多有包膜。无同侧或对侧肾上腺萎缩。动态增强肿块快速强化和迅速廓清。少数巨大腺瘤可囊变、出血。

【鉴别诊断】　本病主要与肾上腺结节样增生、神经节细胞瘤、嗜铬细胞瘤、皮质腺癌、转移瘤等相鉴别。

（1）肾上腺结节样增生：双侧多见。

（2）神经节细胞瘤：具有"软、嵌入性生长、乏血供"的特点，呈渐进性轻度强化，部分中度强化。

（3）嗜铬细胞瘤：渐进强化明显，肿块较大容易出血坏死囊变钙化，T_1WI呈等低信号，T_2WI呈明显高信号，弥散受限。

（4）皮质腺癌55%为功能性，肿块较大，信号不均匀，易出血坏死囊变，增强扫描明显不均匀强化，易发生局部浸润和转移。

（5）转移瘤一般有原发肿瘤病史。

【特别提示】 功能性和非功能性腺瘤的鉴别主要依赖临床表现和实验室检查，影像学难以鉴别。直径小于1cm的腺瘤与肾上腺局部结节增生容易混淆。

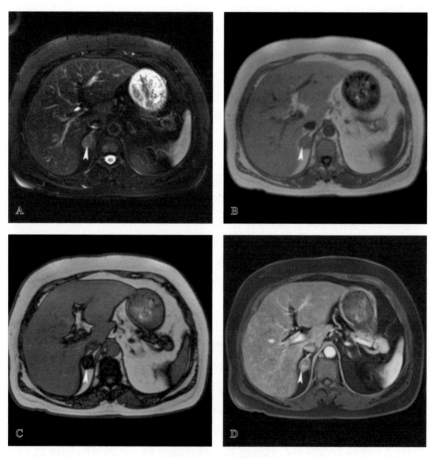

图6-33　肾上腺腺瘤

A.T$_2$WI脂肪抑制序列示右侧肾上腺稍高信号结节（白箭），边界清；B.T$_1$WI同相位示病灶呈等信号（白箭）；C.反相位示病灶信号减低（白箭）；D.增强扫描呈较明显强化（白箭）

（二）肾上腺髓样脂肪瘤

【病因病理和临床表现】 肾上腺髓样脂肪瘤（adrenal myelolipoma，AML）是相对少见的肾上腺肿瘤，大多为单发，也可多发。病理上肿瘤由成熟的脂肪组织和髓样组织按不同比例组成。一般无临床症状。

【诊断要点】

（1）以脂肪成分为主，T_1WI、T_2WI均呈高信号或T_1WI呈明显高信号，T_2WI呈等高信号，抑脂后呈低信号。脂肪组织和髓样组织成比例分布，为不均匀混杂信号，增强扫描后髓样组织成分强化。以髓样组织成分为主，与肝实质信号相比，T_1WI呈低信号，而T_2WI呈高信号，增强扫描后中度强化（图6-34）。

（2）肿瘤与后腹膜脂肪间可见假包膜形成。

（3）肿瘤较大易伴出血，少数肿瘤也可伴有钙化。

【鉴别诊断】 肿瘤较大时需与后腹膜脂肪肉瘤相鉴别，明确肿块与肾上腺的关系是鉴别诊断的关键。

【特别提示】 含有成熟脂肪成分是本病重要特征。肾上腺外（如后腹膜、盆腔）亦可出现髓样脂肪瘤。

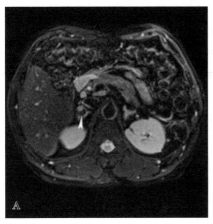
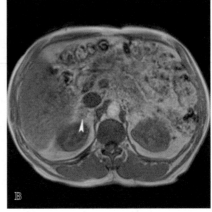

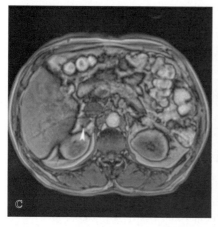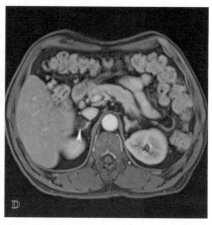

图6-34　肾上腺髓样脂肪瘤

A.T$_2$WI脂肪抑制序列示右侧肾上腺结节呈高低混杂信号（白箭）；B.T$_1$WI同相位示病灶呈稍高信号（白箭）；C.反相位示病灶呈不均匀低信号（白箭）；D.增强扫描示病灶内局部轻度强化（白箭）

（三）嗜铬细胞瘤

【病因病理和临床表现】　嗜铬细胞瘤（pheochromocytoma）是一种产生儿茶酚胺的肿瘤，多单侧发病，多见于壮年，男性多于女性，发生于肾上腺髓质。10%发生于肾上腺外，10%为恶性，10%为双侧为此瘤特点，发生于肾上腺外的嗜铬细胞瘤也称副神经节瘤。患者可出现阵发性高血压、头痛、心悸、多汗和皮肤苍白。实验室检查，24小时尿中儿茶酚胺的代谢产物香草基扁桃酸（vanillylmandelic acid，VMA）明显高于正常值。

【诊断要点】　单侧多见，少数为双侧；肿瘤较大，呈圆形或类圆形软组织肿块，边界清晰，T$_1$WI呈等信号或略低信号、T$_2$WI呈明显高信号，是由于嗜铬细胞瘤富含水分、血供丰富及细胞团之间存在大量血窦，肿瘤易出血囊变坏死。

肿瘤血供丰富，增强扫描呈明显不均匀强化，实性部分动脉期明显强化，静脉期持续强化，延迟期略有下降，囊变坏死区信号不均匀，增强无强化（图6-35）。

【鉴别诊断】　本病主要与肾上腺腺瘤、皮质癌、转移瘤等相鉴别。

　　肾上腺腺瘤具有快速强化、快速廓清特点，因富含脂质，反相位信号较同相位显著降低；皮质癌体积一般较大，形态不规则，常合并囊变坏死出血而信号混杂，增强动脉期明显强化，后期强化减退，与恶性嗜铬细胞瘤很难鉴别；肾上腺转移瘤一般有原发肿瘤病史。

　　【特别提示】 对于临床高度怀疑嗜铬细胞瘤，且肾上腺区未见明显占位患者，应考虑异位嗜铬细胞瘤的可能，须扩大扫描范围。

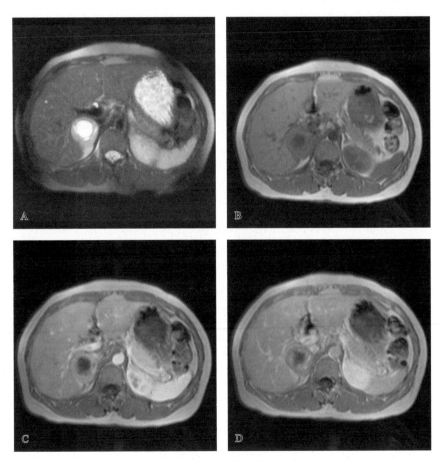

图6-35 嗜铬细胞瘤

A.T$_2$WI示右侧肾上腺区不均匀高信号肿块，内见更高信号灶；B.T$_1$WI示病灶呈不均匀性低信号；C、D.增强扫描病灶不均匀明显强化，内可见无强化坏死区

（四）肾上腺节细胞神经瘤

【病因病理和临床表现】 肾上腺节细胞神经瘤（adrenal ganglioneuroma，AG）起源于肾上腺髓质，镜下肿瘤组织主要由黏液基质、神经纤维、成熟的节细胞、数量不等的施万细胞及间质血管增生组成，与肾上腺神经母细胞瘤和肾上腺节细胞神经母细胞瘤共同构成肾上腺交感神经肿瘤。临床发病率低，单侧多见，好发于40岁以下成人，常无特征性临床表现，多为体检偶然发现，当肿瘤较大，可因肿块压迫邻近组织结构而引起腰、腹部不适。

【诊断要点】

（1）肿块内含有大量的黏液基质，T_2WI呈明显高信号。

（2）生长方式呈钻孔样生长，大多数肿瘤呈轻度均匀强化，部分呈轻中度渐进性强化，只有极少数肿瘤明显强化，坏死、囊变及出血少见，可有细点状钙化。

【鉴别诊断】 本病主要与肾上腺囊肿、腺瘤、髓样脂肪瘤、淋巴瘤、嗜铬细胞瘤等相鉴别。

（1）肾上腺囊肿：增强扫描无强化。

（2）腺瘤：具有快速强化、快速廓清特点，因富含脂质，反相位信号较同相位显著降低。

（3）髓样脂肪瘤：组织成分比例不同，信号表现多样，以脂肪成分为主，T_1WI呈明显高信号、T_2WI呈等高信号，抑脂后呈低信号，脂肪组织和髓样组织成比例分布，为不均匀混杂信号，增强扫描后中度强化。

（4）淋巴瘤：均匀密实，坏死囊变钙化少见，增强扫描轻中度强化。

（5）嗜铬细胞瘤：富血供肿块，增强扫描呈明显不均匀强化，肿瘤易出血囊变坏死。

【特别提示】 反相位肿瘤信号不减低，可与肾上腺腺瘤相鉴别。肿瘤沿周围器官间隙呈嵌入性生长，包绕血管，但不侵犯血管壁及管腔。

（五）肾上腺转移瘤

【病因病理和临床表现】 肾上腺转移瘤（adrenal metastases）由于肾上腺血供丰富，是肾上腺外肿瘤细胞转移的好发部位。在有恶性肿瘤病史的肾上腺偶发瘤患者中，50%～75%是肾上腺转移癌。肾上腺转移癌通常是双侧的，原发肿瘤常见的有肺癌、乳腺癌、肾细胞癌、黑色素瘤及淋巴瘤等。本身不产生临床症状，主要为原发肿瘤表现。

【诊断要点】

（1）肾上腺转移瘤可以双侧发病或单发，肿瘤较小时信号大多均匀，边界清晰（图6-36）。肿瘤较大时形态不规则，伴发坏死、出血而致信号不均匀。

（2）肾上腺转移瘤常与原发病灶信号相似，T_1WI多呈等、稍低或低信号，T_2WI多呈稍高或高信号。

（3）增强扫描后呈均匀强化或不均匀周边环状强化，且持续时间较长（图6-36）。

【鉴别诊断】 本病主要与嗜铬细胞瘤、腺瘤、淋巴瘤及结核等相鉴别。与腺瘤不同，正反相位成像时无信号下降表现。

【特别提示】 肾上腺转移瘤影像学缺乏特征，对于临床有肺癌等原发肿瘤病史，双侧肾上腺发现肿瘤者，首先考虑转移瘤。

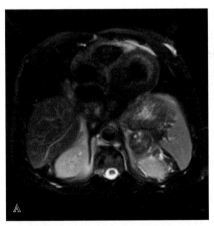
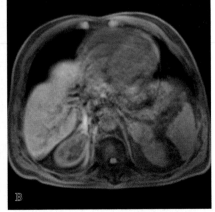

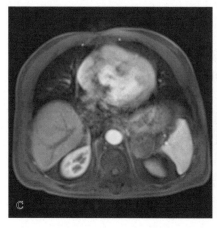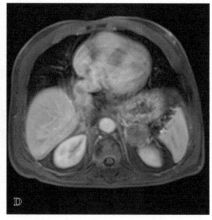

图6-36　肺癌肾上腺转移瘤

A.T$_2$WI示左侧肾上腺团块状稍低混杂信号灶，边界尚清；B.T$_1$WI示病灶呈等信号灶；C、D.增强扫描病灶呈不均匀强化

七、肾肿瘤

（一）肾血管平滑肌脂肪瘤

【病因病理和临床表现】　肾血管平滑肌脂肪瘤（angiomyolipoma of kidney，AML）是肾最常见的良性肿瘤，可发生于任何年龄，以中青年为主。典型的肾血管平滑肌脂肪瘤由成熟梭形平滑肌细胞、扭曲的厚壁血管及脂肪三种成分按不同比例构成。根据病变发病年龄、病变分布特点、有无合并结节性硬化，将其分为两型：Ⅰ型常合并结节性硬化，主要发生于青少年，呈双肾多发性，病灶大小不一，肾体积增大、形态不规则，常合并出血致血肿形成，有家族史，较少见；Ⅱ型多发生于中年人，病变较大，常孤立单侧发病，不合并结节性硬化，无家族史，较多见。患者常无明显的临床表现，常在体检时偶然发现，小部分患者可有腰背部疼痛、不适等症状，肿瘤较大可并发出血。

【诊断要点】

（1）病灶呈圆形、类圆形或不规则形，典型的血管平滑肌脂肪瘤由于含较多脂肪成分，T$_1$WI呈高信号、T$_2$WI呈较高信号，在脂肪抑制像上，信号明显减低，增强扫描肿瘤实质部分可不均匀强化（图6-37）。

（2）含脂肪少的肿块 T_1WI 及 T_2WI 上显示较低或中等信号。较有特征性的征象是 T_2WI 病灶内可见与肌肉信号相似的稍低信号，推测其病理基础可能是病灶内富含多核细胞或细胞分布密集所致。

（3）肾上皮样血管平滑肌脂肪瘤是血管平滑肌脂肪瘤的一种亚型，增强扫描，肿瘤实质部分不均匀中等或明显强化，部分上皮样血管平滑肌脂肪瘤增强动脉期瘤内出现大量蛇形血管，有一定诊断意义。

【鉴别诊断】 本病主要与肾细胞癌、肾周脂肪肉瘤等相鉴别。肾细胞癌多见于中老年男性，典型肾癌血供丰富，呈"快进快出"，动脉期显著强化，静脉期很快下降，中心可见肿瘤坏死区，可伴有腹膜后淋巴结转移，肾静脉和下腔静脉瘤栓形成；脂肪肉瘤发生于肾实质少见，一般为腹膜后脂肪肉瘤，好发于肾周围脂肪组织，沿筋膜和组织器官间隙生长，包绕、推挤或侵犯邻近器官，瘤体一般较大，边界不清，其内常有粗细不等条状、片状软组织间隔或软组织块影。

【特别提示】 本病伴出血有时掩盖脂肪组织，需注意鉴别。双侧多发时要检查有无结节性硬化。

（二）肾嗜酸细胞腺瘤

【病因病理和临床表现】 肾嗜酸细胞腺瘤（renal oncocytoma，RO）是一种较罕见的肾实质性肿瘤，占肾肿瘤的3%～7%，发病率多在60岁以上，男性较女性多见。肾嗜酸细胞腺瘤起源于远曲小管和集合管细

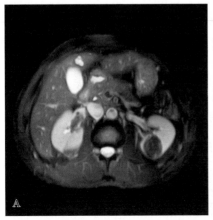
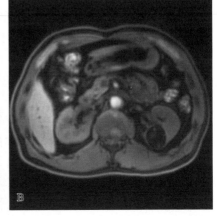

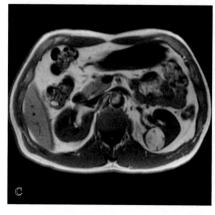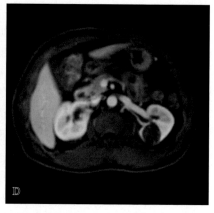

图6-37　肾血管平滑肌脂肪瘤

A.T$_2$WI脂肪抑制序列示左肾实质内见类圆形低信号灶，边界清；B.T$_1$WI脂肪抑制序列呈低信号；C.T$_1$WI示病灶呈高信号；D.增强扫描病灶未见明显强化

胞。肿瘤质地均匀，少有坏死、出血及囊性变。部分肿瘤中央有纤维瘢痕形成。光镜下肿瘤细胞呈巢状或实片状，肿瘤胞膜通常不清晰，胞质嗜酸性为此瘤的一大特点，镜下颗粒粗大，充满胞质，嗜酸性强。临床表现无特异性，通常无症状，瘤体较大者可有腰痛、血尿或腹部包块。绝大部分为单发，肿瘤大小为0.6～15cm，常局限于肾实质，很少侵犯肾包膜和血管。

【诊断要点】

（1）肿块T$_1$WI大部分呈等低信号，T$_2$WI呈等低信号或等高信号，包膜完整，部分病灶中央可见星状瘢痕。

（2）增强扫描后各期强化均低于肾皮质，中央星状瘢痕和轮辐状强化，可作为本病特征性改变。

【鉴别诊断】　本病主要与肾嫌色细胞癌、肾透明细胞癌、血管平滑肌脂肪瘤相鉴别。

（1）肾嫌色细胞癌：也可出现星状瘢痕，两者很难鉴别，但嫌色细胞癌瘢痕较RO少见，强化程度不如RO明显。

（2）肾透明细胞癌：血管丰富，瘤内出血、坏死多见，多表现为"快进快出"强化模式，可侵犯肾窦。

（3）典型血管平滑肌脂肪瘤容易鉴别，乏脂肪血管平滑肌脂肪瘤鉴别困难，仔细观察MRI正反相位信号减低有一定鉴别意义。

【特别提示】 轮辐状强化和中央星状瘢痕，也是嫌色细胞癌的表现之一，但如果增强扫描皮质期和和排泄期均表现为轮辐状，应疑诊肾嗜酸细胞瘤。

（三）肾细胞癌

【病因病理和临床表现】 肾细胞癌（renal cell carcinoma，RCC）为肾最常见恶性肿瘤，好发年龄为50～60岁，男性多见。肾细胞癌起源于肾小管上皮细胞，发生在肾实质内，可有假包膜，易发生囊变、出血、坏死、钙化。肾癌易侵犯肾包膜、肾筋膜、邻近肌肉、血管、淋巴管等，并易在肾静脉、下腔静脉内形成瘤栓，晚期可远处转移。病理类型有透明细胞癌、乳头状细胞癌、嫌色细胞癌、集合管癌（占1%）和未分类癌（罕见）五种亚型，以透明细胞癌最多见。典型症状有血尿、腰痛和腹部包块，其中无痛性全程肉眼血尿常是患者就诊的初发症状。

【诊断要点】

（1）透明细胞肾癌：相对于正常肾实质T_1WI为低信号，T_2WI呈混杂信号或高信号，由于肿瘤易出血、坏死、囊变、钙化，大部分信号不均匀，增强扫描富血供肿块，呈明显"快进快出"强化（图6-38）。

（2）乳头状细胞肾癌：肿瘤实质成分T_1WI多呈等信号，T_2WI呈低信号，肿瘤出血、坏死、囊变多见，增强乏血供肿块，呈轻度延迟强化。

（3）嫌色细胞肾癌：T_1WI呈等信号，T_2WI呈略低信号，很少出血、坏死、囊变，增强扫描动脉期高于乳头，低于透明，呈缓慢下降，也可呈缓慢上升强化，轻至中度均匀强化，延迟期可出现"轮辐状"强化。

（4）假包膜：为纤维成分，厚度＞2mm即可在T_2WI显示，增强扫描后假包膜呈延迟强化。

（5）肾癌：可侵犯肾静脉和下腔静脉，后腹膜淋巴结肿大。

【鉴别诊断】 本病主要与肾血管平滑肌脂肪瘤、肾淋巴瘤、肾盂癌及复杂囊肿等相鉴别。

（1）典型血管平滑肌脂肪瘤：容易鉴别，乏脂肪血管平滑肌脂肪瘤，坏死少见，瘤内常可见形态正常的血管。

（2）肾单发淋巴瘤，密度多均匀，增强扫描中等程度进行性延迟强化。

（3）肾盂癌为乏血供肿瘤，增强扫描后呈轻度强化，病灶较大可引起肾盂肾盏变形和积水，可累及肾实质，MRU 显示肾盂内的局部充盈缺损。

（4）肾复杂囊肿增强扫描无强化。

【特别提示】　透明细胞肾癌 T_2WI 多呈高信号，而乳头状细胞肾癌和嫌色细胞肾癌 T_2WI 多呈低信号，动态增强多期扫描可提高小肾癌的检出率。

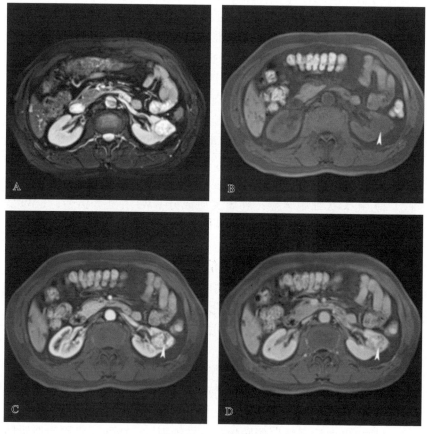

图6-38　透明细胞癌

A.T_2WI脂肪抑制序列示左肾中极混杂高信号，突出于肾外；B.T_1WI呈低信号（白箭）；
C.动脉期呈不均匀明显强化（白箭）；D.延迟期强化程度稍退出（白箭）

（四）肾盂癌

【病因病理和临床表现】 肾盂癌（renal pelvic carcinoma，RPC）起源于肾小管上皮细胞，组织学上以移行细胞癌最常见。好发年龄在40岁以上，男女比例约3∶1。大多为单发，呈乳头状、菜花状或广基底浸润浸润。临床主要表现为无痛性全程肉眼血尿，也有腰痛及尿路刺激症等。

【诊断要点】

（1）肾盂癌早期见肾盂内实性肿块，周围绕以肾窦脂肪，与肾实质分界清晰，T₁WI呈稍低信号，T₂WI呈较高信号，病灶较大可引起肾盂肾盏变形和积水，可累及肾实质（图6-39）。

（2）乏血供肿瘤，增强扫描后呈轻度强化。较大肿瘤呈不均匀强化，排泄期小肿块表现为肾盂肾盏内充盈缺损。

（3）肾门和腹膜后淋巴结肿大；MRU显示肾盂内的局部充盈缺损。

【鉴别诊断】 本病主要与肾盂血块等发生在肾盂的病变相鉴别。若肿瘤较大累及肾实质时也要与肾癌累及肾盂相鉴别。肾盂癌肾轮廓多保持正常，肿瘤向心性生长，强化不如肾癌明显，较少引起肾静脉或下腔静脉癌栓。

【特别提示】 肾盂癌由于肿瘤沿黏膜播散，因此，术前全尿路检查排除转移非常必要。

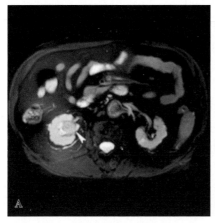
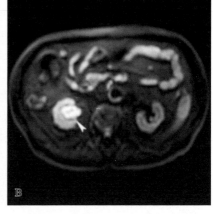

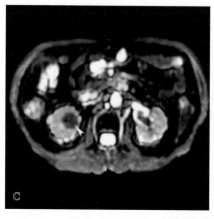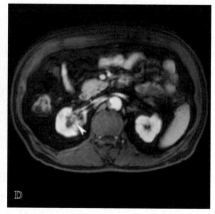

图6-39　肾盂癌

A.T$_2$WI示右侧肾盂稍高信号结节（白箭）；B、C.DWI示病灶呈明显高信号，ADC值减低（白箭）；D.增强扫描病灶呈不均匀强化（白箭）

八、腹膜后肿瘤

（一）神经源性肿瘤

神经源性肿瘤（neurogenic tumour）包括来源于脊神经鞘、交感神经干及嗜铬系统的肿瘤。脊神经鞘源肿瘤可分为神经鞘瘤、神经纤维瘤、恶性神经鞘瘤、神经纤维瘤病。交感神经源性肿瘤分为神经节细胞瘤、神经母细胞瘤。腹膜后嗜铬系统的肿瘤，起源于肾上腺髓质的称为肾上腺嗜铬细胞瘤（pheochro-mocytoma，PHEO），而发生于肾上腺外嗜铬组织的，称为副神经节瘤（paraganglioma，PGL）。此处仅介绍神经鞘瘤、神经节细胞瘤及副神经节瘤。

1.神经鞘瘤

【病因病理和临床表现】　神经鞘瘤（schwannoma）为腹膜后第二常见的肿瘤，仅次于间叶组织来源肿瘤，好发于脊柱两旁，肿瘤常继发囊性变、钙化、出血等。组织学主要由Antoni A区和Antoni B区构成。一般无症状，多因腹部肿块就诊。

【诊断要点】

（1）肿瘤通常位于脊柱旁，呈圆形或类圆形，边缘较光整，肿块可压迫周围脏器致移位。

（2）T₁WI呈低信号，T₂WI呈高信号，信号不均匀，主要由于Antoni A区和Antoni B区分布不均所致。

（3）"靶征"是神经鞘肿瘤的MRI特征表现之一，在T₂WI上表现为中心稍低信号，周围高信号。病理上，靶心区（Antoni A区）为含大量的紧密排列的细胞成分及一些纤维组织、脂肪组织，而靶缘区为结构较疏松的黏液样基质（Antoni B区）。

（4）增强扫描动脉末期明显强化，延时期持续强化，囊变区不强化（图6-40）。

【鉴别诊断】 本病主要与神经纤维瘤、神经节细胞瘤、副神经节瘤相鉴别。

（1）神经纤维瘤：信号相对均匀，轻度强化。

（2）神经节细胞瘤：匍匐性生长，不侵犯周围组织及血管，呈渐进缓慢轻-中度不均质强化。

（3）副神经节瘤：易出血、坏死，强化显著，强化程度多高于神经鞘瘤。

【特别提示】 MRI对病变的定位定性具有一定的价值，典型的神经鞘瘤在T₂WI可见"靶征"。

2.神经节细胞瘤

【病因病理和临床表现】 神经节细胞瘤（gangliocytoma，GN）是

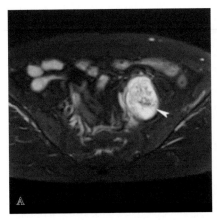
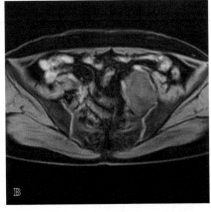

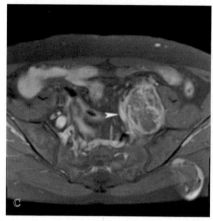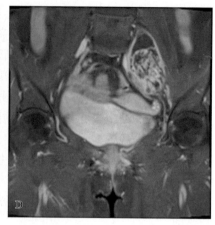

图6-40　腹膜后神经鞘瘤

A.T$_2$WI横轴位示左侧髂血管旁囊实性肿块，呈高低混杂信号，可见特征性"靶征"（白箭）；B.T$_1$WI横轴位示病灶呈低信号；C、D.T$_1$WI增强横轴位、冠状位示病灶呈不均匀持续强化，囊变区无强化，左侧髂血管受压、内移（白箭）

起源于交感神经节细胞的良性肿瘤，交感神经丛分布，有相对成熟的纤维包膜。病理主要由施万细胞、成熟神经节细胞、黏液基质和胶质纤维组成，又称节细胞神经瘤。患者一般无症状，多因偶然发现或腹部肿块就诊。

【诊断要点】

（1）交感神经丛分布区域，多位于脊柱旁，形态柔软，塑形生长，"尾征"朝向人体中线。

（2）轻度推挤，但不侵犯周围结构，包绕血管呈"镶嵌征"，管腔形态无明显异常。

（3）边界清，含大量黏液基质时，T$_2$WI呈明显高信号。

（4）渐进缓慢轻-中度不均质强化，可见分隔样强化（图6-41）。

【鉴别诊断】　本病主要与神经鞘瘤、淋巴管囊肿、支气管囊肿等相鉴别。

（1）神经鞘瘤：好发于脊柱旁，信号多不均匀，常有囊变、坏死，强化程度高于神经节细胞瘤。

（2）淋巴管囊肿：可塑性生长，呈水样信号，内可见线状间隔，但增强扫描后多无强化。

（3）支气管囊肿：发生于腹膜后罕见，信号均匀，增强扫描后多无明显强化。

【**特别提示**】 病灶形态柔软，多呈塑形生长，增强扫描病灶早期无明显强化或轻度强化，延时扫描强化程度略表现为逐渐增加。

3.副神经节瘤

【**病因病理和临床表现**】 副神经节瘤（paraganglioma，PGL）是指

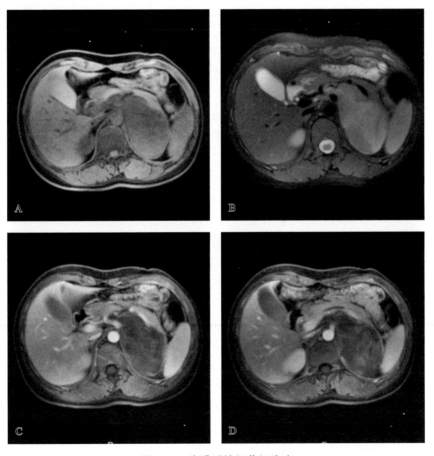

图6-41　腹膜后神经节细胞瘤

A.T$_1$WI横轴位示脊柱左侧旁肿块，呈等高信号，边界尚清，形态柔软，塑形生长，"尾征"朝向中线；B.T$_2$WI横轴位示病灶呈不均匀性高信号；C、D.T$_1$WI增强横轴位示病灶呈渐进缓慢轻－中度不均质强化

肾上腺以外的嗜铬细胞瘤，起源于交感性副神经节细胞的肿瘤，故又称异位嗜铬细胞瘤，主要沿腹主动脉旁交感神经链分布，分为功能性和无功能性两种。PGL以20～40岁多见，典型表现为阵发性高血压、头痛、心悸、多汗，发作数分钟后症状缓解。

【诊断要点】

（1）主动脉旁交感神经链分布，偶有多发者，或伴有其他部位副神经节瘤。

（2）肿瘤为圆形或卵圆形，边界较清，肿块可压迫周围脏器致移位。

（3）T_2WI为不均匀性高信号（部分），可见流空效应。

（4）血供丰富，增强扫描后强化明显，瘤内常有坏死、囊变。

【鉴别诊断】

（1）神经纤维瘤和神经鞘瘤：好发于脊柱旁，与椎管关系密切，可在脊柱内外呈哑铃状生长，亦常有囊变坏死，但增强扫描强化不如本病明显。

（2）神经节细胞瘤：瘤体边缘清晰，密度低，常低度强化或不强化，坏死囊变少见。

（3）巨大淋巴结增生：很少见，多发生在肾门附近，边缘清晰锐利，密度均匀，极少有囊性变，增强扫描后呈明显均匀性强化。

【特别提示】 腹膜后主动脉旁的富血供肿块，常呈明显的不均匀性强化，典型的临床表现，通常有提示意义。

（二）脂肪肉瘤

【病因病理和临床表现】 脂肪肉瘤（liposarcoma）是较为常见的后腹膜原发恶性肿瘤，病理上分为高分化脂肪肉瘤、黏液性脂肪肉瘤、圆细胞性脂肪肉瘤、多形性脂肪肉瘤和去分化脂肪肉瘤，但可同时含多种病理成分。脂肪肉瘤好发于40～60岁患者，临床可触及腹部肿块，并推压邻近器官如肾脏、输尿管等引起相应症状。

【诊断要点】

（1）MRI信号表现不一，与肿瘤病理类型、所含成分及肿瘤细胞的分化程度有关，典型的含有脂肪成分，T_1WI和T_2WI均呈高信号，脂肪抑制后呈低信号，含有黏液成分T_2WI则呈明显高信号（图6-42）。

（2）肿瘤内可见不规则增厚的低信号纤维分隔影。

（3）增强后分化好的肿瘤无强化或轻微强化，而分化差的肿瘤往往缺乏脂肪信号，呈不均匀性强化。

【鉴别诊断】 本病主要与后腹膜脂肪瘤、畸胎瘤、肾脏血管平滑肌脂肪瘤等相鉴别，乏脂肪或无脂肪的实体型脂肪肉瘤需要与腹膜后平滑肌肉瘤、未分化高级别多形性肉瘤等相鉴别，但常常鉴别困难。

【特别提示】 腹膜后脂肪肉瘤MRI表现与肿瘤的病理类型、所含成分、脂肪细胞的分化程度、黏液组织的多少等密切相关。

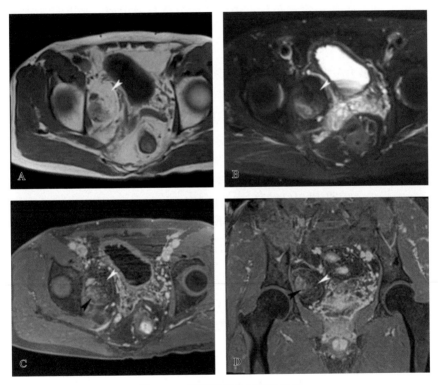

图6-42 腹膜后高分化脂肪肉瘤

A.T_1WI横轴位示右侧腹膜后类圆形混杂信号肿块，含脂肪信号（白箭）；B.T_2WI脂肪抑制序列示病灶内脂肪信号减低（白箭）；C、D.T_1WI脂肪抑制序列增强扫描示相应脂肪信号区呈低信号，未见强化（白箭），实质区呈结节状强化（黑箭），邻近器官及血管受压、向内推移改变

（三）平滑肌肉瘤

【病因病理和临床表现】 腹膜后平滑肌肉瘤（leiomyosarcoma）是起源于腹膜后平滑肌组织的恶性肿瘤，包括血管壁平滑肌、腹膜后潜在间隙平滑肌及胚胎残余平滑肌等。由于其主要起源于腹膜后血管壁的平滑肌组织，常见的生长方式有三种：①完全长在血管外，最常见；②完全长在血管内，最少见；③同时长在血管内外。发病率仅次于脂肪肉瘤，以中老年人多见，无明显性别差异。肿瘤较小而无周围脏器侵犯时常无明显的临床症状和体征，肿瘤体积较大时，腹痛是最早出现的症状，腹部包块是最早出现的体征，也是最主要、最常见的临床表现。

【诊断要点】

（1）多为单发不规则软组织肿块，体积大，常呈分叶状，与周围结构分界不清，常与下腔静脉关系密切。

（2）MRI平扫呈 T_1WI 低信号、T_2WI 稍高信号，肿块中央可见囊变坏死区，出血及钙化罕见。

（3）增强扫描强化不均匀，动脉期实性部分明显强化，且肿瘤内常可见供血血管影，静脉期病灶呈持续性强化（图6-43）。

（4）一般没有淋巴结转移。

【鉴别诊断】 常与脂肪肉瘤、淋巴瘤、间质瘤等相鉴别。

（1）高分化的脂肪肉瘤：常因含脂肪信号，增强扫描无强化，低分化的脂肪肉瘤常呈不均匀性强化。

（2）淋巴瘤：常包绕腹主动脉、下腔静脉，呈所谓主动脉、下腔静脉"飘浮征"，多呈轻度均匀强化。

（3）间质瘤：较大时多呈不规则或分叶状，液化坏死多见，实质部分多呈中度以上强化。

【特别提示】 腹膜后平滑肌肉瘤常与主动脉及下腔静脉分界不清，容易侵犯腹膜后大血管，此征象较有特征。

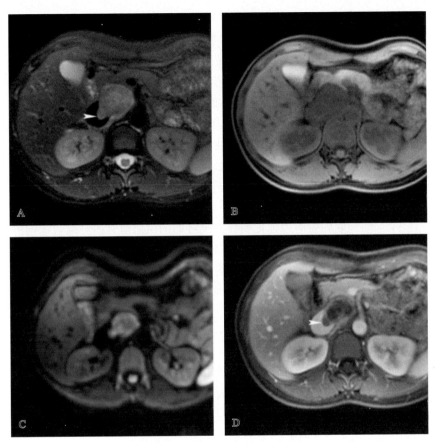

图6-43　腹膜后平滑肌肉瘤

A.T$_2$WI脂肪抑制序列横轴位示腹膜后不规则肿块，呈不均匀稍高信号，与下腔静脉分界不清，局部突向腔内（白箭）；B.T$_1$WI脂肪抑制序列示病灶呈稍低信号；C.DWI示病灶呈不均匀高信号；D.T$_1$WI增强横轴位示肿块不均匀强化，中央可见无强化囊变坏死区，局部突向下腔静脉内（白箭）

（四）孤立性纤维性肿瘤

【病因病理和临床表现】　孤立性纤维性肿瘤（solitary fibrous tumor, SFT）是一种罕见的梭形细胞间叶肿瘤，可能来源于成纤维细胞，常表现为血管外皮瘤样结构；大多数为良性，少数为恶性。可发生于任何年龄，40～60岁多见。多以长期腹部不适、腹部包块或腹痛就诊。

【诊断要点】

（1）圆形或类圆形肿块，大多数肿瘤有完整包膜，可发生黏液样变、囊变等，钙化少见，肿瘤生长缓慢，周围组织常受压移位。

（2）在T_1WI上，成熟肿瘤细胞、纤维组织及血管聚集区域多呈等信号或稍低的信号，坏死区呈明显低信号；在T_2WI上，信号混杂，在瘤内含有丰富胶原纤维时，其通常为低信号；而在肿瘤细胞较为密集呈稍高信号；有丰富血管或黏液样变性、坏死或囊变时，可呈较高信号。

（3）增强扫描均呈不均匀强化，肿瘤的血管丰富区、细胞密集区强化明显；细胞稀疏区、胶原纤维密集区强化相对较弱，呈现静脉期强化；坏死、囊变区始终未见强化。

（4）动脉期肿瘤周边强化明显并见纤曲的供血血管由肿瘤边缘向肿瘤内部延伸，静脉期及延迟期呈现持续性或渐进性强化，强化最明显处出现"血管状"强化，对于诊断及鉴别诊断具有重要意义（图6-44）。

【鉴别诊断】 本病多与平滑肌肉瘤、侵袭性纤维瘤病、炎性肌纤维母细胞瘤等相鉴别。

（1）平滑肌肉瘤：中老年人多见，进展块，囊变、坏死多见，易侵犯腹膜后大血管。

（2）侵袭性纤维瘤病：又称韧带样型纤维瘤病，中青年好发，可呈侵袭性生长，多呈轻中度渐进性不均匀强化。

（3）炎性肌纤维母细胞瘤：可见于任意年龄，病灶周围脂肪间隙多模糊不清，强化方式各异，多呈不均匀渐进性强化。

【特别提示】 腹膜后孤立性纤维性肿瘤罕见，典型的"地图样"强化，"血管状"强化征象有提示意义。

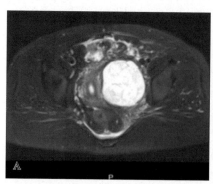 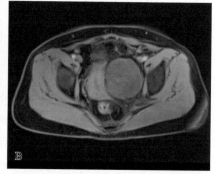

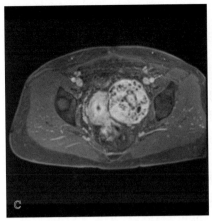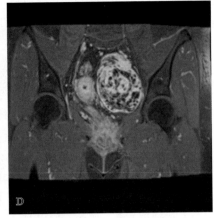

图6-44　腹膜后孤立性纤维性肿瘤

A.T$_2$WI脂肪抑制序列轴位示盆底左侧腹膜后类圆形肿块，呈不均匀性明显高信号；B.T$_1$WI脂肪抑制序列示病灶呈不均匀等、稍低信号；C、D.增强扫描示病灶明显不均匀强化，其内见多发小囊状无强化的低信号区

（五）腹膜后淋巴瘤

【病因病理和临床表现】　淋巴瘤（lymphoma）是原发于网状淋巴系统的恶性肿瘤，病变主要侵犯淋巴结和结外淋巴组织。病理切面呈鱼肉样，仅少数组织类型发生坏死。典型病理学特征：①正常滤泡结构被大量异常的淋巴细胞和组织细胞破坏；②被膜周围组织受浸润；③被膜及被膜下窦破坏。腹膜后淋巴瘤多为全身淋巴瘤的一部分，但也可单独发生或为首先受累部位。淋巴瘤常以无痛性、进行性浅表性淋巴结肿大就诊，腹膜后恶性淋巴瘤也可有腹痛、腹部包块、贫血、发热、体重减轻、体检触及腹部肿块及肝大、脾大等。

【诊断要点】

（1）初期，淋巴结以轻至中度增大为主，边界清晰；进展期，受累淋巴结增大、融合。

（2）增大的淋巴结包绕腹主动脉、下腔静脉，呈所谓主动脉、下腔静脉"飘浮征"。

（3）增强扫描多呈轻度均匀性强化。

（4）本病对放射线治疗较敏感，可行诊断性治疗确诊。

【鉴别诊断】

（1）腹膜后淋巴结转移瘤：常有原发肿瘤的病史和原发肿瘤的MRI表现。

（2）腹膜后淋巴结结核：淋巴结周围轮廓模糊，结核性淋巴结增大具有自限性，增强扫描可因淋巴结内干酪样坏死而出现环形强化。

（3）腹膜后纤维化、动脉周围纤维化：以腹主动脉为中心分布，一般不累及大血管后方，不使大血管向前移位，增强扫描可发生明显强化，晚期无强化。

（4）腹膜后巨大淋巴结增生：均匀或不均匀肿块，钙化少见，MRI增强扫描，动脉期明显均匀强化，门脉期和平衡期持续强化。

【特别提示】 血管"飘浮征"是淋巴瘤特征性表现。PET/CT显示异常高度摄取^{18}F-FDG高度提示淋巴瘤，对放射治疗敏感。

（六）腹膜后转移瘤

【病因病理和临床表现】 腹膜后转移瘤（retroperitoneal metastases）是指身体其他部位的恶性肿瘤经血行、直接蔓延等途径转移至腹膜后间隙所形成的继发性肿瘤，以胃、肝、结肠、胰腺、胆道及卵巢和子宫的恶性肿瘤最为多见。该病转移途径主要为淋巴、血行播散、经肠系膜和韧带附着处直接扩散或种植；原发瘤部位不同，其淋巴转移途径和腹膜后淋巴结受累情况也就有所不同。临床表现主要与原发肿瘤有关。预后相对较差。

【诊断要点】

（1）有原发肿瘤的病史。

（2）腹膜后多发或融合结节影。

（3）MRI增强扫描呈不均匀性强化，典型者呈环形强化（图6-45）。

【鉴别诊断】 本病主要与淋巴瘤相鉴别，转移瘤一般有原发肿瘤的病史和原发肿瘤的MRI表现。淋巴瘤一般呈轻度均匀性强化，对放射治疗较敏感，可进行诊断治疗。

【特别提示】 腹膜后多发或融合结节灶，推移或包绕大血管，增强扫描呈不均匀性强化，且具有原发恶性肿瘤史，需优先考虑转移瘤。

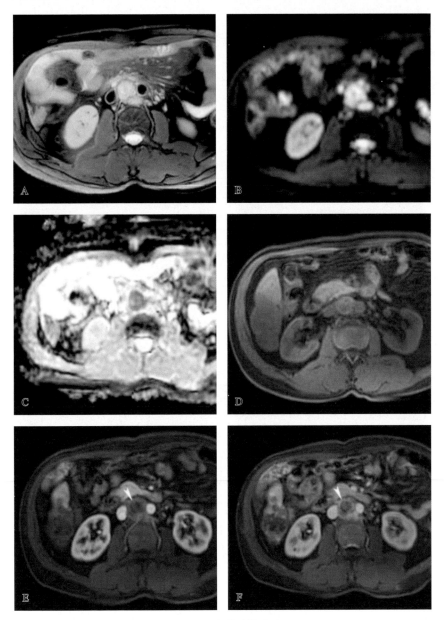

图6-45 腹膜后转移瘤

A.T$_2$WI横轴位示腹主动脉旁多发高信号结节灶；B、C.DWI呈明显高信号，ADC值减低；
D.T$_1$WI横轴位示病灶呈稍低信号；E、F.T$_1$WI增强横轴位示病灶呈不均匀性环形强化（白箭）

第四节 常见疾病的MRI鉴别诊断

一、肝占位的鉴别诊断思路

1.常见肝肿瘤的鉴别诊断见表6-1。

表6-1 常见肝肿瘤的鉴别诊断

病变种类	临床及实验室检查	边缘形态	囊变或出血	信号特点	增强	门脉血栓肝静脉侵犯
肝细胞癌	常有肝炎或肝硬化病史，AFP常升高	结节、团块或弥漫型，边缘清或欠清	常有	T_2WI呈稍高信号，结中结	快进快出	常有
胆管细胞癌	常伴肝内胆管结石，AFP阴性	结节、巨块型，边缘不清	有	T_2WI混杂信号或稍高信号	渐进性延迟强化，但不完全填充	较少
转移性肝癌	一般多发，CEA高	结节或圆形，边缘欠清	常有	多样化	"环状"或"牛眼征"	局部侵犯血管，很少有门脉癌栓
肝腺瘤	罕见，临床病史	单发圆形结节，包膜完整	有脂肪变性、出血	T_1WI信号偏高	早期明显强化，延时期可有减退	无
肝局灶性结节增生	无临床症状，女性多见	结节或类圆形，边缘清晰	中央瘢痕	与肝信号类似，瘢痕T_2WI呈高信号	早期明显均匀强化，中央瘢痕延迟强化	无
海绵状血管瘤	无临床症状，成年女性多见	类圆形，边界清，多无包膜	中央瘢痕或血栓	"灯泡征"	早出晚归	无

2.周围出现环形影像的肝常见疾病鉴别诊断见表6-2。

表6-2　周围出现环形影像的肝常见疾病鉴别诊断

疾病	环形影像特点
肝细胞癌	为假包膜，T_1WI 呈低信号，T_2WI 呈略低信号，延时强化
转移瘤	厚环状，呈"牛眼征"或"靶征"
肝腺瘤	为纤维组织构成的真性包膜，薄而均匀，T_1WI、T_2WI 均呈低信号，增强后无强化，呈透明环征，但其外周受压肝组织和瘤周血管强化可形成高信号环
肝包虫囊肿	由内层肉芽组织和外层纤维组织构成，肉芽组织呈 T_1WI 呈等信号、T_2WI 呈高信号，纤维组织 T_1WI、T_2WI 均为低信号，最外层可见环形水肿带
肝脓肿	为脓肿壁，厚薄可不均，明显强化，外周可有环形水肿带，T_1WI 呈等/低信号，T_2WI 呈略高信号

3.瘤内瘢痕形成的肝病变鉴别诊断见表6-3。

表6-3　瘤内瘢痕形成的肝病变鉴别诊断

强化时期	强化特征 （信号与正常肝组织比较）	常见疾病
动脉期	强化均匀一致	局灶性结节增生、肝腺瘤
	边缘斑点状、结节状强化	血管瘤
	实质部分不均匀强化	肝癌、血管平滑肌脂肪瘤
门脉期	明显高于正常肝组织	血管瘤、血管平滑肌脂肪瘤
	轻度高于正常肝组织	局灶性结节增生、肝腺瘤、转移瘤、胆管细胞癌
延迟期	低于正常肝组织	肝癌、血管平滑肌脂肪瘤
	高于正常肝组织	血管瘤、FNH、胆管细胞癌
	等于正常肝组织	血管瘤、转移瘤、FNH、腺瘤、胆管细胞癌、血管平滑肌脂肪瘤

二、胰腺肿瘤鉴别诊断

胰腺肿瘤鉴别诊断详见表6-4。

表6-4 胰腺肿瘤鉴别诊断

肿瘤	好发年龄	部位	胰管	影像特征改变
胰腺癌	40～80岁，中老年男性	胰头好发	胰管中断，远侧胰管扩张	乏血供肿块，延迟期轻至中度强化，胰头肿块"双管征"，围管浸润（胆总管、胰管）；胰体尾肿块多较大
浆液性囊腺瘤	老年女性多见良性肿瘤恶变率<3%	胰体尾部多见	胰管不扩张	多发小囊形成蜂窝状，子囊直径<2cm，囊腔水样信号，中央星芒状钙化，纤维瘢痕延迟强化
黏液性囊腺瘤	中年女性多见，属癌前病变	胰体尾部多见	胰管较少扩张	单囊或几个大囊组成，直径>2cm，含黏液成分，囊腔信号不同，囊壁、间隔、壁结节明显强化；直径>5cm提示恶性
实性假乳头状瘤	年轻女性多见，良性或低度恶性	任何部位，胰头、胰尾多见	压迫胰管	囊实性相间分布，囊性成分为主，实性成分表现为"浮云征"，渐进性明显强化，峰值在静脉期，有完整的包膜，30%钙化
IPMN	老年男性多见分支胰管型多良性主胰管型多恶性	分支胰管型多发生胰头钩突，主胰管任何部位	主胰管或分支胰管相通；主胰管>10mm，分支胰管>4mm，提示恶变可能	分支胰管型囊性灶呈葡萄状改变；主胰管型弥漫扩张的主胰管内见壁结节，中度强化；混合型为主胰管和分支胰管扩张；有不规则分隔或伴有直径>10mm的壁结节者提示恶变可能
胰岛细胞瘤	任何年龄，85%良性	任何部位20%～30%钙化	胰管不扩张	功能性临床症状明显，<2cm，富血供肿块，强化峰值在动脉期，20%～30%钙化；无功能性肿块大，易坏死囊变

三、腹膜腔与腹膜后肿瘤鉴别诊断

1.腹腔肿瘤与腹膜后肿瘤的MRI鉴别诊断见表6-5。

表6-5 腹腔肿瘤与腹膜后肿瘤的MRI鉴别诊断

项目	腹腔肿瘤	腹膜后肿瘤
位置	原发腹膜腔或腹腔脏器	原发腹膜后间隙组织
与胰腺关系	胰腺受压后移	胰腺受压前移
肿瘤边缘	边缘较规则	边缘不清晰，邻近筋脉受累
与肠管关系	肠管受压后移或包绕	十二指肠降段前移，升结肠外移
好发肿瘤	间质瘤多见	良性神经源性肿瘤多见，恶性脂肪肉瘤、平滑肌肉瘤多见
囊变坏死	多见	较少

2.腹膜后肿瘤的MRI鉴别诊断见表6-6。

表6-6 腹膜后肿瘤的MRI鉴别诊断

名称	临床表现	MRI表现
神经鞘瘤	中青年患者，一般无症状	脊柱旁、骶前，类圆形，T_2WI "靶征"，多呈不均匀持续强化
神经节细胞瘤	青少年患者，一般无症状	脊柱旁，塑性生长，轻中度强化
副神经节瘤	中青年，内分泌相关，典型表现为阵发性高血压、头痛、心悸、多汗	主动脉旁交感神经链区，明显强化
脂肪肉瘤	中老年，无特异性临床表现	典型的含有脂肪信号，信号表现不一，强化方式多样
平滑肌肉瘤	中老年，无特异性临床表现	多呈持续性不均匀强化，易累及邻近大血管
孤立性纤维瘤	可发生于任何年龄	信号、强化方式多样，典型者呈 "地图样" 强化，"血管状" 强化
淋巴瘤	淋巴结肿大或恶性病质	轻度均匀强化，包绕血管，形成 "飘浮征"
转移瘤	原发恶性肿瘤病史	腹膜后多发或融合结节灶，推移或包绕大血管，增强扫描呈不均匀性强化

第五节　腹部磁共振成像新技术

MRI具有其他影像手段无可比拟的组织分辨率，逐渐成为腹部实质器官常规影像学检查手段。近年来，随着MRI设备软硬件的不断提升，基于其无创、无辐射等优点，功能磁共振技术在腹部应用迅速发展，在腹部脏器肿瘤及非肿瘤病变领域的应用逐渐增多，对于明确病变的进展状况、评估治疗效果和优化治疗方案等方面发挥了重要作用。

目前应用于腹部的功能磁共振成像主要包括弥散加权成像、弥散张量成像、弥散峰度成像、体素内不相干运动成像、灌注加权成像、磁共振波谱分析、磁共振弹力成像、血氧水平依赖性磁共振功能成像、动脉自旋标记技术及磁共振脂肪定量技术等。DWI已常规应用于腹部器官病变评估，其他技术目前均于科学研究中。IVIM、DKI、PWI及MRS在肝、肾及胰腺的肿瘤分期、鉴别诊断及治疗预后评估中已有较多报道。MRE对肝纤维化程度评估亦有报道。DTI主要应用于肝、肾病变评估，BOLD和ASL成像技术对高血压、糖尿病及肾肿瘤等引起的肾损伤亦取得一些成果。磁共振脂肪定量技术对腹部实质脏器尤其肝脏的脂肪沉积的定量评估亦有较多报道。

值得关注的是，受腹部呼吸运动及肠管所致的磁敏感伪影影响，另外扫描参数设定、扫描方式等的选择亦没有达成统一标准，不同的研究者的研究结果仍存在一些差异，因而这些新技术的应用仍存在一定的挑战，诸多问题亟待解决。

一、弥散张量成像

弥散张量成像（diffusion tensor imaging，DTI）是在弥散加权成像（diffusion weighted imaging，DWI）技术基础上延伸的一项新技术，它在DWI的基础上另施加多个线性方向的扩散敏感梯度而获取影像，突出强调水分子扩散的各向异性，量化了扩散各向异性的信号，使组织微结构更加精细地显示，是目前唯一无创性反映活体组织水分子交换的检查方法。DTI在神经系统的应用日趋成熟，随着影像学技术的发展，DTI逐渐应用于其他系统的研究。受胸腹部呼吸运动伪影和腹部器官T_2短等因素影响，其在腹部扩散成像应用受限。随着高场设备的普及和并行采集技术的应用，逐步应用于腹部器官。DTI在评估肝纤维化程度和肝炎活动度有着重要的临床和治疗意义。肾的主要功能是输送水，由肾小血管、肾小管和集合管定向放射状的结构组成，有着明显的各向异性扩散，这使得DTI在肾的应用更为广泛。DTI参数可以定量评估肾移植后肾纤维化程度，对慢性肾病的损伤程度和肾缺血再灌注损伤程度的评估亦有较多报道。近年，很多研究证实，DTI应用于前列腺检查的可行性。有研究表明，前列腺癌组织平均FA值显著高于慢性炎症和正常前列腺组织。

二、弥散峰度成像

弥散峰度成像（diffusion kurtosis imaging，DKI）以水分子呈非高斯扩散为前提，是DTI技术的扩展，需要较高的b值和较多的弥散梯度方向。DKI能对组织微观结构变化做出较为准确的判断，提供更丰富、更准确的分子影像信息，具体公式在神经系统相关章节已详述。DKI最初多用于中枢神经系统。随着MRI技术的发展，DKI在腹部的应用也日渐增多。DKI技术能在早期对肝纤维化程度进行评估并能了解其对治疗的反应情况，并对肝良、恶性肿瘤进行定量评估。DKI可无创评价胰腺纤维化及腺体萎缩程度，对于评估糖尿病累及范围具有重要作用。在肾，DKI可对肾良、恶性肿瘤及慢性肾病的纤维化程度进行评估。同时，DKI技术在鉴别前列腺癌与正常前列腺组织和增生组织的方面显示出其应用价值。

三、体素内不相干运动成像

体素内不相干运动成像（intravoxel incoherent motion imaging，IVIM）是利用双指数模型将组织中水分子的真实扩散与血液微灌注区分开来，使其能更准确地反映在体组织内水分子的活动情况。主要参数包括真实扩散系数（D）、灌注相关扩散系数（D）和灌注分数（f）。其中D反映了相对真实的水分子扩散，D代表微循环灌注引起的水分子扩散，f代表微循环所引起的灌注效应占整个扩散效应的比例。目前，IVIM-DWI在肝病的研究处于起始阶段，主要应用于肝纤维化程度评估及肝良、恶性肿瘤的鉴别，但是，D值是否优于ADC值的价值仍存在争议。IVIM参数扩散和灌注参数主要应用于肾功能的评估，对移植肾的灌注和扩散情况与移植肾的长期存活率密切相关，其在肾的应用有较大的潜力。

四、磁共振波谱分析

磁共振波谱成像（magnetic resonance spectroscopy，MRS）属于分子水平成像，通过显示局部组织某些化学物质及其相对含量，从而提示病变的性质。目前其已经成熟应用于前列腺癌的诊断中，但是因扫描时间过长，其在前列腺的应用逐渐减少。而在肝、肾及腹部其他器官疾病应用方面仍处于研究探索阶段。

五、磁共振弹力成像

磁共振弹性成像（magnetic resonance elastography，MRE）是目前众多测量软组织弹性技术中的一种，并日渐凸显出重要地位。目前MRE的研究领域已涉及人体多个部位，如乳腺、脑、肌肉及软骨等，针对肝的研究也在不断开展。肝纤维化程度测定是目前MRE应用最成熟的方向，MRE的储能模量指标可以作为衡量疾病愈后情况的重要指标，并且已经可以用来预测肝硬化是否会进入失代偿期，以及还有多久会进入失代偿期。MRE在肾动脉狭窄的猪模型中已初步证实在肾的应用是可行的，并显示皮质的弹性受血流灌注压的影响较大，而在髓质弹性的监测中有较大的应用潜能。另外，对于慢性移植肾肾病纤维化程度的评估亦取得初步进展，也势必会对其他肾病的诊断提供新思路和新方法。

六、血氧水平依赖性磁共振功能成像

血氧水平依赖（blood oxygenation level dependent，BOLD）以脱氧血红蛋白为天然对比剂，通过观察T_2WI信号变化了解局部组织血氧含量的变化，而血氧含量又可以反映组织的血流动力学、结构及功能变化。自旋-自旋弛豫时间（spin-spin relaxation time，T_2^*）和表观自旋-自旋弛豫率（apparent spin-spin relaxation ratio，R_2^*）是其主要参数。目前有关BOLD在肝、肾方面的研究以动物实验居多，主要集中在对肝、肾的血流灌注和血流动力学情况评价。在肝纤维化模型中，BOLD信号强度的变化随着肝纤维化的进展逐渐减弱，暗示了此时肝血管结构和功能的变化。

七、动脉自旋标记技术

动脉自旋标记（arterial spin labeling，ASL）通过改变动脉血的自旋状态使其成为内源性示踪剂，进而显示组织血流灌注情况。目前ASL主要有脉冲式和连续式两种标记方式，主要应用于脑部疾病的临床诊断及功能研究，在体部已有应用于肺、肾及前列腺等器官的研究报道。ASL在肝方面的研究较少，仅有少数文献报道ASL在显示肝内门静脉的结构及血流灌注情况方面存在较大价值，并且发现ASL门静脉血流灌注成像与门静脉造影CT灌注成像之间存在良好的相关性。基于肿瘤存在相似的病理改变，并且其具有无创、无须注射对比剂、可重复性强且简单易行等优点，未来在肝肿瘤的研究中应该有较大的应用价值。ASL在肾移植后肾功能的评估方面有较大的潜力，其能够评估早期移植肾的血流灌注水平，为不同功能移植肾的诊断提供有价值的信息。有学者应用ASL对前列腺进行灌注研究，结果显示前列腺癌组织与正常前列腺组织的平均灌注值存在显著性差异。

八、磁共振脂肪定量技术

磁共振脂肪定量技术（fat analysis calculation technique）是一种无创检测组织内脂肪的定量影像方法。目前主流的磁共振厂家均有成熟的脂肪定量技术。飞利浦机器，脂肪定量技术采用的是mDIXON XD Quant；西门子机器，该技术称作Liver Lab；美国通用（GE）机器，这种技术名称是Ideal IQ。以飞利浦公司的mDIXON Quant为例，其采用的是3D的梯度回波DIXON序列，采集6个回波，分析7个脂肪峰，一次扫描可以同时出7组图（Water、IP、OP、Fat、Fat Fraction、T_2^* map、R_2^* map），扫描时间短，屏一口气约15秒，即可完成全肝3D扫描。肝脏脂肪定量是临床使用最多的，临床使用第二多的是骨骼肌肉系统方面，如通过测量椎骨的脂肪分数来判断骨质疏松等。

参 考 文 献

陈敏，欧阳汉，全冠民，等，2010. 体部磁共振诊断学［M］. 福州：福建科学技术出版社.

郭苏晋，刘军，全亚洲，等，2014. 腹膜后淋巴瘤MRI表现（附10例报告）［J］. 医学影像学杂志，（8）：1419-1421.

国际肝胆胰协会中国分会肝血管瘤专业委员会，2019. 肝血管瘤诊断和治疗多学科专家共识（2019版）［J］. 临床肝胆病杂志，35（9）：1928-1932.

韩萍，于春水，2017. 医学影像诊断学［M］. 4版. 北京：人民卫生出版社.

胡春洪，汪文胜，方向明，等，2013. 医学影像诊断快学速记系列MRI诊断手册［M］. 2版. 北京：人民军医出版社.

贾文霄，陈敏，2012. 磁共振功能成像临床应用［M］. 北京：人民军医出版社.

刘斌，郑穗生，2015. MRI诊断与临床体部［M］. 合肥：安徽科学技术出版社.

卢瞳，居胜红，2020. 腹膜后副神经节瘤的影像学诊断与鉴别诊断［J］. 中华放射学杂志，54（10）：1033-1037.

（美）达斯伦V. 萨哈尼，安东尼·E. 萨米尔，2021. 腹部影像学［M］. 2版. 张国福，译. 上海：上海科学技术出版社.

（美）西格尔曼，2012. 体部磁共振成像［M］. 北京：人民军医出版社.

王成达，吴文娟，2016. MRI对腹膜后良性神经源性肿瘤的诊断价值［J］. 肝胆胰外科杂志，28（5）：382-385.

王娟，王姝慧，张振，等，2020. 腹盆部孤立性纤维瘤的CT、MRI表现与临床病理分析［J］. 临床放射学杂志，39（5）：941-945.

王连金，詹阿来，黄庆文，2020. 腹膜后间隙原发肿瘤的CT与MRI诊断价值［J］. 影像研究与医学应用，4（20）：32-34.

肖波，张小明，徐海波，2019. 急性胰腺炎的影像术语：急性胰周液体积聚与急性坏死性积聚（一）［J］. 放射学实践，34（10）：1096-1101.

肖波，张小明，徐海波，2019. 急性胰腺炎的影像术语：胰腺假性囊肿与胰腺包裹性坏死（二）［J］. 放射学实践，34（11）：1207-1211.

徐克，龚启勇，韩萍，2018. 医学影像学［M］. 8版. 北京：人民卫生出版社.

杨正汉，冯逢，王霄英，等，2010. 磁共振成像技术指南检查规范临床策略及新技术应用［M］. 北京：人民军医出版社.

张琰琰，王亚丽，王翠薇，等，2021. 原发性腹膜后平滑肌肉瘤的影像表现［J］. 医学影像学杂志，31（8）：1372-1375.

中华医学会外科学分会胰腺外科学组，2021. 中国胰腺癌诊治指南（2021）［J］. 中华外科杂志，41（7）：725-738.

中华医学会影像技术分会国际交流学组，2020. 肝胆特异性对比剂钆塞酸二钠增强MRI扫描方案专家共识［J］. 临床肝胆病杂志，36（3）：519-521.

第7章

盆　腔

第一节　常用扫描序列及应用

一、前列腺常规扫描序列及应用

（一）检查前准备

1.去除金属异物，排除禁忌证。

2.嘱患者排空直肠，膀胱半充盈。

（二）扫描序列及参数

1.矢状位T_2WI　采用TSE序列。前列腺横轴位、冠状位应在矢状位图像上定位，建议层厚/层间距3mm/0.3mm。

2.冠状位T_2WI　建议层厚/层间距3mm/0.3mm。

3.横轴位T_2WI加脂肪抑脂　观察前列腺内病变的主要序列。采用小视野、高分辨率扫描。SPAIR抑脂可以达到良好的压脂效果，建议层厚/层间距3mm/0.3mm。

4.横轴位T_2WI　不抑脂的T_2WI序列有利于观察病变包膜侵犯情况。采用小视野、高分辨率扫描。

5.横轴位DWI　高b值DWI结合ADC图像是评价外周带病变的主要序列，推荐b值取0、1000、1500 s/mm²。建议采用小视野（FOV：220mm），层厚/层间距3.5mm/0.35mm。

6.横轴位T_1WI　建议采用大范围扫描，层厚/层间距4mm/0.4mm。

7.动态增强序列　首选横轴位3D T_1-VIBE＋DIXON序列，增强采用1＋4的扫描模式，先行1期平扫，再注射Gd-DTPA（剂量0.1mmol/kg，速率2.5ml/s），延迟15秒开始行连续多期增强扫描。最后加扫冠状位、矢状位T_1-VIBE序列，建议层厚/层间距2mm/0.2mm。

（三）注意事项

1.盆腔扫描受呼吸运动影响较小，无须使用呼吸门控。但应注意使用体部线圈时，线圈随患者呼吸起伏也会产生运动伪影，建议尽量将线圈向足侧放置，避开下腹部。

2.根据设备条件适当增减DWI最高b值，对于3.0T设备最高b值建议2000 s/mm² 以上，1.5T设备根据实际条件可以降低至1200 s/mm²。部分设备可以通过重建获得高b值图像。

3. 3D T_1-VIBE ＋ DIXON序列可以替代常规TSE T_1WI序列以节约检查时间。若采用3D T_1-VIBE ＋ DIXON序列行动态增强扫描，可以无须另行T_1WI平扫。注意增强扫描后图像层面和参数应完全复制平扫序列，以达到良好的前后对比。

二、子宫、盆腔常规扫描序列及应用

（一）检查前准备

1.去除金属异物，排除禁忌证。
2.嘱患者排空直肠，膀胱半充盈。女性经期不宜行盆腔MRI检查。

（二）扫描序列及参数

1.矢状位T_2WI加脂肪抑制　采用TSE序列，建议使用SPIAR或FS行抑脂。盆腔横轴位、冠状位应在矢状位图像上定位，建议层厚/层间距5mm/0.5mm。

2.冠状位T_2WI　采用TSE序列，建议层厚/层间距5mm/0.5mm。

3.横轴位T_2WI加脂肪抑脂　观察子宫及其附件占位性病变的主要序列。SPAIR抑脂效果良好，建议层厚/层间距5mm/0.5mm。

4.横轴位DWI　高b值DWI结合ADC图像是评价病变类型的主要序列，推荐b值取0、50、800 s/mm²。建议采用小视野（FOV：220mm），层厚/层间距3.5mm/0.35mm。

5.横轴位T_1WI　建议采用3D T_1-VIBE ＋ DIXON序列替代常规TSE T_1WI序列以节约检查时间，同时可以得到抑脂/不抑脂图像。采用大范围扫描，层厚/层间距3mm/0.3mm。

6.动态增强序列 首选横轴位3D T_1-VIBE＋DIXON序列，增强采用1＋4的扫描模式，先行1期平扫，再注射Gd-DTPA（剂量0.1mmol/kg，速率2.5ml/s），延迟15秒开始行连续多期增强扫描。最后加扫冠状位、矢状位 T_1-VIBE序列，建议层厚/层间距3mm/0.3mm。

（三）注意事项

女性盆腔定位有两种定位方法，一种是以盆腔为基线的横轴位、冠状位的常规定位方法，另一种是以子宫走行为基线的定位方法。观察子宫/宫颈病变时横轴位定位线应垂直于子宫/宫颈长轴，冠状位平行于子宫/宫颈长轴；观察附件时应使用常规定位方法。

三、胎盘、胎儿常规扫描序列及应用

（一）检查前准备

去除金属异物，排除禁忌证。

（二）扫描序列及参数

1.矢状位、冠状位、横轴位 T_2WI 建议使用HASTE序列行大范围扫描，观察胎盘位置及有无植入，胎儿位置及胎头发育情况，层厚/层间距6mm/0.6m。

2.横轴位 T_1WI 推荐使用 T_1-VIBE序列行大范围扫描，有条件的设备可以使用STAR-VIBE序列，以减轻运动伪影，层厚/层间距5mm/0.5m。

（三）注意事项

1.由于胎儿运动的不确定性及孕妇的生理特点等特殊原因，检查中不便也不能使用各种附加门控装置，一般不采用屏气扫描，不用钆对比剂增强扫描，一般不用任何抑制胎动的药物。胎儿MRI扫描序列应以各种快速及超快速序列为主，采用单层采集模式，1～2秒采集一幅图像的原始数据，有利于图像的快速获取，减少胎动的影响，获得清晰的解剖图像。根据胎龄和扫描部位的不同调整回波时间（echo time，TE）、视野和层厚等参数。

2.扫描范围除了针对的胎儿某个部位之外，应该有尽可能完全包括孕妇子宫的冠状位或矢状位T_2WI序列，用于判断胎儿的体位，以及评估子宫及胎盘情况。

第二节　正常MRI表现

一、男性生殖系统的正常MRI表现

（一）前列腺

前列腺分四部分：前纤维基质、周围带、中央带和移行带。T_1WI上前列腺呈均一低信号，不能识别各解剖带，T_2WI上各部分信号不同：前纤维基质位于尿道前方，T_2WI上呈低信号；外周带包被于前列腺的后外侧，约占整个腺体的70%，横轴位及冠状位T_2WI上表现为对称性新月形高信号；中央带位于外周带前内侧，约占总体积的25%，T_2WI呈低-中等信号；移行带体积较小，约占总体积的5%，常规MRI成像不易显示（图7-1）。DWI成像，前列腺的信号强度略高于周围组织，其中周围带信号强度略低于移行带和中央带。前列腺周围带是前列腺癌的好发部位。

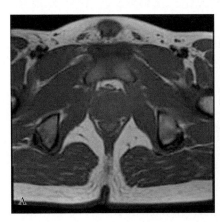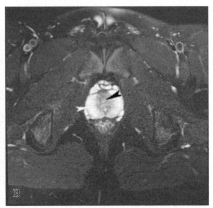

图7-1　正常前列腺MRI表现

A.T_1WI横轴位示前列腺呈均一低信号；B.T_2WI横轴位示前列腺移行带和中央带呈低信号（黑箭），周围带呈高信号（白箭）

（二）前列腺周围结构

神经血管束即前列腺周围的动、静脉和神经分支，位于前列腺后外侧，表现为前列腺周围细带状或蜿蜒状结构，T_1WI呈点状或细条状低信号，前列腺静脉丛T_2WI呈高信号。

（三）精囊

精囊位于前列腺后上方和膀胱底后方，由卷曲的细管构成，内充满液体。T_1WI呈均一低信号，T_2WI上精囊液呈高信号，其壁为低信号（图7-2）。

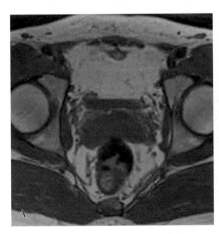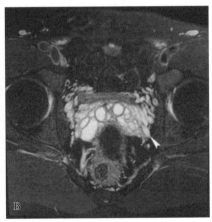

图7-2　正常精囊MRI表现

A.T_1WI横轴位示精囊呈均一低信号；B.T_2WI横轴位示精囊腺呈高信号，其壁呈低信号（白箭）

二、女性生殖系统的正常MRI表现

（一）子宫和阴道

子宫分为宫体及宫颈，平扫MRI，在T_1WI上，宫体、宫颈和阴道呈均匀低信号，周围是高信号的脂肪组织。

T_2WI上宫体分为三层，从内到外分别为高信号子宫内膜和分泌物，低信号子宫结合带，中等信号子宫肌外层（图7-3）；在T_2WI上宫颈分为四层，从内到外分别为高信号宫颈管内黏液，中等信号宫颈黏膜皱襞，低信号的宫颈纤维基质，中等信号的宫颈肌层；在T_2WI上阴道分为三层，从内到外分别为高信号的阴道上皮和内容物，低信号的黏膜层与肌层之间结构，中等信号的阴道肌层（表7-1）。

在增强扫描上，子宫内膜动脉期轻度强化，静脉期和延迟期表现为渐进性强化，至延迟期强化程度和肌层相仿。结合带和最外层的肌层也是渐进性强化，在增强扫描时，结合带和外肌层的分界不是很清晰，但是在动脉期有个非常重要的结构，可见内膜下有一层纤维、比较光滑完整的一层带状强化结构，称为内膜下强化带，内膜强化带的病理基础就是一层血管层，它是内膜和浅肌层的分界线，如果这层结构存在而且完整，说明病变仅局限于内膜没有侵犯肌层，所以这层结构对于内膜癌分期很重要。

表7-1　宫体、宫颈和阴道在T_2WI上的分层表现和信号强度及其病理基础

位置	信号强度	显示内容	病理基础
宫体	高信号	子宫内膜和腔内分泌物	单层柱状细胞和固有层、黏液构成
	低信号	子宫肌内层，又称结合带	由致密的黏膜下肌层与血管层共同构成
	中等信号	子宫肌外层	由内环行和外斜行的平滑肌构成
宫颈	高信号	宫颈管内黏液	黏液
	中等信号	宫颈黏膜皱襞	宫颈黏膜上皮和固有层构成
	低信号	宫颈纤维基质	结构与子宫结合带相似
	中等信号	宫颈肌层	平滑肌和富含弹性纤维的结缔组织构成
阴道	高信号	阴道黏膜和分泌物	阴道上皮和固有层及黏液
	低信号	黏膜层与肌层之间结构	结构与子宫结合带相似
	中等信号	阴道肌层	平滑肌束

（二）子宫的血供

子宫动脉从髂动脉前干发出，于宫颈分为上下两支，上支较粗大，即子宫动脉子宫支，沿子宫侧缘上行途中发出细小分支供血宫壁，下支细小，供血宫颈及阴道，简称为宫颈支，正常情况下，宫颈支、宫底支及子宫动脉子宫支的宫壁分支于子宫体部中线附近存在网状吻合。

（三）卵巢

MRI横轴位和冠状位上多可识别出正常卵巢：T$_1$WI呈卵圆形均匀低信号结构，不易与邻近含液肠曲鉴别；在T$_2$WI上，其周边卵泡呈高信号，内部的中央基质呈低信号（图7-3）。

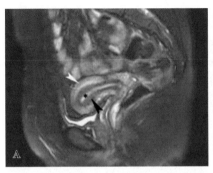 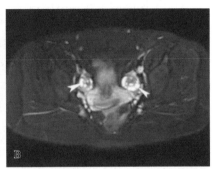

图7-3　正常子宫和卵巢MRI表现

A.T$_2$WI矢状位示宫体分三层信号，高信号子宫内膜层（星号），低信号结合带（黑箭），中等信号子宫肌层（白箭）；B.T$_2$WI横轴位示双侧卵巢呈不均匀高信号（白箭）

（四）卵巢的血供

卵巢存在两套供血系统，一套是卵巢动脉系统，卵巢动脉多数起自腹主动脉的前外侧壁，也可能异位起自于肾动脉、肠系膜动脉、副肾动脉，沿腰大肌前方下行至盆腔，经卵巢系膜进入卵巢门，主要供应同侧卵巢；另一套是子宫卵巢动脉，它于子宫角区自子宫动脉发出，主要供血同侧输卵管。

（五）输卵管

MRI检查，正常输卵管难以辨识。

三、正常胎盘的MRI表现

（一）胎盘解剖

妊娠早期胎盘呈新月形，成熟者呈圆盘状，直径为160～200mm，厚度为10～30mm，质量为450～650g。脐带附着于胎盘胎儿面的近中央或偏中央处，脐带中有血管，包括两根动脉、一根静脉从附着处向四周放射状分布直达胎盘边缘。正常胎盘多见于子宫前壁或后壁，并向侧壁延伸。大多数成熟胎盘呈圆盘状，部分胎盘形态存在正常变异，包括副胎盘、双叶胎盘、轮状胎盘、帆状胎盘、膜状胎盘、球拍样胎盘等。

（二）正常胎盘的MRI表现

胎盘由胎儿部分的羊膜、叶状绒毛膜和母体部分的底蜕膜构成。MRI能清晰显示胎盘的三层结构，MRI表现见图7-4。①绒毛膜板：胎儿面线状低信号影，随胎龄增长，出现血管硬化及绒毛膜板下纤维化，

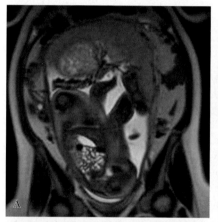
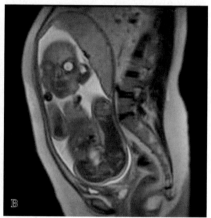
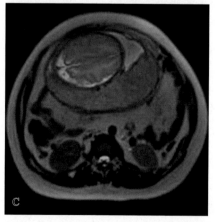

图7-4　正常胎盘MRI表现

A.矢状位；B.冠状位；C.横轴位

MRI表现为胎儿面绒毛膜板切迹加多、加深、呈锯齿状；②胎盘实质：随着胎盘的成熟，胎盘实质内胎盘小叶数量增加，组织成分发生变化，T_2WI信号表现为点状或斑片状高信号；③基底膜：随着孕周的增加，形成胎盘隔，MRI表现为自基底部向胎儿面的T_2WI低信号分隔（未达绒毛板），同时，相邻绒毛间隙融合、局灶性纤维化及钙化斑点的出现，在T_2WI上表现为高信号斑。此外，胎盘小叶增多，引起基底部的明显凹凸不平，使之与子宫肌层的分界更加清晰。子宫肌层在T_2WI上也分为三层，妊娠早、中期子宫结合带－浅肌层表现为低信号，子宫深肌层表现为高信号，子宫浆膜层表现为低信号。

四、正常胎儿头颅的MRI表现

（一）胎儿大脑的发育过程

生发基质形成于胚胎第7周左右，消失于第28周左右；分布于侧脑室和第三脑室周围，T_1WI呈高信号，T_2WI呈低信号。胚胎生发基质（germinal matrix）：是由一些仅含内皮细胞的毛细血管组成，血管相对较大且不规则，是脑的成神经细胞和成胶质细胞的发源地。原始神经细胞自生发基质沿神经胶质细胞纤维呈辐射状或切线状移行至脑的周围部分。

脑沟、脑回的发育，随胎龄的增加而增多，于胎龄20～24周脑皮质原始沟形成，2、3级脑沟于胎龄36周时形成；大脑侧裂在胎龄14周形成压迹，大脑侧裂在胎龄19周完全形成；是最早形成的脑沟。距状沟、顶枕沟和环状沟在胎龄16～18周形成压迹，胎龄20～22周完全形成；中央沟胎龄20周形成压迹，胎龄24～25周完全形成；颞上沟、顶叶内侧沟胎龄23～26周形成；额上沟、中央前后沟和颞中沟在胎龄26～28周形成。双侧侧脑室灶任何孕期其宽度都小于10.0mm。

（二）胎儿正常大脑的MRI表现

在磁共振上胎儿大脑在不同的妊娠期不同脑沟有规律地出现，双侧大脑半球磁共振信号对称，双侧侧脑室宽度＜10.0mm，小脑蚓部存在，小脑延髓池宽度＜10.0mm，双侧小脑半球对称、信号均匀，胼胝体结构存在（图7-5）。

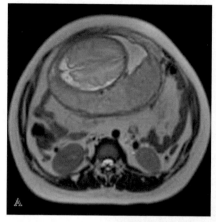
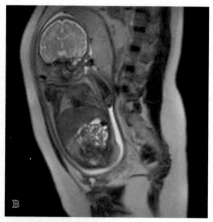
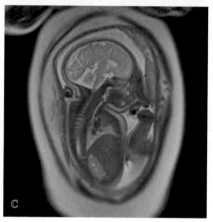

图7-5　正常胎儿头颅MR表现

A.横轴位；B.冠状位；C.矢状位

第三节　常见疾病的MRI诊断

一、膀胱癌

【病因病理和临床表现】　膀胱癌（bladder carcinoma）为膀胱最常见的恶性肿瘤，多发生于中老年人，男性发病率明显高于女性。组织学上主要为移行细胞癌，少数为鳞癌和腺癌，肿瘤好发于膀胱三角区及侧后壁，多呈乳头状向腔内生长。临床上主要表现为无痛性肉眼血尿，可伴有尿急、尿频、尿痛等膀胱刺激症状。

【诊断要点】

（1）肿瘤常位于膀胱三角区或侧壁，呈乳头状或菜花状，宽基底与膀胱壁相连，T_1WI呈等信号，T_2WI呈中等信号，信号高于膀胱壁，DWI呈明显高信号，增强扫描肿块明显强化（图7-6）。

（2）膀胱癌侵犯膀胱壁深肌层时，T_2WI上可出现低信号的肌层连续性中断，如有膀胱周围组织受累，则表现为相应区域的异常信号影。

（3）本病可出现淋巴结转移、骨转移等。转移淋巴结多呈球形，直径一般大于10mm，增强环形强化或不均匀强化；膀胱癌骨转移多为成骨转移，因此多表现为低信号。

【鉴别诊断】

（1）血块、阴性膀胱结石：血块与膀胱结石可随体位变化而发生位置改变，且增强扫描不出现强化。

（2）前列腺增生：可局部向上突入膀胱内，MRI冠状位、矢状位可见其与前列腺相连，且信号及强化方式与前列腺相同。

（3）膀胱良性肿瘤：膀胱良性肿瘤与早期膀胱癌影像学上较难鉴别，此时可借助膀胱镜活检来明确诊断。

【特别提示】 MRI对早期膀胱癌与膀胱乳头状瘤鉴别较为困难，需膀胱镜活检加以确诊。MRI的主要作用在于观察肿瘤的浸润程度、邻近器官的受累情况及盆腔淋巴结情况，以指导分期。

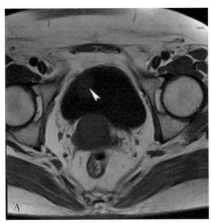
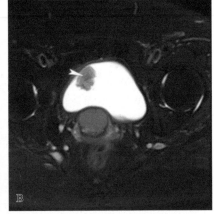

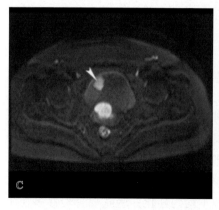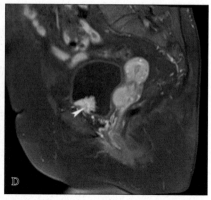

图7-6　膀胱癌

A.T$_1$WI横轴位示膀胱右前壁菜花状结节，呈等信号（白箭）；B.T$_2$WI横轴位示病灶呈相对低信号（白箭）；C.DWI示病灶呈明显高信号（白箭）；D.T$_1$WI增强矢状位示病灶明显强化（白箭）

二、前列腺疾病

（一）前列腺增生

【**病因病理和临床表现**】　前列腺增生（prostatic hyperplasia，BPH）为老年男性常见病变，60岁以上男性发病率高，主要发生于移行带，表现为腺体和基质组织不同程度增生，致移行带体积增大，并压迫邻近尿道和膀胱出口，进而出现不同程度的膀胱梗阻症状。临床表现为尿频、尿急、夜尿、尿失禁及排尿困难等。

【**诊断要点**】

（1）前列腺体积不同程度增大（图7-7），横轴位前列腺上缘高于耻骨联合超过20mm或前列腺横径超过50mm，则可判断前列腺增大。

（2）T$_1$WI增生腺体呈均匀低信号，T$_2$WI上移行带体积增大多呈混杂信号，腺体增生呈结节性高信号，基质增生则呈中等信号，外周带受压变薄，甚至近于消失，呈均匀高信号。

（3）DWI增生的前列腺组织信号不高，动态增强扫描增生中央腺体呈不均匀强化，外周带轻度强化。

（4）MRI波谱成像，增生的移行带由于腺体增生Cit峰升高，Cho峰和Cre峰变化不明显。

【鉴别诊断】 本病主要与前列腺癌相鉴别,详见前列腺癌部分。

【特别提示】

(1)前列腺增生部分突入膀胱内时,勿以为是膀胱肿瘤,可通过冠状位、矢状位观察及信号特点加以判断。

(2)前列腺癌常合并前列腺增生,且早期癌的临床表现与前列腺增生类似,MRI动态增强检查及DWI等技术手段可对前列腺增生结节进行评估,当怀疑增生结节恶变时,尚需行穿刺活检明确诊断。

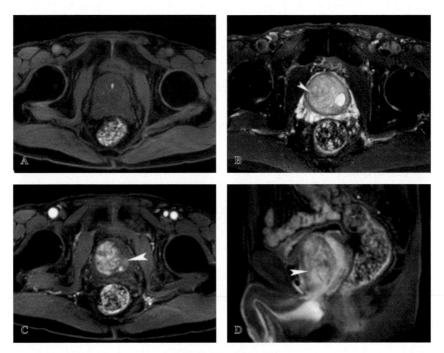

图7-7　前列腺增生

A.T$_1$WI横轴位示前列腺增大,均匀低信号,局部见结节状高信号灶;B.T$_2$WI横轴位示增大的前列腺呈混杂信号,内见多发结节状高信号灶(白箭);C、D.T$_1$WI增强横轴位、矢状位示前列腺不均匀强化(白箭)

(二)前列腺癌

【病因病理和临床表现】 前列腺癌(prostate carcinoma)多发生

于老年男性，其发病率在我国有逐渐增高的趋势，病理上前列腺癌绝大多数为腺癌。前列腺癌多合并前列腺增生，其早期临床表现与前列腺增生类似，晚期可出现会阴部及膀胱疼痛、骨性疼痛等。实验室检查PSA升高，游离PSA/总PSA比值降低对诊断前列腺癌具有重要参考价值。

【诊断要点】

（1）T_1WI上前列腺癌与前列腺组织均为低信号，T_2WI对于外周带的前列腺癌检出敏感度较高，表现为均匀高信号的外周带内出现局灶性低信号灶（图7-8）。

（2）部分前列腺癌发生于中央腺体，与前列腺增生结节在常规序列上难以区分。此时若DWI序列结节明显高信号，增强早期结节即明显强化，则高度怀疑为前列腺癌。

（3）MRS检查，前列腺结节Cit峰明显下降，（Cho＋Cre）/Cit的比值显著增高，均提示前列腺癌。

（4）MRI还可显示前列腺癌侵犯精囊腺、膀胱等邻近结构，以及盆腔淋巴结转移、骨盆转移的情况。

【鉴别诊断】

（1）前列腺增生：DWI、MRS等功能成像技术及动态增强扫描序列的运用，结合实验学检查可对前列腺癌与前列腺增生做出鉴别。

（2）前列腺炎：多为青年男性，多与不良生活习惯有关，无明显前列腺增生病史，MRI病灶多边界不清。

【特别提示】 外周带的前列腺癌在T_2WI上表现为低信号，但特异度不高，炎症、局限性梗死、活检后出血均可呈类似征象。

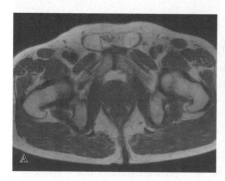
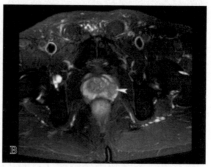

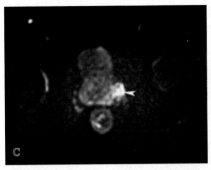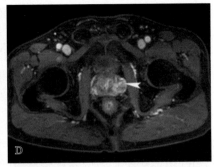

图7-8　前列腺癌

A.T$_1$WI横轴位示前列腺外周带左侧结节灶，部分突出前列腺轮廓外，呈等信号；B.T$_2$WI横轴位示高信号的外周带内见结节状低信号灶（白箭）；C.DWI示病灶呈明显高信号（白箭）；D.T$_1$WI增强横轴位示结节明显强化（白箭）

三、子宫疾病

（一）子宫肌瘤

【病因病理和临床表现】　子宫肌瘤是女性生殖系统中最常见的良性肿瘤，好发于30～50岁，高危因素为年龄＞40岁、初潮年龄小、未生育、晚育、肥胖、多囊卵巢综合征、激素补充治疗、黑色人种及子宫肌瘤家族史等。病理上子宫肌瘤由旋涡状排列的平滑肌细胞和纤维结缔组织构成。较大肿瘤由于血供障碍可出现变性、坏死、出血、囊性变或钙化。常见症状主要为月经过多、月经周期变长、不孕、习惯性流产等。子宫肌瘤根据生长部位可分为三型，分别为浆膜下、肌壁间和黏膜下型。MRI是发现和诊断子宫肌瘤的最敏感方法，能发现小至3mm的子宫肌瘤。

【诊断要点】

（1）在T$_1$WI上，子宫肌瘤的信号强度与正常肌层相似，在T$_2$WI表现为低信号，明显低于子宫肌层，边界清晰（图7-9）。

（2）子宫肌瘤伴不同类型变性时，信号各有不同，在T$_1$WI和T$_2$WI上，瘤内可有等、高或混杂信号。坏死、液化或玻璃样变性时，表现为T$_2$WI高信号；伴钙化时，T$_1$WI、T$_2$WI均为低信号。

（3）增强扫描后未变性子宫肌瘤强化程度低于子宫肌层，变性肌瘤呈不均匀强化。

【鉴别诊断】　本病需与子宫腺肌症相鉴别，详见子宫腺肌症。

【特别提示】　子宫肌瘤的MRI表现典型，较容易诊断。MRI具有软组织分辨率高、空间三维成像等优点，能清晰显示肌瘤的数量、大小、位置及与宫腔的关系，特别是对于多发性及较小的子宫肌瘤。

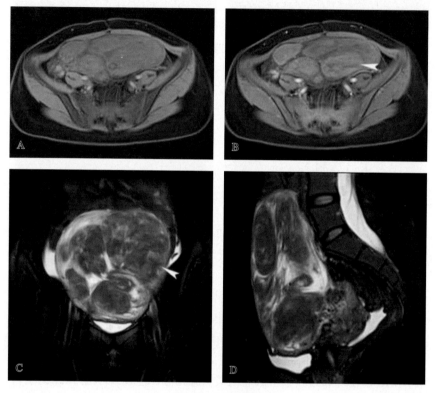

图7-9　子宫肌瘤

A.T₁WI横轴位示子宫体积增大，内见多发类圆形等、高信号灶；B.T₁WI增强横轴位示病灶不均匀强化，低于子宫肌层信号（白箭）；C、D.T₂WI冠状位、矢状位示病灶呈混杂高低信号，提示肌瘤变性（白箭）

（二）子宫腺肌症

【病因病理和临床表现】　子宫腺肌症（uterineadenomyosis）为非肿

瘤性病变，为育龄期妇女常见疾病，是子宫内膜异位到子宫肌层内所致。子宫腺肌症表现不一，可无明显症状或仅表现为痛经，严重者可能会出现月经增多，经期延长，剧烈的痛经，伴随恶心呕吐，腹泻，进而继发贫血，水和电解质紊乱等，需要进行手术治疗。

【诊断要点】

（1）弥漫型子宫腺肌症表现为子宫联合带均匀或不均匀增厚，子宫肌层结合部厚度大于12mm，是诊断子宫腺肌症的重要参数（图7-10）。

（2）局灶型呈肿块样改变，因此有人称之为子宫腺肌瘤（adenomyoma）。局限型子宫腺肌症表现为子宫肌层内的类圆形或不规则形的低信号肿块，类似于联合带信号，在T_2WI上其内可见斑点状的高信号影，为异位的腺体囊状扩张或出血所致（图7-10）。

【鉴别诊断】 局灶型子宫腺肌症需与子宫肌瘤相鉴别。

（1）子宫肌瘤多呈圆形，T_2WI上呈低信号，明显低于联合带，边界清，有"包膜"；子宫腺肌症则形态多不规则，T_2WI上病变大部分信号类似于联合带，其内常见斑点状高信号影，边界欠清。

（2）子宫肌瘤的周围可见较大的供血动脉参与肿瘤供血，呈"包绕"样改变，而子宫腺肌症的供血动脉较为细小，伸入瘤体内，无"包绕"样改变。

【特别提示】 因子宫肌瘤与子宫腺肌症的治疗方式差别较大，两者在术前明确诊断非常重要，MRI可以提供子宫肌瘤与子宫腺肌症的鉴别诊断信息。

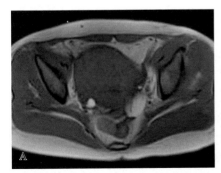
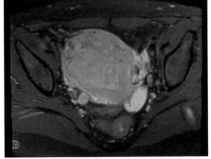

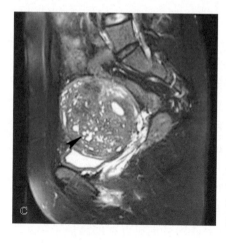

图7-10 子宫腺肌症

A.T₁WI横轴位示子宫肌层多发小囊状低信号影；B.T₁WI增强横轴位示子宫肌层不均匀强化；C.T₂WI矢状位示子宫肌层多发结节状高信号，形如"石榴籽"（黑箭），宫腔少量积液

（三）宫颈癌

【病因病理和临床表现】 宫颈癌（cervicalcarcinoma）为女性生殖系统最常见的恶性肿瘤，发病高峰为绝经前期，但近年来有患病年轻化趋势。病因尚不十分清楚。宫颈癌多为鳞癌，组织学上分为原位癌、早期浸润癌及浸润癌。临床表现多为接触性出血、不规则阴道出血、白带增多，晚期可出现邻近器官受侵的症状。

【诊断要点】

（1）宫颈增大，黏膜不对称增厚，甚至形成不规则肿块，向腔内突出，在T₂WI呈中等信号肿块，DWI呈高信号，增强扫描后强化程度低于子宫肌层（图7-11）。

（2）侵及宫颈基质时，表现为T₂WI上宫颈基质的低信号环连续性中断。

（3）当肿瘤侵犯阴道、宫旁组织、膀胱、直肠时，出现相应MRI信号的改变。

（4）MRI还可显示盆腔内的转移淋巴结情况。

【鉴别诊断】 子宫颈癌需与宫颈部息肉、宫颈部肌瘤及宫体癌相鉴别。

【特别提示】 MRI检查不能识别原位癌及早期浸润，诊断主要依靠阴道脱落细胞学检查。MRI检查的主要目的是提供肿瘤大小、侵犯范围、淋巴结及区域内转移情况，指导宫颈癌分期。目前MRI已成为子宫颈癌治疗前最佳影像学检查方法。

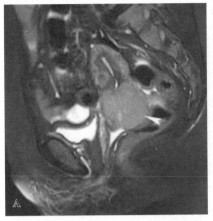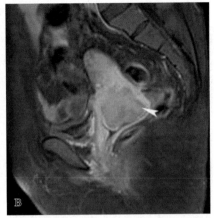

图7-11 宫颈癌

A.T$_2$WI矢状位示宫颈部稍高信号肿块（白箭），围绕宫颈管生长，累及宫体及阴道后穹隆；B.T$_1$WI增强矢状位示肿块强化程度低于子宫肌层（白箭）

（四）子宫内膜癌

【病因病理和临床表现】 子宫内膜癌（endometrialcarcinoma）为女性生殖系统常见的恶性肿瘤，发病率仅次于宫颈癌，好发于绝经期妇女。病理上大多数为腺癌，少部分为鳞癌及腺鳞癌。临床多表现为绝经后阴道不规则出血、流液。

【诊断要点】

（1）病变局限于子宫内膜时，T$_1$WI及T$_2$WI难以显示。侵及肌层时，T$_2$WI显示低信号的联合带中断，肿瘤T$_1$WI呈稍低信号，T$_2$WI呈稍高信号，病变合并出血时信号混杂。DWI呈高信号，ADC图上呈低信号。增强扫描内膜癌轻中度强化，其信号低于明显强化的正常内膜和肌层，呈相对低信号（图7-12）。

（2）病变累及宫颈时可见宫颈管扩张，可显示宫颈纤维基质带低信号中断。

（3）病变可累及卵巢、腹膜等宫旁组织。盆腔淋巴结直径大于10mm时，考虑淋巴结转移。

【鉴别诊断】 本病需与子宫颈癌、子宫肉瘤等相鉴别。

【特别提示】 子宫内膜癌的诊断主要依靠刮宫和细胞学检查。MRI

对本病的价值在于明确肿瘤累及范围、指导分期及疗效评估等。

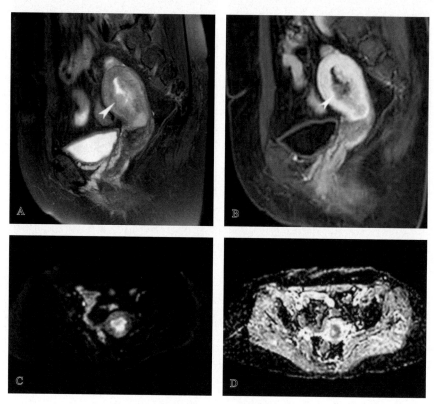

图7-12　子宫内膜癌

　　A.T$_2$WI矢状位示子宫内膜不规则增厚，见稍高信号肿块突入子宫腔内，相应联合带低信号中断；B.T$_1$WI增强矢状位示肿块强化程度低于正常的子宫肌层，呈相对低信号；C、D.DWI呈明显高信号，ADC图上呈低信号

四、卵巢囊肿和卵巢肿瘤

（一）卵巢囊肿

　　【病因病理和临床表现】　卵巢囊肿（ovariancyst）的发病高峰年龄是40岁左右，临床上主要表现为绝经后阴道出血、子宫内膜增生、阴道不规则出血等。卵巢囊肿包括卵泡囊肿、黄体囊肿、黄素囊肿和多囊卵巢等多种类型。

【诊断要点】

（1）多数囊肿为单侧，部分为双侧。囊肿大小不等，多发单房、壁薄、无分隔。多囊卵巢多为两侧，呈多发小囊改变。

（2）大部分卵巢囊肿T_1WI呈低信号，T_2WI呈高信号，增强扫描无强化（图7-13），部分囊肿因出血或蛋白沉积，T_1WI、T_2WI可表现为不同的信号改变。

（3）多囊性卵巢表现为T_2WI上双侧卵巢增大，被膜下见多发的类圆形高信号小囊。

【鉴别诊断】

（1）卵巢浆液性和黏液性囊腺瘤：表现为盆腔内较大的分房囊性肿块，壁和内隔薄而均一。浆液性囊腺瘤可有小的乳头状壁结节，黏液性囊腺瘤壁较厚，各囊内信号不一。

（2）囊性畸胎瘤：囊内可含皮质样物质、脂肪、毛发，并可有浆液、牙齿或骨组织。

【特别提示】　极少数囊肿含分隔，与卵巢囊腺瘤不易鉴别。

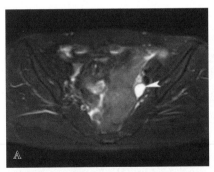
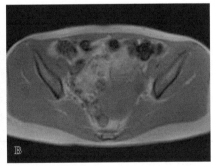
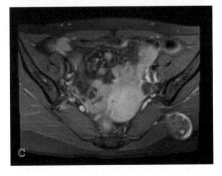

图7-13　卵巢囊肿

A.T_2WI横轴位示左侧卵巢区囊状高信号灶，边界清（白箭）；B.T_1WI横轴位示病灶呈低信号；C.T_1WI增强横轴位示病灶未见强化征象

（二）卵巢囊腺瘤

【病因病理和临床表现】 卵巢囊腺瘤分浆液性囊腺瘤（serouscystad-enoma）和黏液性囊腺瘤（mucinouscystadenoma），好发于中年女性。浆液性囊腺瘤多以单侧发生，可以见于双侧，单房为主，肿瘤一般体积较大，肿瘤表面光滑且充满了淡黄色清凉液体。黏液性囊腺瘤以单侧较为常见，体积较大，表面同样光滑但切面以多房为主，内部充满了胶冻样黏液。肿瘤早期多无症状，肿块较大可有腹部坠胀感及邻近器官压迫症状。

【诊断要点】

（1）典型浆液性囊腺瘤多为单发囊性病变，囊壁及间隔薄而均匀，边缘光整，且信号均匀，T_1WI呈低信号，T_2WI呈高信号。

（2）黏液性囊腺瘤多呈多房，各房大小不一，囊内信号多不一致，因含蛋白而致肿瘤在T_1WI上信号强度不同程度增高，T_2WI呈高信号，增强扫描囊壁及分隔强化（图7-14）。

【鉴别诊断】 本病需与卵巢囊腺癌及卵巢囊肿相鉴别。

（1）卵巢囊腺癌：常见乳头状突起及壁结节，增强扫描囊壁及壁结节明显强化。

（2）卵巢囊肿：多为单房，壁薄，边界清，T_1WI呈低信号，T_2WI呈高信号，囊内纯液体信号，没有悬浮物或壁结节，增强扫描不强化。

【特别提示】 盆腔内较大分房囊性肿块，壁和分隔薄而均一，内含液体信号，需考虑浆液性囊腺瘤和黏液性囊腺瘤。有囊壁结节者应考虑交界性囊腺瘤或囊腺癌可能。

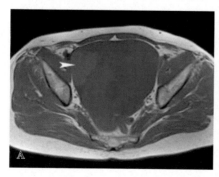
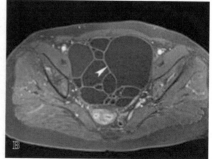

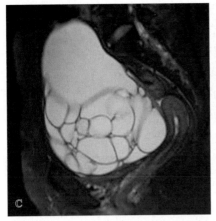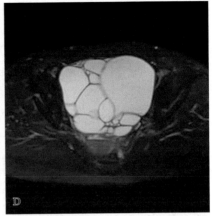

图7-14　多房性黏液性囊腺瘤

A.T₁WI横轴位示盆腔区混杂信号肿块，病灶局部T_1WI呈稍高信号（白箭）；B.T₁WI增强横轴位示肿块壁及分隔呈线样明显强化（白箭）；C、D.T₂WI矢状位、横轴位示肿块呈多房囊性高信号，其内见线状低信号分隔

（三）卵巢囊性畸胎瘤

【病因病理和临床表现】　卵巢囊性畸胎瘤（ovariancysticteratoma）又称皮样囊肿，为卵巢常见的良性肿瘤，约占所有卵巢肿瘤的20%，单侧为主，病理上由2～3个胚层的成熟组织构成，其中以外胚层为主。绝大多数患者较年轻，多见于20～30岁，多无临床症状，常在体检时偶然发现，肿块较大可引起邻近器官的压迫症状。病理示肿瘤表面光滑，囊壁较厚或厚薄不均，囊内含脂肪组织、毛发、软骨、牙齿等，不同成分可含量不一。

【诊断要点】

（1）畸胎瘤多表现为圆形或卵圆形肿块，边界清，边缘光整，囊壁厚薄不均。

（2）影像学表现取决于所含成分，脂肪成分为T_1WI呈高信号，T_2WI呈中低信号，在脂肪抑制序列中呈低信号，是诊断囊性畸胎瘤的主要依据（图7-15）。另可见由毛发、脱落上皮和皮脂形成的壁结节或囊内漂浮物，信号混杂，能体现出多胚层肿瘤的特点。

（3）少数畸胎瘤内可见"脂-液"分层征象，T_1WI表现为上方为高信号，下方为低信号，T_2WI则表现为不均匀高信号。

【鉴别诊断】 卵巢囊性畸胎瘤应与骶前畸胎瘤相鉴别，两者影像学表现相似，均为不均质病灶，含脂肪、牙齿、骨骼及液体成分，但后者位于骶前，常造成直肠、子宫等前移可鉴别。

【特别提示】 卵巢囊性畸胎瘤的特征性影像学表现：脂肪信号、骨骼信号或"脂-液"分层征象是诊断的主要依据。

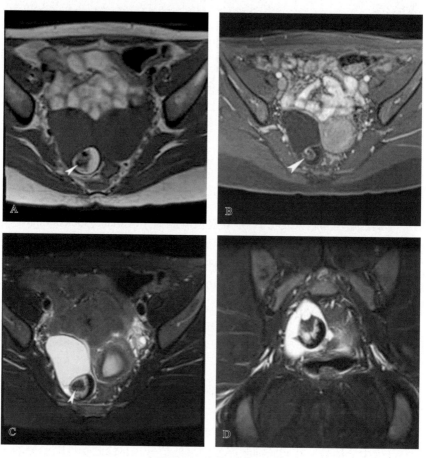

图7-15 卵巢畸胎瘤

A.T_1WI横轴位示盆腔内子宫旁混杂信号肿块（白箭）；B.T_1WI增强横轴位示灶内脂肪信号减低，未见强化征象（白箭）；C、D.T_2WI脂肪抑制序列轴位、冠状位示病灶内脂肪信号减低（白箭）

（四）卵巢癌

【病因病理和临床表现】 卵巢癌（ovariancarcinoma）是卵巢最常见的恶性肿瘤，以浆液性囊腺癌、黏液性囊腺癌多见。卵巢肿瘤早期多无临床症状，肿瘤较大可触及腹部包块，合并有压迫症状，可有血性腹水、消瘦、贫血、乏力等表现。实验室检查示CA125和CEA明显升高。

【诊断要点】

（1）浆液性囊腺癌和黏液性囊腺癌常呈囊实性肿块，可见不规则结节或肿块，囊壁或间隔厚薄不均，常大于3mm，肿瘤可见坏死或出血等。

（2）MRI平扫囊性部分T_1WI呈低信号，T_2WI呈高信号，结节或肿块在T_1WI呈稍低信号，T_2WI呈等信号或等高信号；增强扫描厚薄不均的囊壁、间隔及实性部分强化明显（图7-16）。

（3）常发生腹腔转移，表现为腹水、腹膜多发结节、肿块。

（4）淋巴结转移，直径多大于10mm，呈不均匀性强化。

【鉴别诊断】

（1）实质性卵巢癌主要是与性索间质肿瘤、无性细胞瘤相鉴别，双侧者应与转移瘤相鉴别。

（2）囊实性卵巢癌应与巧克力囊肿，畸胎瘤、黏液性囊腺瘤、黏液性囊腺癌相鉴别。

【特别提示】 MRI具有较高的软组织分辨率，在判断肿瘤浸润范围、邻近器官侵犯及淋巴结转移方面能提供更多的信息。

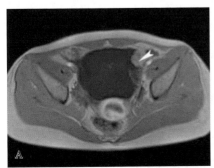
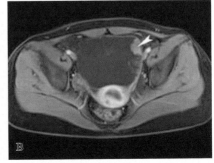

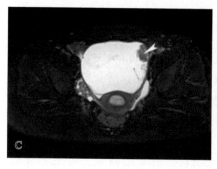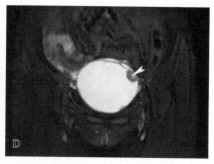

图7-16　卵巢乳头状黏液性囊腺癌

A.T₁WI横轴位示盆腔内子宫前方囊实性肿块，囊性区呈低信号，左侧壁见稍高信号结节突入腔内（白箭）；B.T₁WI增强横轴位示囊壁、壁结节明显强化（白箭）；C-D.T₂WI横轴位、冠状位示肿块内见低信号分隔及壁结节（白箭）

五、胎盘异常

（一）前置胎盘

【病因病理和临床表现】　前置胎盘（placenta previa，PP）是指妊娠28周后，胎盘附着于子宫下段，甚至胎盘下缘达到或覆盖宫颈内口，其位置低于胎先露或胎盘边缘距离宫颈管内口≤20mm。前置胎盘病因目前尚不明确，可能与剖宫产及多次分娩、子宫手术、多胎妊娠、吸烟、产妇年龄大等因素密切相关。

凶险型前置胎盘（pernicious placenta previa，PP）是指既往有剖宫产史，此次妊娠为前置胎盘且覆盖在子宫瘢痕处。

【诊断要点】　根据胎盘与宫颈内口的关系，分为4型（图7-17）。

（1）完全性前置胎盘：宫颈内口完全被胎盘组织覆盖。

（2）部分性前置胎盘：宫颈内口一部分被胎盘组织覆盖。

（3）边缘性前置胎盘：胎盘下缘到达宫颈内口边缘但不超越宫颈内口。

（4）低置胎盘：胎盘下缘距宫颈内口的距离＜20mm。

【特别提示】　在T₂WI矢状位找准宫颈内口的位置及胎盘的下缘至关重要。

（二）胎盘粘连、植入及穿透

【病因病理和临床表现】　胎盘植入（placental invasion，PI）指由于子

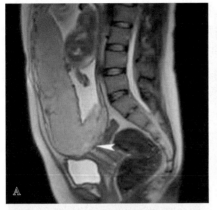
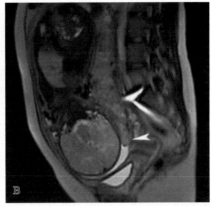
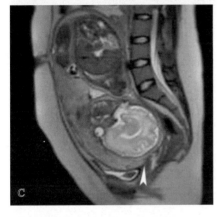

图7-17 前置胎盘分型

A.完全性前置胎盘，胎盘完全覆盖宫颈内口（白箭）；B.部分性前置胎盘，胎盘覆盖宫颈内口的一部分（白箭）；C.边缘性前置胎盘胎盘下缘达宫颈内口边缘，但不覆盖（白箭）

宫蜕膜层发育不良，致胎盘绒毛直接粘连、或不同程度侵入子宫肌层；严重者穿透浆膜侵入周围脏器，膀胱、直肠易受累。一般好发于子宫前下壁，也可见于后壁。剖宫产史及前置胎盘是胎盘植入的两个重要影响因素。根据胎盘组织植入子宫肌层的深度，胎盘植入分为3级：胎盘粘连（placenta accreta）指胎盘线毛黏附在肌层尚未侵入肌层；胎盘肌层植入（placenta increta）指胎盘绒毛不同程度侵入子宫肌层内；胎盘穿透（placenta percreta）指胎盘绒毛达到或穿透子宫浆膜层，甚至侵犯周围脏器，如膀胱壁、直肠壁等。

【诊断要点】

（1）最常见部位是子宫下段前壁，胎盘粘连或植入的MRI征象可以分为直接征象和间接征象。

（2）直接征象：①胎盘信号侵入肌层；②直接侵犯盆腔内组织器官。

（3）间接征象（图7-18）：①胎盘－子宫交界不清，子宫肌层变薄、模糊；②子宫体积不规则增大，可呈不规整的局限性外凸的形态；③胎盘内信号不均匀，T_2WI上胎盘内低信号带；④胎盘内出现异常纤曲扩张的流空血管；⑤子宫与周围器官分界欠清，与膀胱之间组织消失；⑥膀胱呈"帐篷"样改变。

【特别提示】　结合直接征象与间接征象，对胎盘粘连、植入及穿透具有较高的提示意义。

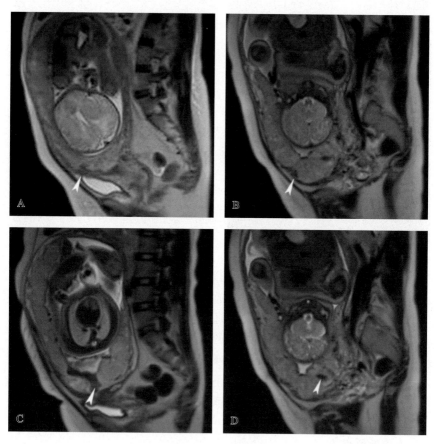

图7-18　胎盘植入

A.胎盘－子宫交界面不清晰（白箭）；B.子宫局限性膨隆（白箭）；C.胎盘内异常增多血管（白箭）；D.胎盘内T_2WI条状低信号影（白箭）

六、胎儿异常

（一）侧脑室扩张

【病因病理和临床表现】 胎儿脑室扩张（ventriculomegaly）是指原因不明的侧脑室增宽，产前影像学检查在胎儿头部横轴位或冠状位上，侧脑室内径≥10.0mm。胎儿MRI的优势在于除了测量胎儿脑室宽度之外，有助于发现是否合并中枢神经系统的其他畸形，可以提供比超声更多的额外信息。胎儿脑室扩张分为孤立性与非孤立性，孤立性不合并颅脑畸形或其他部位异常，非孤立性伴随多系统或多部位异常，更易合并胎儿染色体异常等遗传学异常，预后较孤立性差，更应引起警惕和关注；但是，部分产前表现为"孤立性"脑室扩张的病例最终发现还存在其他异常，尤其是脑室扩张超过15.0mm时。

【诊断要点】 判断胎儿侧脑室是否增宽，主要观测侧脑室三角区，包括定性诊断及定量诊断。

侧脑室三角区宽大度在15～40孕周维持稳定，不管是在横轴位还是在冠状位上，产前测量正常胎儿侧脑室宽度均小于10.0mm，平均（7.6±0.6）mm。

胎儿侧脑室宽度≥10mm，提示脑室扩张，10.0～15.0mm为轻度扩张；侧脑室宽度＞15.0mm（图7-19），邻近脑皮质厚度＞3.0mm为中度扩张；侧脑室宽度＞15.0mm，邻近脑皮质厚度＜2.0mm为重度脑室扩张。

【特别提示】 侧脑室扩张为孤立性侧脑室扩张时注意超声随访，为非孤立性侧脑室扩张时孕妇应该进一步进行基因及染色体检查。

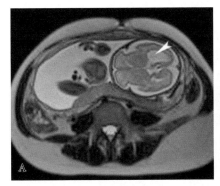
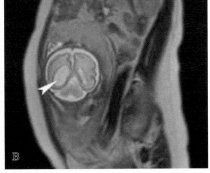

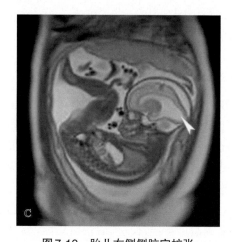

图7-19 胎儿右侧侧脑室扩张

胎儿头颅T_2WI横轴位（A）、冠状位（B）、矢状位（C）示右侧侧脑室扩张（白箭）

（二）丹迪－沃克综合征

【病因病理和临床表现】 丹迪－沃克综合征，又称丹迪－沃克畸形（Dandy-Walk malformation，DW），是由于后脑（菱脑）发育受阻所致、第四脑室顶部的前膜部区与脉络丛之间不能正常沟通，导致发育中的小脑蚓部与脉络丛之间的前下膜部结构永存，脑脊液搏动导致前膜部区呈球状囊性结突出，使发育不良的下蚓部移位并逆时针旋转，后膜部根据第四脑室正中孔闭合与开放程度有不同变化，本病可能存在基因异常。

【诊断要点】

（1）丹迪－沃克畸形在胎儿头颅正中矢状位表现为颅后窝囊性扩大，与扩大的第四脑室沟通（图7-20）。

（2）小脑蚓部发育不全向前上旋转，小脑幕和窦汇上移。

（3）横轴位上小脑半球被囊性扩大颅后窝推挤前移。

【特别提示】 本病诊断要点：第四脑室囊性扩大，与扩大的颅后窝相通；小脑蚓部发育不全，向前上移位及旋转；颅后窝扩大，横窦、天幕及窦汇上移。

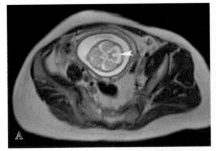
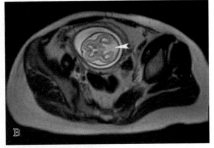
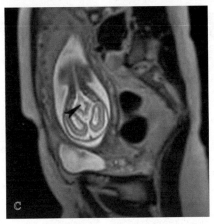

图7-20　丹迪-沃克畸形

A.T$_2$WI胎儿头颅横轴位示小脑蚓部缺如，第四脑室与颅后窝相通（白箭）；B.T$_2$WI胎儿头颅横轴位示颅后窝扩大（白箭）；C.T$_2$WI胎儿头颅冠状位示小脑蚓部缺如（黑箭）

（三）胼胝体发育不全

【病因病理和临床表现】　胼胝体位于大脑半球纵裂的底部，是连接两侧大脑半球的神经纤维束。妊娠12周时胼胝体纤维跨过中线，首先形成膝部，随后形成体部和压部，最后形成嘴部，整个过程到妊娠18～20周完成。胼胝体发育不全（agenesis of corpus callosum，ACC）的产前诊断应在妊娠20周后进行。

【诊断要点】　胎儿脑部MRI正中矢状位T$_2$WI显示"C"形低信号胼胝体消失，扣带回及扣带沟消失，大脑内侧面脑沟脑回呈放射状排列。

横轴位及冠状位MRI表现为透明隔缺如，侧脑室体部平行、分离，三角区和后角不同程度扩张，第三脑室上移伸入分裂的半球间裂，冠状位侧脑室呈"八"字形（图7-21）。

可伴发其他神经系统发育畸形，如小脑蚓部发育不良、半球间裂囊肿或半球间裂脂肪瘤等。

【特别提示】 本病直接征象为胎儿MRI正中矢状位、冠状位及横轴位显示胎儿胼胝体缺如；间接征象包括侧脑室体部平行分离、枕角扩大，第三脑室扩大上移，透明隔缺如，扣带回消失，大脑内侧面脑沟回放射状排列。

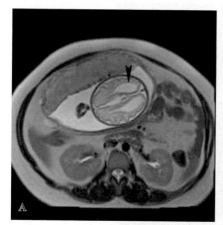 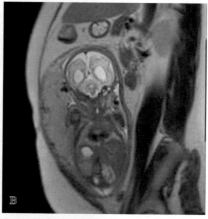

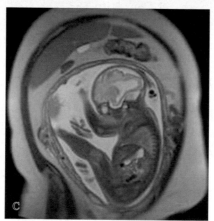

图7-21 胼胝体发育不良

A.T$_2$WI胎儿头颅轴位示胼胝体缺如、侧脑室平行分离（黑箭）；B.T$_2$WI胎儿头颅冠状位示胼胝体缺如，侧脑室呈"八"字形；C.T$_2$WI示胎儿头颅矢状位"C"形胼胝体缺如

（四）小脑发育不全

【病因病理和临床表现】 小脑发育不全（cerebellar hypoplasia），广义上可分为四大类：不对称小脑发育不全、蚓部发育异常、全小脑发育不全和脑桥小脑发育不全。正常发育的小脑，妊娠24周前小脑横径约等于孕周；妊娠20～38周，增长速度为每周1.0～2.0mm；妊娠38周后的增长速度约为0.7mm/周。多种病因可能导致小脑体积变小，如妊娠期感染、致畸因素、染色体异常、代谢异常或遗传综合征等，不同病因可导致不同的病理生理改变，可以为整个小脑和蚓部、蚓部合并单侧或双侧小脑半球等多种受累形式存在。

【诊断要点】

（1）不对称小脑发育不全表现为小脑的不对称改变，一侧小脑体积小、脑沟脑裂异常，可同时伴有幕上脑实质的异常。

（2）蚓部发育异常，可引起不同程度的蚓部结构形态异常，由于病因不同而表现各异，如丹迪－沃克畸形合并颅后窝扩大。

（3）全小脑发育不全表现为全小脑体积小、形态异常及信号异常（图7-22），如为感染或基因改变所致，可同时伴有其他脑实质损伤或结构异常，如软化灶、白质异常、神经元移行障碍或多器官系统的改变。

【特别提示】 小脑体积的对称或不对称减小；小脑形态失常，局部脑叶不规则或缺失；小脑脑沟、脑裂的增宽、加深；如伴有信号异常可疑为钙化、出血等。

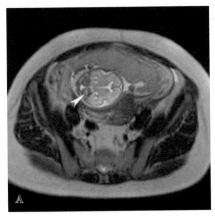
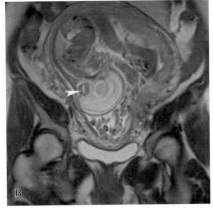

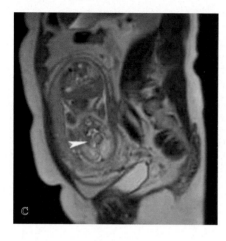

图7-22　小脑发育不全

T_2WI胎儿头颅横轴位（A）、矢状位（B）、冠状位（C）示小脑缩小、出血，出血灶表现为环状低信号影（白箭）

第四节　常见疾病的MRI鉴别诊断

1.前列腺病变的鉴别诊断见表7-2。

表7-2　前列腺病变的鉴别诊断

项目	前列腺癌	前列腺增生
临床表现	60岁以上多见，PSA升高，少有尿频、尿急、排尿困难	50岁以上多见，PSA正常，尿频、尿急、排尿困难
好发部位	外周带为主	以中央带为主
病灶	常多发，较大时呈分叶状，前列腺不对称增大，周围可有侵犯	前列腺中央带增大，周围带受压变薄，包膜完整
MRI	T_1WI呈等信号，T_2WI呈低信号，SWI高信号，ADC值减低	T_1WI呈低信号，前列腺体积增大、轮廓光整，信号均匀；T_2WI、DWI信号不均，ADC值增高
MRS	Cit明显降低，Cho＋Cre升高	Git升高（腺体增生）或降低（间质增生），Cho＋Cre减低
增强	早期明显强化，迅速廓清，快进快出	逐渐强化，延迟强化
转移	成骨性转移多见	无
体积	无特异性改变	多有增大

2.子宫病变的鉴别诊断见表7-3。

表7-3 子宫病变的鉴别诊断

项目	子宫肌瘤	子宫腺肌症	子宫内膜癌	宫颈癌
好发年龄	绝经前妇女	育龄期常见	绝经期妇女	绝经前期
病变形态	圆形、类圆形肿块	弥漫型表现为子宫联合带增厚；局灶型成肿块样改变（子宫腺肌瘤）	结节、类圆形、不规则肿块伴浸润	结节状、类圆形、不规则肿块伴浸润
MRI信号特点	较小时T_1WI信号与正常肌层相似，T_2WI呈低信号；肿块较大时可变性，伴出血、坏死、囊变、钙化	T_2WI信号类似于联合带，内见斑点状高信号模糊影；供血动脉较为细小，伸入瘤体内，无"包绕"样改变	T_1WI与肌层信号相似或呈稍低信号，T_2WI呈不均匀的高信号	宫颈增大，黏膜不对称增厚，部分呈结节状突起，在T_2WI呈不均匀高信号
临床特点	月经改变，不孕、疼痛、邻近器官压迫症状	可无症状，严重可有月经多，经期延长，痛经	绝经后不规则阴道出血	接触性出血，不规则阴道出血，白带增多
强化方式	典型强化程度低于正常子宫肌层；变性肌瘤不均匀强化	持续强化	轻中度强化，其信号低于明显强化的正常内膜和肌层呈相对低信号	明显不均匀强化

第五节 盆腔磁共振成像新技术

近年来，许多技术开始用于男女性盆腔、胎儿及胎盘的临床研究，主要包括灌注加权成像、弥散峰度成像、体素内不相干运动弥散加权成像、MRI B-TFE及StarVIBE快速扫描技术。在盆腔的应用研究主要包括：①前列腺良恶性病变的鉴别；②子宫及卵巢良、恶性病变的鉴别，宫颈癌、子宫内膜癌不同病理类型的分型研究，子宫及卵巢肿瘤治疗疗效评估；③减少胎儿磁共振扫描伪影；④研究胎盘功能、血供，以及与胎盘植入的相关性。

一、灌注加权成像

PWI主要反映组织的微血管灌注分布及血流灌注情况。该项技术主要反映组织中血流动力学信息，根据成像原理，PWI技术主要分为对比剂首过法和动脉自旋标记法，前者需要注射外源性对比剂，在临床上应用较为广泛，后者以动脉血中的质子作为内源性对比剂，无须注射外源性对比剂。动脉自旋标记技术无须引入外源性对比剂，是一种利用血液作为内源性示踪剂的磁共振PWI方法。采用超快速扫描，观察器官或组织的血流灌注情况，观察更早期的缺血病变或显示器官的血流通过状况、局部血流量的变化。它是将流动的血液作为一种内源性的磁性示踪剂，利用MR信号对质子的自旋运动的自然敏感性，把流动的血液作为标记物进行灌注成像，是一种安全无创的方法。PWI在盆腔疾病的应用有前列腺癌的诊断及鉴别诊断，显示胎盘内血液灌注状况。

二、弥散峰度成像

Jensen等于2005年提出了一种描绘组织中水分子扩散运动偏离高斯分布新兴扩散成像技术，即DKI。DKI可获得多个参数值，其中包括MD值、MK值。MD值大小主要与细胞密集程度相关，细胞密度越大，细胞间隙越小，水分子扩散受限显著，MD值越小。MK值是大小取决于组织的复杂程度，结构越复杂，水分子扩散运动偏离正态分布越显著，MK值越高。DKI序列是弥散加权成像及扩散张量成像的延伸，是基于非高斯分布模型且及能够提供多个量化水分子的参数，能够更加精确地反映肿瘤组织内部微结构的变化情况。

DKI模型主要临床应用于宫颈癌、子宫内膜癌不同病理类型的鉴别。

三、体素内不相干运动弥散加权成像

IVIM模型是由LeBihan等提出，其基于双e指数模型，可以同时获得灌注和扩散信息，此技术不需要对比剂。IVIM模型中，主要量化三个参数：D*，又称快弥散系数（ADC fast），这个值反映的是灌注信息，又称灌注系数，主要代表灌注对弥散图像信号衰减的贡献；D，又称慢弥散系数（ADC slow），这个值反映的是真实的弥散信息，又称实际弥散系数，主要代表真实弥散对弥散图像信号衰减的贡献；f（perfusion fraction），灌注分数（%），反映了血流量。

IVIM目前在科研应用于全身各个部位。在盆腔主要应用于卵巢肿瘤和子宫肿瘤的诊断、鉴别诊断、术前分级、术后评估，除此之外还用于胎盘植入方面的研究。

四、MRI B-TFE及StarVIBE快速扫描技术

MRI B-TFE快速扫描序列在一次90°射频脉冲后即可完成k空间的填充，一般在几秒内即出现图像，即使孕妇不憋气也无明显运动伪影，图像清晰。

StarVIBE实现孕妇自由呼吸胎儿成像，它颠覆传统的笛卡尔采样，在k空间采用放射状中心重叠的采样方式，可获得层厚<1mm的各向同性3D成像，进而结合脂肪抑制技术，实现了自由呼吸下有效去除运动伪影（包括呼吸运动伪影、血管搏动伪影及非自主颤动），能够获得高分辨、高信噪比、低运动伪影的T_1加权图像，在冻结胎儿运动具有明显优势。

参 考 文 献

白人驹、徐克，等. 2015. 医学影像学［M］. 9版. 北京：人民卫生出版社.

白人驹，张雪林，2010. 医学影像诊断学［M］. 3版. 北京：人民卫生出版社.

胡春洪，汪文胜，方向明，2013. 医学影像诊断快学速记系列MRI诊断手册［M］. 2版. 北京：人民军医出版社.

孙国强，2011. 实用儿科放射诊断学［M］. 2版. 北京：人民军医出版社.

中华医学会放射学分会儿科学组，中华医学会儿科学分会放射学组，2020. 胎儿MRI中国专家共识［J］. 中华放射学杂志，54（12）：1153-1161.

邹煜，楼芬兰，2019. 胎儿MRI产前诊断［M］. 北京：人民卫生出版社.

第8章

脊柱脊髓

第一节 常用扫描序列及应用

一、脊柱常规扫描序列及应用

（一）检查前准备

1.核对受检者身份信息，确认检查部位。

2.评估适应证、禁忌证及风险等。

3.去除所有铁磁性物品。

4.嘱患者保持身体不运动。

（二）扫描序列及参数

1.矢状位 T_2WI：采用 TSE 序列，建议层厚/层间距 3mm/0.3mm。

2.矢状位 T_1WI：采用 TSE 序列，建议层厚/层间距 3mm/0.3mm。

3.矢状位 T_2WI 加脂肪抑制：适用于外伤、炎性病变、占位性病变等。腰椎建议采用 SPAIR 脂肪抑制技术，可以获得良好的图像。而颈椎和胸椎建议采用 DIXON 技术或 STIR 序列进行脂肪抑制，可达到比较好的脂肪抑制效果，层厚/层间距 3mm/0.6mm。

4.横轴位 T_2WI：适用于椎间盘扫描，一般使用多个层组，定位平行于椎间盘，建议层厚/层间距 3mm/0.6mm。

5. T_1 增强序列：首选 TSE 序列，使用 FS 或 DIXON 技术行脂肪抑制，注射对比剂后分别行冠状位、矢状位、横轴位扫描，建议层厚/层间距 3 ～ 5mm/0.61mm。

6.部分病例可加扫 COR T_2 FSE 或 3D 双激发序列。

（三）注意事项

1. 线圈单元不宜选择过多。

2. 如发现 T_1WI 高信号（如怀疑出血等），需加扫 T_1WI FS 序列。

3. 如椎管内占位、脊髓空洞、侧弯、寰枢椎脱位、观察脊神经及臂神经丛等病变需扫描冠状位。

4. 如需重点观察脊髓灰质可使用横轴位 GRE 序列，如 MEGRE。

5. 脊柱侧弯患者定位难度较大，应根据弯曲曲度分别做多次定位扫描，并加扫冠状位。有条件设备可以使用 3D 容积扫描并进行多平面重组。

二、脊髓常规扫描序列及应用

（一）检查前准备

1. 核对受检者身份信息，确认检查部位。

2. 评估适应证、禁忌证及风险等。

3. 去除所有铁磁性物品。

4. 嘱患者保持身体不运动。

（二）扫描序列及参数

1. 矢状位 T_2 FLAIR　层厚/层间距 2mm/0.2mm。建议使用高分辨 3D T_2 FLAIR 序列进行扫描。

2. 矢状位 T_1WI　采用 TSE 序列，层厚/层间距 2mm/0.2mm。

3. 矢状位 T_2WI 加脂肪抑制　腰髓建议采用 SPAIR 脂肪抑制技术，可以获得良好的图像。而颈髓和胸髓建议采用 DIXON 技术或 STIR 序列进行脂肪抑制，可达到比较好的脂肪抑制效果，层厚/层间距 2mm/0.2mm。

4. 横轴位 T_2WI　针对脊髓病变部位扫描，一般不扫描椎间盘，建议层厚/层间距 2mm/0.2mm。

5. 矢状位 3D T_2 SPACE　高分辨扫描，建议体素 0.9mm×0.9mm×0.9mm。

6. T_1 增强序列　首选 TSE 序列，使用 FS 或 DIXON 技术行脂肪抑制，注射对比剂后分别行冠状位、矢状位、横轴位扫描，建议层厚/层间距2mm/0.2mm。

第二节　正常MRI表现

正常MRI信号特征

1.椎体　椎体信号高低取决于骨髓的类型和比例。红骨髓丰富的年轻人，椎体内骨髓在T_1WI显示与肌肉几乎同程度的低信号。随着年龄增长，黄骨髓增多，椎体信号开始不均匀，T_2WI信号升高。椎体终板均呈低信号。附件一般亦呈低信号，松质丰富部位T_2WI可呈稍高信号。椎小关节间隙内的液体T_2WI呈高信号，退变时此高信号消失。在矢状面上可见椎体后缘的中间部位有短的条状凹陷，T_2WI呈高信号，为正常椎-基底静脉。

2.椎间盘　椎间盘在T_1WI呈低信号，无法区分髓核与纤维环。在T_2WI除外侧纤维环呈低信号外，其余部分均呈高信号。随年龄增长，T_2WI椎间盘信号有所降低。30岁以后T_2WI椎间盘中央有一水平低信号影，为纤维组织造成，属正常表现。低信号的外侧纤维环与前纵韧带、后纵韧带不易区分。

3.韧带　主要是位于椎体前面和后面的前纵韧带和后纵韧带、椎管内背面两侧的黄韧带、棘突间的棘间韧带、棘突后方的棘上韧带等。这些韧带同椎体骨皮质、外侧纤维环及硬脊膜紧贴，在T_1WI、T_2WI均呈低信号。

4.脊髓和脊神经　脊髓位于脑脊液中，脊髓与神经根呈中等信号。脊髓上端与延髓相连，下端为脊髓圆锥，出生时圆锥位于第3腰椎水平，随年龄增长，逐渐上移，至成人的第1腰椎水平。脊髓圆锥以下，腰骶部神经根形成马尾。终丝是连接圆锥和硬膜囊最下端的线状结构，与马尾神经信号相等而难以区别。

5.蛛网膜下腔　蛛网膜下腔的脑脊液在T_1WI呈低信号，T_2WI呈高信号。脊髓圆锥以下蛛网膜下腔逐渐扩张并形成终池。蛛网膜与硬脊膜紧密相贴，不能区分。在下颈段及上胸段蛛网膜下腔内常见脑脊液搏动伪影，T_2WI呈不均匀低信号，有时导致脊髓信号不均，需加以注意。

6.硬膜外间隙 硬膜外间隙为骨性椎管与硬脊膜间的狭窄腔隙，其间主要含有硬膜外脂肪、静脉、营养动脉、脊神经及韧带。脂肪组织在T_1WI呈极高信号，易于与其他组织区别。

第三节 常见疾病的MRI诊断

一、先天畸形

（一）脊髓空洞症

【病因病理和临床表现】 脊髓空洞症（syringomyelia）是一种脊髓的慢性进行性变性疾病，病变以颈髓、胸髓为多见；累及延髓时，称为延髓空洞症（syringobulbia）。病理上为脑脊液通过室管膜的裂损聚积于中央管旁，周边无室管膜壁。本病好发于25～40岁，男性较女性略多见，可以分为先天性、退行性和肿瘤性。临床表现上，本病起病隐袭，缓慢进展，可有节段性分离性感觉障碍、肌无力、肌萎缩和肌束颤动；皮肤和关节营养障碍等表现。

【诊断要点】

（1）脊髓内与脑脊液信号一致囊状影，病灶边界清楚。

（2）增强扫描无强化，范围长短不一（图8-1）。

（3）有时可合并其他病变，如Chiari畸形、髓内肿瘤等。

【鉴别诊断】 本病诊断相对简单，有时需与脊髓肿瘤继发空洞相鉴别，增强扫描可见强化的肿瘤组织。

【特别提示】 MRI为首选检查方法，矢状位显示最为清晰，可显示空洞的位置、大小、范围及是否合并其他病变等。

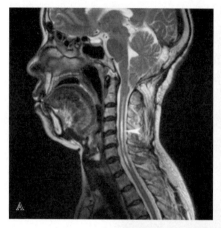
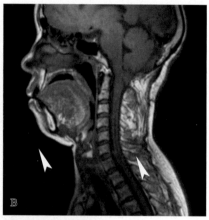

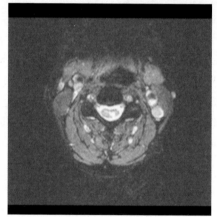

图8-1　脊髓空洞症

患者，男性，40岁，四肢麻木数年。A.T$_2$WI矢状位，脊髓内见条状高信号影（白箭）；B.T$_1$WI矢状位，脊髓内见条状低信号影；C.T$_2$WI横轴位，脊髓内见囊状高信号影

（二）脊髓拴系综合征

【病因病理和临床表现】　脊髓拴系综合征（tethered cord syndrome，TCS）为脊髓、脊椎等结构的先天发育异常性疾病。可发生于任何年龄段，婴幼儿比较多见。本病为脊髓圆锥位置下移并被栓系在椎管内，并伴发其他畸形（如足畸形等），从而产生一系列神经功能障碍的综合征。临床主要表现为下肢感觉、运动功能障碍、大小便失禁等神经损害的症

候群。

【诊断要点】 MRI能清晰显示脊髓圆锥的位置和增粗的终丝，一般认为，脊髓圆锥低于腰2椎体下缘和终丝直径＞2mm为异常（图8-2）。

【鉴别诊断】 根据临床表现及影像学改变，本病诊断一般不难。

【特别提示】 脊髓圆锥低于腰2椎体下缘、终丝直径＞2mm提示本病。

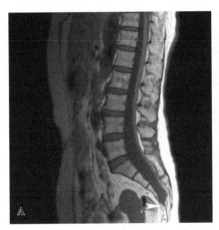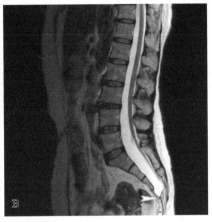

图8-2　脊髓拴系综合征

患者，女性，35岁，腰背部疼痛不适5年。A.T$_1$WI矢状位（白箭）；B.T$_2$WI矢状位，脊髓圆锥位置下移并被拴系在椎管内，低于腰2椎体下缘（白箭）

（三）神经管闭合不全

【病因病理和临床表现】 神经管闭合不全是一种先天性发育畸形，为躯干、中线、骨骼、神经组织融合不全或不融合，临床表现为脊膜膨出或脊髓脊膜膨出等一系列合并畸形。有文献报道，脊髓脊膜膨出全球发病率为0.05%～0.10%，我国是高发区，发病率为0.1%～1.0%，这也是引起新生儿病残甚至病死的重要原因之一。

【诊断要点】 MRI表现除两侧椎板骨质不联合形成脊柱裂以外，主要包括椎管内结构通过椎板骨质缺损处向外膨出的改变，在此基础上有合并畸形及伴发的其他畸形，如脊膜膨出，脊髓脊膜膨出等。

【鉴别诊断】 根据临床表现及影像学改变，本病诊断一般不难。

【特别提示】

（1）临床上有骶部中线或附近软组织肿块、皮肤异常、大小便障碍、足畸形及下肢运动与感觉障碍等症状的患儿。

（2）MR矢状位能进行整体评价，观察疝囊的位置、病变的范围及内部的主要成分。

二、脊柱脊髓损伤

（一）脊柱损伤

按损伤机制可分为屈曲性创伤、过伸性创伤、轴向压缩性骨折和旋转性创伤四种类型。从生物力学角度脊柱分为前、中、后三柱，前柱包括前纵韧带及椎体、纤维化和椎间盘的前2/3；中柱包括椎体、纤维化和椎间盘的后1/3及后纵韧带；后柱包括椎体附件（椎弓根、椎板、横突、棘突等）。

1.单纯压缩性骨折

【病因病理和临床表现】　单纯压缩性骨折是胸椎和腰椎最常见的骨折类型，为过曲和轴向压力同时存在造成，一般无椎管狭窄及脊髓损伤。多见于老年骨质疏松者。外伤后局部疼痛是主要症状。

【诊断要点】

（1）椎体楔形变，椎管无狭窄，骨质疏松者可发生于任何部位而且多发。

（2）骨髓水肿，在T_1WI呈低信号，T_2WI呈高或低信号，T_2WI脂肪抑制序列显示最佳，呈明显高信号，病灶呈横带状或斑片状（图8-3）。

【鉴别诊断】　本病主要与肿瘤所致病理性骨折相鉴别，骨质破坏、软组织肿块、椎弓根受累及椎体后缘膨突是病理性骨折的特点。

【特别提示】　T_2WI抑脂序列显示骨髓水肿更为敏感，也有助于区分陈旧骨折和新鲜骨折。

2.爆裂性骨折

【病因病理和临床表现】　外力主要为轴向压力，前、中柱受累，也可同时累及三柱，常导致脊髓损伤。外伤后表现为疼痛及相应的脊髓、马尾受压症状。

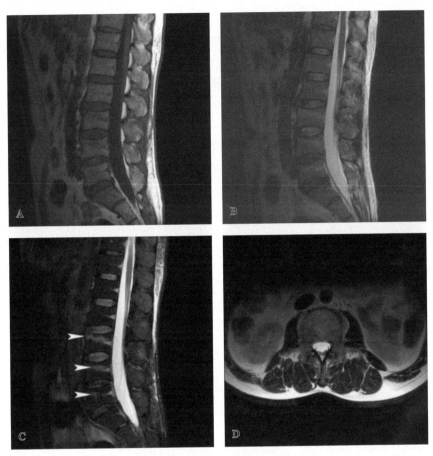

图8-3 L$_{3\sim5}$椎体压缩性骨折

患者，男性，54岁，摔伤致意识不清12小时。A～C.L$_{3\sim5}$椎体斑片状异常信号，T$_1$WI呈低信号，T$_2$WI呈高信号，T$_2$WI脂肪抑制序列呈高信号，提示椎体骨折（白箭）；D.T$_2$WI横轴位见椎体斑片状高信号

【诊断要点】

（1）椎体碎裂：椎体骨碎片突入椎管，致椎管狭窄和脊髓压迫或损伤；可伴有椎弓根、椎板骨折和关节脱位。

（2）骨髓水肿：T$_1$WI呈低信号，T$_2$WI呈不均匀高信号，T$_2$WI脂肪抑制序列呈明显高信号（图8-4）。

（3）椎旁软组织损伤、出血：表现为软组织肿胀，信号混杂不均匀。

【鉴别诊断】 椎体后缘有无骨块突入椎管是爆裂骨折与单纯压缩性骨折的主要鉴别点。少数病理性骨折也表现为爆裂性骨折，须注意区分。

【特别提示】 MRI对脊髓损伤及椎管内情况显示较佳，但显示骨折细节及微小骨折方面不及CT。

3.骨折伴脱位

【病因病理和临床表现】 外力复杂，常为复合型因素，累及三柱，

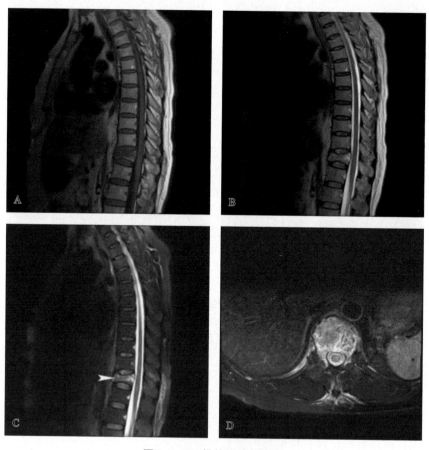

图8-4　T_{11}椎体爆裂性骨折

患者,61岁，女性，外伤致胸背部疼痛1天。A～C.T_{11}椎体压缩变扁，见斑片状异常信号，T_1WI呈低信号，T_2WI呈高信号，T_2WI脂肪抑制序列呈明显高信号，腰背部软组织见片状水肿损伤（白箭）；D.横轴位T_2WI椎体片状高信号，并见骨碎片突入椎管，相应椎管稍狭窄

尤其是后柱，属不稳定型骨折。椎小关节或椎弓的骨折是引起脱位的主要原因。临床常以外伤后截瘫就诊。

【诊断要点】

（1）双侧椎小关节或椎弓骨折：脊柱生理曲度失常，椎体移位滑脱，硬膜外脂肪变形，重者累及脊髓，使脊髓扭曲或中断（图8-5）。

（2）单侧椎小关节或椎弓骨折，常致脊柱旋转移位。

【鉴别诊断】 椎体滑脱可因峡部发育不良、崩裂引起，须注意鉴别。一般外伤所致滑脱均合并有椎体或附件的骨折。

【特别提示】 对于脊柱旋转移位，正中矢状位不易观察，需仔细观察旁矢状位，并结合横轴位观察，否则容易漏诊。

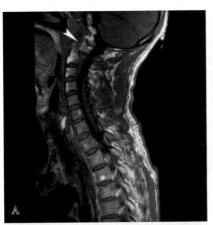
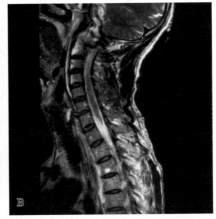
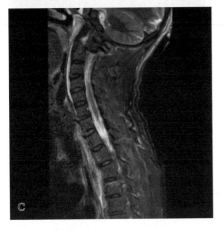

图8-5 枢椎齿状突骨折、脱位

患者，65岁，车祸致多处疼痛6小时。A～C.分别为T_1WI、T_2WI及T_2-FS序列，枢椎齿状突骨折、脱位，骨折断端向后移位，相应平面椎管狭窄（白箭）

（二）脊髓损伤

【病因病理和临床表现】 脊髓损伤轻者为脊髓挫裂伤，重者可致脊髓横断。脊髓挫裂伤基本病理改变为脊髓内的点、片状出血及水肿，继而产生神经细胞的肿胀、坏死，慢性期形成软化灶。患者因脊髓损伤节段不同而出现相应神经症状和体征。脊髓横断属完全性脊髓损伤，骨折伴脱位和骨折片切入脊髓是造成脊髓横断的主要原因，损伤平面以下神经功能几乎全部丧失。

【诊断要点】

（1）脊髓水肿表现为脊髓稍肿胀，T_1WI表现为等信号或稍低信号，T_2WI呈梭形稍高信号。

（2）脊髓出血会随血肿时期不同而信号各异，若出现T_1WI呈高信号或T_2WI呈低信号，应考虑出血的存在（图8-6）。

（3）脊髓横断表现为脊髓连续性中断，断端错位甚至分离，邻近脊髓水肿，骨折情况严重，多为骨折伴脱位或爆裂性骨折所致。

【鉴别诊断】 颈椎病或椎管狭窄患者轻微外伤即可引起脊髓损伤，此时需与脊髓型颈椎病的脊髓变性相鉴别，仔细询问有无外伤史及外伤前后症状很有必要。

【特别提示】 仅有脊髓水肿，说明预后良好。若有出血提示预后不佳，MRI应作为常规随访手段。

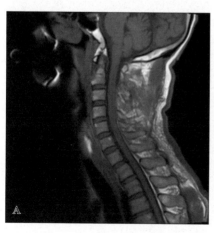
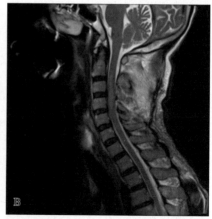

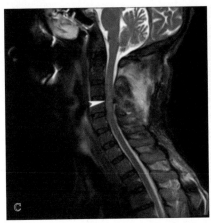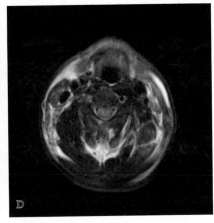

图8-6 脊髓损伤

患者，男性，65岁，外伤致意识不清6小时。A～C.颈椎多发棘突骨折，颈髓肿胀增粗，T_1WI呈等信号，T_2WI及T_2-FS呈斑片状稍高信号，病灶边界不清（白箭）；D.T_2WI横轴位示肿胀的颈髓，呈斑片状高信号

三、感染性疾病

（一）脊柱结核

【**病因病理和临床表现**】 脊柱结核是骨关节结核中最为常见者，大多数继发于肺结核，可发生于任何年龄，但多见于儿童和青年。脊柱结核以腰椎发生率最高，胸椎次之，颈椎相对较少。临床表现有低热、食欲减退等全身症状，以及疼痛和运动障碍、脊柱畸形、寒性脓肿和窦道形成等局部症状，病程数月或数年。依据骨质最先破坏的部位，可分为椎体结核和附件结核，前者又分为中心型、边缘型和韧带下型。椎体结核占90%，附件结核少见。脊柱结核病理改变包括渗出性病变、增殖性病变和干酪性坏死。

【**诊断要点**】

（1）相邻椎体破坏，可累及整个椎体，也可部分受累。少数可同时累及附件，单独累及附件少见。椎体软骨板及椎间盘破坏使椎间盘变窄或消失，是诊断脊椎结核重要依据。

（2）骨破坏区在T_1WI呈低信号，T_2WI呈混杂或均匀高信号，STIR

像上呈高信号，增强扫描后一般呈均匀或不均匀的明显强化，内有小灶样干酪脓疡形成时可表现为多发环状强化（图8-7）。

（3）椎体的变形或病理性骨折可引起脊柱侧弯或后凸畸形。

（4）椎旁软组织异常，包括肉芽肿和寒性脓肿，T_1WI呈低信号、等信号，T_2WI呈均匀或不均匀的高信号，增强扫描后脓肿壁强化。

【鉴别诊断】

（1）化脓性脊柱炎：多单节或双节发病，破坏进展快，全身症状明显，椎体及椎间盘破坏进展快，骨质增生硬化明显，骨赘或骨桥形成。

（2）脊柱转移瘤：常破坏椎弓根，但很少累及椎间盘，且软组织肿块相对局限。

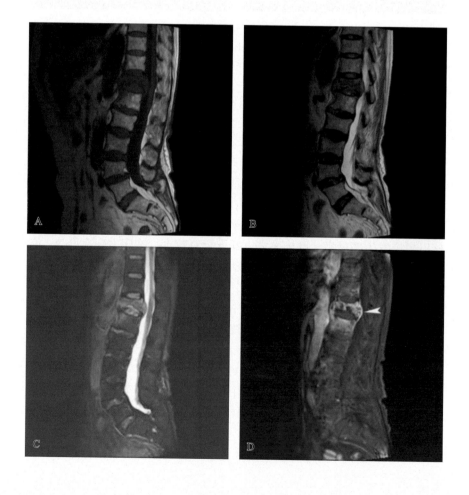

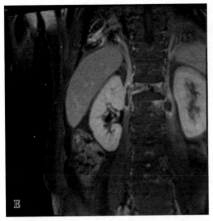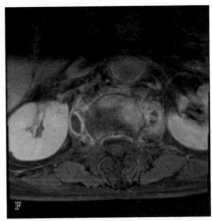

图8-7　腰椎结核

患者，女性，75岁，腰背痛6个月，有肺结核病史。腰椎MRI示T_{12}椎体压缩变扁，T_{12}、L_1椎体异常。A.T_1WI呈低信号；B.T_2WI抑脂序列呈高信号；C.增强扫描呈不均匀明显强化；D、E.矢状位和冠状位示病灶周围多发环形强化冷脓肿（白箭）

【特别提示】　对于脊柱结核骨质破坏区中的死骨及寒性脓肿中的小钙化，CT显示优于MRI，所以诊断是需同时结合CT及MRI检查。而对于早期单椎体结核，无明显影像学上的特异性，需结合临床及实验室检查。

（二）化脓性脊柱炎

【病因病理和临床表现】　化脓性脊柱炎，又称脊柱化脓性骨髓炎，包括椎体骨髓炎、椎间盘炎和硬膜外脓肿。化脓性脊柱炎多为血行感染，其次为外伤、椎间盘手术和穿刺等，以单一致病菌感染多见，主要为金黄色葡萄球菌。病变好发于腰椎、其次为胸椎。临床起病急骤，常有畏寒高热、背部剧痛、白细胞计数升高。随着抗生素的广泛应用，临床症状常不典型。骨质破坏与骨质增生并存为其主要病理特点。

【诊断要点】

（1）椎体和椎间盘的信号异常，T_1WI呈低信号，抑脂T_2WI或STIR像上呈略高信号，增强扫描呈弥漫均匀强化，椎体和椎间盘分界不清，大部分椎间隙狭窄，部分急性期椎间隙无明显狭窄（图8-8）。

（2）椎旁软组织肿胀较明显，可见多发弥漫厚壁小脓肿，常出现在病椎旁和硬膜外间隙，T₂WI呈明显高信号，增强扫描环形强化。

（3）亚急性或慢性期时，病变椎体常骨质增生和硬化明显，骨质破坏与骨质增生并存。

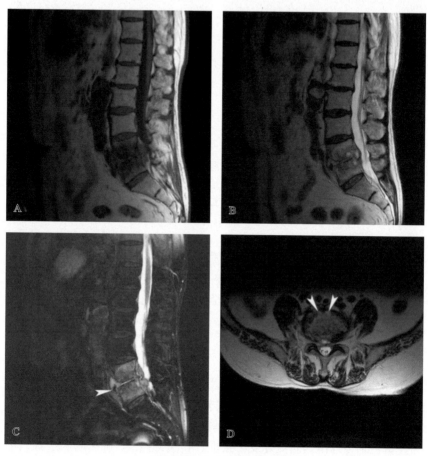

图8-8 化脓性脊柱炎

MRI示L₄、₅椎间盘狭窄，L₄、₅椎体多发异常信号，椎体骨质增生明显伴骨桥形成。A.T₁WI呈低信号；B、C.T₂WI、抑脂序列呈高信号（白箭）；D.轴位示椎旁多发小脓肿形成（白箭）。

【鉴别诊断】 化脓性脊柱炎需与脊柱结核、脊柱退行性骨关节病和脊柱转移瘤相鉴别。

【特别提示】 MRI检查能清晰地显示硬膜囊和脊髓受压情况，以及椎旁和硬膜外脓肿情况，但MRI显示骨质增生不明显，需要结合CT检查。

（三）急性脊髓炎

【病因病理和临床表现】　急性脊髓炎（acute myelitis）是一种非特异性炎性病变，多发病因未明，可因某些病毒感染，或感染后的自身免疫反应。病理显示脊髓肿胀，病变以脊膜和周边白质为主，也可累及中央灰质，镜下显示充血水肿和炎性细胞浸润。急性脊髓炎可发病于任何年龄，青壮年常见。发病前有腹泻、上呼吸道感染等非特异性感染史，临床起病急骤，有背痛、腰痛、肢体麻木乏力等症状，部分最终甚至累及上颈髓而引起四肢瘫痪和呼吸肌麻痹。

【诊断要点】

（1）急性期病变段脊髓增粗，信号异常，表现为片状T_1WI均匀低信号、T_2WI均匀高信号，增强扫描病灶无强化或斑片状轻度强化（图8-9）。

（2）晚期复查可见病变部位脊髓萎缩变细。

【鉴别诊断】　急性脊髓炎需与多发性硬化和脊髓肿瘤相鉴别。

（1）脊髓肿瘤起病缓慢，脊髓增粗局限，且瘤体上下段有时可见脊髓空洞形成，病变实质强化较明显，多发生囊变和形成空洞。

（2）多发性硬化病程反复交替发作，脊髓病变常为短节段，且散在多发。

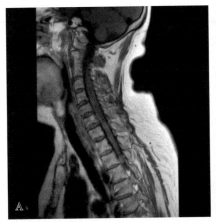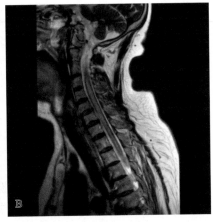

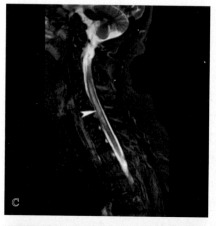

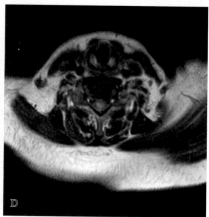

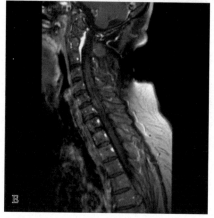

图8-9　急性脊髓炎

MRI示颈髓长节段异常性，A.T$_1$WI呈低信号；B、C.T$_2$WI及抑脂序列呈高信号（白箭）；D.轴位示病灶跨中线累及灰质；E.增强扫描病灶轻度强化

【**特别提示**】　脑部MRI检查应作为发现脊髓病变后的首选检查，并结合临床病史及影像学检查，除外多发性硬化、急性播散性脑脊髓炎和视神经脊髓炎等疾病。

四、椎管肿瘤

（一）髓内肿瘤

1.室管膜瘤

【**病因病理和临床表现**】　室管膜瘤占髓内肿瘤的55%～65%，中青年多见，男性略多于女性。起源于中央管室管膜细胞或终丝的室管膜残留，分为黏液乳头型和细胞型，髓内病变以细胞型为主。黏液乳头型好发于腰骶段、脊髓圆锥、终丝，有包膜，血供丰富。易种植转移。临床症状隐匿，进展缓慢，感觉障碍常为首发症状，根性头痛少见。而细胞型好发于颈段、胸段脊髓。边界清楚的膨胀性中心性病变，脊髓呈梭形肿大，囊变多见，周围可见水肿。脊髓空洞常见。

【诊断要点】

（1）病变多位于脊髓中央，病变处脊髓增粗改变，边界较清晰。

（2）T_1WI 呈低信号，T_2WI 呈高信号，囊变多见，伴或不伴周围低信号环（含铁血黄素沉着症）。

（3）$T_1WI + C$ 扫描，肿瘤实质强化明显。

【鉴别诊断】

（1）星形细胞瘤：儿童多见，多位于颈胸髓，病变累及范围较广，可偏于背侧。可有出血、囊变。T_1WI 呈低至中等信号，T_2WI 呈中至高信号，增强扫不均轻至中度强化，边界不清，预后较差。

（2）血管母细胞瘤：20～40岁为发病高峰，无性别差异，颈髓、胸髓浅表部位多见，偏于脊髓背侧，T_1WI 呈混杂或均匀低信号，T_2WI 呈中/高信号，周围可见留空血管影。增强扫描呈结节样或不均匀明显强化。

（3）脱髓鞘疾病：20～40岁女性多见，好发于颈胸段脊髓，累及少于2个椎体节段，病灶不对称，急性期脊髓轻度膨胀，慢性期萎缩，T_1WI 呈低至中等信号，T_2WI 呈高信号，早期病灶ADC值减低，DWI呈高信号，增强扫描急性期强化明显。

【特别提示】 室管膜瘤为髓内最常见肿瘤，需要与星形细胞瘤相鉴别，室管膜瘤小儿少见。病变常以脊髓中央为中心生长，累及范围小于星形细胞瘤，预后较星形细胞瘤好。

2.星形细胞瘤

【病因病理和临床表现】 髓内星形细胞瘤，起源于脊髓星形细胞，儿童多见，无性别差异。好发于颈段、胸段脊髓，通常累及多个脊髓节段，甚至脊髓全长。肿瘤常呈边界不清的膨胀性偏心性病变，脊髓呈梭形膨大，可伴有出血、囊变。周围可有水肿，脊髓空洞可见。星形细胞瘤生长缓慢，早期缺乏神经方面症状和体征。晚期表现为神经功能障碍。

【诊断要点】

（1）T_1WI呈低/等信号，T_2WI呈中/高信号。

（2）可伴有出血、囊变，使信号混杂。

（3）$T_1WI＋C$增强扫描，不均匀轻－中度强化，边缘强化。

【鉴别诊断】

（1）室管膜瘤：中青年多见，病变边界较清，囊变多见，周围可见水肿，脊髓空洞常见。T_1WI呈低信号，T_2WI呈高信号，增强扫描呈实性部分明显强化。

（2）脱髓鞘疾病：20～40岁女性多见，好发于颈胸段脊髓，累及少于2个椎体节段，病灶不对称，急性期脊髓轻度膨胀，慢性期萎缩，T_1WI低至中等信号，T_2WI呈高信号，早期病灶ADC值减低，DWI呈高信号，增强扫描急性期强化。

【特别提示】　髓内的星形细胞瘤与室管膜瘤鉴别较困难，星形细胞瘤相对累及范围更广，可偏于背侧生长，边界不清，预后较差。

（二）髓外膜内肿瘤

1.神经鞘瘤

【病因病理和临床表现】　神经鞘瘤，起源于神经鞘膜的施万细胞，为髓外硬膜下最常见的肿瘤，好发年龄为20～40岁。颈段和上胸段多见，多为单发圆形、分叶状或哑铃状，位于椎管外后侧，可见椎间孔扩大，肿瘤有完整包膜，易发生囊变、坏死、出血。临床症状主要为肢体麻木、酸胀或感觉减退，可出现运动障碍，偏瘫及脊髓压迫症状。

【诊断要点】

（1）椎管后外侧占位，呈梭形、圆形。

（2）T_1WI呈低/等信号，T_2WI呈高信号（图8-10）。

（3）$T_1WI＋C$扫描，呈明显均匀或不均匀强化（图8-10）。

【鉴别诊断】

（1）神经纤维瘤：成人多见，各节段均可发病，可多发，圆形或哑铃状，偏一侧生长，囊变少见，T_2WI可见呈低信号的纤维组织成分。

（2）室管膜瘤：位于髓外时多见于成人脊髓圆锥或终丝，囊变多见，无椎间孔扩大，T_1WI呈低/等信号，含蛋白时可表现为高信号，T_2WI呈高信号，增强扫描强化较明显。

（3）脊膜瘤：40岁以下发病，胸段多于颈段，类圆形或椭圆形病灶，相邻椎管可见骨质增生改变。可囊变，一般无椎间孔扩大。T$_1$WI呈等/稍低信号，T$_2$WI呈稍高信号，增强扫描呈明显均匀强化。

【特别提示】　神经鞘瘤、神经纤维瘤均可见椎间孔扩大或呈梭形肿块，强化模式也相似，鉴别困难。神经纤维瘤可多发，部分病灶可见T$_2$WI低信号的纤维成分。

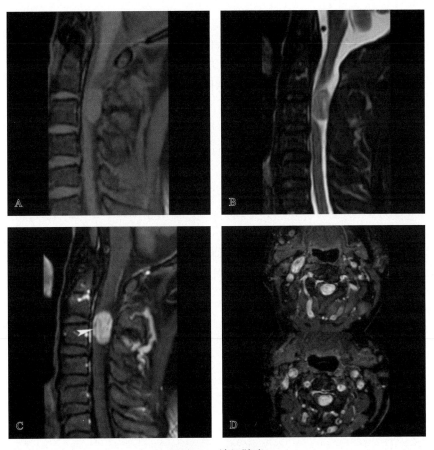

图8-10　神经鞘瘤

患者，男性，71岁，4年前无明显诱因下出现颈酸胀不适，活动受限，伴四肢乏力麻木，以双上肢明显，行走久后双下肢乏力加重，无明显感觉障碍，无明显双上肢放射痛。MR扫描示C$_{2,3}$髓外硬膜下占位。A.T$_1$WI呈等信号；B.T$_2$WI呈稍高信号，内见小囊性变区；C、D.增强扫描明显强化，囊性变区无强化（白箭）

2.脊膜瘤

【病因病理和临床表现】 脊膜瘤多数为良性，发病高峰年龄为50～60岁，女性明显多于男性，胸段多于颈段。肿瘤呈类圆形或椭圆形，广基底与硬脊膜相连，包膜完整，相邻椎管可见骨质增生改变。肿瘤可囊变，易钙化。一般无椎间孔扩大。临床主要以脊髓压迫症状为主，常以疼痛起病，继而出现感觉、运动障碍。

【诊断要点】

（1）肿瘤多呈宽基底附着于脊髓背侧硬脊膜上。

（2）T_1WI呈等/稍低信号，T_2WI呈稍高信号。

（3）T_1WI+C扫描，呈明显均匀强化，可见硬脊膜尾征（图8-11）。

（4）可见T_1WI、T_2WI低信号钙化影。

【鉴别诊断】

（1）室管膜瘤：位于髓外时多见于成人脊髓圆锥或终丝，囊变多见，无椎间孔扩大，T_1WI呈低/等信号，含蛋白时可表现为高信号，T_2WI呈高信号，较明显强化。

（2）神经鞘瘤：病灶多位于椎管外后侧，圆形或梭形，可见椎间孔扩大，T_1WI呈低/等信号，T_2WI呈高信号，强化均匀或不均匀，钙化少见。

【特别提示】 脊膜瘤发病年龄广泛，青少年至中老年均可发病，女性为主，主要表现为运动、感觉障碍，神经痛等。肿瘤生长缓慢，手术预后良好，复发率10%左右，极少可致恶变。

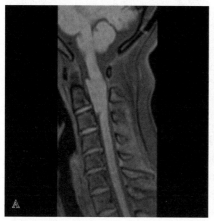
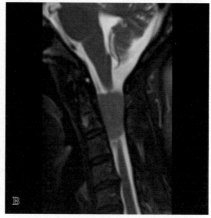

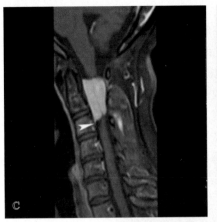
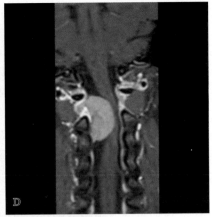
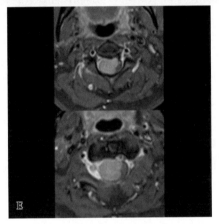

图8-11 脊膜瘤

患者，女性，47岁，患者11个月前无明显诱因下出现双上肢麻木，呈持续性，以双手为著，活动后加重，休息后减轻，伴颈部稍疼痛，无颈部活动受限。MR扫描示$C_{1\sim3}$水平椎管内占位。A.T_1WI呈等信号；B.T_2WI呈等/稍高信号；C.T_1WI+C增强扫描病灶明显均匀强化，见硬脊膜尾征（白箭）；D、E.增强扫描病灶呈宽基底与硬脊膜相连，颈髓向对侧推移

五、椎体骨肿瘤

（一）血管瘤

【病因病理和临床表现】 椎体血管瘤（vertebral hemangiomas，VH）

是椎体发生的一种常见错构性病变，属于脊柱原发的良性肿瘤，中年以上多发，以女性多见。本病好发于胸椎下段及腰椎上段，可单发或多发。在组织学上，按组成成分的不同，血管瘤可分为海绵状血管瘤、毛细血管血管瘤、混合型血管瘤。临床上较小的血管瘤通常无症状，多为患者检查其他颈椎、胸椎、腰椎病变时偶然发现。

【诊断要点】 位于椎体一侧或累及整个椎体的T_1WI等/高信号、T_2WI高信号为主的欠均匀信号，可见椎体内"栅栏样"改变，于压脂T_2序列上呈高信号。在T_2WI上，随着回波时间延长，椎体内血管瘤逐渐变亮。在DWI上，椎体内血管瘤呈高及稍高信号，ADC值减低或稍减低。增强扫描时，椎体内血管瘤呈明显强化表现。少数肿瘤呈"侵袭性"，形成椎旁或硬膜外肿块，可以发生压缩骨折，甚至可以累及至椎管内，压迫脊髓、神经根（图8-12）。

【鉴别诊断】

（1）骨髓瘤：两者均可见椎体内栅栏状改变，可见骨质破坏及椎体压缩骨折。但骨髓瘤的骨质破坏表现为多中心骨质破坏。单椎体骨髓瘤椎体内栅栏状改变的骨嵴较血管瘤更粗大。单椎体骨髓瘤在T_1WI、T_2WI及压脂序列上，其信号较血管瘤低，在弥散加权像上单椎体骨髓瘤信号增高，于ADC值减低，分析原因，可能因为单椎体骨髓瘤细胞排列更紧密。在增强扫描时，单椎体骨髓瘤强化程度不如椎体内血管瘤。单椎体骨髓瘤在MRI横断面上，可表现为似脑回状征象，也是其一特征性表现。

（2）转移瘤：恶性肿瘤椎体转移是很常见的，通常见于中、老年人，以腰椎最多见，多表现为椎体后部溶骨性破坏，边界不清，形态不规则，常累及椎弓及形成椎旁软组织肿块。T_1WI通常表现为低信号，T_2WI压脂序列呈高信号，增强扫描后可见强化。

【特别提示】 MRI对于较小病灶更敏感，不少血管瘤是偶然发现的。MRI鉴别诊断困难时，CT扫描极为有用。

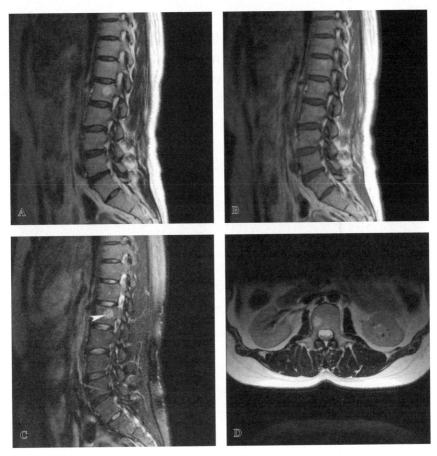

图 8-12 血管瘤

L₂椎体内见类圆形结节。A、B.T₁WI 呈混杂稍高信号，C、D.T₂WI 及抑脂序列均呈稍高信号，边界清晰，内见栅栏状改变（白箭）

（二）转移瘤

【病因病理和临床表现】 转移性肿瘤（metastases）占脊柱恶性肿瘤的 70% 以上，是最常见的脊柱肿瘤。其原发灶大多是肺乳腺癌、前列腺癌、肝癌等。骨转移瘤多发生于有红骨髓的区域，常见于腰椎，其次为胸颈椎和骶骨。影像学表现分为三型：成骨型、溶骨型和混合型。

疼痛为转移瘤的主要临床表现，其特点是白天疼痛轻，夜间重，逐渐发展为持续性剧痛，难以缓解。

【诊断要点】　椎体信号异常：椎体呈局限性或弥漫均匀性信号异常，多呈连续或跳跃分布。溶骨型在T_1WI呈稍低信号，T_2WI呈稍高信号，STIR像呈高信号。成骨型在T_1WI、T_2WI均呈低信号，STIR像呈高信号。绝大多数为多发，少数为单发（图8-13）。

附件骨质破坏：对鉴别良恶性压缩性骨折有很大帮助。正常附件因脂肪含量较椎体骨更多，在T_1WI、T_2WI均呈高信号，而附件转移瘤表现为形态破坏及信号改变，T_1WI呈低信号，T_2WI呈高信号，STIR也呈高信号。

（1）椎旁软组织肿块，可压迫脊髓。

（2）早期不侵犯椎间盘是其特点之一，表现为椎间隙正常或略宽，但椎间盘正常。

（3）侵犯椎管压迫脊髓，可引起脊髓内转移。

（4）增强扫描呈不均匀强化，同一患者不同部位强化程度可不同。

【鉴别诊断】　对于未知原发瘤者，需与脊柱结核和多发性骨髓瘤相鉴别。结核以侵犯前半椎体多见，内部可见钙化。增强扫描结核的寒性脓肿呈脓肿壁强化，而转移瘤软组织肿块大，且向周围浸润，增强扫描后呈不均匀强化。多发性骨髓瘤椎旁软组织肿块相对较轻，肿瘤以椎体内破坏为主，椎外侵犯少见，易侵犯椎板、横突、棘突等附件。

【特别提示】　中老年人，出现单个或多个椎体的溶骨性骨质破坏或成骨性破坏，应首先考虑转移瘤的可能。

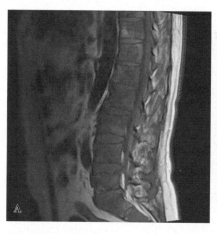
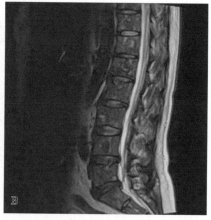

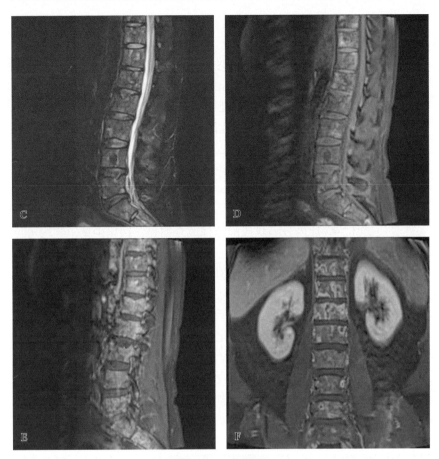

图8-13 转移瘤

患者，女性，45岁，确诊小细胞肺癌1年余。腰椎MRI示多发椎体信号异常。A.T$_1$WI呈稍低信号；B.T$_2$WI呈不均匀稍高信号；C.抑脂序列呈稍高信号；D～F.增强扫描明显不均匀强化

（三）脊索瘤

【病因病理和临床表现】 脊索瘤是一种来源于胚胎残留脊索组织的肿瘤，好发于中轴骨的头端和尾端。脊索瘤可见于任何年龄段，45～60岁是发病高峰年龄段。肿瘤生长缓慢，具有局部侵袭性，临床症状主要与病变发生的部位、密度相关，颅底部脊索瘤主要表现为头

痛、头晕、复视、视物模糊等，而骶尾部脊索瘤主要表现为骶尾部疼痛，触及包块，双下肢麻木等。

【诊断要点】　多为骶尾部或斜坡不均匀肿块，少数也可累及其他椎体。T_1WI肿瘤信号不均，多为低、等混合信号，伴出血时出现高信号。T_2WI肿瘤多为高信号，其内有不规则点、片状低信号，这与肿瘤内钙化、血管流空、出血、骨质破坏残留碎片有关。增强扫描肿瘤呈明显强化或轻度强化，坏死囊变区无强化。MRI显示肿块与周围关系较CT清晰（图8-14）。

【鉴别诊断】

（1）骨巨细胞瘤：多见于20～40岁，骶骨上部多见，呈偏心性膨胀性骨质破坏。病灶内分隔状或泡沫样改变明显，钙化少见，其内可见明显囊性变。

（2）软骨肉瘤：恶性程度高于脊索瘤，好发于髂骨，在骨破坏区及软组织肿块之间见环形或弧形软骨钙化，有一定的特征性。

（3）神经源性骶管肿瘤：以骶管为中心，并向两侧骶孔延伸，引起骶孔扩大是其重要特征，周围有硬化边。

（4）蝶窦癌：发生于斜坡的脊索瘤应与蝶窦癌相鉴别，后者以蝶窦为中心，首先在蝶窦内产生软组织肿块及窦壁破坏，接着侵及鞍底。

【特别提示】　脊柱两端膨胀性骨质破坏，伴软组织肿块及钙化和骨碎片，发病年龄在40岁以上，应考虑脊索瘤。

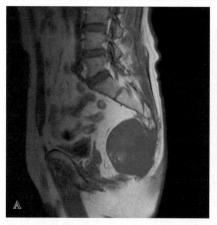
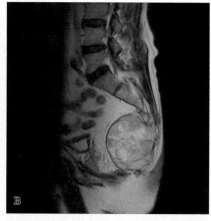

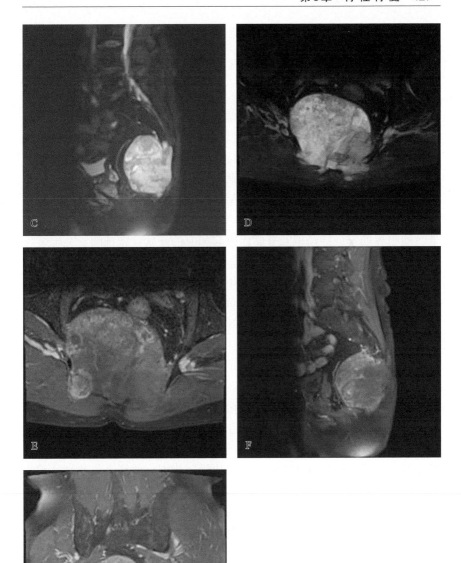

图8-14 脊索瘤

患者，男性，61岁，骶尾部疼痛6个月余，骶尾部见巨大肿块。A.T₁WI呈混杂稍低信号；B.T₂WI呈混杂稍高信号；C、D.抑脂序列其内信号未见明显减低；E～G.增强扫描肿块呈明显不均匀强化

六、脊柱退行性疾病

（一）椎间盘突出

【病因病理和临床表现】　椎间盘突出（intervertebral disc hernia）是指椎间盘的髓核（或者髓核和纤维环的一部分）破出纤维环的移动状态。椎间盘突出一般是在椎间盘退行性变的基础上发生的，病理过程分为变性期、膨出期、突出期、脱出期、髓核游离等。根据髓核突出的方向分为椎管内型（中央型、旁中央型、椎间孔型、游离型）和椎管外型（外侧型、前侧型、Schmorl结节）。椎管内型椎间盘突出常压迫后纵韧带、硬膜囊前层、神经根及脊髓而引起相应的症状。腰椎间盘突出最为常见，颈椎间盘突出次之，胸椎间盘突出少见。

颈椎间盘突出好发于30～50岁，好发部位是$C_{5/6}$和$C_{6/7}$，表现为脊髓和神经根压迫的各种症状。腰椎间盘突出好发于30～50岁，但可见于任何年龄，好发部位是$L_{4/5}$和L_5/S_1椎间盘，典型症状为腰痛和坐骨神经痛，中央型椎间盘突出压迫马尾可致患者大小便异常、下肢麻木等症状。

【诊断要点】

（1）椎体边缘可出现局限性膨隆的软组织信号影，T_1WI呈低信号，T_2WI呈中等或低信号，其突出部分仍与髓核母体相连。

（2）当髓核完全突破纤维环并穿过后纵韧带时，即为椎间盘脱出，脱出的复合物与髓核母体之间有一"狭颈"相连，此征于矢状位显示尤为清晰。

（3）脱出部分与髓核母体无联系时，即为髓核游离，形成硬膜外肿物，T_2WI多呈低信号、无强化是其特点（图8-15）。

（4）椎间盘变性表现为T_2WI信号降低，椎体终板的信号变化可分为：Ⅰ型（水肿期），T_1WI呈低信号、T_2WI呈高信号；Ⅱ型（脂肪期），T_1WI呈高信号、T_2WI呈等高信号；Ⅲ型（硬化期），T_1WI低信号、T_2WI低信号。

（5）Schmorl结节是由髓核向相邻上下椎体内突出所致，表现为与椎间盘信号相同并相连的半圆形结节，边缘为低信号环。新鲜的Schmorl结节周围可见骨髓水肿。

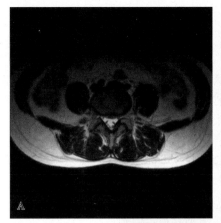
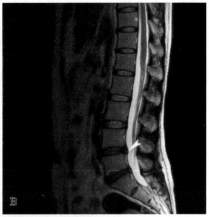
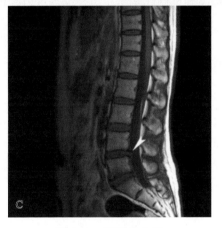

图8-15　椎间盘突出

A. L$_{4/5}$椎间盘T$_2$WI横轴位；B、C.分别为矢状位T$_1$WI、T$_2$WI，L$_{4/5}$椎间盘向椎管内突出（白箭）

【鉴别诊断】　髓核游离，形成硬膜外肿物，需与硬膜外肿瘤相鉴别。肿瘤T$_2$WI多呈高信号、明显强化是鉴别点。椎间盘变性导致椎体终板的信号变化，要与椎间盘炎或椎间隙感染相鉴别，感染的椎间盘多呈T$_1$WI低信号、T$_2$WI高信号，邻近椎体有骨质破坏。术后复发的椎间盘突出要与术后纤维瘢痕组织相鉴别，瘢痕组织早期或延迟明显强化。

【特别提示】　椎间盘突出合并椎管内肿瘤的情况并非罕见，需加以注意，尤其是肿瘤囊变时更易忽略。

（二）椎管狭窄

【病因病理和临床表现】 椎管狭窄（spinal canal stenosis）是指各种原因引起的椎管径线变小，压迫椎管内结构导致相应神经功能障碍的一类疾病。分为先天性与后天性两大类，后天性椎管狭窄可由多种原因引起，其中脊柱退行性变为主要原因，通常称为退变性椎管狭窄。主要包括椎体后缘骨质增生、后纵韧带肥厚骨化、椎间盘突出、关节突肥大增生、黄韧带增厚、椎体滑脱等。

腰椎管狭窄的特征性临床症状为神经性间歇性跛行，多发生于40岁以上的男性。侧隐窝和椎间孔狭窄压迫神经根可引起根性疼痛和根性肌力障碍。

【诊断要点】 椎管矢径变窄。椎管各径线常用的是椎管前后径（矢径）及侧隐窝宽度，腰段矢径及侧隐窝宽度的正常值下限分别为15mm和4mm，颈段椎管矢径＜10mm即可诊断椎管狭窄。

蛛网膜下腔受压变形，严重者呈"三叶草"状（横轴位），并可见椎间盘突出、椎体骨质增生、小关节突增生、后纵韧带或黄韧带肥厚等表现（图8-16，图8-17）。

【鉴别诊断】 本病需与佩吉特（Paget）病相鉴别，Paget病椎体有膨胀改变，并且PWI显示斑片状高信号影。

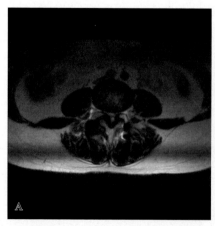
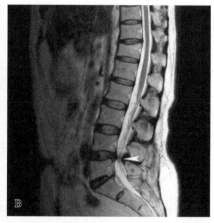

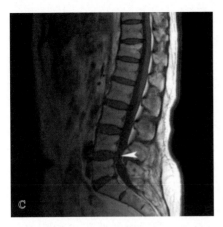

图8-16 腰椎管狭窄

A: T₂WI，两侧黄韧带明显增厚，椎管中央及侧隐窝均狭窄，马尾神经受压；B、C.分别为矢状位T₁WI、T₂WI，L₄/₅黄韧带结节状增厚，向前压迫马尾神经（白箭）

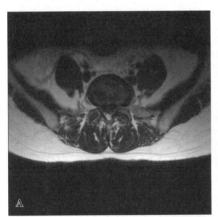

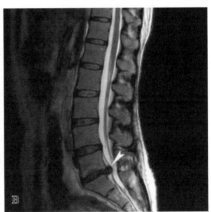

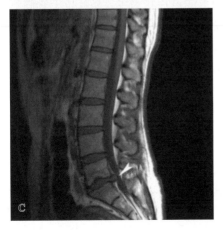

图8-17 椎管狭窄

A: 横轴位T₂WI示椎间盘突出；B、C.分别为矢状位T₁WI、T₂WI，L₅/S₁椎间盘向后脱出，椎管狭窄，脊髓受压明显（白箭）

【特别提示】 需注意的是，部分患者影像学上即使有影像学的椎管狭窄，但是并无相应临床症状。因此，椎管狭窄需结合影像学检查及神经学检查来综合评价。

七、脊髓多发性硬化

【病因病理和临床表现】 脊髓多发性硬化（multiple sclerosis，MS）是中枢神经系统的一种自身免疫性疾病，主要表现为以白质受累为主的炎性脱髓鞘病变（图8-18）。目前发病机制尚不完全清楚，一般认为与病毒感染或自身免疫反应有关，还有研究表明，MS与损伤有关。病程长短不一，以反复发作和缓解为特点。

MS主要发生在颈髓，以白质变化显著，灰质也可受累。MS病理表现为3期：①早期脱髓鞘发生在静脉周围，可见髓鞘崩解，局部水肿，血管周围炎性反应，轴突受累较轻。由于损伤不重，髓鞘可再生。②中期病灶中心部分髓鞘变性崩解，形成局灶性坏死与缺损，轴突大多保存。③晚期胶质增生，病灶胶质化，成为硬化斑，轴突亦遭破坏伴脊髓萎缩。

以年轻女性多发，病程较短。颈胸段脊髓好发，以颈段脊髓最多。多发硬化病变的数目和范围与病程无关。临床以脊髓损伤为首发表现，如四肢麻木、无力、活动不良、大小便失禁等。

【诊断要点】

（1）矢状位图像上，病灶沿脊髓长轴分布，多呈条带状，亦可呈斑片状或云雾状，横轴位上表现为类圆形或点片状为主，病灶位于脊髓侧方和后方，病灶范围一般小于脊髓截面的1/2。

（2）MS急性期表现为脊髓增粗，T_1WI呈等或稍低信号，T_2WI及水抑制序列呈高信号。增强扫描后，病灶呈条、片状强化，周围常有正常脊髓组织环绕，占位效应不明显。

（3）当病灶处于缓解期时，MRI表现为原病灶处脊髓直径恢复正常，病灶范围缩小，增强扫描后原病灶处不明显强化或强化范围缩小。

（4）MS晚期常出现脊髓萎缩。

【鉴别诊断】 本病需与髓内肿瘤、急性脊髓炎、脊髓内血管畸形等相鉴别。根据病变信号强度变化，结合增强扫描表现及病史特点有利于鉴别诊断。

【特别提示】 MRI可多方位、多序列扫描，准确显示病灶的大小、形态、部位、组织结构及与周围组织的关系，根据其信号强度变化，结合增强扫描可准确地判断MS的分期。对其诊断和治疗等有重要作用。

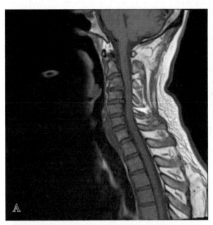
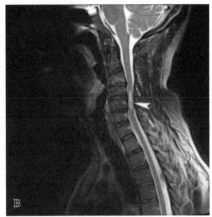
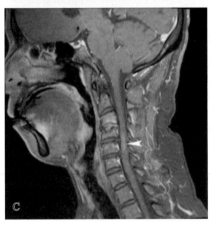

图8-18 脊髓多发性硬化

A ～ C.分别为矢状位T_1WI，T_2WI，增强$C_{4、5}$水平脊髓肿胀，其内可见条带状长T_1、T_2信号影，增强扫描后呈条片状强化（白箭）

第四节 常见疾病的MRI鉴别诊断

一、单椎体病变的鉴别诊断

1.部位 不同病变均有其好发部位，位于椎体前部的良性肿瘤及肿瘤样病变主要有骨血管瘤、嗜酸性肉芽肿及纤维结构不良，恶性肿瘤主要包括转移瘤、浆细胞瘤、淋巴瘤、骨肉瘤、Ewing肉瘤及软骨肉瘤等。位于椎骨后部的病变主要有骨母细胞瘤、骨样骨瘤、动脉瘤样骨囊肿、骨软骨瘤等。脊髓瘤好发于斜坡、骶骨及上位颈椎。

2. MRI征象　单发脊柱椎体病变的MRI征象总结如下，见表8-1。

表8-1　单椎体病变的特征性MRI征象

病变	特征性MRI征象	好发年龄（岁）
脊髓瘤	骶尾椎最常见，斜坡、骶骨膨胀性骨质破坏，多钙化及分隔	40～60
浆细胞瘤	"迷你脑回征"	40岁以上
骨巨细胞瘤	骶骨上部多见，显著膨胀性骨质破坏	20～40
纤维结构不良	磨玻璃样改变、骨化及边缘硬化	11～30
动脉瘤样骨囊肿	扁平椎，液-液平面	10～20
骨样骨瘤	"瘤巢""血管沟征"	10～30
血管瘤	栅栏状低信号骨小梁	无

3. 良恶性压缩性骨化的鉴别　肿瘤性与肺肿瘤性压缩性骨折的鉴别，临床意义重大，见表8-2。

表8-2　肿瘤性与肺肿瘤性椎体压缩性骨折的鉴别诊断

典型征象	肿瘤性压缩骨折	非肿瘤性压缩骨折
病变范围	长多发，跳跃分布	常单发，无跳跃
异常信号形态	弥漫性累及整个椎体	横行线样、分层样或三角形，不累及整个椎体
DWI序列	高信号	低信号
增强扫描	结节状或不均匀强化	沿终板的带状或均匀轻度强化
椎体形态	前后缘膨凸或倒楔形	前缘或后缘内凹，后上角凸起
椎弓根	累及	不累及
骨质破坏	有	无
软组织肿块	有	无

二、多椎骨病变的鉴别诊断

MRI对软组织病变的显示极具有优势，可将多椎体骨病变分为两类，侵犯椎间盘和不侵犯椎间盘的多椎体病变。

1.侵犯椎间盘的多椎骨病变　侵犯椎间盘的多椎骨病变主要是化脓性脊柱炎和脊柱结核，其他少见的病变有脊索瘤（累及颈椎）等。两侧鉴别见表8-3。

表8-3　化脓性脊柱炎和脊柱结核的鉴别

项目	化脓性脊柱炎	脊柱结核
出发部位	椎体、椎弓、横突	椎体
发病部位	腰椎多见	胸椎多见
椎体破坏	少见，以骨质硬化为主	多见
椎旁脓肿	较小	多见且较大
韧带下蔓延	少见	多见
强化	均匀强化	环状强化

2.不侵犯椎间盘的多椎骨病变　不侵犯椎间盘的多椎骨病变主要有多发转移瘤，多发骨髓瘤，骨质疏松，血液系统疾病骨髓浸润，代谢性疾病等。主要疾病鉴别诊断见表8-4。

表8-4　不侵犯椎间盘的多椎骨病变鉴别诊断

	骨皮质破坏	软组织肿块	累及椎弓根	孤立分散病灶	病灶强化
多发转移瘤	有	有	较早	有	有
多发骨髓瘤	有	有	较晚	有	有
骨质疏松	无	无	无	无	无

三、椎管肿瘤的定位诊断

椎管内肿瘤按照肿瘤与脊髓、硬脊膜之间的位置关系，分为髓内肿瘤，髓外硬膜下肿瘤和硬膜外肿瘤。

髓内肿瘤占10%～15%，主要是星形细胞瘤和室管膜瘤。定位诊断征象：①脊髓呈梭形肿胀。②轴位见肿瘤位于脊髓轮廓内。③病变处蛛网膜下腔均匀狭窄。

髓外硬膜下肿瘤占60%，主要是神经源性肿瘤和脊膜瘤。定位征象：①脊髓与肿瘤夹角成锐角，可见"尖角征"；②脊髓受压移位；③瘤体的头、尾侧蛛网膜下腔增宽，健侧受压狭窄。

硬膜外肿瘤占25%～30%，主要是转移瘤和淋巴瘤。定位征象：①肿瘤呈梭形，两端呈"毛笔尖"样改变；②病侧蛛网膜狭窄，脊髓移位；③病变段硬膜外脂肪消失。

四、脊髓病变的鉴别诊断

常见的脊髓病变有视神经脊髓炎、多发性硬化、室管膜瘤、星形细胞瘤等，多发性硬化与视神经脊髓炎的鉴别见表8-5。

表8-5　多发性硬化与视神经脊髓炎的鉴别诊断

表现	多发性硬化	视神经脊髓炎谱系疾病
病程	多相病程	通常急性起病
AQP-4	阴性	常呈阳性
病灶长度	≤2个脊髓节段	>3个脊髓节段
轴位	非对称性	对称性，脊髓中央受累
颅脑MRI	典型脱髓鞘病变	多为正常
视神经通路	通常单侧，累及视交叉前段	双侧更多见，多累及视交叉

星形细胞瘤与室管膜的鉴别见表8-6。

表8-6　星形细胞瘤与室管膜的鉴别诊断

鉴别点	星形细胞瘤	室管膜瘤
好发年龄	儿童	青少年
脊髓内位置	颈髓及上胸髓多见，偏心性	下部颈髓、圆锥及终丝，中央型
强化	不规则强化，边界不清	常明显强化，边界清
出血	不常见	常见
圆锥累及	常无	有，黏液乳头型

第五节 脊髓磁共振成像新技术

近年来，随着磁共振软硬件的不断升级换代，部分新开发的高级技术也开始用于脊髓成像的临床研究，主要包括背景抑制全身弥散加权成像（DWIBS）、选择性水激励脂肪抑制技术（PROSET）、弥散张量成像（DTI）、弥散张量纤维束示踪成像（DTT）、高分辨率RESOLVE成像等。

一、背景抑制全身弥散加权成像

DWIBS可用于全身检查的一种MRI新技术，是在DWI基础上将STIR快速采集技术与重扩散加权的背景信号抑制技术结合，可在患者自由呼吸状态下一次完成全身各部位图像采集，并对血管及周围组织信号进行抑制，经过图像处理得到高信噪比、高分辨率的3D图像，可多角度、多方位观察神经及邻近组织。结合MRI的STIR/long TE技术及DWIBS技术对臂丛神经进行检查分析，DWIBS可以清晰地显示神经节及节前神经根，并能完整显示节后神经的大体走行，经骨下走行的神经亦可显示，有利于临床准确定位损伤部位。通过对ADC值的分析，对神经病变进行定性和定量诊断。

二、选择性水激励脂肪抑制技术

PROSET在三维快速梯度回波中应用二项或三项式脉冲选择性水激励技术，可以清晰显示神经硬膜囊、神经根鞘的外形及神经根的节内段、神经节的形态结构，是目前腰骶丛成像常规MRI序列。部分学者认为PROSET可以清晰地显示椎间盘压迫神经根的情况，有利于术前诊断及术后复查，另外在鉴别神经源性肿瘤与转移性肿瘤方面亦有优势。

三、弥散张量成像及弥散张量纤维束示踪成像

DTI是在DWI基础上，利用水分子扩散的各向异性，在180°脉冲前后于横、纵、轴3个梯度通道上施加2个对称的斜方形梯度脉冲，至少于6个方向依次施加扩散敏感梯度，每一个方向上均使用相同较大b值（$b = 1000mm^2/s$），计算出各个方向上的扩散张量，并对$T_2WI-EPI$像及

DWI-EPI像进行多次采集，信号平均后利用所得的多种参数值获得较高信噪比的弥散张量图像。通过此方法还可以获得其他的度量值。例如：各项异性分数（FA），平均扩散率及轴向和径向的扩散率。这些度量值与脱髓鞘及轴索变性特征相关，因此可以用来作为对多发硬化的脱髓鞘、脊髓损伤或肌萎缩性脊髓侧索硬化症的诊断。

有了弥散张量模型的数据，可以通过连接每个相邻体素间的近似本征向量（弥散张量的主轴）对全部的轴突路径进行重建。我们将这个过程称之为纤维束示踪成像（DTT）。值得注意的是，这些重建的纤维束并不代表真实的轴突，而是反映了水分子的主要扩散轨迹。所以，这是一种间接的测量轴突走行的方法，但是它们并没有代表真正的轴突路径。

四、高分辨率RESOLVE成像

RESOLVE技术是一种可获得高质量弥散加权图像的成像方法，它能够同时减少磁敏感效应导致的图像畸变和T_2^*模糊效应，缩短TE（因此信噪比高），并且对运动引起的伪影具有强大的校正能力。RESOLVE序列在脑部及脊髓的成像中展示了可信赖的纤维束成像能力。此技术在研究包括大脑、脑干、脊髓的脑白质结构方面有着极大的潜力，并且对丘脑及灰质核团的细微结构研究成为了可能。此外，RESOLVE序列对那些有金属植入物可能有着独特的作用，特别对于脊髓受损严重的患者，脊髓通路的完整性评估对患者的预后有着极大的帮助。

参 考 文 献

白人驹，张雪林，2010. 医学影像诊断学［M］. 3版. 北京：人民卫生出版社.

胡春洪，汪文胜，方向明，2013. MRI诊断手册［M］. 2版. 北京：人民军医出版社.

陆阳，2018. 髓外硬膜内肿瘤的MR诊断与鉴别诊断［J］. 影像研究与医学应用，2（18）：142-143.

Adam A，2015. 格-艾放射诊断学［M］. 6版. 张敏鸣，译. 北京：人民军医出版社.

Dutra BG，da Rocha AJ，Nunes RH，et al，2018. Neuromyelitis optica spectrum disorders：spectrum of MR imaging findings and their differential diagnosis［J］. Radiographics，38（1）：169-193.

第9章

骨关节及软组织

第一节　常用扫描序列及参数

一、肩关节常规扫描序列及应用

（一）检查前准备

去除金属异物，排除禁忌证。

（二）扫描序列及参数

1. 横轴位 PDWI ＋脂肪抑制　由于骨关节结构较复杂，建议采用高分辨率扫描，层厚/层间距 3mm/0.3mm。

2. 斜冠状位 PDWI ＋脂肪抑制、T_1WI　取横轴位做定位像，定位线垂直于关节盂。建议在体侧添加饱和带以减轻血管搏动和呼吸运动伪影，推荐层厚/层间距 3mm/0.3mm。

3. 斜矢状位 PDWI ＋脂肪抑制　取横轴位做定位像，定位线平行于关节盂，推荐层厚/层间距 3mm/0.3mm。

（三）注意事项

1. 由于磁体孔径的限制，肩关节不能置于床中线，做定位像时要注意纠正移动数据，使肩关节在中心线上。

2. 肩关节主要的伪影为呼吸运动伪影，可通过改变相位编码方向及采用预饱和技术得以消除。

3. 三个方位 PDWI 序列都使用脂肪抑制技术，以利于病变显示。

二、膝关节常规扫描序列及应用

（一）检查前准备

去除金属异物，排除禁忌证。

（二）扫描序列及参数

1.横轴位 PDWI ＋脂肪抑制　范围应包括整个髌骨，因为横轴位是评价髌骨后缘软骨最好的方位，同时也能很好地显示各种肌腱、韧带的病变。

2.矢状位 PDWI ＋脂肪抑制、T_1WI　定位垂直于胫骨内、外髁后缘连线，显示半月板和前后交叉韧带。当怀疑骨髓性病变和关节软骨病变时，可改 STIR 脂肪抑制，可以更好显示病灶，推荐层厚/层间距 3mm/0.3mm。

3.冠状位 PDWI ＋脂肪抑制　相位编码方向选择头－足，可以减轻血管搏动的影响。主要显示内、外侧副韧带。推荐层厚/层间距 3mm/0.3mm。同时采用质子密度加权既清晰显示韧带及半月板，有 T_2 权重的特点，又对含水病变及组织显示敏感。

（三）注意事项

1.矢状位能清晰显示十字交叉韧带，平行于前交叉韧带长轴的斜矢状位可以更好地显示交叉韧带。

2.STIR 序列对骨髓病变以及软组织病变具有高敏感性，但缺点是扫描时间长，图像信噪比低。

三、踝关节常规扫描序列及应用

（一）检查前准备

去除金属异物，排除禁忌证。

（二）扫描序列及参数

1.横轴位 T_2WI ＋脂肪抑制　定位线平行于胫骨下缘关节面（如需观

察肌腱应垂直于相应肌腱的走行），可以添加上下饱和带，减轻血管搏动伪影，推荐层厚/层间距2 ～ 3mm/0.2 ～ 0.3mm。

2. 冠状位PDWI＋脂肪抑制　推荐层厚/层间距2 ～ 3mm/0.2 ～ 0.3mm。

3. 矢状位PDWI＋脂肪抑制、T_1WI　此方位可以很好地显示肌腱及软骨病变。相位编码方向选择头－足，减轻血管搏动伪影，使用于FS抑脂技术需添加局部匀场。若使用FS脂肪抑制技术效果较差，可使用STIR序列，推荐层厚/层间距2 ～ 3mm/0.2 ～ 0.3mm。

（三）注意事项

1. 在设备条件允许的情况下尽量提高分辨率。

2. 矢状位、冠状位应注意在相位编码方向上施加过采样以去除卷褶伪影。

四、腕关节常规扫描序列及应用

（一）检查前准备

去除金属异物，排除禁忌证。

（二）扫描序列及参数

1. 横轴位PDWI＋脂肪抑制　添加上下饱和带，可减轻血管搏动伪影，使用于FS抑脂技术需添加局部匀场。关节的T_2加权常使用较短的TE，较短的回波链，缩短扫描时间，推荐层厚/层间距2 ～ 3mm/0.2 ～ 0.3mm。

2. 矢状面PDWI＋脂肪抑制、T_1WI　该方位是分析腕关节不稳定的主要方位，推荐层厚/层间距2 ～ 3mm/0.2 ～ 0.3mm。

3. 冠状位PDWI＋脂肪抑制　如观察肌腱损伤情况则平行于肌腱的走行，范围包括整个腕关节，否则定位显示尺桡骨茎突最好的层面，平行于两者的连线，推荐层厚/层间距2 ～ 3mm/0.2 ～ 0.3mm。

（三）注意事项

1. 腕关节图像要求高空间分辨率，扫描时应使用小FOV，建议层厚

2mm。

2. STIR 序列对骨髓病变及软组织病变具有高敏感度，但缺点是扫描时间长，图像信噪比低。

五、髋关节常规扫描序列及应用

（一）检查前准备

去除金属异物，排除禁忌证。

（二）扫描序列及参数

1. 横轴位 T_2WI ＋脂肪抑制　推荐层厚 / 层间距 3mm/0.3mm。
2. 冠状位 T_2WI ＋脂肪抑制、T_1WI　推荐层厚 / 层间距 3mm/0.3mm。

（三）注意事项

当临床怀疑盂唇撕裂、股骨头韧带损伤等时，建议行单侧髋关节高分辨率扫描。

六、长骨（股骨、胫腓骨、肱骨）扫描序列及应用

（一）检查前准备

去除金属异物，排除禁忌证。

（二）扫描序列及参数

1. 冠状位 T_2WI ＋脂肪抑制　建议采用水脂分离技术（DIXON）行脂肪抑制，该方法对于偏磁场中心及大范围扫描效果更佳，但是扫描时间较长，推荐层厚 / 层间距 $4 \sim 5mm/0.4 \sim 0.5mm$。
2. 矢状位 T_2WI ＋脂肪抑制　推荐层厚 / 层间距 $4 \sim 5mm/0.4 \sim 0.5mm$。
3. 横轴位 T_2WI ＋脂肪抑制、T_1WI　推荐层厚 / 层间距 $4 \sim 5mm/0.4 \sim 0.5mm$。
4. 增强扫描　T_1WI 脂肪抑制横轴位、矢状位、冠状位。

（三）注意事项

1.对于肿瘤病变，应加扫DWI序列，b值600～800s/mm^2。

2.在四肢长骨扫描时，回波链不宜太长；骨质及软骨具有短T_2特性，所以TE不宜过长。

第二节　四肢主要骨关节的正常MRI解剖

一、肩关节

肩关节的正常解剖MRI见图9-1。

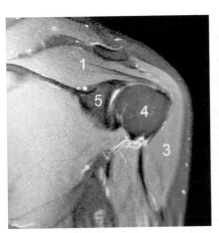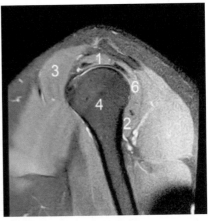

图9-1　肩关节冠状位（PDWI）和肩关节矢状位（PDWI）
1.冈上肌；2.小圆肌；3.三角肌；4.肱骨头；5.关节盂；6.冈下肌

二、膝关节

膝关节的正常解剖MRI见图9-2。

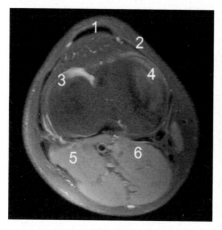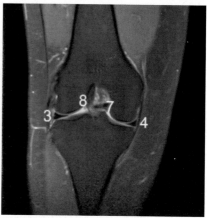

图9-2　膝关节横断位（T$_2$WI）和膝关节冠状位（PDWI）

1.髌韧带；2.髌骨外侧支持带；3.外侧半月板；4.内侧半月板；5.腓肠肌外侧头；6.腓肠肌内侧头；7.前交叉韧带；8.后交叉韧带

三、腕关节

腕关节的正常解剖MRI见图9-3。

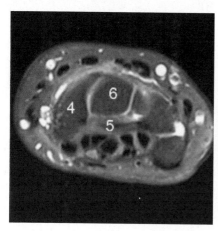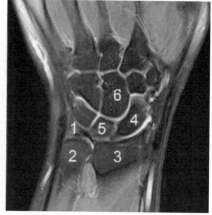

图9-3　腕关节横断位和腕关节冠状位（T$_2$WI）

1.三角纤维软骨复合体；2.尺骨；3.桡骨；4.舟状骨；5.月骨；6.头状骨

四、髋关节

髋关节的正常解剖MRI见图9-4。

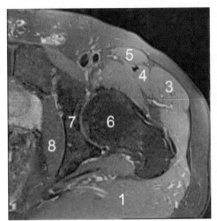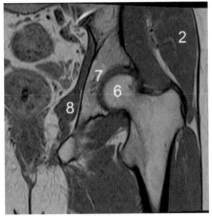

图9-4 髋关节横断位（T₂WI脂肪抑制）和髋关节冠状位（T₁WI）

1.臀大肌；2.臀中肌；3.阔筋膜张肌；4.股直肌；5.缝匠肌；6.股骨头；7.关节盂；8.闭孔内肌

第三节 常见疾病的MRI诊断

一、肩关节损伤

（一）肩袖损伤

【病因病理和临床表现】 肩袖损伤（rotator cuff tear，RCT）是肩关节最常见的疾病之一，肩袖是由冈上肌肌腱、冈下肌肌腱、小圆肌肌腱和肩胛下肌肌腱组成。肩袖撕裂通常是指肩袖的冈上肌肌腱撕裂。肩袖撕裂的病因包括急性外伤、慢性卡压，或两者同时都有。大多数的肩袖撕裂是一种进行性的机械磨损过程。可分为三期，Ⅰ期：肌腱水肿和充血；Ⅱ期：肌腱退变和纤维化；Ⅲ期：肩袖部分或完全性撕裂，可伴有肩峰前端、肱骨大结节骨质增生和滑膜囊增厚、纤维化等。冈上肌肌腱撕裂典型临床表现包括疼痛、肩关节外展上举活动受限、肌肉萎缩和关节继发挛缩等。

【诊断要点】　冈上肌肌腱撕裂分为部分性及完全性（图9-5）。

（1）部分性又分为关节侧、滑囊侧及肌腱内撕裂。MRI表现为冈上肌肌腱连续性部分中断，或其关节面（下）或滑膜面（上）可见局限性液体样信号。

（2）完全撕裂多位于冈上肌肌腱的附着处，MRI表现为冈上肌肌腱中断，断端分离，中断处由液体信号充填，近端回缩。

（3）病史较长的慢性撕裂者可见冈上肌萎缩，其萎缩的肌肉内可见脂肪信号。

【鉴别诊断】　本病主要在于各期之间的鉴别，以指导临床正确治疗。

【特别提示】　MRI检查时应首选冠状面进行观察，脂肪抑制图像有助于病变的显示。肩袖损伤的MRI诊断关键点在于检查技术和熟悉肩关节的解剖。MRI能够多方位多平面成像，更直观地显示肩袖损伤的部位和程度的优点，已经成为诊断肩袖撕裂的主要手段。

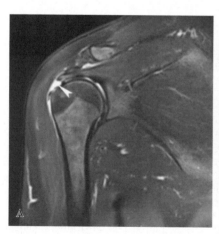
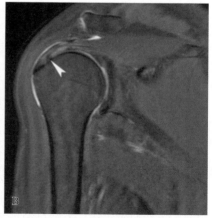

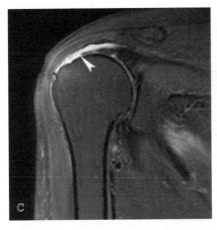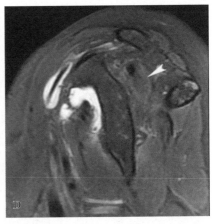

图9-5　冈上肌腱撕裂

A.右肩冈上肌肌腱滑囊侧撕裂，撕裂处见高信号积液（白箭）；B.右肩冈上肌肌腱关节侧撕裂，撕裂处信号增高（白箭）；C、D.右肩冈上肌肌腱全层撕裂，肩峰下滑囊积液，肩峰下间隙狭窄（白箭）；矢状位示冈上肌肉中度萎缩（白箭），肩关节腔积液

（二）粘连性肩关节囊炎

【病因病理和临床表现】　粘连性肩关节囊炎（Adhesive capsulitis of the shoulder）大多发生在40岁以上中老年人，最多见于50岁，又叫五十肩，女多于男。软组织退行性变、对各种外力的承受能力减弱；长期过度活动、姿势不良等所产生的慢性致伤力；上肢外伤后肩部固定过久，肩周组织继发萎缩、粘连，肩部急性挫伤、牵拉伤后因治疗不当等，均可导致其发生。肩部成纤维细胞增生、Ⅰ型和Ⅲ型胶原蛋白增多使关节囊慢性纤维化而增厚，加上滑膜充血、水肿最终导致关节囊腔粘连、狭窄。喙肱韧带呈束带状增厚挛缩是外旋受限的主要原因。本病具有自限性，一般在12～24个月可自愈。临床肩周痛以肩袖间隙区、肱二头肌长头腱压痛为主；肩各方向主动、被动均不同程度受限，以外旋、外展和内旋、后伸最重。

【诊断要点】

（1）盂肱下韧带（腋囊）增厚（图9-6），厚度＞4mm。

（2）相应肱骨附着点和大圆肌肱骨附着侧明显水肿，T_2WI上呈高信号，盂肱关节腔积液。

（3）喙肱韧带增厚，边缘模糊，T_2WI上呈高信号。

【鉴别诊断】

（1）肩袖损伤：肩颈痛，肩关节无力；被动活动范围基本正常；疼痛弧；落臂征。

（2）肩峰撞击综合征：肩外侧痛；外展、上举障碍；X线片、骨关节位置异常。

（3）颈椎病：有神经根刺激症状，被动活动大致正常。

【特别提示】 本病临床症状及影像学表现均较典型，MRI可做出明确诊断。

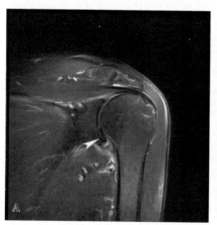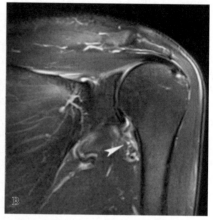

图9-6 粘连性肩关节囊炎

左肩盂肱下韧带（腋囊）明显增厚，周围脂肪间隙模糊（白箭）

（三）肩关节脱位（前脱位、后脱位）

【病因病理和临床表现】 创伤是肩关节脱位的主要原因，多为间接暴力所致。当上肢处于外展外旋位跌倒或受到撞击时，暴力经过肱骨传导到肩关节，使肱骨头突破关节囊而发生脱位，或者上肢处于后伸位跌倒，或肱骨后上方直接撞击在硬物上。根据肱骨头脱位的方向可分为前脱位、后脱位、上脱位及下脱位四型，以前脱位最多。临床检查可发现患肩呈方肩畸形，肩胛盂处有空虚感，上肢有弹性固定，Dugas征阳性（将患侧肘部紧贴胸壁时，手掌搭不到健侧肩部，或手掌搭在健侧肩部时，肘部无法贴近胸壁）。

【诊断要点】

（1）前脱位（图9-7A、B）：肱骨头位于关节盂唇前下方。MRI表现为前下盂唇撕裂，盂唇变形移位，左肱骨头后外侧凹陷，呈手斧压迹状，周边水肿，称为前下盂唇Bankart撕裂及肱骨头Hill-Sachs损伤。

（2）后脱位（图9-7C）：肱骨头位于关节盂唇后下方。MRI表现为肱骨头嵌顿于关节盂后缘，肱骨头前内缘凹陷，呈手斧凿痕状，周边轻度水肿，后关节拉长，后盂唇磨损撕裂，盂唇形态失常，称为肱骨头Trough损伤，后盂唇反Bankart损伤。

【鉴别诊断】　结合临床表现及MRI检查，一般可以明确诊断。

【特别提示】　肩关节脱位受伤病史、临床症状及相应的特殊姿势，加之肩关节脱位典型的影像学表现可以明确诊断。

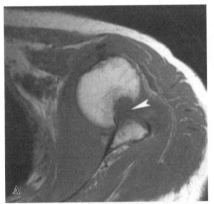
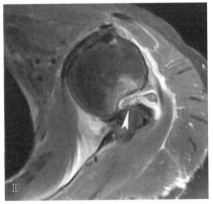
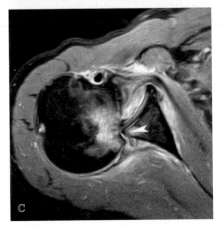

图9-7　肩关节脱位

A.T$_1$WI横断位示：前下盂唇撕裂，肱骨头后外侧凹陷，周围骨髓信号减低（白箭）；B.T$_2$WI横断位示：前下盂唇撕裂，肱骨头后外侧凹陷，周围信号增高（白箭）；C.T$_2$WI横断位示：后盂唇损伤，肱骨头前内侧明显水肿，信号增高（白箭）

（四）肱二头肌长头腱撕裂

【病因病理和临床表现】 肱二头肌长头附着在关节盂上结节，是人体唯一进入关节腔的肌腱。年轻人多在缺少准备而强力收缩时使肱二头肌发生断裂，中老年人多因原有不同程度的退行性改变，大、小结节及结节间沟有骨赘存在，或肱二头肌肌腱在结节间沟有粘连，一旦发生强烈收缩而发生撕裂。典型体征"大力水手征"。临床表现为肩关节肿胀疼痛及运动受限，并可能出现肩关节前方弹响。

【诊断要点】

（1）部分撕裂：PDWI上信号明显增高或不均匀增高，肌腱纤细或粗细不均，但肌腱尚连续。

（2）完全撕裂（图9-8）：表现为结节间沟空虚，未见连续低信号韧带影，肌腱回缩，向下的层面可见肱二头肌短头腱，长头腱区正常肌腱被液体信号取代，在斜冠状位图像上有时可见肱二头肌长头腱断裂回缩的残端。

【鉴别诊断】 部分撕裂需与肌腱充血、炎性损伤相鉴别，主要依靠肌腱形态的改变，且后者T_2WI信号更高。

【特别提示】 MRI选择横断位及冠状面进行观察，能够更直观地显示肌腱撕裂的部位和程度。

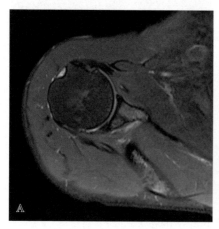 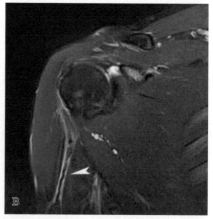

图9-8　肱二头肌长头腱断裂

A.肱骨结节间沟空虚；B.前臂中上段水平见回缩肌腱呈弹簧状低信号，周边水肿肿胀（白箭）

（五）肱二头肌长头腱脱位

【病因病理和临床表现】 退行性改变和肱骨头结节间沟先天性较浅是肱二头肌肌腱脱位的内因，损伤是外因，可见于肩袖完整性丧失或肱二头肌肌腱周围的支撑结构受损。肱二头肌长头腱在肱骨结节间沟内滑动，并有滑膜保护，沟嵴上有横韧带覆盖。当保护肱二头肌长头腱的胸大肌、肩胛下肌附着处发生撕裂，致使该肌腱在结节间沟的内缘之上滑动，即发生脱位。临床表现为局部出现肿胀、疼痛，活动功能受限，上臂无力，上臂呈内旋位，肘关节屈曲。

【诊断要点】

（1）半脱位：肌腱脱离结节间沟，向内移位，位于肱骨小结节前方。

（2）滑脱至肩关节囊内：结节间沟韧带完整，肌腱向内移位至关节囊。

（3）滑脱至肩胛下肌肌腱内（图9-9）：肩胛下肌肌腱远端撕裂，肱二头肌长头腱移位至撕裂的肩胛下肌肌腱内。

（4）滑脱至关节囊外：结节间沟韧带撕裂，肱二头肌长头腱向内移位，位于关节囊外。

【鉴别诊断】 结合临床表现及MRI检查，一般可以明确诊断。

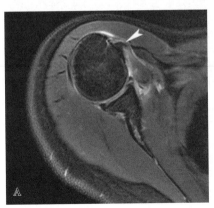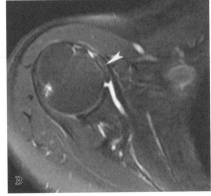

图9-9　肱二头肌长头腱脱位

A.肩胛下肌肌腱损伤、增粗，信号增高，肱二头肌长头腱半脱位（白箭）；B.肩胛下肌腱撕裂，肱二头肌长头腱脱位（白箭）

二、手腕关节损伤

（一）腕管综合征

【病因病理和临床表现】　腕管由二列八块腕骨组成的穹顶和在掌侧将其封闭的环状韧带构成，内有指深屈肌肌腱、指浅屈肌肌腱、桡侧腕屈肌肌腱及正中神经通过。正常时，正中神经在横断面上呈圆或椭圆形，在腕管近端（豌豆骨水平）较细，在腕管远端（钩骨钩突水平）较粗。造成腕管体积缩小的病变（Colles骨折、腕骨骨折等）和腕管内容体积增大的病变（指屈肌腱鞘炎、滑膜囊肿等）均会导致正中神经卡压。本病常发生于30～60岁劳动群体，女性多于男性，50%为双侧病变。主要症状有手、腕部疼痛、麻木，尤以夜间为甚；第1到第4指桡侧感觉过敏甚至麻木。晚期可有手部肌肉萎缩，功能丧失。

【诊断要点】

（1）以横断面为最佳检查切面。

（2）正中神经受挤压后引起水肿，在腕管近端常表现为体积增大，而在腕管远端则常被挤压成扁平状（图9-10）。

（3）正中神经T₂WI信号增高。

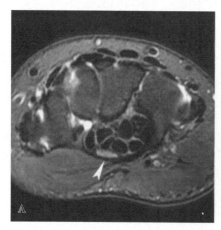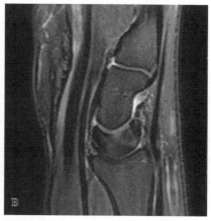

图9-10　腕管综合征

A.腕关节横轴位：腕关节钩状骨层面腕横韧带增厚，正中神经受压（白箭）；B.腕关节矢状位：正中神经呈马鞍征，钩状骨层面受压，近段及远段增粗

【鉴别诊断】 腕管综合征的诊断主要根据上述特征性的临床症状、临床检查和肌电图检查结果，一般就可以确诊。

【特别提示】 腕管综合征是最常见的周围神经卡压性疾病，其病理基础是正中神经在腕部的腕管内受卡压而引起手指麻木和功能障碍。

（二）三角纤维软骨复合体（TFCC）损伤

【病因病理和临床表现】 三角纤维软骨复合体由三角纤维软骨盘、尺桡韧带、类半月板、尺月韧带、尺三角韧带、尺侧副韧带及尺侧腕伸肌腱鞘组成。其穿孔与撕裂是腕部尺侧疼痛的重要原因，主要病变有创伤和退行性改变。根据Palmer分型分为创伤性（Ⅰ型）及退变性（Ⅱ型）损伤。TFCC损伤可在摔倒手撑地时发生，此时腕关节在伸腕、旋前的位置受到轴向应力。其他损伤机制包括较大的旋转暴力或牵张暴力造成损伤。TFCC损伤的症状包括腕尺侧弥漫、深在的疼痛或酸胀不适，有时有烧灼感，一般向背侧放射，很少向掌侧放射。疼痛也可以在用力抓握物体时诱发，从而导致握力减弱。

【诊断要点】

（1）腕三角纤维软骨变形，表面毛糙，多发长短不一裂隙。

（2）三角骨和月骨关节面糜烂，周围软组织信号异常，T_2WI呈高信号（图9-11）。

（3）可见下尺桡关节积液。

【鉴别诊断】 需与尺侧伸腕肌肌腱炎或半脱位、月三角韧带损伤、豆三角关节炎、尺腕撞击综合征等相鉴别，通过相应的影像学检查可确诊。

【特别提示】 Ⅰ型损伤多因过伸位摔伤或腕关节旋前和或尺偏时的突然应力造成，而Ⅱ型损伤的病史多为隐匿慢性的，没有急性的创伤病史。MRI检查可看到三角纤维软骨破裂。

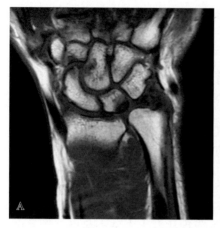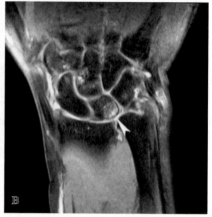

图9-11 尺骨正性变异、三角纤维软骨复合体损伤

A.尺骨正性变异,尺月碰撞;B.左腕三角纤维软骨TFC穿孔,信号增高(白箭)

三、髋关节损伤

(一)股骨头缺血性坏死

【病因病理和临床表现】 股骨头缺血性坏死(ischemic necrosis of femoral head)又称为股骨头无菌性坏死,是股骨头的血液供应受阻、中断而致的骨坏死。存在两种情况:一种是发生在股骨颈骨折后引起的股骨头坏死,股骨头主要血供来源于股深动脉发出的旋股内侧动脉和旋股外侧动脉,两者在股骨颈基底部形成动脉环,此部位骨折可能会损伤血管导致股骨头血供减少。另一种是慢性酒精中毒或使用糖皮质激素引起的股骨头坏死,同时骨组织的再生修复能力障碍,病理早期为充血和炎症反应,中期为股骨头坏死和修复反应交替进行,晚期以纤维化和硬化为主。

病理分期:

Ⅰ期:缺血后6小时,骨髓造血细胞开始坏死,随缺血时间延长,红细胞、骨细胞和脂肪细胞相继出现坏死。

Ⅱ期:坏死组织分解,缺血区邻近的活组织内反应性充血,出现反应性界面,界面内出现炎症、肉芽组织和纤维细胞组织,并有进行性骨小梁破坏,刺激邻近骨松质内成骨活动增强。

Ⅲ期：大量新生血管和增生的结缔组织、成纤维细胞和巨噬细胞向坏死区生长、修复，死骨被清除。

Ⅳ期：骨吸收使关节面支持结构消失，软骨下骨小梁发生微小骨折，使关节塌陷，进而引起关节退行性改变。

疼痛是最常见的临床症状，疼痛的部位是髋关节、大腿近侧，可放射至膝部，可表现为持续痛、静息痛，常有髋部活动受限、有痛性和短缩性跛行。

【诊断要点】

（1）股骨头下方T₁WI低信号区，呈带状或环状改变（图9-12）。

（2）T₂WI信号随不同时期而改变，可为低信号或高信号。

（3）双线征：早期T₂WI上内侧高信号和外侧低信号的两条平行线，较具特征。

（4）可伴有髋关节积液和病变周围骨髓水肿。

【鉴别诊断】

（1）退变性假囊肿：局限于持重区骨性关节面下，形态规整，无明显股骨头塌陷。

（2）暂时性骨质疏松：MRI虽可出现长T₁长T₂信号区，与股骨头缺血坏死周边的骨髓水肿改变相似，但本病短期随访信号可恢复正常，不

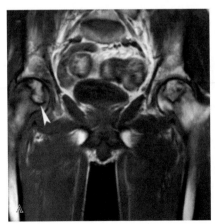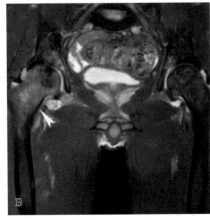

图9-12 双侧股骨头缺血性坏死

A.T₁WI示股骨头下方低信号区，呈带状或环状改变，右侧为著；B.T₂WI示股骨头呈高低混杂信号，右侧股骨头颈见大片状高信号水肿（白箭）

出现典型的双线征。

（3）骨岛：多为孤立的圆形低信号区，边缘较光整。

【特别提示】

（1）本病的早期诊断对临床预后非常重要，故对其早期的MRI表现应有及时、准确的认识。

（2）"双线征"是股骨头坏死MRI特征性表现。

（3）注意结合平片及CT，两侧比较股骨头形态改变。

（二）股骨颈隐匿性骨折

【病因病理和临床表现】　隐匿性骨折是指由于不同程度的外力造成的不容易被常规X线所发现的骨折，主要表现为骨小梁中断，周围软组织肿胀。股骨颈隐匿性骨折早期诊断较为困难。患者均有髋部疼痛及不同程度活动受限，查体可见腹股沟区压痛，髋关节内外旋活动受限，"4"字试验阳性，部分患者有纵轴叩击痛。

【诊断要点】

（1）T_1WI呈线形条状或不规则低信号，T_2WI呈高信号（图9-13），类似骨小梁骨折的形状。

（2）骨折线周围常伴有形态不规则或较弥漫的水肿信号，提示骨挫伤所致骨髓水肿。

（3）常伴有髋关节腔积液，髋周软组织不同程度的水肿信号。

【鉴别诊断】

（1）股骨头坏死：信号改变区大多位于股骨头内，典型改变可见"双线征"。

（2）髋关节一过性骨质疏松症：T_1WI呈弥散低信号，T_2WI呈高信号，范围累及整个股骨头、颈，甚至扩展至大粗隆，无低信号带和双线征。

【特别提示】　对任何以髋部疼痛及活动受限为主诉就诊的老年患者，早期X线、甚至CT表现为阴性的，首先要排查股骨颈隐匿性骨折，MRI检查具有明显优势。

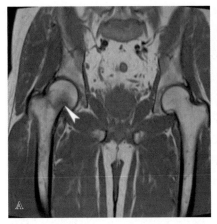
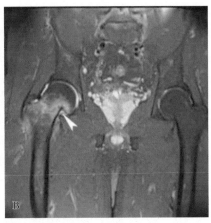

图9-13 右侧股骨颈隐匿性骨折

A.T$_1$WI冠状位示：右侧股骨颈基底部见低信号骨折线影；B.T$_2$WI冠状位示：右侧股骨颈局部信号增高（白箭）

（三）髋关节撞击综合征

【病因病理和临床表现】 髋关节撞击综合征（FAI）是髋臼盂唇与股骨近端解剖关系出现异常而引起的一种髋关节慢性疼痛并可导致髋关节活动障碍的一种疾病。病因主要来源于髋臼或股骨近端，股骨颈在屈髋和内收运动时可能与髋臼反复撞击，从而导致盂唇撕裂或髋臼及股骨头的软骨损伤，最终导致骨性关节炎。FAI可分为3种类型：凸轮型撞击（cam type）、钳夹型撞击（pincer type）及凸轮钳夹混合型撞击（mixed type）。凸轮型FAI常见于经常运动的男性，钳夹型FAI常见于喜好运动的中年女性。FAI患者一般无明显外伤史，多数患者运动量较大，早期临床症状多表现于无明显诱因间歇性腹股沟和（或）髋关节区域疼痛，休息后疼痛亦不能缓解并有加重之势，来院患者体检发现多有髋关节慢性疼痛并活动受限，髋关节"4"字试验阳性，髋关节前撞击试验阳性。

【诊断要点】

（1）FAI引起的盂唇损伤表现为低信号中出现高信号（图9-14），如信号呈横形或纵形线状则提示盂唇撕裂。

（2）关节软骨退变时表现为高信号改变。

（3）髋关节内炎性渗出、股骨头信号异常，表现为T_2WI高信号。

【鉴别诊断】

（1）原发性髋关节退行性变：发病年龄明显偏大，髋关节间隙多有明显变窄。

（2）股骨头缺血性坏死：股骨头变瘪，关节面下多发小囊状透亮影，骨皮质边缘毛糙，多有大量激素应用、酗酒等诱因。

【特别提示】　本病好发人群为运动量较大的中青年，且有慢性腹股沟区疼痛病史。MRI对髋臼盂唇和关节软骨损伤有较高的特异度和敏感度。

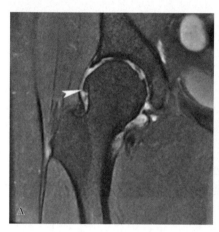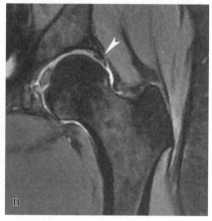

图9-14　髋关节撞击综合征

A.Cam型碰撞，右侧股骨头外侧局部突起，与髋臼碰撞（白箭）；B.Pincer型碰撞左髋盂唇形态较长，形成Pincer型股骨头－髋臼碰撞（白箭）

四、膝关节损伤

（一）前交叉韧带损伤

【病因病理和临床表现】　前交叉韧带（ACL），又称前十字韧带，位于膝关节内，起自股骨外侧髁的内侧面，斜向前下方，止于胫骨髁间隆起的前部和内、外侧半月板的前角。根据其在胫骨附着的相对位置，分为前内侧束和后外侧束。膝关节伸直位下内翻和膝关节屈曲位下外翻损伤可致 ACL 损伤。临床上以男性青少年多见，创伤发生时，患者可听到响亮的破裂声，随后出现膝关节剧烈疼痛、活动受限，以及明显的肿胀。急性期过后，患者症状可明显减轻，部分患者会出现"打软腿"现象。抽屉试验前移阳性，轴移试验阳性。

【诊断要点】

（1）以 T_2WI 及 STIR 序列矢状位显示病变为最佳。

（2）完全撕裂：连续性中断，或扭曲呈波浪状改变，在 T_2WI 上呈弥漫性高信号改变（图 9-15）。

（3）部分撕裂：T_1WI、T_2WI、STIR 上均见信号增高，但部分层面仍可见完整的纤维束，或前交叉韧带变细。

【鉴别诊断】　根据外伤史和明显的膝部体征，结合 MRI 检查可明确诊断。

【特别提示】

（1）观察病变时应连续多个层面、多个序列综合分析，避免假阳性的发生。

（2）当伴关节腔内大量出血时易漏诊，当积血进入前或后交叉韧带鞘时常易误诊。

（3）需要注意有无并发其他韧带、骨、软骨的损伤。

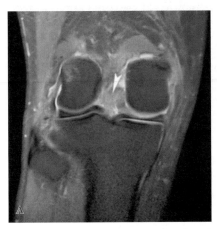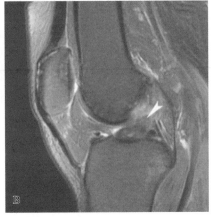

图 9-15　前交叉韧带撕裂

前交叉韧带纤维连续性中断，周围明显水肿（白箭）

（二）后交叉韧带损伤

【病因病理和临床表现】 后交叉韧带（PCL）起自股骨内侧髁的外侧面，斜向后下方，止于胫骨髁间隆起的后部和外侧半月板的后角。来自前方的使胫骨上端后移的暴力都可以使后交叉韧带断裂，单独损伤少见，通常与前交叉韧带同时损伤。多见于交通事故伤、压砸或屈膝位坠落伤等。膝关节抽屉试验后移阳性。临床表现膝关节出现肿胀、压痛与积液，膝部肌痉挛，处于强迫体位。

【诊断要点】

（1）完全撕裂：PCL连续性中断，残余的交叉韧带退缩而扭曲呈波浪状，T_2WI上呈不规则高信号（图9-16）。

（2）撕脱：胫骨平台后部有线形的T_1WI低信号、T_2WI STIR高信号的骨折线，撕脱的碎片和后交叉韧带相连而韧带的连续性未见中断。

（3）部分撕裂：部分纤维连续性中断而其余部分纤维完整。

【鉴别诊断】 根据外伤史和明显的膝部体征，结合MRI检查，可明确诊断。

【特别提示】 后交叉韧带损伤多有明确外伤病史，MRI表现为韧带扭曲呈波浪状，连续性中断，局灶性或弥漫性高信号及韧带显示不清等。

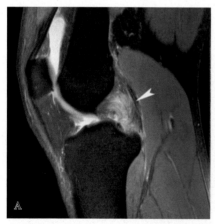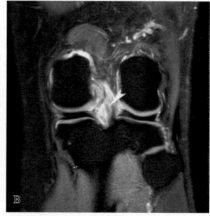

图9-16 后交叉韧带断裂

A.矢状位示后交叉韧带明显肿胀，纤维连续性中断，周围明显水肿；B.冠状位示后交叉韧带显示模糊，周围水肿

（三）内、外侧副韧带损伤

【病因病理和临床表现】 内侧副韧带位于股骨内上髁与胫骨内髁之间，有深浅两层纤维。浅层呈三角形，甚为坚韧；深层纤维与关节囊融合，部分并与内侧半月板相连。损伤多为膝外翻暴力所致，当膝关节半屈曲时，小腿突然外展外旋也会使内侧副韧带断裂。外侧副韧带起于股骨外上髁，远端呈腱性结构，与股二头肌肌腱汇合处联合肌腱结构，一起附着于腓骨小头上。外侧副韧带与外侧半月板之间有滑囊相隔。多见于运动创伤，如足球、滑雪、摔跤等竞技项目。临床表现为膝关节显著肿胀，皮下淤血、青紫和明显压痛，膝关节不能完全伸直；如完全断裂，侧方应力试验呈阳性。

【诊断要点】

（1）正常T_1WI、T_2WI上均呈低信号带。

（2）损伤后因水肿、出血而信号增高，并可见增厚、变形或中断（图9-17）。

（3）损伤周围可有积液信号。

【鉴别诊断】 根据外伤史和明显的膝部体征，结合MRI检查，可明确诊断。

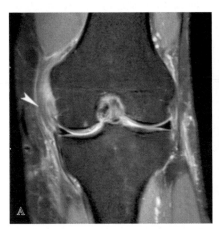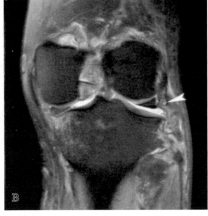

图9-17　内外侧副韧带撕裂

A.内侧副韧带纤维撕裂，周围明显水肿；B.外侧副韧带纤维完全断裂，周围明显水肿（白箭）

【特别提示】

（1）内侧副韧带损伤时，压痛点常在股骨内上髁或胫骨内髁的下缘处。

（2）外侧副韧带损伤时，压痛点在股骨外上髁或腓骨小头处。

（四）半月板撕裂

【病因病理和临床表现】
半月板是2个月牙形的纤维软骨，位于胫骨平台内侧和外侧的关节面。半月板撕裂（meniscus tear）为常见的膝关节内紊乱性疾病。膝半屈、内收或外展、挤压和旋转力量是产生半月板损伤的必备因素。青年人多为运动损伤或急性外伤性撕裂，老年人多为慢性退变性撕裂，由反复性损伤、年龄增长等因素引起。组织学表现为黏液样变性，随着病程推进，纤维软骨分离断裂，沿胶原纤维的方向形成水平状离断层，当其发展至关节面时，即形成半月板撕裂。主要临床表现为关节疼痛和功能障碍。

【诊断要点】
根据MRI表现将半月板撕裂分为以下类型（图9-18）：

（1）水平撕裂：半月板内高信号裂隙方向与胫骨平台平行，内缘达半月板的游离缘。

（2）垂直撕裂：半月板内高信号裂隙方向与胫骨平台垂直。

（3）斜行撕裂：半月板内高信号裂隙方向与胫骨平台成一定的角度，是最常见的撕裂类型。

（4）纵行撕裂：半月板内高信号裂隙方向与半月板的长轴方向平行。

（5）放射状撕裂：半月板内高信号裂隙方向与半月板的长轴方向垂直，好发于外侧半月板的内1/3部。

（6）桶柄状撕裂：为纵行撕裂的一个特殊类型，多见于内侧半月板，其内侧片段发生移位，移位的片段类似于桶的柄，而未移位的外侧片段为桶。

（7）鹦鹉嘴样撕裂：半月板游离缘的水平状和垂直状撕裂的复合体。

（8）半月板关节囊分离：是指半月板与关节囊附着处的纤维撕裂，半月板与关节分离。

半月板损伤MRI分级：

0级：正常半月板，表现为均匀的低信号，且形态规则。

Ⅰ级：半月板内显示圆形或椭圆形高信号病灶，不与半月板表面接触。

Ⅱ级：半月板内见线形高信号，并向半月板的关节囊缘延伸，但并未达到半月板的关节面缘。

Ⅲ级：半月板内高信号达到关节面缘，半月板结构消失或部分消失，呈弥漫性高信号。

【鉴别诊断】

（1）需与腘肌腱、膝横韧带、板股韧带等结构相鉴别：肌腱腱鞘、韧带与半月板间隙易误诊为半月板撕裂。

（2）半月板退变：见于老年人，半月板内显示圆形或椭圆形高信号病灶，未达半月板表面。

【特别提示】

（1）T_1WI不作为诊断半月板损伤的依据，确定半月板损伤时需以T_2WI和STIR序列为准，有时需结合三维重建图像来观察。

（2）注意假阳性和假阴性的存在，如半月板的游离缘扫描时产生的部分容积效应容易导致假阳性；对正常解剖结构的分析和认识不足，也会导致误判；将一度或二度损伤误判成三度；特殊类型的半月板损伤（桶柄状、放射状、鹦鹉嘴样半月板撕裂）易漏、易误诊。

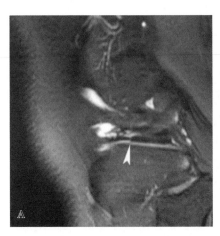
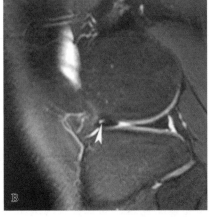

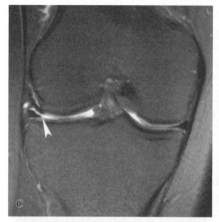

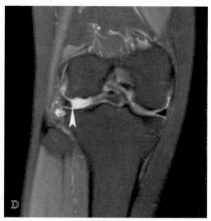

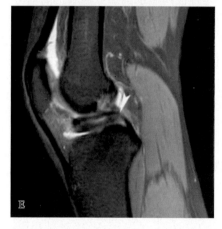

图9-18　半月板撕裂

A.外侧半月板水平撕裂伴囊肿形成；B.外侧半月板水平撕裂；C.外侧半月板斜形撕裂；D、E.外侧半月板纵行撕裂，向内侧移位，外观呈桶柄状，矢状位呈双后交叉韧带征（白箭）

（五）腘窝囊肿

【病因病理和临床表现】　腘窝囊肿指腘窝深部滑囊肿大或膝关节滑膜囊向后膨出的统称。可分为先天和后天两种，前者多见于儿童，后者可由滑囊本身的疾病如慢性无菌性炎症等引起。老年人发病则多与膝关节病变如骨性关节炎、半月板损伤等有关。最常见的腘窝囊肿是膨胀的腓肠肌、半膜肌肌腱滑囊（称为Bakers囊肿）。早期临床症状不明显，囊肿增大可出现酸胀、不适、疼痛，体格检查肿块可随膝关节伸直而隆起，如果囊肿与关节腔相通，则在持续压迫时可缩小。较大的囊肿可妨碍膝关节的伸屈活动，可压迫腘窝内血管、神经而出现跛行。

【诊断要点】

（1）T₁WI呈低信号，T₂WI表现为均匀高信号，PDWI＋FS呈明显高信号（图9-19）。

（2）囊壁菲薄且均匀，呈中等信号，邻近结构不同程度受压、移位。

【鉴别诊断】

（1）动脉瘤：有搏动，穿刺液为血液。

（2）血管瘤：局部可有颜色改变，膝关节屈伸肿物无改变，穿刺液为血液。

（3）腘窝肿瘤：多为较硬的肿物，无囊性感，膝关节屈伸肿物无改变。

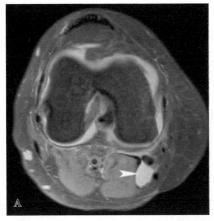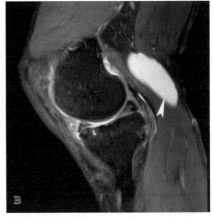

图9-19 腘窝Bakers囊肿

A.B.示腓肠肌内侧头及半膜肌腱间囊状积液信号，轮廓锐利，囊壁菲薄，囊液与关节液信号一致（白箭）

五、踝关节损伤

（一）距腓前韧带损伤

【病因病理和临床表现】 踝关节损伤是最常见的运动型损伤，多为内翻型损伤，距腓前韧带是踝关节损伤最易损伤的韧带。距腓前韧带起自外踝前缘向前内侧走行中间段，跨越距骨体与距骨颈交界处隆起骨止于距骨颈，韧带近端血供主要来自胫前动脉及腓动脉穿支降支，远端血供由外踝前动脉及腓动脉穿支降支共同滋养。距腓前韧带可阻止距骨前移及内收，当足部内翻跖屈位着地时，距腓前韧带遭受张力最大，损伤机会最多，尤其是隆起骨嵴处，当超过它承受范围时就撕裂或断裂。临床表现为疼痛、肿胀，受伤处有局限性压痛点。

【诊断要点】

（1）分为不完全撕裂及完全撕裂（图9-20）。

（2）不全性撕裂：T$_2$WI韧带低信号中断，出现散在高信号，其外形明显增粗，边缘不规则。

（3）完全撕裂：断端分离和缩短，常伴有周围组织水肿及出血，少部分伴有撕脱性骨折，SPIR序列信号增高，韧带增粗。

【鉴别诊断】　结合临床表现及MRI检查，一般可以明确诊断。

【特别提示】　距腓前韧带是踝关节内翻损伤最易伤及的韧带，当外伤后外踝肿痛明显、活动受限而X线、CT无阳性征象时，应行MRI检查明确有无距腓前韧带损伤。

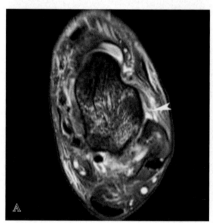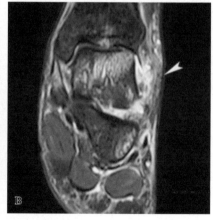

图9-20　距腓前韧带断裂

距腓前韧带纤维中断，显示不清，周围水肿明显（白箭）

（二）跟腱损伤

【病因病理和临床表现】 跟腱是由小腿后群浅层腓肠肌和比目鱼肌的肌腱组成。直接暴力损伤大多是利器损伤，间接暴力损伤多发生在中年人，由于猛力牵拉如球类运动、短跑比赛、搬运重物等动作，负重用力过猛，跟腱受到过度牵拉，引起跟腱纤维的部分撕裂或完全断裂。少数患者有腱周炎和慢性损伤史。跟腱断裂部位常发生在跟腱附着点上3～4cm处，此为跟腱最狭窄处，其次为肌腱交界处和跟骨附着点处，少数还有靠近肌肉处的断裂。临床表现为跟部疼痛，肿胀，瘀斑，行走无力，不能提跟。体格检查可在跟腱断裂处扪及压痛及凹陷、空虚感。

【诊断要点】

（1）正常跟腱：T_1WI、T_2WI上均为低信号。

（2）部分撕裂（图9-21A）：线状或局灶性的T_2WI高信号和局部纤维增厚。

（3）完全断裂（图9-21B）：连续性中断，在断面处可见高信号的脂肪影，跟腱的磨碎或扭曲通常说明近段肌腱的回抽。

【特别提示】 跟腱是人体最强的肌腱，当跟腱损伤时，下肢活动及其功能均受到明显的影响，行MRI检查基本可以明确诊断。

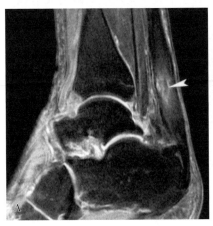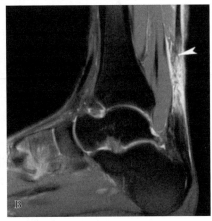

图9-21 跟腱损伤

A.跟腱部分撕裂，T_2WI局部信号增高（白箭）；B.跟腱完全断裂，T_2WI信号明显增高（白箭）

六、退行性骨关节病、关节炎

（一）退行性骨关节炎

【病因病理和临床表现】　退行性骨关节炎（osteoarthritis）是一种非炎性退行性的关节疾病，发病多在50岁以上。主要累及承重的大关节如膝、髋关节、脊柱及远端指间关节，病变以关节软骨损伤和骨增生为特点。疼痛为最常见症状。MRI对关节软骨内部和表面情况显示佳，可发现软骨表面毛糙、变薄、灶性缺损及碎裂，甚至软骨下骨质裸露等表现，脊柱则表现为椎间盘T_2WI信号减低、变薄，出现椎间盘突出，甚至脱出。

【诊断要点】

（1）关节软骨的改变：软骨变性（T_2WI关节软骨内出现灶状高信号），MRI可分为4期：

Ⅰ期：关节软骨一过性肿胀，T_1WI表现为局部软骨增厚，T_2WI呈高信号。

Ⅱ期：

Ⅱa期：关节软骨表面毛糙，软骨表面见小齿状突起、粗糙。

Ⅱb期：高信号的软骨内出现低信号小囊状病灶，表现为关节软骨内多发虫蚀样低信号影。

Ⅲ期：关节软骨明显变薄，但未累及钙化层。T_1WI、T_2WI均显示病变处软骨明显变薄，但低信号的钙化层完整。

Ⅳ期：软骨全层缺失伴软骨下骨质硬化，T_1WI、T_2WI见软骨下骨质水肿及囊变影。

（2）关节边缘骨赘形成：骨赘表现为T_1WI、T_2WI上均为低信号，骨边缘不规则。

（3）关节积液：表现为关节肿胀，积液信号均匀。

（4）滑膜增厚：滑膜增生增厚、明显强化，且可呈绒毛状突入关节腔内。

（5）软骨下骨硬化和小囊肿形成。

（6）关节间隙变窄：关节软骨变薄和缺失致关节间隙变窄（图9-22）。

【鉴别诊断】

（1）类风湿关节炎：好发于掌指及近侧指间关节，MRI可显示特征的滑膜增生和血管翳伴强化，并可破坏关节软骨。结合X线的骨质疏松和关节面下骨质侵蚀、关节面模糊等不难鉴别。

（2）强直性脊柱炎：常侵犯两侧骶髂关节，并好侵犯椎小关节，脊柱典型征象为"竹节"样改变，容易鉴别。

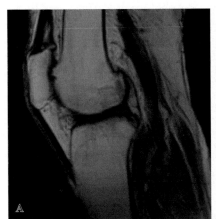
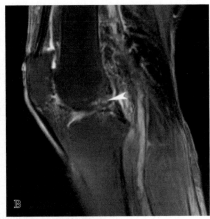
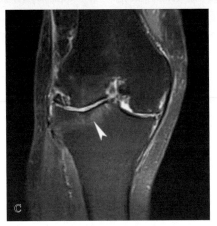

图9-22　退行性骨关节炎

A.T₁WI示膝关节间隙狭窄；B、C.T₂WI矢状位及冠状位示关节软骨变薄、缺损，关节面下骨质水肿改变（白箭）

（二）类风湿关节炎

【病因病理和临床表现】　类风湿关节炎（rheumatoid arthritis，RA）是一种以慢性非化脓性炎症为主要特征的全身性疾病。病因不明。本病常侵犯全身多个关节，受累关节多呈对称性，最常累及四肢小关节，特别是掌指及近侧指间关节。临床常见症状是关节肿痛、晨僵，晨僵时间大于1小时，活动后症状减轻，晚期可引起关节的强直、畸形和功能严重受损。患者皮下可出现类风湿结节，血清类风湿因子阳性。本病好发于青壮年女性，年龄多为20～40岁。

【诊断要点】

（1）滑膜炎与血管翳：为RA的主要改变，系活动性滑膜炎和慢性滑膜炎症、滑膜增生所致。

1）滑膜炎、滑膜增厚（图9-23），T_1WI呈低信号，PDWI呈中等信号。

2）等级划分：0级，无增生、强化；1级，关节边缘增生的滑膜强化，但未覆盖软骨面；2级，滑膜增生覆盖软骨小于1/3；3级，滑膜增生覆盖软骨面超过1/3。

3）晚期滑膜严重增厚伴其他韧带、软组织肥厚，关节软骨破坏、缺损导致关节强直。

4）增强扫描增厚的滑膜明显强化，在低信号的关节积液衬托下更明显。

血管翳可分为炎症性、纤维性和混合性。一般认为，纤维性血管翳表示静止期，炎症性和混合性表示活动期。

1）炎症性血管翳：T_1WI呈低信号，T_2WI呈不均匀高信号，增强扫描明显强化。

2）纤维性血管翳：T_1WI呈低信号，T_2WI呈为低信号，增强扫描无明显强化。

3）混合性血管翳：T_1WI呈低信号，T_2WI呈低至高信号，增强扫描不均匀中等强化。

（2）关节软骨破坏：T_2WI软骨内出现小的高信号区，软骨面毛糙、裂隙形成或完全剥脱，可有信号不均的血管翳贴附。增强扫描软骨外层强化，系纤维组织覆盖关节面所致。

（3）骨质改变

1）骨质疏松：T_1WI 可见骨皮质变薄及干骺端骨小梁变细和稀疏。

2）血管翳侵入骨质：表现为骨边缘缺损。

3）骨内囊性变：T_1WI 呈低信号，T_2WI 呈高信号，其周边多数没有 T_2WI 低信号的硬化边。

4）骨髓水肿：常发生在腕、掌、指骨，以腕骨最多见。

5）软骨下硬化：T_1WI 低信号，增强扫描强化不均，与损伤修复后钙质沉积有关。

6）儿童骨化中心畸形：正常 T_1WI 高信号的骨髓信号不均匀。

（4）关节腔积液：T_1WI 呈低信号，T_2WI 呈高信号。

（5）肌腱和韧带：由于肌腱、韧带本身的病损及滑膜炎侵蚀骨，使其不规则而使邻近韧带、肌腱损伤，韧带或肌腱变细、增粗或撕裂，T_1WI 呈低信号，T_2WI 呈高信号。

（6）半月板变性：滑膜增生覆盖半月板，半月板撕裂、变薄甚至完全缺失。T_2WI 或 PDWI 显示清晰，低信号半月板内见线样或不规则高信号影。

【鉴别诊断】

（1）退行性骨关节病：关节边缘常有骨赘增生和硬化，不伴有骨质疏松，无增生性滑膜和血管翳。

（2）强直性脊柱炎：常首先累及两侧骶髂关节，呈上行性发展，脊柱呈竹节样改变。除儿童发病的髋关节外，外周关节较少表现为进展性和破坏性，与类风湿关节炎不同。

（3）痛风性关节炎：骨质无明显脱钙和疏松，关节处可出现边缘锐利的穿凿样骨破坏区，软组织内可见痛风结节。早期痛风性滑膜炎及滑膜增厚与类风湿关节炎较难鉴别，前者可有周期性血尿酸含量增高。

【特别提示】　与普通X线平片和CT检查比较，MRI能早期发现病变，清晰地显示增生的滑膜、软骨及骨的破坏、关节积液及周围韧带、肌腱受累的情况。

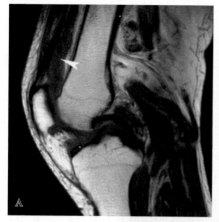
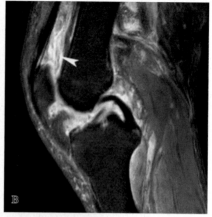
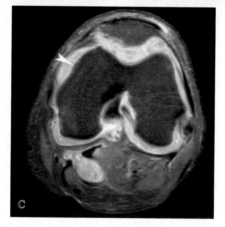

图9-23 类风湿关节炎

A.T₁WI示关节间隙略增宽；B、C.膝关节囊积液，滑膜明显增厚，软骨下骨质表面不规整（白箭）

（三）强直性脊柱炎

【病因病理和临床表现】 强直性脊柱炎（ankylosing spondylitis，AS）是一种全身性慢性进行性炎症性疾病。病变主要侵犯中轴关节和髋关节，几乎100%累及骶髂关节，并从骶髂关节开始，逐渐累及上位脊柱和四肢大关节。本病病因不明，好发于30岁以下男性，90%以上患者HLA-B27抗原阳性。病理特点是椎间盘纤维环和纤维环附近结缔组织骨化，椎间关节出现类风湿关节炎样改变。

临床早期出现晨僵，继而出现持续性腰痛、大关节痛，并有上行性进展，最终出现脊柱强直。

【诊断要点】

（1）骶髂关节炎：关节软骨异常，关节周围骨髓水肿及关节软骨下骨质侵蚀和硬化。

1）正常骶髂关节软骨：T_1WI、T_2WI均呈中等信号。

2）骶髂关节炎：早期关节软骨信号异常，正常线状软骨影消失，呈不规则增厚、扭曲或碎裂中等信号影；中晚期关节软骨破坏，关节间隙变窄、消失、强直，T_1WI、T_2WI均呈低信号，提示纤维化或骨化。

3）关节周围骨髓水肿：T_1WI呈低信号，脂肪抑制T_2WI或STIR呈高信号（图9-24）。

4）关节软骨下骨质侵蚀和硬化：前者骨质表面不规整、缺损，T_1WI、T_2WI呈中等信号，后者T_1WI、T_2WI均呈低信号。

5）增强早期即可出现关节软骨强化，关节囊增厚强化以及软骨下、邻近关节区骨质的局灶性强化。随着炎症发展，骶髂关节可出现中度到快速明显强化。

（2）椎体：显示椎体和椎间盘连接部、椎小关节、寰枢关节等部位出现的骨侵蚀和骨强直，如椎小关节囊肿胀、关节软骨改变、软骨下骨质的侵蚀和关节的纤维化和强直。椎旁韧带纤维化和骨化呈窄条状的T_1WI、T_2WI低信号影，脊柱呈典型"竹节"样改变。

（3）四肢大关节：最常累及髋、膝和踝关节等下肢关节，MRI可显示关节积液及关节软骨、软骨下骨质侵蚀情况。

【鉴别诊断】

（1）类风湿关节炎：骶髂关节类风湿关节炎常发生于晚期，多伴有广泛的骨质疏松而很少有骨质硬化。骶髂关节病变很少呈双侧性，即使两侧发生，一般也是一侧轻，另一侧重。类风湿关节炎同时有手足小关节改变而强直性脊柱炎很少累及手足小关节，滑膜炎和滑膜增厚较明显及有特征性的血管翳出现。

（2）骶髂关节结核：常单侧发生，主要表现关节面囊性骨质破坏，软骨下骨质硬化不明显，可伴有骶髂关节前脓肿形成。

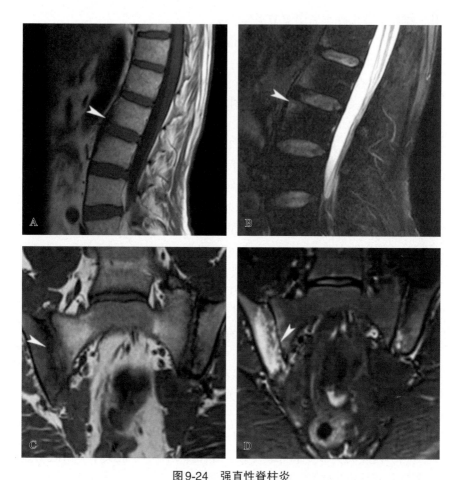

图9-24　强直性脊柱炎

A、B.多发腰椎椎体上下前角韧带附着处炎症；C、D.双侧骶髂关节间隙模糊，关节面下水肿改变（白箭）

（四）痛风性关节炎

【病因病理和临床表现】 痛风（gout）是嘌呤代谢紊乱性疾病，以体液、血液中尿酸增加及尿酸盐沉积于各种间叶组织内引起炎症反应为特征，尿酸盐沉积及周围纤维化即痛风结节（tophi）。痛风人群患随年龄增长而增高。急性期发病高峰40～60岁，男性多见。

急性发病期，患者主要表现为关节的红、肿、热、痛，常在清晨或午夜发生，疼痛可呈刀割样、虫咬样或撕裂样，多难以忍受，但该病引起的疼痛多具有自限性。如果该病迁延不愈，可导致慢性关节炎，主要表现为关节功能受限、关节畸形等，严重者可降低患者的生活质量。

【诊断要点】

（1）痛风结节信号多种多样，主要取决于钙盐的含量。

（2）滑膜结节样增厚伴关节囊积液，局部骨质侵蚀、骨髓水肿（图9-25）。

（3）典型者关节周围可见痛风结节，T_1WI多呈等低信号，T_2WI多为低或稍高信号。

【鉴别诊断】

（1）退行性骨关节病：关节边缘常有骨赘增生和硬化，不伴有骨质疏松，无增生性滑膜和血管翳。

（2）类风湿关节炎：多为对称性、持续性关节肿胀疼痛，伴双手晨僵，小关节受累最多见，典型表现是滑膜炎和血管翳。

（3）骨关节炎：以关节软骨的变性、破坏及骨质增生为特征的慢性关节病，关节疼痛程度较轻，主要累及负重关节，如膝、髋关节。

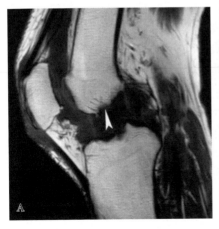
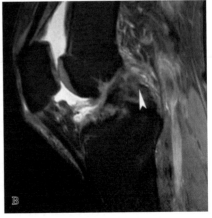

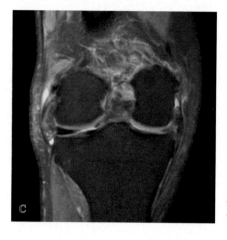

图9-25　痛风性关节炎

A.T₁WI矢状位示关节间隙稍增宽；B、C
分别为PDWI示膝关节滑膜结节样增厚伴关
节囊积液、局部骨质侵蚀

七、骨肿瘤及肿瘤样病变

（一）成骨性肿瘤

1.骨样骨瘤

【病因病理和临床表现】　骨样骨瘤（osteoid osteoma）是良性成骨肿瘤，由成骨性结缔组织及其形成的骨样组织和编织骨构成。多见于30岁以下青少年。起病缓慢，症状以患处疼痛为主，夜间加重，疼痛可发生在影像征象出现之前。服用水杨酸类药物可缓解疼痛为本病的特点。肿瘤本身为瘤巢，由新生骨样组织组成，不会变为成熟的板层骨；瘤巢轴位被反应性骨质包绕，此为成熟骨质。根据受累部位可分为皮质型、松质型和骨膜下型，其中85%发生于骨皮质。

【诊断要点】

（1）好发于长管状骨骨干，骨皮质最多见，其次为骨松质和骨膜下，以胫骨和股骨多见，也可见于脊柱附件及手足骨，偶见于颅骨，瘤巢大多小于1.5cm。

（2）瘤巢未钙化部分：T₁WI呈低到中等信号，T₂WI呈高信号（图9-26）。

（3）瘤巢钙化部分、瘤巢周围骨质硬化：均呈低信号。

（4）增强扫描强化明显。

（5）周围的骨髓和软组织常有充血和水肿，T₁WI呈低信号、T₂WI呈高信号，增强扫描可有一定程度的强化。

【鉴别诊断】

（1）骨母细胞瘤：多见于脊柱附件，瘤巢一般较大，大于2.5cm，具有较明显的膨胀性且硬化轻微，发生于附件的骨样骨瘤有时很难与之鉴别，主要看瘤巢大小及夜间有无疼痛加以区别。

（2）慢性骨脓肿（Brodie脓肿）：多见于干骺端，临床有反复感染症状，骨破坏区可较大，显示小死骨形成，内无钙化或骨化影。

（3）应力性骨折：长期运动史，好发于第2跖骨及胫骨，相应部位异常信号伴局部软组织肿胀，仔细观察常常能找到断裂骨小梁。

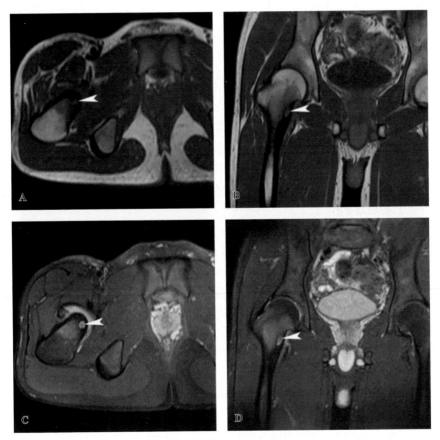

图9-26 右股骨颈骨样骨瘤

A、B.横轴位及冠状位T₁WI呈中等信号；C、D.横轴位及冠状位T₂WI呈高信号，内见斑点状低信号，瘤周硬化边低信号，瘤巢邻近骨组织及软组织呈片状高信号（白箭）

2.骨母细胞瘤

【病因病理和临床表现】 骨母细胞瘤（osteoblastoma）好发于椎体附件，其次是长管状骨，常见于股骨及胫骨的干骺端或骨端，不侵犯骨骺。绝大多数为良性，少数一开始就是恶性或恶变，称为恶性骨母细胞瘤。本病男性多于女性，多见于30岁以下。局部疼痛是最常见的症状，与骨样骨瘤不同的是，该疾病服用水杨酸无效，无明显夜间疼痛。肿瘤边界清楚，镜下可见特征性多量骨母细胞增生形成的骨样组织和编织骨。恶性者瘤细胞体积较大，具有较多不规则核型和病理性核分裂象。

【诊断要点】

（1）非钙化、骨化部分：T_1WI呈低到中等信号，T_2WI呈高信号（图9-27）。

（2）钙化、骨化部分：均呈低信号。

（3）病灶周围的骨髓和软组织内可出现反应性充血水肿，T_1WI呈低信号，T_2WI呈高信号。

（4）增强扫描肿块中等不均匀强化。

（5）当骨质破坏区边缘模糊，软组织肿块巨大，并向周围侵犯，引起相应区域的淋巴结肿大或远处转移，要考虑到侵袭性骨母细胞瘤。

【鉴别诊断】

（1）骨巨细胞瘤：多见于20～40岁，好发于骨骺闭合后的骨端，多呈偏心性、溶骨性、膨胀性骨破坏，典型的皂泡状改变，无明显硬化；而骨母细胞瘤常有钙化、骨化，病灶周边常有硬化边。

（2）骨样骨瘤：瘤巢多小于1.5cm，在"瘤巢"周围有广泛骨质硬化与骨膜新生骨形成。而骨母细胞瘤的瘤巢常大于2.5cm，骨质膨胀较明显，骨硬化较轻，增强扫描不均匀强化。

（3）动脉瘤样骨囊肿：主要见于儿童及青少年，四肢长骨及脊椎为好发部位，往往有外伤病史，影像上多表现为多囊状改变，并可出现多个液平面。但当骨母细胞瘤合并动脉瘤样骨囊肿时两者鉴别较为困难。

【特别提示】 发生在椎体附件的骨病变出现膨胀性改变、病变内部钙化、周边可有硬化时，要考虑到骨母细胞瘤的诊断。

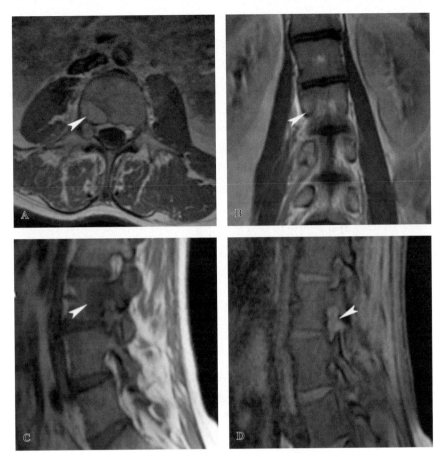

图9-27　L₃右侧附件骨母细胞瘤

A.T₂WI呈稍高信号；B、C.T₁WI呈中等稍高信号；D.邻近骨组织及软组织见片状反应性
T₂WI高信号（白箭）

3.骨肉瘤

【病因病理和临床表现】　骨肉瘤（osteogenic sarcoma）起源于骨的间叶组织，以瘤细胞能直接形成骨样组织和骨质为特征，是最常见的原发性恶性骨肿瘤。镜下肿瘤由明显间变的瘤细胞、肿瘤性骨样组织及骨组织组成，有时亦可见有数量不等的瘤软骨。骨肉瘤好发于10～20岁和60岁以上，青少年好发于四肢长骨干骺端，以股骨下端和胫骨上端最为常见，扁骨和不规则骨中以髂骨最多见。发生于骨外软组织者，称骨

外骨肉瘤。以成骨型骨肉瘤最常见。骨肉瘤一般有局部进行性疼痛、肿胀和功能障碍三大主要症状，以疼痛最为常见，初为间歇性隐痛，可迅速转变为持续性难忍的剧痛，尤以夜间为甚。实验室检查血碱性磷酸酶明显增高。

【诊断要点】

（1）好发于四肢长骨干骺端，以股骨下端和胫骨上端最为常见，以骨质破坏、肿瘤骨、软组织肿块形成为三大特征。

（2）成骨性骨肉瘤常在T_1WI、T_2WI上呈低信号，非成骨性骨肉瘤在T_1WI上呈低、中等信号，T_2WI上呈高信号，脂肪抑制能够有助于显示病变附近的多发病灶和病变范围（图9-28）。

（3）局部可见骨膜反应及软组织肿胀。

（4）骨质破坏、骨膜反应、瘤骨和瘤软骨钙化在T_2WI上显示较好。

（5）增强扫描病变明显不均匀强化。

【鉴别诊断】

（1）硬化性骨髓炎：骨皮质增厚，髓腔闭塞，层状连续的骨膜反应。

（2）成骨型转移瘤：常有原发肿瘤病史，年龄较大，好发脊柱、骨盆等。

（3）溶骨型转移癌：骨质破坏为主，无明显增生，常有原发肿瘤病史。

【特别提示】　大多数骨肉瘤患者，依靠X线平片基本可以做出诊断，MRI对于X线片阴性的骨肉瘤亦有信号改变，对于软组织及髓内的侵犯显示更佳，同时有利于对疗效的观察。

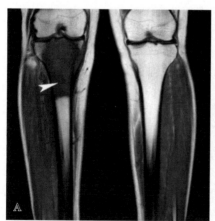
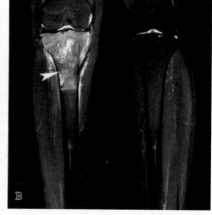

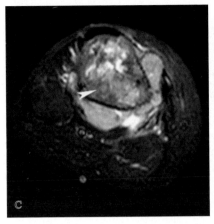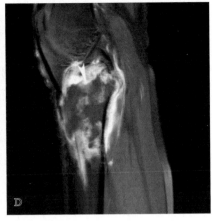

图9-28　右侧胫骨上端骨肉瘤

A.T_1WI冠状位呈较均匀低信号；B.T_2WI脂肪抑制冠状位呈不均匀高信号；C.T_2WI脂肪抑制横断位周围软组织肿块形成（白箭）；D.T_1WI增强矢状位病灶及软组织肿块明显不均匀强化

（二）软骨源性肿瘤

1.骨软骨瘤

【病因病理和临床表现】　骨软骨瘤（osteochondroma）最常见的良性骨肿瘤。可单发或多发，多发性骨软骨瘤病又称遗传性多发性外生骨疣。骨软骨瘤多见于儿童或青少年，常见于10～30岁，男性多于女性。本病仅发生于软骨内化骨的骨骼，长骨干骺端为其好发部位，以股骨下端和胫骨上端最常见，其次为肱骨上端、桡骨下端、胫骨下端和腓骨两端。组织学上肿瘤由三种组织构成：瘤体、透明软骨帽和纤维组织包膜。临床上，肿瘤早期一般无症状，仅局部可扪及小的硬结。肿瘤增大时，可有轻度压痛和局部畸形，靠近关节可引起活动障碍。可分为带蒂和广基两种类型，瘤蒂较长时可因骨折而引起剧烈疼痛。

【诊断要点】

（1）肿瘤的形态特点与X线、CT所见相同。

（2）骨性基底的信号与母骨一致，与母骨的髓腔相通。

（3）软骨帽在T_1WI上呈低信号，T_2WI脂肪抑制呈明显的高信号（图9-29），信号特点与关节透明软骨相似。

（4）当软骨帽厚度大于2cm时，边缘不清，提示恶变可能。

【鉴别诊断】

（1）皮质旁骨肉瘤：表现为皮质旁软组织肿块，伴有骨化，肿块与骨皮质间可见分隔间隙。

（2）骨旁骨瘤：肿瘤来自骨皮质表面，不与母骨的髓腔相通。

（3）皮质旁骨瘤：表现为骨皮质象牙样致密影，与载瘤骨间无间隙，无骨松质存在。

【特别提示】 X线检查为首选检查，MRI对于提示骨软骨瘤是否恶变有很大的帮助。

2.软骨母细胞瘤

【病因病理和临床表现】 软骨母细胞瘤（chondroblastoma）又称为

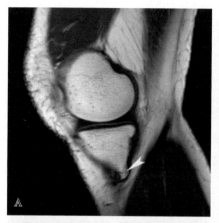
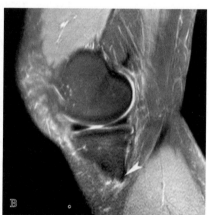
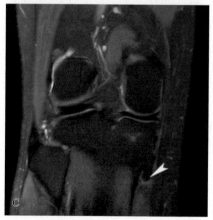

图9-29　右胫骨近端骨软骨瘤

A.软骨帽在T_1WI上呈低信号；B.软骨帽在T_2WI脂肪抑制上呈明显高信号；C.右胫骨近端骨性隆起，信号特点与胫骨相同（白箭）

成软骨细胞瘤，是一种少见的原发肿瘤，少数软骨母细胞瘤在组织形态上是良性，却表现出侵袭性行为和发生转移，或者恶变为肉瘤。多见于11～30岁的青少年，男性多于女性。好发生于四肢长骨的骨骺区，以股骨和肱骨多见。发病缓慢，一般症状轻微，主要为局部疼痛、肿胀、活动受限。20%～25%的肿瘤可合并动脉瘤样骨囊肿。病史较长者可有跛行、肌肉萎缩和局部压痛。血钙、血磷及碱性磷酸酶检查均正常。

【诊断要点】

（1）肿瘤富含细胞的软骨样基质，T_1WI呈低信号，T_2WI呈中等－高信号，当病灶内出现钙化或出血囊变时可呈现不同程度的混杂信号。

（2）脂肪抑制T_2WI上软组织的炎性反应和关节积液呈高信号，病灶周围髓腔内的充血水肿亦呈高信号（图9-30）。

（3）增强扫描肿瘤强化不一。

（4）"侵袭性软骨母细胞瘤"可侵入干骺端或关节腔，出现较厚的骨膜反应和（或）软组织肿块。

（5）少数可合并动脉瘤样骨囊肿。

【鉴别诊断】

（1）骨巨细胞瘤：好发于20～40岁，多位于骨端，多呈分房状、膨胀性骨质破坏，相邻骨质一般无硬化。

（2）骨髓炎：没有硬化或软骨样基质，但很难与存在骨膜反应、骨髓水肿和膨胀性骨破坏的侵袭性软骨母细胞瘤相鉴别。

3. 内生软骨瘤

【病因病理和临床表现】　内生软骨瘤（endochondroma）是一种常

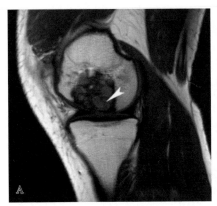
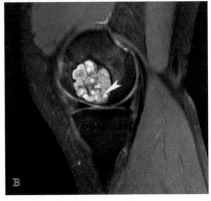

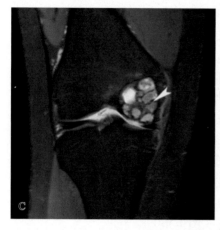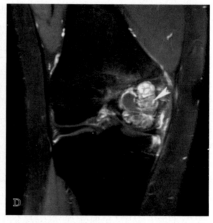

图9-30　右股骨下端外侧髁软骨母细胞瘤

A.T₁WI呈低信号，与周围肌肉信号近似，信号不均匀，硬化边呈低信号；B.T₂WI脂肪抑制呈不均匀高信号，其内散在斑点状低信号；C.病灶累及骨骺软骨板，硬化边在T₂WI上呈低信号；D.增强扫描明显不均匀强化，病变周围可见大片状T₁WI低、T₂WI高信号影（白箭）

见的原发肿瘤，约占良性肿瘤的10%，以手、足短管状骨最常见，四肢长骨和躯干骨也可发生，但少见。肿瘤的特征为形成成熟的透明软骨，多自幼发病，各年龄段均可发病，多数患者无自觉症状，病程数年或数十年，肿瘤长大后，主要症状是轻微疼痛和压痛，位于浅表者可见局部肿块。血钙、血磷及碱性磷酸酶检查均正常。

【诊断要点】

（1）肿瘤通常位于干骺端中心部位，沿骨干长轴走行，呈分叶状改变，边界清晰。

（2）含有斑点状弧形和环形软骨钙化基质，有些病变可完全钙化。

（3）未钙化的瘤软骨T₁WI呈低信号、T₂WI呈高信号（图9-31），钙化部分均呈低信号，但MRI较难显示小的钙化。

（4）增强扫描病变呈环形或不规则形强化。

【鉴别诊断】

（1）软骨黏液纤维瘤：通常位于下肢长管状骨，典型表现为病灶长轴与骨干平行，偏心性椭圆形骨质破坏内有粗糙的梁状间隔，但很少有钙化。

（2）骨囊肿：多数在长管状骨的干骺端，呈圆形或椭圆形T₂WI高信号区，内为液体，一般无钙化，常合并有病理骨折。

（3）骨梗死：发生于干骺端，边界清楚，边缘呈匐行状改变，无膨胀性，边界相对欠清。常有酗酒、滥用激素、胰腺炎、深海潜水等既往史。

（4）软骨母细胞瘤：与长骨内生软骨瘤一样，其内可见钙化，周边见硬化环。但前者肿瘤多位于干骺愈合前的骨骺，发生于关节面下的可突破骨端进入关节，单纯位于干骺端而不累及骺板的极少见。而后者病变中心多位于干骺端并向骨干方向发展。

【特别提示】　Ollier病是伴有软骨发育障碍和肢体畸形的多发性软骨瘤，Maffucci综合征是多发软骨瘤并发软组织血管瘤。

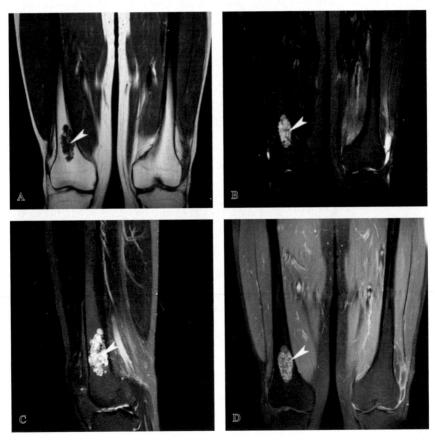

图9-31　右股骨干骺端内生软骨瘤

A.T$_1$WI上低信号为主，内局部呈等信号；B.T$_2$WI脂肪抑制以高信号为主；C.T$_2$WI病灶内斑点状低信号；D.增强扫描明显不均匀强化（白箭）

4.软骨肉瘤

【病因病理和临床表现】 软骨肉瘤（Chondrosarcoma）是一种常见的恶性骨肿瘤，分为原发性和继发性，发病率仅次于骨肉瘤，起源于软骨或成软骨结缔组织，可原发于骨，也可发生于骨髓的间叶组织或骨膜，亦可由软骨瘤、骨软骨瘤恶变而来。起自骨髓腔（骨髓和软骨瘤恶变者）为中心型，起源于骨膜或骨表面（软骨瘤恶变）为周围型。发病部位多见于膝关节附近的长骨干骺端，少数在骨干，腕、踝以下少见。扁骨中多见于骨盆，其次为肋骨、肩胛骨和胸骨等。临床上多见于成年人与老年人，男性多于女性，多数发展慢，病程长，症状较骨肉瘤轻。本病预后较差，手术局部切除后极易复发。

【诊断要点】

（1）可分为中心型软骨肉瘤及周围型软骨肉瘤，前者多为原发性，后者多为继发性。

（2）T_1WI呈分叶状等或低信号，T_2WI呈混杂信号（图9-32），其中软骨成分呈分叶状高信号，瘤软骨钙化呈极低信号，纤维组织间隔为低信号。

（3）恶性度高的信号强度常更低，表现为髓腔内病灶T_1WI呈低、等信号。

（4）恶性度低的肿瘤因含透明软骨而在T_2WI上呈均匀的高信号，但恶性度高的软骨肉瘤信号强度常不均匀。

（5）增强扫描可见环状、弧状分隔的强化或不规则强化，其内亦可见不规则的无强化区，为囊性黏液样组织和坏死组织。

【鉴别诊断】

（1）中央型软骨肉瘤需与骨肉瘤相鉴别，特别是当软骨肉瘤内部无钙化时与溶骨性骨肉瘤相似，后者具有特征性肿瘤骨化、骨膜反应显著可予以鉴别。

（2）软骨瘤：常有散在沙砾钙化点，但较软骨肉瘤少而小，骨皮质多保持完整，无肿瘤性软组织肿块。

【特别提示】 如果软骨瘤出现以下表现，需高度提示恶变为软骨肉瘤。

（1）病程长，瘤体大。

（2）近期生长迅速，疼痛明显，软组织肿块显著增大。

（3）出现侵蚀性骨破坏，骨膜增生，钙化斑点模糊或产生大量棉絮状钙化。

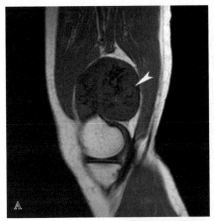
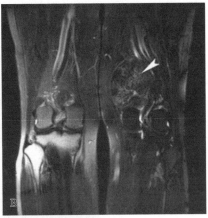
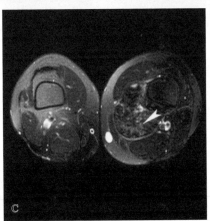

图9-32　左股骨下段软骨肉瘤

A.T$_1$WI呈低信号，内见更低信号钙化灶；B、C.T$_2$WI脂肪抑制呈不均匀混杂信号，软骨成分呈分叶状高信号，瘤软骨钙化呈低信号（白箭）

（三）纤维性肿瘤

1.纤维性骨皮质缺损

【病因病理和临床表现】　纤维性骨皮质缺损（fibrous cortical defect）是由于局部骨化障碍、纤维组织增生或骨膜下纤维组织侵入骨皮质所致。骨质缺损区主要由坚韧纤维组织构成。好发年龄为6～15岁，男性多于女性。好发于股骨远端和胫骨近端干骺端，双侧可对称出现。临床上常无明显症状。多在外伤后行X线检查时偶尔发现。

【诊断要点】

（1）第一和第二阶段：T_1WI上呈不同强度高信号（内部纤维结构伴有脂肪性泡沫细胞），从脂肪信号到肌肉信号不等；T_2WI上信号强度减低，周围骨硬化和纤维性骨性分隔表现为光整低信号，病灶内因骨性间隔形成，而表现为多囊性改变，囊内容物在T_1WI和T_2WI上信号随病程进展而逐渐下降，均呈低信号。

（2）第三和第四阶段：由于病灶逐渐愈合，硬化MRI主要表现为低信号，愈合开始在病变的骨干部分，表现为灶性愈合，随着病程进展，表现为弥漫性低信号。

（3）周围骨硬化边（图9-33）：线样低信号影，病灶内的骨性间隔呈不规则的更低信号。

（4）增强扫描：病灶边缘强化提示有反应性充血区。

【鉴别诊断】

（1）干骺端结核：病灶可跨骺板，其内可有砂粒样死骨，信号不均，周围硬化范围不一。

（2）骨样骨瘤：多有明显局部疼痛和压痛，病灶内见混杂信号瘤巢，周围有广泛性骨质硬化和骨膜反应。

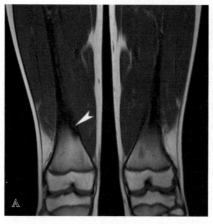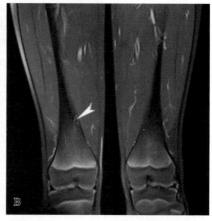

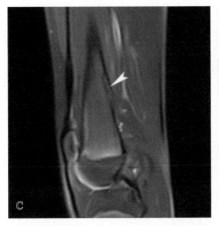
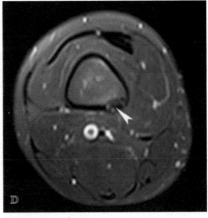

图9-33　右股骨下段纤维性骨皮质缺损

A.T₁WI呈等低信号；B～D.T₂WI呈高低混杂信号区，周围可见硬化（白箭）

2.非骨化性纤维瘤

【病因病理和临床表现】　非骨化性纤维瘤（nonossifying fibroma）为良性骨肿瘤，与纤维性骨皮质缺损有相同的组织学表现和发病部位，病灶较大、有症状、病变膨胀并有骨髓腔侵犯者，称为非骨化性纤维瘤。青少年好发，多位于四肢长骨距骺板3～4cm的干骺部，好发于股骨下端、胫骨上端及腓骨两端。发病缓慢，症状轻微或偶尔发现，局部可有酸痛、肿胀。

【诊断要点】

（1）按部位可分为皮质型和髓腔型。

（2）呈圆形、卵圆形或多囊性骨质破坏区（图9-34），紧靠皮质下方生长，边缘锐利。

（3）病灶多与长骨长轴一致，病灶内有时可见残留骨嵴，骨皮质膨胀变薄。

（4）T₁WI呈等低信号，周围骨硬化呈更低信号，T₂WI呈不均匀高信号。

（5）增强扫描病灶一般无强化。

【鉴别诊断】

（1）骨样骨瘤：多发生于骨皮质内，瘤巢较小，周围有明显反应性骨质增生和骨膜新生骨，局部常有疼痛。

（2）骨巨细胞瘤：多位于骨端，多呈分房状、膨胀性骨质破坏，相邻骨质一般无硬化。

【特别提示】 纤维性骨皮质缺损与非骨化性纤维瘤是同一疾病的不同表现或不同发展阶段，在影像学上病灶是否累及髓腔是二者的重要鉴别点，见表9-1。

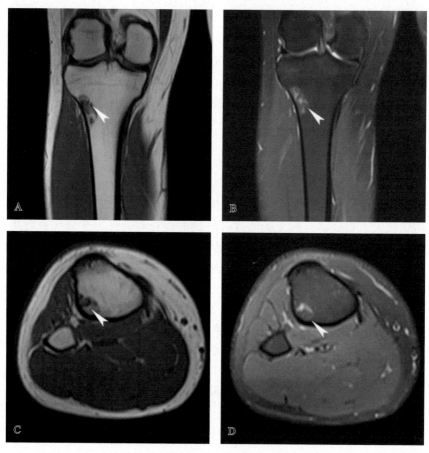

图9-34　右胫骨上端外侧非骨化性纤维瘤

A、C.T₁WI呈等低信号（白箭）；B、D.T₂WI呈不均匀高信号，见多囊性骨质破坏区（白箭）

表9-1　非骨化性纤维瘤与纤维骨皮质缺损的鉴别要点

项目	非骨化性纤维瘤	纤维骨皮质缺损
病变性质	原发性良性骨肿瘤	肿瘤样病变
发病率	低	较高，有家族倾向
发病年龄	多见于15～20岁	多见于6～15岁
临床症状	常有肿块及病理骨折	多无症状
扩张趋势	进行性膨胀性生长，病变较大，不能自愈	偶尔发现，2～4年可自愈
MRI表现	圆形、卵圆形或多囊性骨质破坏区，病灶累及骨髓腔，边缘锐利；T_1WI呈等低信号，周围骨硬化呈更低信号，T_2WI呈不均匀高信号，病灶一般无强化	皮质局部缺损，T_1WI呈等低信号，T_2WI呈混杂高信号，病灶边缘强化

3.骨化性纤维瘤

【病因病理和临床表现】　骨化性纤维瘤（ossifying fibroma）是由纤维组织和骨组织构成的良性肿瘤。病变位于骨髓腔，具有向骨及纤维组织双向发展的特点，有纤维组织瘤性增生，又有瘤骨形成。好发于20～30岁，多见于女性。常见发病于颅面骨，少数见于长骨。临床症状轻微，可表现为局部硬性肿块。病理上病变呈分叶状，有完整包膜，边界清晰，由成熟的致密骨组织和未成熟的编织骨及纤维组织构成，骨小梁周围可见成骨细胞，瘤体内可有囊变。临床表现为面部畸形或眼球突出、鼻窦炎症状，亦可有头痛、视力下降等。

【诊断要点】

（1）边界清楚，周围无水肿、无软组织肿块形成。

（2）肿瘤实质信号多变，T_1WI多呈等信号，T_2WI多呈低信号，病变内致密骨组织T_1WI和T_2WI均呈低信号，磨玻璃样骨组织及软组织T_1WI和T_2WI均呈等或稍高信号，其内可见囊变区。

（3）增强扫描：实质部分呈中等度强化，囊壁和间隔明显强化，成熟的骨组织无强化，囊变部分不强化。

【鉴别诊断】

（1）骨纤维异常增殖症：病变多发，境界不清，常伴有骨骼变形，绝大多数呈磨玻璃样。

（2）成骨细胞瘤：少见，病变骨壳多不完整，瘤体内钙化或骨化影较模糊，易侵犯邻近结构，术前易误诊为骨化性纤维瘤；侵袭性成骨细胞瘤需要与骨化性纤维瘤恶变相鉴别，前者常具有形态不规则、边界模糊、侵犯邻近结构等恶性征象。

4.骨纤维异常增殖症

【病因病理和临床表现】 骨纤维异常增殖症（fibrous dysplasia of bone）也称为骨纤维结构不良，可分为单骨型和多骨型。单骨型好发于长管状骨的股骨和胫骨，扁骨的颌骨和肋骨，颅面骨以下颌骨、颞骨和枕骨好发。多骨型发病年龄较早，多于10岁前发病，常累及一侧肢体的多骨，以胫骨、股骨、髂骨多见。累及四肢骨常致肢体增长或短缩畸形，患者跛行和轻度疼痛；累及肋骨及颌骨可出现无痛性肿块；累及颅面骨产生无痛性硬性隆起致骨性狮面；颅底病变可导致脑神经受压症状。如果同时合并骨骼系统以外的内分泌紊乱，如皮肤色素沉着及性早熟等，则称为Albright综合征。大部分病变在青春期趋于稳定。如生长加快、疼痛剧烈应警惕恶变的可能。组织学上病变骨被纤维组织代替，纤维组织内有许多成纤维细胞构成的漩涡并夹杂着软骨、骨样组织和新生骨。

【诊断要点】

（1）四种表现：磨玻璃样改变，囊状膨胀性骨破坏，丝瓜瓤样改变，虫蚀样骨破坏。多为两种或以上类型共存，并且各种形态可互相转化。

（2）硬化改变，成年人多见，常见于肋骨、颅骨，有时可见于椎体附件和骨盆，可能为广泛的修复性纤维化骨形成所致，病变较稳定。

（3）病灶在T_1WI上与骨骼肌信号相似，呈低至中等信号，T_2WI因含骨小梁、细胞成分、囊变或出血成分的不同，信号表现也各不相同，可高于脂肪信号，也可与脂肪或骨骼肌信号相似（图9-35）。

（4）可恶变为骨肉瘤。

【鉴别诊断】

（1）甲状旁腺功能亢进的棕色瘤：全身骨质疏松，可见指骨骨膜下骨吸收，临床血钙高、血磷低，碱性磷酸酶高。

（2）Paget病：长管骨增粗并弯曲畸形，皮质增厚，松化分层。颅骨典型表现为外板呈绒毛状增厚，内有虫蚀样骨破坏或颗粒状骨缺损。碱性磷酸酶明显增高。

（3）非骨化性纤维瘤：胫骨、股骨干骺端好发，偏心生长，呈多囊分叶状透亮区，髓腔缘有较厚的硬化层。

【特别提示】　临床主要依靠平片诊断，CT和MRI能够帮助鉴别诊断。

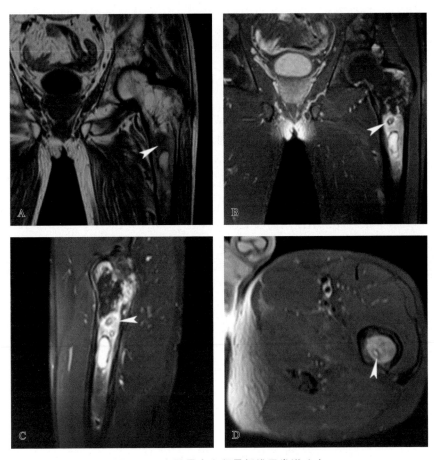

图9-35　左股骨中上段骨纤维异常增殖症

A.T₁WI呈等低信号；B.T₂WI脂肪抑制呈高低混杂信号（白箭）；C.增强扫描明显不均匀强化（白箭）

（四）其他

1.淋巴瘤

【病因病理和临床表现】　骨恶性淋巴瘤（lymphoma of bone）分原发性和继发性两种，前者全身症状不明显，常为单一骨侵犯，多侵犯长骨，预后较好。后者指骨外淋巴组织的恶性淋巴瘤侵及骨骼，多为晚期改变，病情严重，预后不良。原发性骨淋巴瘤是非霍奇金淋巴瘤，是一种罕见的结外淋巴瘤。临床表现多样，通常表现为局部骨骼疼痛或查体时触及逐渐增大的肿块，后期出现病理性骨折，可伴有周围软组织肿胀、疼痛。

【诊断要点】

（1）T_1WI 多呈等或低信号，T_2WI 多呈高信号或等信号（图9-36）。

（2）病变累及脊柱时，相应椎体可压缩变扁，但椎间盘一般不累及。

（3）较特征表现：骨髓腔侵犯广，软组织肿块大，骨皮质破坏较轻。

（4）镶边征：增强扫描病变骨或骨边缘中心出现大片不规则均匀低信号，边缘可见类似镶花边的明显强化。

（5）骨皮质开窗征：病变区骨皮质轮廓大致保持，而骨内病变与骨外软组织肿块仅通过较小的窗口相连。

【鉴别诊断】

（1）脊柱结核：多见于年轻人，在骨质破坏的基础上常有椎间隙变窄表现，有寒性脓肿形成。

（2）骨转移瘤：多有原发肿瘤病史，转移瘤通常表现为多椎体受累，呈"跳跃式"发病。

（3）尤因肉瘤：虽也好发于长骨的骨干和干骺端，呈浸润性破坏，但好发于儿童，往往有发热、白细胞增高等，病变进展快。

（4）骨肉瘤：发病年龄比淋巴瘤小，多在 15～25 岁，好发于长骨干骺端，骨干少见，可见瘤骨形成，常有放射状骨膜反应。

（5）朗格汉斯细胞组织细胞增生症：好发于儿童，骨膜反应较明显。

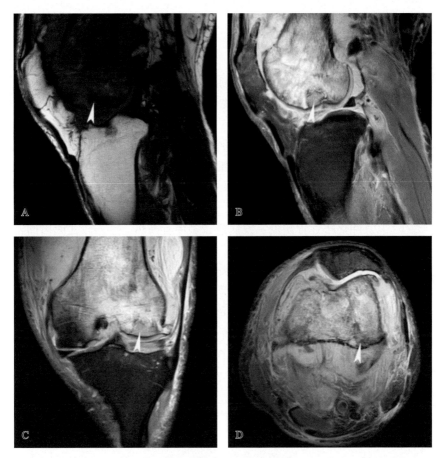

图9-36　左股骨下段淋巴瘤

A.T$_1$WI呈较均匀低信号；B ～ D.T$_2$WI脂肪抑制呈略不均匀高信号，周围可见软组织肿物影（白箭）

2.尤因肉瘤

【病因病理和临床表现】　尤因肉瘤又称为未分化网状细胞瘤，常见于儿童及青少年，好发于四肢长骨和骨盆，早期可发生肺转移，预后差，但对放射治疗敏感。主要症状是局部进行性疼痛，逐渐加重。局部肿胀压痛，皮温增高，可扪及肿块。实验室检查示白细胞计数增高，红细胞沉降率增快。由于大量骨膜新生骨的形成，血清碱性磷酸酶水平可增高。

【诊断要点】

（1）肿瘤在T_1WI呈不均匀低信号，在T_2WI呈高信号，细胞成分少的区域和坏死区信号强度更低。

（2）皮质信号不规则中断，骨膜新生骨在T_1WI呈等信号，在T_2WI呈等低信号，病灶周围软组织肿块在T_1WI呈低信号、T_2WI呈高信号，瘤内可见多发性细薄的低信号间隔（图9-37）。

（3）葱皮样骨膜反应，少数病例可见骨内跳跃式转移。

（4）增强扫描强化仅发生在细胞构成区，可以区别肿瘤与瘤周水肿。

【鉴别诊断】

（1）急性化脓性骨髓炎：发病急，多伴有高热，疼痛较尤因肉瘤剧烈，骨髓炎对抗炎治疗有明显效果。

（2）骨肉瘤：临床表现主要为疼痛，夜间重，肿瘤穿破皮质骨进入软组织，形成的肿块多偏于骨的一旁，内有骨化影。

（3）应力性骨折：骨膜新生骨光整，无骨破坏，可见低密度线。

【特别提示】 对于软组织显示病灶和周围组织、神经血管的结构关系MRI具有优势，且显示髓腔内浸润、骨质破坏和骨外侵犯早于X线和CT检查。

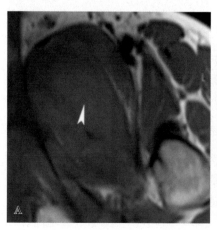
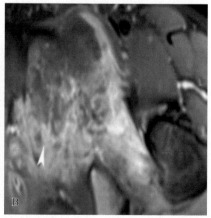

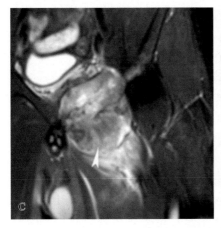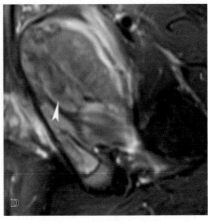

图9-37　左耻骨上支尤因肉瘤

A.T₁WI呈不均匀低信号；B、C.T₂WI脂肪抑制呈高低混杂信号，瘤内见细薄的低信号间隔；D.增强扫描明显不均匀强化（白箭）

3.骨转移瘤

【病因病理和临床表现】 骨转移瘤（bone metastatic tumor）是恶性骨肿瘤中最常见者，主要经血液从远处骨外原发肿瘤如癌、肉瘤转移而来。骨转移瘤以癌最多见，占85%～90%，其中乳腺癌、肺癌骨转移的发生率最高；肉瘤占10%～15%。骨转移大多数发生在红骨髓丰富的躯干骨，四肢骨较少发生。镜下转移瘤的形态结构一般与原发肿瘤相同。多为溶骨状破坏，少数为成骨型或混合型。常在中年以后发病。临床主要表现为进行性加重的深部疼痛、病理性骨折、血清碱性磷酸酶水平及血钙浓度增高。

【诊断要点】

（1）大多数骨转移瘤在T₁WI呈低信号，在高信号骨髓组织的衬托下显示非常清晰；在T₂WI呈程度不同的高信号，抑脂序列可以清晰显示（图9-38）。

（2）溶骨型转移瘤：发生于长骨时多位于骨干或邻近的干骺端，一般无骨膜新生骨和软组织肿块，常并发病理性骨折；发生于扁骨者常有融合倾向，MRI检查可见软组织肿块形成；发生于脊椎者可见椎体广泛性破坏，椎体变扁但椎间隙多不狭窄，椎弓根常受累。

（3）成骨型转移瘤：多由生长缓慢的肿瘤引起，成骨是由肿瘤引起宿主骨的反应性成骨或肿瘤间质化生成骨。多数在T_1WI和T_2WI均呈低信号。常见的原发肿瘤是前列腺癌，少数为乳腺癌、鼻咽癌、肺癌或膀胱癌。发生于椎体时，椎体形态完整、常不被压缩变扁。

（4）混合型转移瘤：兼有溶骨型和成骨型的骨质改变。

（5）多椎体跳跃性分布，较具特征。

【鉴别诊断】

（1）骨质疏松：多见于老年患者，每个椎体表现相仿，无明显骨质破坏或增生。

（2）原发性骨肿瘤：一般单发多见，有时鉴别困难。

【特别提示】　MRI对显示骨髓组织中的肿瘤组织及其周围水肿非常敏感，因此能检出X线平片、CT，甚至核素骨显像不易发现的转移灶。

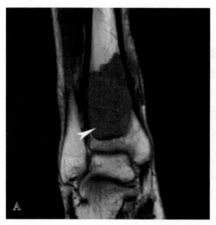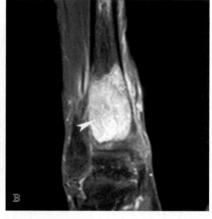

图9-38　右胫骨下段骨转移瘤

A.T_1WI呈低信号；B.T_2WI脂肪抑制呈等高信号（白箭）

4.色素沉着绒毛结节性滑膜炎

【病因病理和临床表现】　色素沉着绒毛结节性滑膜炎（pigmented villonodular synovitis，PVNS）是一种少见的、原因不明的、以滑膜高度增生伴含铁血黄素沉着为特征的慢性关节病变，主要累及关节滑膜、滑膜囊和腱鞘。PVNS好发于青壮年，最常累及膝关节，其次是髋关节、踝关节、肩关节及肘关节等，发病缓慢，病程长。病因目前尚不清楚，病理上分为局限性和弥漫型，早期关节囊、滑膜囊肿胀，滑膜增厚呈绒毛状或结节状，在结缔组织基质中含胶原束和血管，含铁血黄素沉着于细胞内外。临床症状一般没有特异性，可表现为关节肿痛、关节积液、关节不适等。

【诊断要点】

（1）结节样增生的滑膜可以表现为多个结节样软组织肿块，或者表现为不均匀肥厚的滑膜合并关节积液。

（2）增生的滑膜：T_1WI呈低信号，T_2WI呈不均匀高信号，含铁血黄素较多，则呈低信号（图9-39）。

（3）含铁血黄素沉积、钙化和血管流空可导致T_2WI呈低信号，其内血管翳、液体、囊变在T_2WI呈高信号。

（4）增强扫描增厚的滑膜明显强化，滑液不强化。

【鉴别诊断】　滑膜骨软骨瘤病：滑膜增厚不明显，关节内外钙化游离体为其特征性表现，无含铁血黄素T_2WI低信号环。

【特别提示】　MRI对PVNS诊断较具特异性，病变滑膜呈局限性或弥漫性增厚，有低信号含铁血黄素环，还可以明确韧带、滑液囊和软骨的侵犯情况。

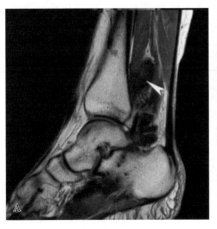
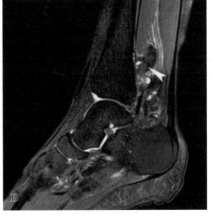

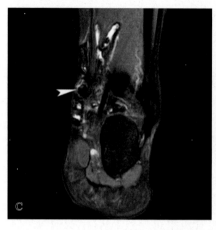
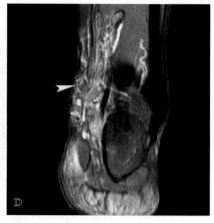

图9-39　左踝关节色素沉着绒毛结节性滑膜炎

A.T_1WI呈低信号；B、C.T_2WI脂肪抑制呈高低混杂信号，内见含铁血黄素沉积；D.增强扫描明显不均匀强化（白箭）

5.滑膜骨软骨瘤病

【病因病理和临床表现】　滑膜骨软骨瘤病（synovial osteochondromatosis）是以关节滑膜、滑囊或腱鞘内多发软骨结节为特征的疾病。其多见于青壮年男性，多为单关节病变，最好发于膝关节。可能与外伤、感染、肿瘤有关。病理过程一般分三期：Ⅰ期为活动性滑膜中软骨小体形成，但无关节游离体形成；Ⅱ期为活动性滑膜开始增生、化生，游离体逐渐演变形成；Ⅲ期为游离体进一步钙化及骨化，滑膜可恢复为正常形态。临床表现主要为受累关节疼痛、肿胀和活动受限。

【诊断要点】

（1）早期滑膜增厚，关节内多发圆形/类圆形结节（图9-40），多发聚集可形成类似软组织肿块。

（2）T_1WI呈低信号，T_2WI信号不均，钙化部分呈低信号，而未钙化部分呈中等或高信号。

（3）合并退行性骨关节病时关节间隙可变窄。

【鉴别诊断】

（1）色素沉着绒毛结节性滑膜炎：病变滑膜呈局限性或弥漫性增厚，周围可见低信号的含铁血黄素沉积，常合并关节积液。

（2）膝关节滑膜血管瘤：好发于髌下脂肪垫内，为单一的软组织肿块，范围相对局限，伴关节内血性积液。

【**特别提示**】　术前MRI检查能为手术提供详细的解剖信息，特别是关节积液、关节囊的肿胀和关节软骨的侵蚀程度。

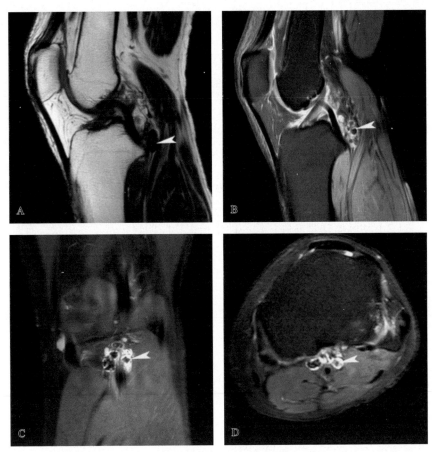

图9-40　滑膜骨软骨瘤病

腘窝多发低信号结节，结节周围滑膜增厚呈高信号，边缘不清（白箭）

6.骨囊肿

【**病因病理和临床表现**】　单纯性骨囊肿（simple bone cyst），简称为骨囊肿，是一种发病原因不明的骨内良性、膨胀性病变，其内充以液体，并非真性肿瘤。临床上表现为在骨内形成一个充满棕黄色液体的囊腔，其间可有纤维性间隔，囊肿壁呈壳样变薄。本病最常见于20岁以下男性患者。好发于长管状骨，尤其是肱骨和股骨上段。患者一般无明显症状，仅有隐痛。多数病变是在外伤后行影像学检查发现。

【诊断要点】

（1）病变好发于长管状骨干骺端的骨松质或骨干的髓腔内，不跨越骺板。

（2）病变多为单发，呈卵圆形，边缘光滑。

（3）囊内容物与水信号一致，T₁WI呈低信号，T₂WI呈高信号（图9-41）。

（4）病理性骨折并发出血时，T₁WI、T₂WI呈高信号，可见液－液平面。

【鉴别诊断】

（1）骨巨细胞瘤：好发20～40岁，长骨骨端，多房囊状或皂泡状结构。

（2）动脉瘤样骨囊肿：偏心性生长，膨胀明显，常呈多房状，有时囊内可见点状钙化或骨化。

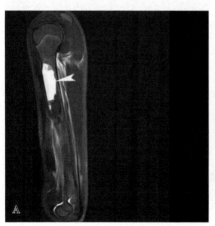
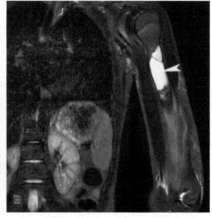

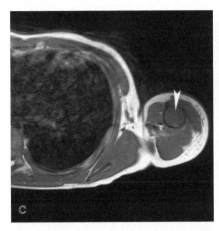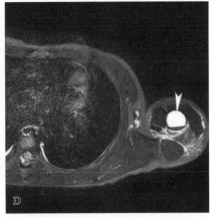

图9-41 左肱骨上段骨囊肿

A ~ C.T$_2$WI呈高信号，内局部液平；D.T$_1$WI呈低信号，边缘清晰（白箭）

7.动脉瘤样骨囊肿

【病因病理和临床表现】 动脉瘤样骨囊肿（aneurysmal bone cyst，ABC）主要由大小不一的血腔组成，内含新鲜血液或陈旧血液，内部间隔由骨小梁和纤维组织构成。各年龄段均可发病，以10 ~ 20岁多见。可见于骨的任何部位，以长管状骨和脊椎多见。临床症状一般较轻，主要为局部肿胀疼痛，隐匿性发病，可合并骨折。

【诊断要点】

（1）呈膨胀性、溶骨性破坏。

（2）T$_1$WI呈低信号，T$_2$WI呈高信号，纤维性间隔均为低信号，但其内的血液含量和不同时期的出血可使信号变化多样。

（3）液－液平面：较具特征，T$_2$WI上层呈高信号，可能为血清液或高铁血红蛋白；下层为低信号，可能为细胞及碎裂细胞产物。

（4）增强扫描病灶囊性区无明显强化，囊壁及分隔可强化（图9-42）。

【鉴别诊断】

（1）骨巨细胞瘤：多见于干骺愈合后的骨端，病灶边缘多无骨质增生硬化，病灶内无骨质钙化或骨化。

（2）修复性巨细胞肉芽肿：罕见，曾被称为实性动脉瘤样骨囊肿，但组织学上与实性动脉瘤样骨囊肿、棕色瘤难以区分。

（3）棕色瘤：棕色瘤是甲状旁腺功能亢进继发改变中的一种。

（4）毛细血管扩张型骨肉瘤：可有液平面。

【特别提示】 液－液平面并不是动脉瘤样骨囊肿的特征性表现，骨巨细胞瘤和单纯性骨囊肿也偶可见。

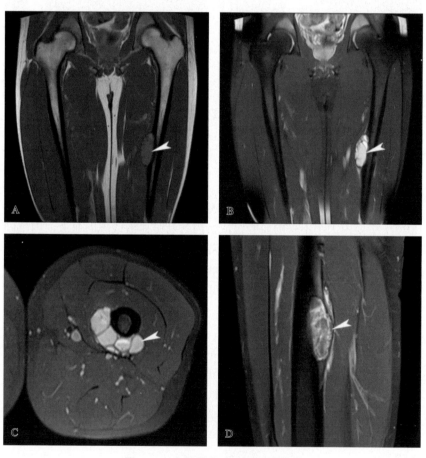

图9-42　左股骨干动脉瘤样骨囊肿

A.T$_1$WI呈等低信号；B.T$_2$WI呈高信号，分隔呈低信号；C.多房，囊内局部液液平面，上部高信号，下部低信号；D.增强扫描囊性区域无明显强化，囊壁及分隔明显强化（白箭）

8.骨巨细胞瘤

【病因病理和临床表现】　骨巨细胞瘤（Giant cell tumor of bone）是起源于骨髓结缔组织的间充质细胞，亦称破骨细胞瘤。本病好发年龄是20～40岁，肿瘤好发于四肢长骨骨端和骨突部，即愈合后的骨骺部，尤其是股骨远端、胫骨近端和桡骨远端。肿瘤有明显的横向生长倾向，一般单发，偶可多发。病理分为3级，Ⅰ级为良性，Ⅱ级为过渡类型，Ⅲ级为恶性。本病起病缓慢，主要临床表现为患部疼痛及压痛（常为间歇性钝痛），肿胀和压痛。

【诊断要点】

（1）多数边界清楚，周围无低信号环。

（2）T_1WI呈均匀的低信号或中等信号，高信号区则提示亚急性、慢性出血。

（3）T_2WI信号不均匀，呈混杂信号，"卵石征"，内部结节状低信号较具特征（图9-43）。

（4）合并出血时可有液－液平面。

（5）增强扫描病灶可有不同程度的强化。

（6）提示恶变：有较明显的侵袭性表现；骨膜新生骨较显著，可有Codman三角；软组织肿块较大，超出骨性包壳的轮廓；患者年龄较大，疼痛持续加重，肿瘤突然生长迅速并有恶病质。

【鉴别诊断】

（1）动脉瘤样骨囊肿：发生于长骨者多位于干骺端，常有硬化边。

（2）骨囊肿：病变常位于干骺端，骨囊肿膨胀不如骨巨细胞瘤明显，骨囊肿沿着骨干长轴发展。

（3）骨肉瘤：好发青少年，发生于干骺端，出现骨质破坏，软组织肿块、针状、絮状骨膜反应及骨膜三角等征象。

【特别提示】　MRI的优势在于显示肿瘤周围的软组织情况、骨髓的侵犯和有无复发等。

9.朗格汉斯细胞组织细胞增生症

【病因病理和临床表现】　朗格汉斯细胞组织细胞增生症（langerhans cell histiocytosis，LCH）是一组与免疫有关的反应性增殖性疾病，包括勒－薛病、韩－薛－柯病、嗜酸性肉芽肿三种病变。好发于婴幼儿，年长者多发生于不规则骨，全身脏器几乎均可累及。本病为全身多系统疾

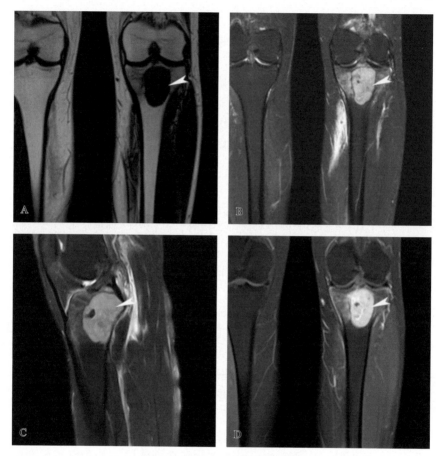

图9-43 左胫骨上端骨巨细胞瘤

A.T₁WI呈低信号；B、C.T₂WI脂肪抑制呈高信号，内见结节状低信号；D.增强扫描明显
均匀强化，周围骨质水肿（白箭）

病，勒－薛病以骨外多系统发病最多，嗜酸性肉芽肿最常见，其为良性局限性组织细胞增生，主要为单骨病变。

【诊断要点】

（1）LCH病灶发生部位、病程以及病理等方面的差异较大，MRI表现不尽相同，多为T₁WI呈低信号，T₂WI呈略高信号（图9-44）。

（2）增殖期显示溶骨性病灶伴有软组织肿块，病变自限或治疗后，软组织肿块消失，骨损害病灶局限时边缘出现低信号的硬化边。

【鉴别诊断】 非骨化性纤维瘤：多呈偏心性，病变范围较小，呈轻度波浪状或花瓣状。

【特别提示】 LCH是一组全身脏器皆可累及的疾病，结合临床表现、实验室检查及好发部位的典型影像学表现方可提示诊断。最终诊断需组织病理学检查。

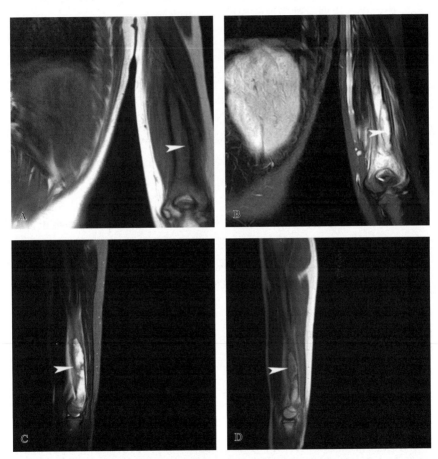

图9-44 右肱骨下段朗格汉斯细胞组织细胞增生症

A.T₁WI呈等低信号；B、C.T₂WI呈高信号，周围软组织肿胀、模糊；D.增强扫描轻度不均匀强化（白箭）

10.骨髓瘤

【病因病理和临床表现】　骨髓瘤（Myeloma）是一种单克隆的浆细胞恶性肿瘤，瘤细胞来自骨髓的原始网织细胞。本病好发于40岁以上成年人，好发于富含红骨髓的部位，如颅骨、脊柱、肋骨及骨盆，少见部位包括肱骨及股骨的近端，容易发生病理性骨折。临床起病隐匿，呈进行性发展，出现全身骨痛、贫血和肾损害。50%以上病例出现Bence-Jones蛋白尿，病理上肿瘤细胞内可见Russell小体。

【诊断要点】

（1）多位于中轴骨及四肢骨近端。

（2）骨质破坏或骨髓浸润区形态多样，可呈弥漫性、局灶性、不均匀性（颗粒状）浸润等，T_1WI呈低信号。

（3）病变呈多发、散在点状或颗粒状浸润时，在骨髓脂肪高信号的衬托下，T_1WI上呈特征性的"椒盐状"改变；T_2WI呈高信号，脂肪抑制T_2WI或STIR序列上，病灶的高信号较T_2WI更明显。

（4）增强扫描明显均匀或不均匀强化（图9-45）。

【鉴别诊断】

（1）脊柱转移瘤：转移瘤常破坏椎弓根，而骨髓瘤早期椎弓根正常。

（2）椎体血管瘤：一般单发，栅栏样改变为其特征。

【特别提示】　尽管骨髓瘤的影像学表现比较有特征性，但确诊主要依靠临床及病理，MRI显示骨髓内浸润、病变范围及骨外软组织改变优于X线和CT检查。

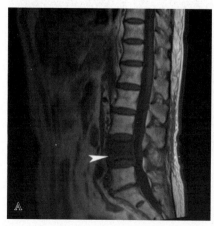
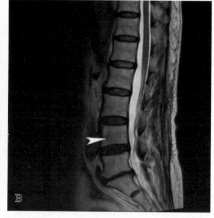

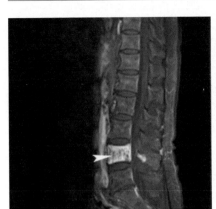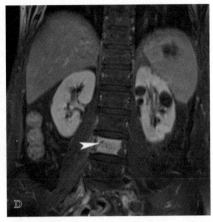

图9-45 L₄椎体骨髓瘤

A.T₁WI呈低信号，内见"椒盐状"改变；B.T₂WI呈等稍高信号；C、D.增强扫描明显均匀强化（白箭）

11.骨血管瘤

【病因病理和临床表现】 骨血管瘤（Hemangioma）是一种呈瘤样增生的血管组织，掺杂于骨小梁之间，不易将其单独分离。病因不清，可能是肿瘤样畸形或错构瘤所致。从组织学上分为海绵状血管瘤及毛细血管瘤，前者多见于脊柱和颅骨，后者多见于扁骨和长管状骨干骺部。患者通常疼痛感觉轻，全身情况良好。

【诊断要点】

（1）垂直型：多见于脊柱，骨小梁广泛吸收，部分骨小梁增生和增厚，出现垂直交叉的粗糙骨小梁，形成栅栏状或大网眼状。椎体的外形及间隙可保持正常。

（2）日光型：多见于颅骨，正面观，被骨血管瘤破坏的透光区可见自中央向四周放射的骨间隔，颇似日光放射，侧面观，阴影内的骨间隔方向与颅骨表面垂直。

（3）泡沫型：多见于长骨，肿瘤呈泡沫状囊肿样（图9-46），多偏心性生长，受累骨骼局部梭形膨胀，周围骨皮质变薄，常无骨膜反应。

【鉴别诊断】

（1）脊椎炎性病变：可有椎骨破坏、变形、椎间隙变窄，但椎体无栅栏状或网眼状改变。

（2）溶骨性转移瘤：常进展迅速，椎体呈溶骨性破坏，并有原发灶。

（3）骨肉瘤：肿块生长快，疼痛明显，溶骨性破坏区边缘无硬化，骨针排列不规整，软组织肿胀显著。

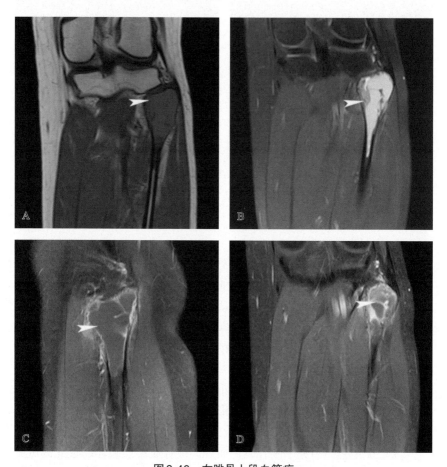

图9-46　左腓骨上段血管瘤

A.T$_1$WI呈等信号；B.T$_2$WI脂肪抑制呈高信号；C、D.增强扫描明显不均匀强化（白箭）

八、常见软组织肿瘤

（一）神经鞘瘤

【病因病理和临床表现】 神经鞘瘤多见于成年人，好发年龄为30～

40岁，无明显性别差异。起源于神经鞘膜的Schwann细胞，多为良性单发性病变。肿瘤可呈梭形、类圆形，包膜、边界清晰，可见囊变、钙化和玻璃样变。神经鞘瘤由Antoni A区（排列紧密的细胞成分及胶原纤维等）和Antoni B区（疏松的黏液样基质）组成。临床上神经鞘瘤累及不同神经时会有不同的临床症状。

【诊断要点】

（1）束状征：T_2WI高信号的背景下可见多发环状排列的低信号神经纤维，可提示神经来源的肿瘤。

（2）靶征（图9-47）：T_2WI显示最佳，中心呈稍低信号，代表纤维胶原组织，周围呈高信号，代表黏液瘤样组织。靶征多提示为良性病变，也可见于神经纤维瘤。

（3）神经出入征：沿着神经干走行的梭形肿块，肿瘤与神经关系密切，多见于深部较大的神经。

（4）脂肪分离征：神经鞘瘤周围有脂肪包绕，在T_1WI上显示较清晰。恶性神经鞘瘤呈浸润性生长，脂肪分离征少见。

【鉴别诊断】

（1）脂肪瘤：在MRI上有特征性表现，一般较易鉴别。

（2）血管瘤：病灶内静脉石及MRI的血管流空现象可作为鉴别点。

【特别提示】 MRI显示和观察肿瘤与神经走向的关系，是本病诊断的关键。

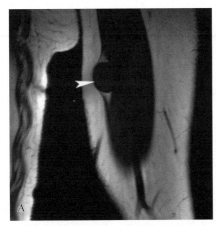
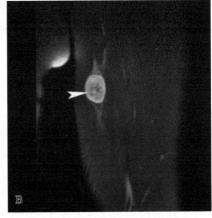

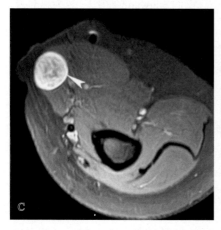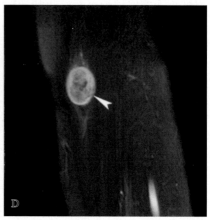

图9-47　右上臂软组织神经鞘瘤

A.T₁WI呈低信号；B～D.T₂WI脂肪抑制呈高信号，内见低信号"靶征"，可见脂肪分离征（白箭）

（二）脂肪瘤

【病因病理和临床表现】　脂肪瘤（lipoma）是由成熟脂肪细胞构成的良性肿瘤，是最常见的间叶组织肿瘤。多为单发，偶有多发，称为多发性脂肪瘤。常见于颈、肩、背及肢体的皮下组织。病理上，脂肪瘤常有一薄层纤维包膜，质软，边缘清楚。镜下见成熟的脂肪细胞堆积，其间有不规则纤维组织分隔。好发于50～70岁，多见于肥胖人群，无明显性别差异。典型的临床表现为缓慢生长的无痛性肿块，可有压迫症状。

【诊断要点】

（1）特征表现：T₁WI、T₂WI均呈高信号，脂肪抑制呈低信号，边界清楚（图9-48）。

（2）与皮下脂肪信号相同，可含有等信号的纤维间隔。

【鉴别诊断】　与低度恶性脂肪肉瘤有时鉴别困难。

（三）血管瘤

【病因病理和临床表现】　血管瘤（hemangioma）为软组织中最常

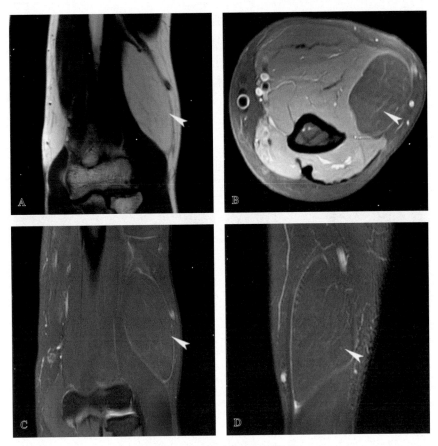

图9-48　左上臂软组织脂肪瘤

A.T₁WI呈高信号，边缘清楚；B ～ D.T₂WI脂肪抑制呈低信号，同皮下脂肪相仿（白箭）

见的良性肿瘤，可累及皮肤、皮下组织和深部软组织。包括：毛细血管瘤、海绵状血管瘤、静脉性血管瘤、上皮样血管瘤、肉芽肿型血管瘤，以毛细血管瘤最多见，海绵状血管瘤次之，其他少见。血管瘤多见于婴儿和儿童，女性好发。临床上一般无明显症状，缓慢进程，可有间歇性疼痛、肿胀。

【诊断要点】

（1）T₁WI主要呈等信号，内部可见高信号的脂肪和血液成分，T₂WI主要呈高信号，伴粗大血管时可见流空征象，伴钙化、静脉石、血栓等成分时信号变得更为混杂（图9-49）。

（2）亚急性及慢性反复出血分别表现为不规则斑点、片状高信号及含铁血黄素沉积引起的T_2WI低信号环。

（3）血管瘤与周围正常组织的对比以T_2WI显示最好。

（4）增强表现较复杂，多数瘤体内出现条状、管状或蚓状强化。

【鉴别诊断】

（1）脂肪瘤：肿瘤形态多规则，T_1WI、T_2WI均呈高信号，与皮下脂肪相同，增强扫描无强化。

（2）纤维瘤：T_1WI和T_2WI均呈低信号。

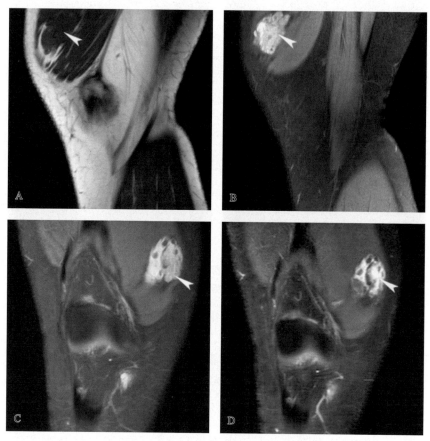

图9-49　左大腿股外侧软组织血管瘤

A.T_1WI呈等信号；B～D.T_2WI脂肪抑制呈高信号，内见多发结节状低信号，边缘清楚（白箭）

【特别提示】 病灶内静脉石与流空现象对血管瘤的诊断有一定意义，可结合X线或CT检查。

（四）脂肪肉瘤

【病因病理和临床表现】 脂肪肉瘤（liposarcoma）起源于间叶细胞，占所有软组织恶性肿瘤的10%～18%，多发生于深部软组织，常见于大腿及腹膜后。肿瘤呈结节或分叶状，有假包膜，切面上呈鱼肉状。据肿瘤内细胞成分的不同，大致可分为黏液型（最常见）、圆细胞型（恶性程度最高）、高分化型、多形性型及混合型。多见于40～60岁，男性多于女性。一般无明显症状，当肿瘤较大时可触及腹部包块，压迫和影响邻近器官而产生症状。最常见的症状为腹块、腹痛，以及相应脏器受压迫和刺激所产生的症状。

【诊断要点】

（1）软组织肿块：大小不一，形态不整，边界不清，信号强度不均（图9-50）。

（2）黏液型：以含液体囊性成分为主，多表现为T_1WI低和T_2WI高信号。

（3）圆细胞型：含脂肪量少，多表现为T_1WI、T_2WI等信号。

（4）分化良好、含脂肪成分较多的脂肪肉瘤，则表现为不均匀T_1WI、T_2WI高信号，瘤内纤维间隔呈低信号。

【鉴别诊断】 脂肪瘤：边界清楚的肿块，不易侵及周围组织。

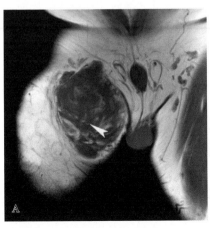
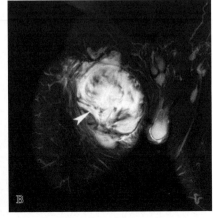

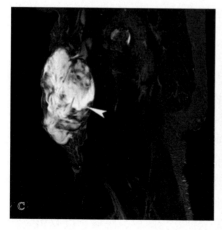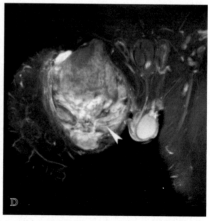

图9-50　右大腿根部脂肪肉瘤

A.T$_1$WI呈等高信号；B、C.T$_2$WI呈高低混杂信号；D.增强扫描明显不均匀强化（白箭）

【特别提示】 MRI化学位移成像对检出脂肪成分敏感，对定性诊断具有重要价值。

（五）滑膜肉瘤

【病因病理和临床表现】 滑膜肉瘤（synovial sarcoma）起源于具有向滑膜组织分化潜能的间叶细胞，是一种较少见的软组织恶性肿瘤，常与肌腱和腱鞘有关。好发部位多邻近关节，尤其下肢大关节，以髋关节最多见，其次为膝关节、胸锁关节，很少侵犯关节腔。多见于青壮年男性患者，生长缓慢，早期为无痛性肿物，后可为疼痛性肿块，肿块活动度差，可出现转移。

【诊断要点】

（1）肿瘤信号不均匀、瘤内有间隔，瘤周有浸润。

（2）T$_1$WI：高信号区（肿瘤内大的出血灶），低信号区（肿瘤的坏死和钙化），等信号（肿瘤实质）。

（3）T$_2$WI三重信号：等低信号（肿瘤内陈旧性出血、含铁血黄素沉着和钙化），稍高信号（肿瘤的实质部分），明显高信号（肿瘤的大块坏死区和新鲜出血灶）。

（4）增强扫描：明显不均匀强化，囊变坏死及分隔无强化。

（5）邻近骨质出现侵蚀性或压迫性骨质破坏。

【鉴别诊断】

（1）色素沉着绒毛结节性滑膜炎：可同时侵及关节内外组织，病灶内大量低信号含铁血黄素沉积，具有一定特异性，较少出现钙化。

（2）纤维肉瘤：发病年龄较滑膜肉瘤大，软组织肿块巨大而骨质破坏较轻。

（3）侵袭性纤维瘤病：多见于中年，好发于大腿、腹壁及腹膜后，T_1WI 及 T_2WI 上多因富含纤维成分而呈低信号，多呈渐进性强化。

【特别提示】 MRI显示软组织病变优于X线平片和CT，但显示钙化不如CT。

（六）纤维肉瘤

【病因病理和临床表现】 纤维肉瘤（fibrosarcoma）是来自成纤维细胞和胶原纤维形成的恶性肿瘤，占软组织肉瘤的10%。纤维肉瘤按年龄和预后分为成人型与婴儿型，发生于皮下软组织内或者隆起于皮肤表面的纤维肉瘤又称为隆突性皮肤纤维肉瘤（纤维肉瘤的亚型）。成人型纤维肉瘤大多发生于青壮年。以大腿和膝部最常见，恶性程度较高，且容易发生转移。

【诊断要点】

（1）T_1WI 上呈等信号或低于肌肉信号，内有出血、坏死时信号多变。

（2）T_2WI：当病灶以组织细胞成分为主时，多为高信号，当以纤维细胞成分为主时，多呈等信号或低信号。

（3）少数可出现不定形钙化、邻近骨质侵蚀破坏。

（4）增强扫描肿瘤实性部分明显强化，分隔与囊变坏死不强化（图9-51）。

【鉴别诊断】

（1）多形性未分化肉瘤：好发于大腿，增强扫描不均一强化，依据其发病部位，有假包膜及瘤体易侵及血管的影像特征可与纤维肉瘤相鉴别。

（2）横纹肌肉瘤：是儿童常见的恶性肉瘤，四肢多见，表现为无痛性深部肿块，不易与纤维肉瘤相鉴别。

（3）滑膜肉瘤：一般位于关节附近，常见囊变、出血和钙化，邻近骨骼常见侵蚀。

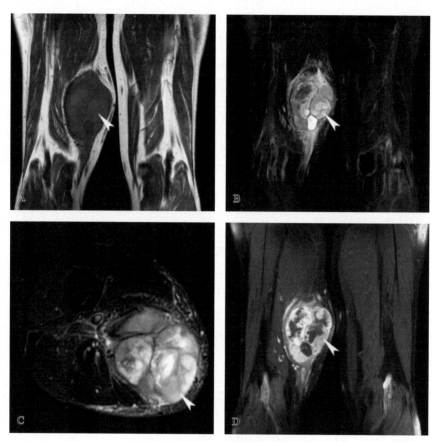

图9-51　右大腿下段内侧纤维肉瘤

A.T$_1$WI呈等稍高信号（白箭）；B、C.T$_2$WI脂肪抑制呈不均匀高低混杂信号，纤维成分
及分隔呈低信号（白箭）；D.增强扫描肿瘤实性部分明显强化，坏死部分未见强化（白箭）

（七）横纹肌肉瘤

【病因病理和临床表现】　横纹肌肉瘤（rhabdomyosarcoma，RMS）是起源于横纹肌细胞或具有横纹肌细胞分化潜能的间叶细胞的一种恶性肿瘤。病理上通常分为胚胎型、多形型、腺泡型和葡萄簇型。胚胎型多好发于儿童和青少年，好发于头颈部及泌尿生殖系统，病程短，主要症状为痛性或无痛性肿块，多转移至腹膜后淋巴结及所属区域淋巴结，晚期多伴有血行转移。多形型和腺泡型更多见于四肢躯干部，主要症状是

痛性或无痛性肿块，肿瘤压迫周围神经和侵犯周围组织器官时可引起疼痛、压迫症状和感觉障碍。

【诊断要点】

（1）可表现为分叶、多结节融合，具备较强侵袭性。

（2）T_1WI 等信号为主，内局部更低信号坏死区；T_2WI 多呈不均匀高信号，脂肪抑制呈高、中、低混杂信号，无流空血管征。

（3）不均匀高信号主要是病灶富含黏液基质所致，并非囊变坏死。

（4）呈均匀或不均匀明显增强，各型间无明确差异。

【鉴别诊断】

（1）滑膜肉瘤：邻关节附近，常见钙化，T_2WI 上可见三重信号。

（2）骨肉瘤：临床表现主要为疼痛，夜间重，肿瘤穿破皮质骨进入软组织，形成的肿块多偏于骨的一旁，内有骨化影。

（八）侵袭性纤维瘤病

【病因病理和临床表现】 侵袭性纤维瘤病（aggressive fibromatosis，AF）又称韧带样型纤维瘤病、肌腱膜纤维瘤病、硬纤维瘤，是一种好发于深部软组织的局部侵袭性的纤维母细胞/肌成纤维细胞性肿瘤，以浸润性生长和易于局部复发为特点。AF 是一种介于良、恶性之间的交界性肿瘤。临床上多以局部肿块和疼痛就诊。

【诊断要点】

（1）类圆形或长条形包块，沿肌纤维生长，常累及多块肌肉，沿肌肉长轴生长，无包膜或包膜不完整。

（2）T_1WI 呈等、稍低或稍高信号，T_2WI 以高信号为主，信号强度低于皮下脂肪信号，瘤周无水肿。

（3）增强扫描多有明显强化，血供较为丰富。

（4）特征表现：条带状 T_1WI、T_2WI 呈低信号，增强扫描无强化。

【鉴别诊断】 神经纤维瘤病：是神经皮肤综合征的一种，病灶多发，累及多个系统。

（九）跟腱黄色瘤

【病因病理和临床表现】 跟腱黄色瘤（achilles tendon xanthoma）是一种脂质代谢障碍累及双侧跟腱的病变，发病原因主要是与原发性（家族性）或继发性高脂血症有关，好发于跟腱、肘关节及指间关节等关节的伸肌肌腱部位，以跟腱最为常见。大多数情况下，其与高脂血症有关。跟腱病变常为双侧性和对称性，多累及跟骨的附着处，很少引起跟腱的撕裂。

【诊断要点】

（1）跟腱明显梭形增粗。

（2）T$_1$WI：呈顺跟腱长轴的类似肌肉的信号，表现为毛刷样改变。

（3）T$_2$WI：呈较低信号影，其内有斑点状T$_1$WI、T$_2$WI高信号影，脂肪抑制呈低信号（图9-52）。

【鉴别诊断】 与多发纤维瘤病、肌腱变性、类风湿关节炎、腱鞘巨细胞瘤等表现类似，均可见跟腱增粗，鉴别需结合高脂血症等病史。

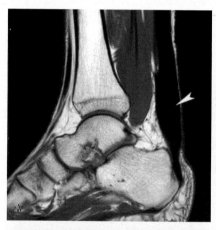

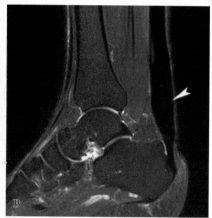

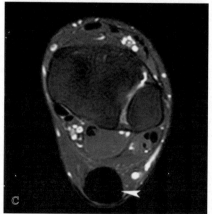

图9-52　左跟腱黄色瘤

A ～ C.左跟腱梭形增粗，T$_1$WI、T$_2$WI脂肪抑制均呈低信号，内见斑片状稍高信号（白箭）

（十）结节性筋膜炎

【病因病理和临床表现】 结节性筋膜炎（Nodular Fasciitis）是一种起源于筋膜组织的良性、自限性、（肌）成纤维细胞增生性病变。既往又称为浸润性筋膜炎、假肉瘤性筋膜炎或假肉瘤性纤维瘤病等。青壮年多见，无明显性别差异。病理分为三型：黏液型、肉芽肿型、纤维瘤型。临床上该病病史短、生长快，呈单发、实性软组织肿块，多见于皮下表浅部位，90%位于皮下和深筋膜。临床上多以局部触及可移动结节、疼痛、触痛就诊，病变压迫神经时可致麻木或感觉异常。

【诊断要点】

（1）无包膜，T_1WI 呈等信号、T_2WI 呈高信号，胶原成分较多的 T_1WI、T_2WI 均为低信号。

（2）"反靶征"：T_2WI 外周低信号，中央高信号，增强扫描环状强化。

（3）"筋膜尾征"：表现为病灶沿筋膜呈线样延伸，增强扫描呈鼠尾状强化，较具特征。

（4）增强扫描：一般均匀弥漫强化，也可见环形强化（黏液基质较多或中心有囊性区域）；含细胞成分较多时，表明纤维母细胞和肌纤维增生活跃，强化明显；含黏液和纤维成分较多时，则强化不明显。

【鉴别诊断】

（1）多形性未分化肉瘤：肿瘤直径多＞5cm，钙化、坏死、出血较多见，与周围组织分界不清，信号混杂，增强扫描肿瘤内实性部分可见明显强化。

（2）滑膜肉瘤：一般位于关节邻近，常见形态规则的囊变和出血、钙化，邻近骨骼常见侵蚀。

第四节 常见疾病的MRI鉴别诊断

在四肢骨关节疾病的影像诊断中，骨肿瘤及肿瘤样病变为难点和重点。除少数疾病（如骨软骨瘤、骨样骨瘤、骨巨细胞瘤、骨血管瘤、骨肉瘤等）具有较典型的影像表现外，大多数肿瘤和肿瘤样病变的临床、影像学、病理的表现复杂多变。因此在MRI诊断和鉴别诊断时需遵循

"MRI征象与X线、CT表现相结合"及"影像、临床、病理相结合"的总体原则。

依据MRI征象进行鉴别诊断时，可从以下几个方面入手。

1.病变的部位　不同种类的骨肿瘤及肿瘤样病变有其相对好发部位，包括好发骨骼（表9-2）和骨骼的特定部位。如骨囊肿好发于肱骨和股骨近侧干骺端，骨巨细胞瘤好发于膝关节骨端，骨样骨瘤好发于胫、股骨骨干皮质，软骨母细胞瘤好发于骨骺，骨旁骨肉瘤好发于股骨远段后方皮质等。

2.发病年龄　各类骨肿瘤均有不同的好发年龄，这在诊断上有重要的参考价值，是不可忽视的重要诊断因素（参见前述各节及表9-3）。

3.MRI特点

（1）成分分析：如有无钙化或骨化、有无脂肪、有无含铁血黄素、有无出血、有无囊液、有无液-液平面、有无纤维成分、有无流空血管等。

（2）骨质破坏：包括地图状、虫噬状、渗透状破坏。这些破坏表现虽不具诊断意义，但可提示病变的良性或恶性过程。如单纯性骨囊肿、内生软骨瘤、软骨黏液样纤维瘤、骨巨细胞瘤等的骨破坏常为地图样，常具有锐利的边缘，是典型的慢性生长的良性病变。而虫噬状和渗透状骨破坏常是生长迅速、浸润性生长的肿瘤特点，如淋巴瘤、骨髓瘤、尤因肉瘤、纤维肉瘤等。某些非肿瘤性病变也会出现后虫噬状和渗透状破坏，如骨髓炎和甲状旁腺功能亢进。

（3）边缘：一般分为边缘锐利伴硬化缘、边缘清楚无硬化、边缘全部或部分模糊等。病变边缘越清晰锐利，提示良性病变的可能性就越大；反之，病变边缘越模糊不清，提示恶性病变的可能性就越大。

（4）骨膜反应：如连续和中断、单层和多层、层状和放射状等。单层的骨膜反应常见于骨髓炎，间断性骨膜反应常见于恶性肿瘤。

（5）病变范围：局限或广泛、骨髓内或骨皮质、有无跨关节、有无跨骺板（线）等。

（6）软组织肿块：大多数恶性肿瘤和侵袭性病变会出现软组织肿块，肿块附近的肌间隙受推移，多保持完整。少数非肿瘤的良性病变也可出现软组织肿块，如骨髓炎，其肿块边缘多模糊不清，肌间隙消失。

表9-2 骨肿瘤及肿瘤样病变的好发部位

部位	常见病变
长管状骨	骨样骨瘤、单纯性骨囊肿、动脉瘤样骨囊肿、骨巨细胞瘤、骨软骨瘤、内生软骨瘤、成软骨细胞瘤、软骨黏液样纤维瘤、非骨化性纤维瘤、骨纤维结构不良、骨肉瘤、软骨肉瘤、成软骨细胞瘤、纤维肉瘤、恶性纤维组织细胞瘤、原发性淋巴瘤、血管肉瘤
颅面骨	多发性骨髓瘤、骨瘤、骨纤维结构不良、血管瘤、软骨瘤（颅底）、间充质软骨肉瘤、脊索瘤、转移瘤
下颌骨	黏液瘤、骨化性纤维瘤、骨肉瘤、纤维瘤
脊椎骨	血管瘤、骨母细胞瘤、动脉瘤样骨囊肿、脊索瘤、淋巴瘤、多发性骨髓瘤、浆细胞瘤、骨巨细胞瘤、转移瘤
骨盆	骨巨细胞瘤、淋巴瘤、肉瘤、骨髓瘤
骶骨	脊索瘤、骨巨细胞瘤、神经源性肿瘤
手和足	内生软骨瘤、血管球瘤、上皮样囊肿、动脉瘤样骨囊肿

表9-3 常见骨肿瘤和肿瘤样病变的好发年龄

年龄（岁）	好发病变
0～5	神经母细胞瘤、骨纤维结构不良
5～30	单发性骨囊肿、尤因肉瘤、非骨化性纤维瘤、骨旁（皮质）硬纤维瘤、骨样骨瘤
10～25	软骨瘤、软骨肉瘤、骨肉瘤、骨纤维结构不良（多骨性）
10～30	软骨黏液样纤维瘤、动脉瘤样骨囊肿
10～60	骨纤维结构不良（单骨性）
15～40	骨软骨瘤、骨母细胞瘤、内生软骨瘤
20～40	骨巨细胞瘤、淋巴瘤
30～50	纤维肉瘤、恶性纤维组织细胞瘤、成釉细胞瘤、皮质旁骨肉瘤
30～75	血管瘤
40～80	转移瘤、多发性骨髓瘤
60～75	骨肉瘤、淋巴瘤

第五节　骨关节磁共振成像新技术

MRI以其多平面、多序列、多参数成像及软组织分辨率高的优势，在骨关节系统中已得到广泛的应用。传统MRI在骨关节系统中已得到广泛的应用。MRI多种新技术的出现，包括扩散成像、灌注成像、MR波谱、TI p、T_2 mapping、超短TE序列、MR关节造影等，提供了除解剖学之外的功能和代谢信息，进一步拓展了MRI在骨关节疾病的诊断和研究中的应用。

一、MRI在骨骼疾病中的应用及进展

1. DWl　表观弥散系数（apparent diffusion coefficient，ADC）对活体组织内水分子扩散程度进行量化评估的磁共振成像技术。主要受细胞外间隙的大小和微循环灌注的影响。恶性肿瘤与良性肿瘤相比，细胞排列紧密，细胞外间隙小，细胞外水分子运动受限。从理论上来讲，恶性肿瘤实质的ADC值低于良性肿瘤。良、恶性肿瘤ADC值存在较大的重叠，单纯ADC值测量不宜用来鉴别肌骨肿瘤的良、恶性。

2. PWl　用以评价肿瘤组织的微血管分布情况。以往研究表明，信号强度－时间曲线（time-Signal intensity curve，TIC）和上升斜率有助于肌骨系统肿瘤良、恶性的鉴别，还可监控骨肿瘤化疗效果。利用动态增强MRI扫描可以检测缓解期急性髓型白血病患者的椎体骨髓灌注状态，其可作为评价急性髓型白血病缓解和生存期限的重要指标。

3. MRS　骨关节系统的MRS目前主要使用^{1}H和^{31}P谱，用于良恶性骨肿瘤的鉴别、恶性骨肿瘤疗效评价。采用1.5 T_1H-MRS检测淋巴瘤患者化疗后的胆碱浓度，胆碱浓度的下降与肿瘤体积缩小和肿瘤灌注下降相一致，可以用来评价恶性骨肿瘤的化疗疗效。也是鉴别肌骨肿瘤良、恶性的指标。

4.化学位移成像（chemical shift imging，CSI）　也称同相位（in phase，IP）/反相位（opposed phase，OP）成像，对含有少量脂肪的组织显示比较敏感，可以用来鉴别椎体良、恶性病变。显示椎体良、恶性病变的信号强度比率（signal intensity ratio，SIR）有显著性差异，椎体良性病变信号强度比率下降值明显高于恶性病变，诊断敏感度为

$85.2\% \sim 95\%$，特异度为 $89 \sim 94.6\%$。

二、MRI在关节疾病中的应用及进展

1. $T_1\rho$ maping 即磁共振自旋锁定成像，于磁化后施加额外的射频脉冲（自旋锁定脉冲）。由于磁化和射频方向相同，磁化矢量不会出现相位衰减，且信号衰减与时间常数 $T_1\rho$ 呈指数关系。$T_1\rho$ 成像对检测关节软骨ECM内的PG含量改变敏感，PG的丢失促使 $T_1\rho$ 值升胆。与 T_2 Mapping相比，$T_1\rho$ 成像对识别OA早期关节软骨的理化特性和鉴别正常软骨与早期OA方面更为敏感吟。$T_1\rho$ 值能够将中期和晚期软骨的退变区分开来。

2. T_2 maping 通过采集不同回波时间获得多个 T_2WI，并用单指数或多指数进行拟合获得 T_2 值，是目前国内外应用较为普遍且成熟的定量成像技术。软骨的 T_2 值对组织含水量、胶原蛋白含量以及胶原纤维在基质内的取向敏感，而PG对其影响较小。研究发现 T_2 值随着软骨内水含量增加而增加，随胶原蛋白浓度增加而减小。由于软骨内胶原纤维排列方式各异，关节软骨表层比深层具有更高的 T_2 值。

T_2 mapping已经应用于骨关节病（Osteoarthropathy，OA）的评价，能够在OA（原发性和创伤后）发生软骨形态学改变之前发现 T_2 值升高的局灶性或弥漫性区域，且随着OA的存在和严重程度的增加而增加，在监测疾病的发生和发展过程取得良好的效果。另外，T_2 mapping也被用于膝关节软骨修复术后的随访及痛风性软骨的分析。研究M1表明与健康软骨相比，微骨折后修复组织的 T_2 弛豫时间缩短，这可能是由于其含有更多的纤维软骨结构所致。

3. 软骨对比增强延时现象（dGEMRIC） 通过静脉注入对比剂钆喷酸葡胺（GD-DTPA），关节基质环境中的阴离子则进入组织软骨内，正负电荷失衡导致 T_1 值减低，在关节软骨内，GD-DTPA不断扩散并达到均匀状态，经过 $1 \sim 2$ 小时代谢，采用多次反转恢复序列扫描，在 T_1 加权图像上利用软件处理分析技术，生成曲线图并测定该处的 T_1 值，上伪彩形成参数图，能对软骨的生化成分、蛋白缺失进行早期的定量诊断。

参 考 文 献

胡春洪，汪文胜，方向明，2013. 医学影像诊断快学速记系列：MRI诊断手册 [M].

2版. 北京：人民军医出版社.

郑穗生，刘斌，2014. MRI诊断与临床——中枢神经、头颈及骨骼肌肉［M］. 合肥：安徽科学技术出版社.

Czajkowska J，Pietka E，2014. A new parametric model-based technique in bone tumour analysis［J］. Comput Med Imaging Graph，38（5）：315-325.

Jeong MS，Choi YS，Kim YJ，et al，2014. Deltoid ligament in acute ankle injury：MR imaging analysis［J］. Skeletal Radiol，43（5）：655-663.

Lecouvet FE，Van Nieuwenhove S，Jamar F，et al，2018. Whole-body MR imaging：the novel，"intrinsically hybrid"，approach to metastases，myeloma，lymphoma，in bones and beyond［J］. PET Clin，13（4）：505-522.

Luo Z，Chen W，Shen X，et al，2019. Head and neck osteosarcoma：CT and MR imaging features［J］. Dentomaxillofacial Radiology，49（2）：20190202.

Naraghi AM，White LM，2016. Imaging of athletic injuries of knee ligaments and menisci：sports imaging series［J］. Radiology，281（1）：23-40.

Parmeggiani A，Miceli M，Errani C，et al，2021. State of the art and new concepts in giant cell tumor of bone：imaging features and tumor characteristics［J］. Cancers，13（24）：6298.